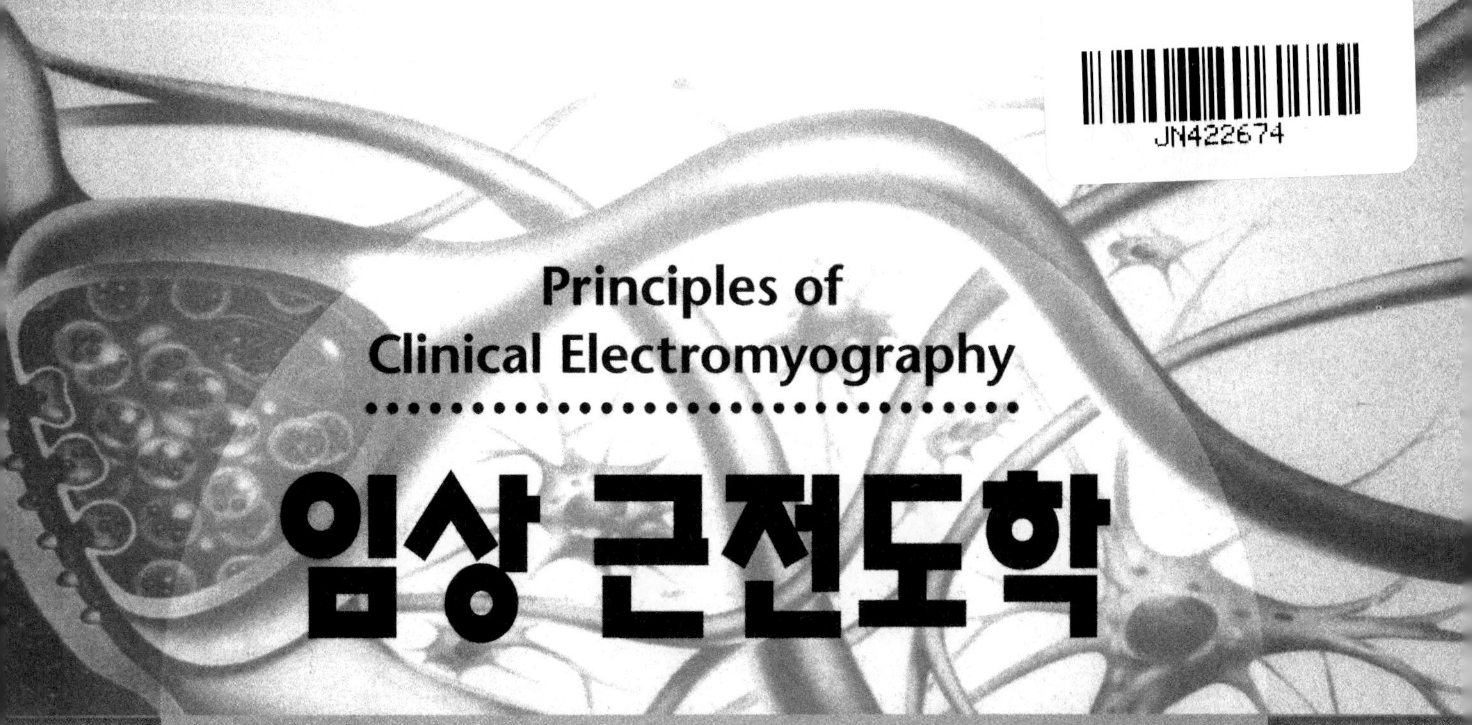

Principles of Clinical Electromyography

임상 근전도학

CD부록: Needle EMG Wave Forms(DVD)

저자: **Shin J. Oh**

대표역자: 이광우(서울의대 신경과학교실)
선우일남(연세의대 신경과학교실)

범한서적주식회사

PRINCIPLES OF CLINICAL ELECTROMYOGRAPHY *CASE STUDIES*

Shin J. Oh, MD
Professor of Neurology and Pathology
Medical Director, Department of Clinical Neurophysiology
Director, EMG and Evoked Potentials Laboratory
Director, Muscle and Nerve Histopathology Laboratory
The University of Alabama at Birmingham
Department of Veterans Affairs Medical Center
Birmingham, Alabama

Williams & Wilkins
A WAVERLY COMPANY

BALTIMORE • PHILADELPHIA • LONDON • PARIS • BANGKOK
BUENOS AIRES • HONG KONG • MUNICH • SYDNEY • TOKYO • WROCLAW

임상 근전도학 번역서를 출간하면서...

근전도(EMG) 검사는 근신경계질환의 진단과 평가에 가장 중요하고 필수적인 검사기법이다. 근전도에 대한 기본적 지식을 갖추지 않고 신경과 전문의 자격증을 취득한 신경과 의사는 거의 없다 하여도 과언이 아니다. 왜냐하면 근신경계질환은 우리가 임상에서 다루는 신경계 질환의 중심에 위치하는 주요 질환이며, 여러 임상 신경검사 중에서도 근전도 검사소견을 분석함으로써 이들 근신경계질환을 정확하게 이해할 수 있기 때문이다.

지금까지 국내에는 임상-근전도 전문인들이나 근전도를 공부하는 의학도 또는 전공의들이 손쉽게 참고할 만한 근전도 교재가 없었고, 많은 경우 외국에서 출간된 교재를 통하여 근전도를 공부할 수밖에 없었다. 이번에 근전도 분야에서 세계적 명성을 쌓으신 오신중 교수의 「임상 근전도학」 번역서를 출간함으로써 우리는 더 쉽고 편리하게 근전도에 관한 지식을 얻을 수 있게 되었다.

「Principles of Clinical Electromyography」의 저자이신 오신중 교수께서는 평생 동안 신경학, 특히 근전도학 분야에 전념하였고 이 분야에서 세계적인 명성을 쌓았다. 오신중 교수께서 지난 40여 년간 미국 알라바마 의과대학 신경과 교수로 재직하는 동안 많은 우리나라 신경과 전임의(fellow)들이 오신중 교수의 초청을 받아 미국에서 근전도학, 그리고 신경학의 신지식을 공부할 수 있었다. 현재 각 병원 신경과 근전도 검사실에서 시행하는 각종 검사기법은 거의 "Oh's method & spirit"에 근간을 두고 있음을 알 수 있다. 근전도 검사 수기에서 환자가 보이는 임상적 소견에 기초하여 시행할 근전도 검사 항목을 정하고, 얻어진 근전도 검사 결과를 환자의 임상적 소견의 관점에서 분석해야 한다는 새김말(maxim)은 오신중 교수로부터 전수받은 가장 소중한 교훈이다.

금번 역서 「임상 근전도학」의 발간에는 직간접으로 오신중 교수의 가르침을 받았던 거의 모든 후학들이 참여하였다. 여러 역자들이 참여하였기 때문에 전체적인 체재나 우리말 용어가 통일되지 않을 수도 있다는 점을 우려하였으나, 긴밀한 의견 조율을 통하여 쉽게 극복할 수 있었다. 이번에 발간되는 「임상 근전도학」은 국내 최초의 근전도 교재라는 점에서 문장의 흐름, 기술방법, 용어의 선택 등에 일관성을 유지하고자 노력하였다. 앞으로 본 임상 근전도학 교재는 근전도 검사실에서 검사를 시행하는 신경과 및 인접 분야 전문의, 신경학(근전도학)을 공부하는 의학도 및 전공의, 그리고 검사수기를 도와주는 기사들이 쉽고 편리하게 참고할 수 있기를 기대한다.

끝으로 「임상 근전도학」이 발간될 수 있도록 전폭적으로 후원하신 오신중 교수께 진심으로 감사를 드리며, 바쁜 중에도 번역 제의를 흔쾌히 수락한 여러 역자들께도 심심한 고마움을 전하고자 한다. 또한 본 번역서 출판을 기꺼이 수락하신 범한서적주식회사 김영상 사장님과 힘든 편집 업무 등 물심양면으로 수고하신 이석일 전무와 편집진 여러분께 심심한 사의를 표한다.

2009년 3월

대표역자: 이광우, 선우일남

저자의 머리말
(Preface and Acknowledgment)

본 「임상 근전도학 원론(Principles of Clinical Electromyography)」은 근전도의 기본 원리와 기법을 익히고, 나아가 이들 원리와 기법을 실제로 임상 환자들에게 적용하는 방법을 공부하고자 하는 임상-근전도 전문인들을 위하여 집필되었다.

1장부터 6장에는 여러 가지 근전도 기법의 기본원리, 시행방법, 그리고 임상적 적용방법 등을 다뤘다. 따라서 이 6개 장에는 여러 신경생리학적 기법의 기본적 시행방법을 순차적으로 숙지하는 능력, 각종 검사의 정상치, 실제 얻어진 근전도 결과를 해석하는 지침 등이 서술되었다. 나머지 7장부터 15장에는 전체 근신경계 질환 35개의 증례에 대하여 임상 증상, 근전도 검사결과, 해석방법 등에 대해 심도 있게 토의하였다. 이들 증례들은 실제 환자에 관한 임상적 및 근전도적 소견이므로 모든 증례가 일맥요연하게 기술되지는 않았지만, 매 증례마다 정확한 진단과 치료를 위하여 지혜를 모았던 임상-근전도인의 노력이 배어 있다. 따라서 근전도 전문인들은 본 증례토의를 통하여 여러 근신경계 질환에서 임상소견과 근전도 결과를 상호 연관하여 해석하는 능력을 익힘과 동시에, 이들 질환에 대한 최신 지견을 공부할 수 있게 될 것이다. 임상소견과 근전도 결과를 통합적으로 해석하는 능력은 이런 여러 신경생리학적 실제 기록을 설명할 수 있음으로써 배가될 수 있다. 즉 중요한 임상소견과 근전도 결과를 함께 조명하여 해석하는 것은 근전도학에서 가장 중요시하는 일종의 새김말(maxim)과도 같다. 그 외 본 교재에서는 특정 분야에서 가장 중요하고 유익한 참고문헌을 선별하여 인용하였다.

본 교재에는 근전도 결과와 임상소견의 상호 연계에 관한 기초적이고 실제적인 모든 내용이 포함되어, 임상-근전도 전문인들이 근전도실에서 겪게 되는 여러 문제점을 효과적이고 명확하게 해결할 수 있기를 바라마지 않는다.

끝으로 아내이자 동반자로 지난 31년간 지적으로 정서적으로 본인을 도와준 내자(Dr. M. Kim Oh)에게 본 교재 발간의 모든 영광을 바치고자 한다. 또한 지난 20년간 행정업무를 도와 준 비서 Mary Ward가 이번에도 원고를 완벽하게 정리하여 주심에 감사하며, 본 교재의 발간을 흔쾌히 수락하신 Williams & Wilkins 사의 Charley Mitchell, Keith Murphy 대표와 Ray Reter, Karen Ruppert 편집인에게도 심심한 감사 말씀을 전한다.

2009.
Shin J. Oh, MD

차 례

제 1 장

역자: 김승현
(한양의대 신경과)

근전도검사를 위한 해부생리학적 기초

운동단위

아래운동신경계(lower motor neuron system)는 앞뿔세포(anterior horn cell), 말초신경, 신경근육시냅스, 근육으로 구성되어 있다. 운동단위(motor unit)란 축돌기(axon)와 신경계가 분포되는 모든 근육섬유(muscle fiber)들을 포함한 운동계를 말한다(그림 1.1).

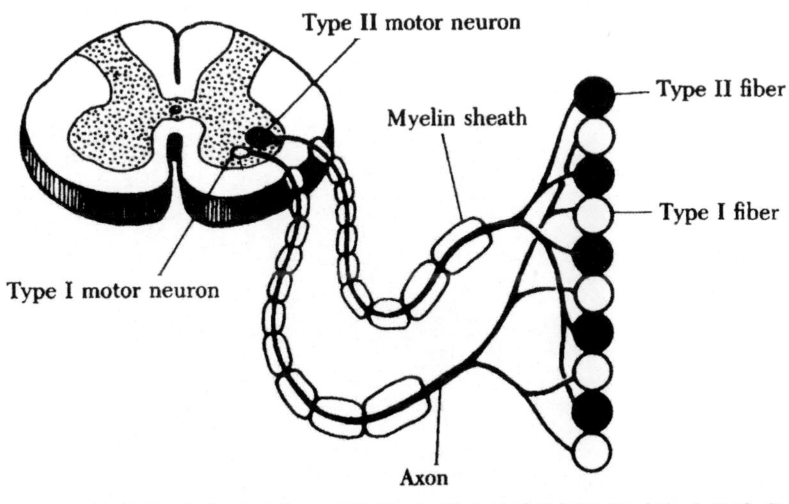

그림 1.1 하나의 운동단위: 운동신경세포(앞뿔세포), 말초신경섬유(축돌기와 수초덮개), 그리고 그 신경섬유들에 의해 지배받는 모든 근육섬유.

한 개의 운동신경을 자극하면 연결된 근육섬유들이 모두 수축하게 된다. 운동단위의 평균크기는 신경분포비(innervations ratio; 근육섬유 수 : 운동 축돌기 수)로 결정되기 때문에 서로 다른 근육들마다 다양한 비율 양상을 보인다. 후두근육에서는 2 : 1에서 3 : 1이며 장딴지근육에서는 1934 : 1이다. 일반적으로 미세하거나 작은 동작을 조절하는 근육일수록 큰 동작을 담당하는 근육들보다 보다 작은 운동단위를 가진다.

근육섬유는 1형(적색) 근육섬유와 2형(백색) 근육섬유인 두 종류가 있다(표 1.1). 그 구

표 1.1 1형과 2형 근육섬유의 특징

	Type I Fibers	Type II Fibers
Color	Red	White
Myoglobin content	High	Low
Muscle fiber diameter	Smaller	Larger
Enzymes		
Myofibrillar ATPase	Low	High
Mitochondrial oxidative enzymes	High	Low
Glycolytic enzymes	Low	High
Energy source	Fatty acids, glucose	Glycogen
Metabolic characteristics	Aerobic oxidative phosphorylation	Anaerobic glycolysis
Twitch contraction time	Slow	Fast
Tetanus tension output	Low	High
Resistance to fatigue	High	Low
Motor units		
Size	Small	Large
Intensity required for activation	Low	High
Axon conduction velocity	Slower	Faster
Anatomical location	Deep muscle; axial portion of surface muscle	Superficial portion of surface muscle

분은 adenosine triphosphatase(ATPase) 염색으로 쉽게 식별할 수 있다. 1형 근육섬유는 ATPase가 적고 2형 근육섬유는 ATPase가 많은 양상을 보인다. 1형 근육섬유["적색(red)" 및 "느린(slow)"]는 2형 근육섬유보다 미오글로빈(myoglobin)이 많고 가로무늬화 특성이 적으며, 반응이 느리고 긴 잠복기를 보인다(그림 1.2). 이 근육은 장기간의 느린 동작, 자세 유지를 위한 수축을 담당하는데, 고양이의 가자미근육(soleus)을 예로 들

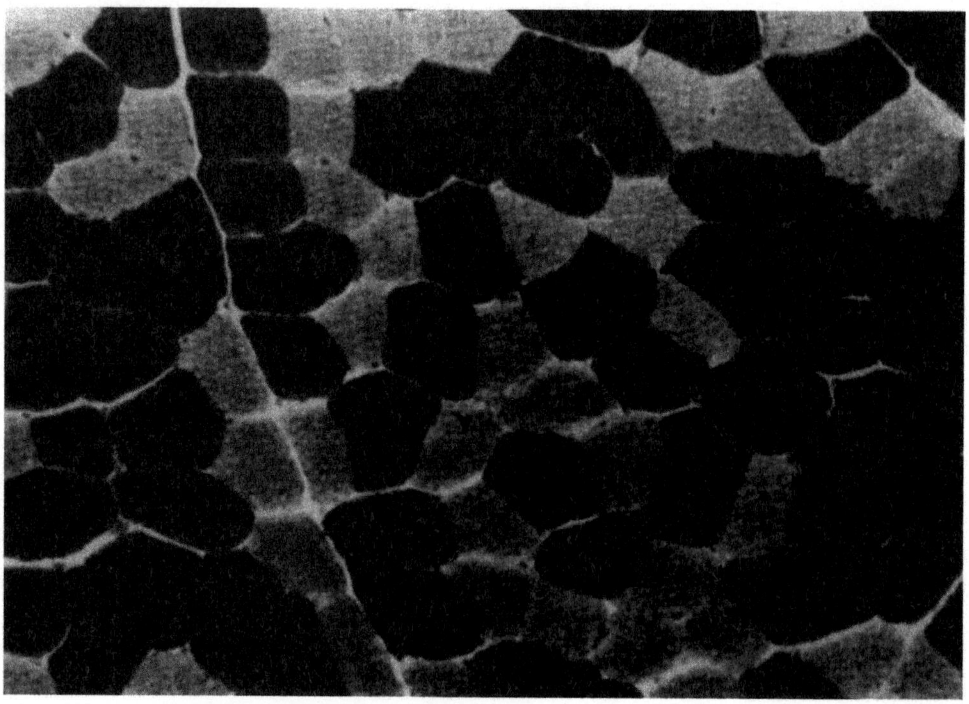

그림 1.2 pH 9.4에서 미오신 ATPase로 염색된 정상 근육. 짙은 섬유들은 2형 섬유, 옅은 섬유들은 1형 섬유들이다.

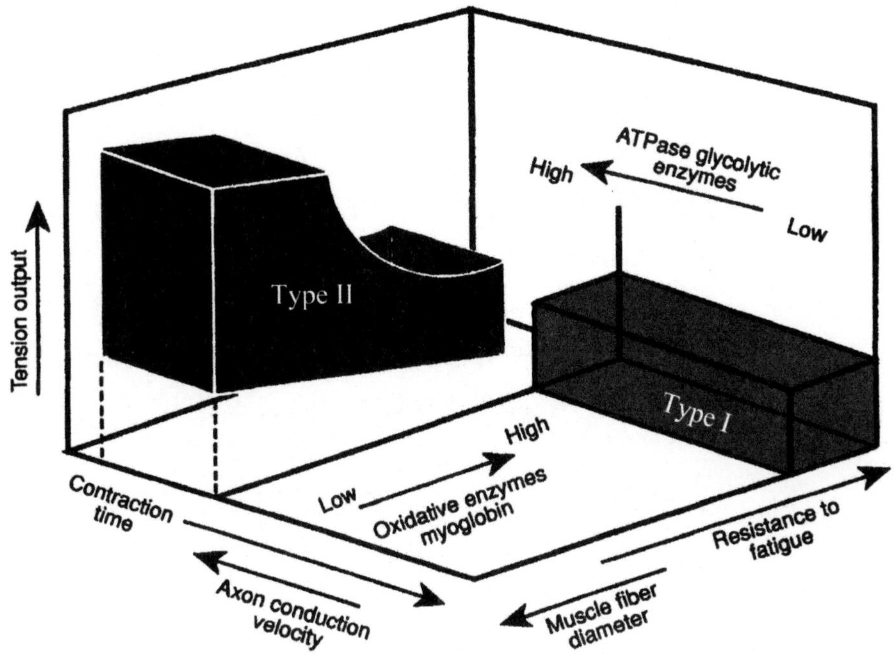

그림 1.3 1형과 2형 섬유들의 생리학적 및 조직화학적 특성 간의 관계. (Burke R. Motor units in mammalian muscle. In: Summer A, ed. The physiology of peripheral nerve disease. Philadelphia: WB Saunders, 1980:133-194에서 수정 인용했음)

수 있다. 2형 근육섬유["백색(white)" 및 "빠른(fast)"]는 운동단위당 근육섬유 수가 작은 비율을 보이며, 빠른 수축시간 특성을 가진다. 이 섬유들은 미세하고 정교한 움직임을 담당하며, 고양이의 장딴지근육을 예로 들 수 있다. 인간에서는 1형과 2형 근육섬유들이 4:6 비율로 고르게 분포되어 있다. 1형 근육섬유와 2형 근육섬유의 해부학적, 조직화학적, 생리학적 특성의 차이점을 표 1.1과 그림 1.3에 자세히 기술하였다.

근육의 특징은 지배하고 있는 신경의 종류에 따라 어느 정도 결정되는 것으로 보인다. 한 개의 운동단위를 구성하는 모든 근육섬유가 같은 종류라는 것은 신경과 근육에 대한 영양 조절(trophic control)의 특징을 보여준다. 교차 신경분포 실험에서 신경을 속근(fast muscle)과 지근(slow muscle)에 교차시켜 재분포시킬 때, 지근에 분포했던 신경은 속근에 재분포되자 속근이 지근으로 되었다. 이러한 가역적 변화는 지근에서도 발생된다. 결국 근육의 생화학적 특성은 근육에 분포되는 신경의 종류에 따라 결정되는 것으로 보인다.

최근 연구에 의하면 단일 운동단위 조절을 받는 근육섬유가 모여 있을 거라는 종전의 생각과는 다르게 다른 운동단위의 근육섬유 사이에 섞여서 흩어져 있다. 이는 인간의 근육이 1형과 2형 섬유가 모자이크형 혼합(mosaic intermixing)을 보인다는 점과 일치한다.

침근전도 전극은 미약한 수의적 근수축으로 발생하는 단일 운동단위의 활동을 기록한다. 이러한 활동전위를 **운동단위전위**(motor unit potentials; MUPs)라고 하며, 일반적으로는 몇 개의 운동단위전위가 함께 발생한다. 환자가 협조를 잘 하고 침전극을 조심스럽게 조절할 경우 단일 운동단위전위를 찾아내서 기록할 수 있다.

운동단위는 운동단위전위의 기본적인 해부학적 구성이다. 150 × 580-μm의 측정부위를 가지는 동심성 침전극에서 기록되는 운동활동전위의 극파 부분은 1 mm의 직경 내에 존재하는 5~12개의 근육섬유에서 발생한다고 최근 연구는 보고 있다.

운동단위전위의 진폭, 지속시간(duration), 위상은 여러 가지 신경근육질환의 감별 진단에 중요한 요소이다(그림 1.4). 동심성 침전극으로 기록할 때 정상적 활동전위들은 3~15 ms의 지속시간을 가지고, 300 μV와 3 mV의 최대치 대 최대치(peak-to-peak) 진폭과 이상성(diphasic) 혹은 삼상성(tiphasic) 파형을 보인다. 근육병증 환자들은 작은 진폭과 짧은 운동단위전위들을 보이며, 탈신경 질환(denervated disorders) 환자들은 큰 진폭과 긴 지속기간의 운동활동전위들을 보인다(그림 1.5). 탈신경 질환에서는 5 mV 이상

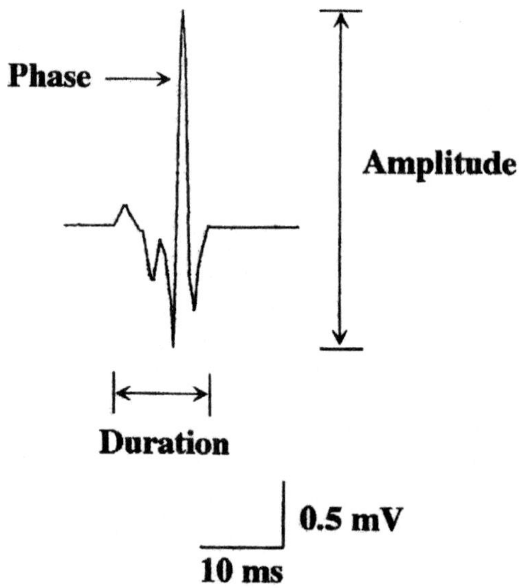

그림 1.4 운동단위전위의 다양한 요소.

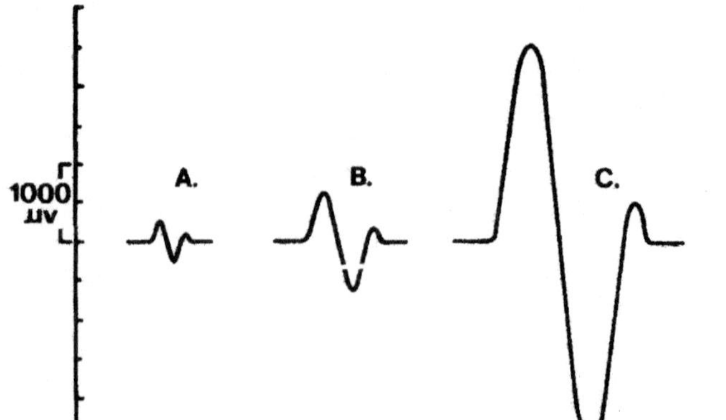

그림 1.5 다양한 신경근질환들의 운동단위전위: trace A, 근육병증의 작은 진폭과 짧은 지속시간의 운동단위전위; trace B, 정상 운동단위전위; trace C, 탈신경 과정의 큰 진폭과 긴 지속시간의 운동활동전위.

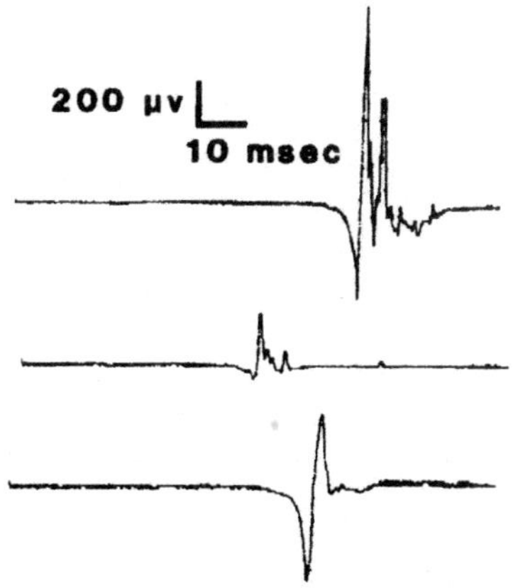

그림 1.6 근육다발수축.

의 큰 진폭(giant) 운동단위전위가 전형적으로 확인된다. 이러한 큰 진폭의 운동단위전위들은 정상적인 운동 축돌기의 돋음(sprout) 현상으로 탈신경된 근육섬유에 재분포되면서 발생하는 것으로 생각하고 있다.

근육다발수축(fasciculation)은 정상 지속기간의 자발성 근육수축으로 앞뿔세포 질환(예, 근육위축가쪽경화증)에서 흔히 볼 수 있다. 근육다발수축은 질환이 진행함에 따라 자극받은 운동단위들의 자발적인 방전(탈분극; depolarization)으로 인한 것으로 생각된다. 따라서, 근육다발수축의 다양한 인자들은 운동단위전위의 인자들과 동일하다고 볼 수 있다(그림 1.6).

최근 전체 운동단위전위를 기록하려는 시도는 단일섬유근전도검사 침을 개조하여 활동전극으로 전체 관(cannula)를 사용하는 거대근전도 침(Macro EMG needle)이 개발되었다. 거대근전도검사는 단일섬유활동전위가 디지털 평균기(digital averager)를 활성화하고(trigger) 활동전극인 관에 포착되는 신호를 128에서 512회 평균화한다. 거대근전도검사의 활동전위는 운동단위의 개별적인 단일섬유 전위가 시공간적으로 합쳐져서 그 모양이 결정된다. 거대근전도검사의 활동전위 크기는 정상인 경우 10에서 290 μV이지만, 신경원성(neurogenic) 질환 환자에서는 일반적으로 증가하고 근육병증 환자에서는 정상이거나 감소한다.

신경과 근육의 흥분도

대부분의 세포는 세포 내부와 외부 사이에 전위차가 존재한다. 안정상태일 경우 막전위(membrane potential)를 **안정전위**(resting potential)라고 부른다. 이 안정전위는 신경과 근육에서 항상 세포막의 바깥 부분과 비교해서 안쪽 부분이 음전위를 가지며 신경에서는 −70 mV이고, 근육에서는 −80 mV이다. 신경과 근육이 활동할 때 막전위가 일시적으로 양전위로 바뀌는데, 이를 **활동전위**(action potential)라고 한다.

활동전위의 다양한 파형에 대한 용어는 그림 1.7에 있다. 특정 세포에서 활동전위는 탈분극과 재분극(repolarization)의 일정한 순서를 따르며, 막에서 역치 수준 이상의 탈분극이 될 때 발생한다. 따라서 활동전위는 “all or none(온전하게 발생하거나 아니면 전혀 발생하지 않는)” 특성이며 이를 가리켜 흥분성은 “all-or-none **법칙**”을 따른다고 한다.

활동전위가 유발될 수(trigger) 있는 세포를 가리켜 흥분할 수 있다고(excitable) 하며, 이 흥분성(excitability)은 신경과 근육세포가 가지는 전형적인 특징이다. 흥분(excitation)은 막이 역치 이상의 탈분극된 결과로 발생한다. 이 탈분극은 다른 말로 자극(stimulation)이라고도 표현하며, 탈분극 전류가 역치를 넘게 되면 흥분(excitation)이 유발된다. 전위의 그러한 변화를 일으키는 전류 펄스를 **자극전류**(stimulating current) 또는 **자극**(stimulus)이라고 한다. 자극전류의 세기와 지속기간은 모두 흥분을 유발시키는 데 중요한 요소들이다. 자극전류의 세기와 지속시간 사이의 관계를 세기-지속시간 곡선(strength-duration curve)이라고 한다(그림 1.8).

“rheobase”는 충분히 긴 지속시간의 자극으로 흥분을 유발하는 최소의 자극 세기로 정의된다. 그러나 “chronaxie”가 근육이나 신경의 흥분도 측정 방식으로 많이 사용된다. Chronaxie는 rheobase 두 배 강도의 자극전류가 흥분을 일으키는 데 필요한 자극 기간으로 정의한다.

신경에서 세기-지속시간 곡선은 **신경흥분도**(nerve excitability)라고 한다. 신경흥분도는 신경 손상 후 72시간 뒤부터 비정상적이 되며, 신경 손상 후 관찰되는 최초의 신경생리학적 이상이다. 신경흥분도검사(nerve excitability test)는 벨마비(특발성 안면마비)의 평가로 초기 단계에서 예후를 파악하고자 근자에도 사용된다.

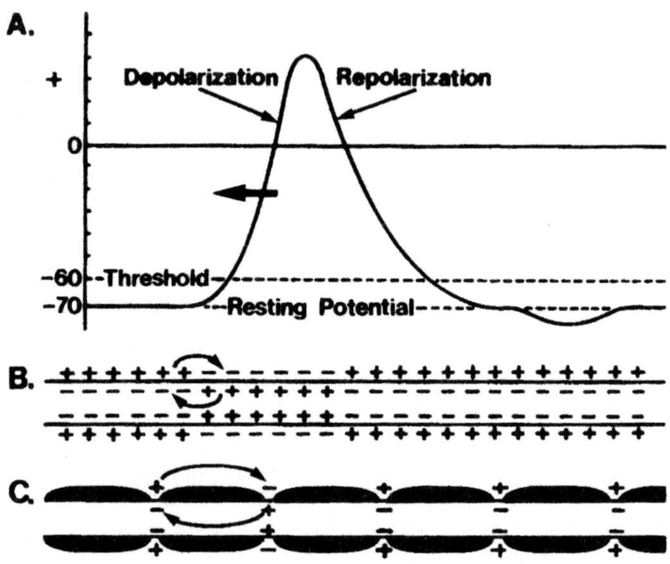

그림 1.7 활동전위의 위상들과 그 전파. A. 활동전위의 다양한 위상에 대한 용어. 또한 우측에서 좌측으로 전파하는 활동전위를 보여준다. B. 무수초섬유에서 전도 기전: 국소회로 전도. C. 유수초섬유에서 전도 기전: 도약 전도.

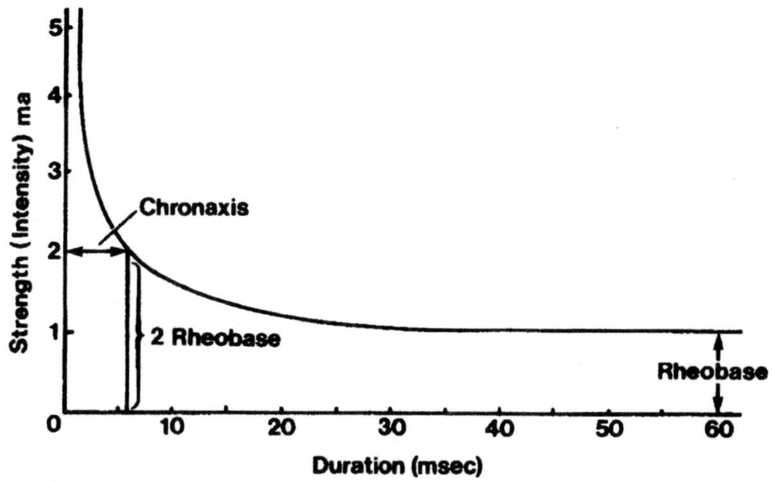

그림 1.8 자극전류의 강도와 지속기간 간의 관계 및 흥분성에 관한 용어.

근육에서는 심한 신경 손상 후 5일이 되면 세기-지속시간 곡선이 비정상적이 된다. 근육에서 세기-지속시간 곡선은 과거 근육의 전기진단학적 검사로 광범위하게 사용되었으나, 얻는 정보의 가치가 제한적이어서 최근에는 많은 검사실에서 사용하지 않는다.

활동전위의 전파

신경과 근육의 실제적 역할은 흥분성, 즉, 활동전위를 전파(propagation)하는 것이다. 활동전위는 일단 시작되면 물결처럼 스스로 퍼져나가며 세포 전체의 막을 따라 이동한다.

활동전위의 전파 기전은 무수초신경섬유(unmyelinated nerve fiber)와 유수초신경섬유(myelinated nerve fiber)에서 차이가 있다. 무수초신경섬유에서는 "국소회로(local circuit)" 전도를 하며 유수초신경섬유에서는 도약(saltatory) 전도를 한다.

무수초축돌기에서 전파되는 기전은 그림 1.7에 설명되어 있다. 활동전위가 최고조에 있는 신경 부분의 막전위는 극성을 바꾸는데, 막 바깥 부분에 대해 안쪽 부위가 양극성을 보인다. 역위되는 극성은 그림 1.7에 화살표로 표시되어 있는 것처럼 양극에서 음극으로 국소적인 전류 흐름을 발생시킨다. 활동전위 발생 부위 앞에 있는 안정전위의 막을 통해 외부로 향하는 전류 흐름이 발생하여 막을 탈분극시킨다(이 그림에서는 활동전위가 좌측에서 우측으로 퍼져나감). 새로 흥분된 막은 다시 활동전위를 발생시키고 활동전위에 의해 국소전류가 발생하여 다음 부분을 다시 탈분극시키는 방식으로 활동전위는 축삭 전체를 거쳐 이동한다.

전도속도는 무수초신경섬유의 직경(diameter)에 의해 결정된다(표 1.2). 큰 직경의 섬유는 작은 섬유에 비해 저항이 낮기 때문에 전도속도가 빠르다. 연속적인 국소회로 전도 때문에 무수초신경섬유는 신경전도속도(nerve conduction velocity; NCV)가 상대적으

표 1.2 포유류에서 다양한 종류의 신경섬유의 전도속도

Fiber Type: Erland and Gasser's System	Fiber Type: Lloyd's System for Sensory Fibers	Function	Fiber Diameter (μm)	Conduction Velocity (m/s)	Most Susceptibility to Conduction Block by Agents
Myelinated fibers					
A	Ia	Proprioception; primary muscle spindle afferents; motor to skeletal muscles	12–20	70–120	Pressure
	Ib	Afferents from Golgi tendon organ			
	II	Cutaneous touch and pressure	5–12	30–70	
		Motor to muscle spindle	3–6	15–30	
	III	Cutaneous temperature and pain	2–5	12–30	
B		Sympathetic preganglionic	3	3–15	Hypoxia
Unmyelinated fibers					
C	IV	Cutaneous pain	0.4–1.2	0.5–2	Local anesthetic
		Sympathetic postganglionic	0.3–1.3	0.7–2.3	

로 느리다. 인간에서 무수초신경인 통증 섬유는 신경전도속도가 1 m/s이다. 오징어의 거대 축돌기는 0.7 mm의 직경을 가지는데 25 m/s의 전도속도를 보인다. 일반적으로 무수초신경섬유의 신경전도속도는 다음과 같은 공식으로 계산한다

$$\text{무수초신경섬유의 신경전도속도(m/s)} = \sqrt{\text{무수초신경섬유(축돌기)의 직경}(\mu\text{m})}$$

유수초신경섬유에서 수초막은 부도체역할을 하고 결절간(internode)에서 막을 통과하는 전류 흐름을 막는다. 전류의 움직임은 랑비에르결절(Ranvier node)에서만 발생하는데, 큰 섬유에서 약 2 mm 간격으로 위치하고 있다(그림 1.7). 전류는 한 결절에서 다음 결절로 건너뛰어 가는데 이를 유수초섬유의 **도약전도**라 한다. 척추동물에서 3 m/s 이상의 전도속도를 보이는 모든 섬유는 유수초섬유이다. 유수초신경섬유는 다음과 같은 공식으로 신경전도속도를 계산한다.

$$\text{유수초신경섬유의 신경전도속도(m/s)} = \text{전환인자} \times \text{유수초신경의 바깥직경}(\mu\text{m})$$

사람에서 우리가 측정하는 신경전도속도는 대부분 큰 신경섬유들에 의하며, 따라서 신경전도검사의 속도는 신경의 가장 빠른 전도속도를 반영한다. 전환인자(conversion factor)는 동물들이나 신경에 따라 다양하게 나타난다[인간의 장딴지(sural) 신경은 4.4, 개코원숭이의 정중(median)신경과 척골(ulnar)신경은 5.2, 고양이의 두렁(saphenous) 신경은 6.0].

큰 신경섬유가 소실되거나 부분적으로 수초탈락 현상이 발생할 때 신경전도속도가 느

려진다. 병의 과정으로 주로 손상받은 것이 축돌기일 경우, 신경전도속도는 조금만 영향을 받지만, 수초가 침범될 경우는 도약전도가 사라져 신경전도속도는 확연하게 느려진다. 실제로 축돌기신경병증에서 신경전도속도는 정상이거나 정상 속도의 60% 이상인 수준이나, 반대로 수초탈락신경병증에서는 신경전도속도가 정상의 60% 이하로 느려진다.

신경근육전달

신경의 임펄스에 의해 신경과 근육섬유가 만나는 근육의 운동종판(motor end plate; neuromuscular junction)에서 활동전위가 발생한다. 운동종판의 구조는 그림 1.9에 그려져 있다. 축돌기는 시냅스전(presynaptic) 말단에서 끝나며 약 200~500 Å 간격의 시냅스틈새(synaptic cleft)를 사이에 두고 근육의 시냅스후 막과 분리되어 있다. 시냅스전 말단에는 미토콘드리아와 많은 시냅스소포(synaptic vesicles)들이 있으며, 이 소포들은 아세틸콜린(acetylcholine; Ach)을 포함하고 있음이 많은 실험에서 확인되었다. 시냅스후 막에는 아세틸콜린 수용체가 있는 시냅스주름(synaptic folding)이 반복되어 있다.

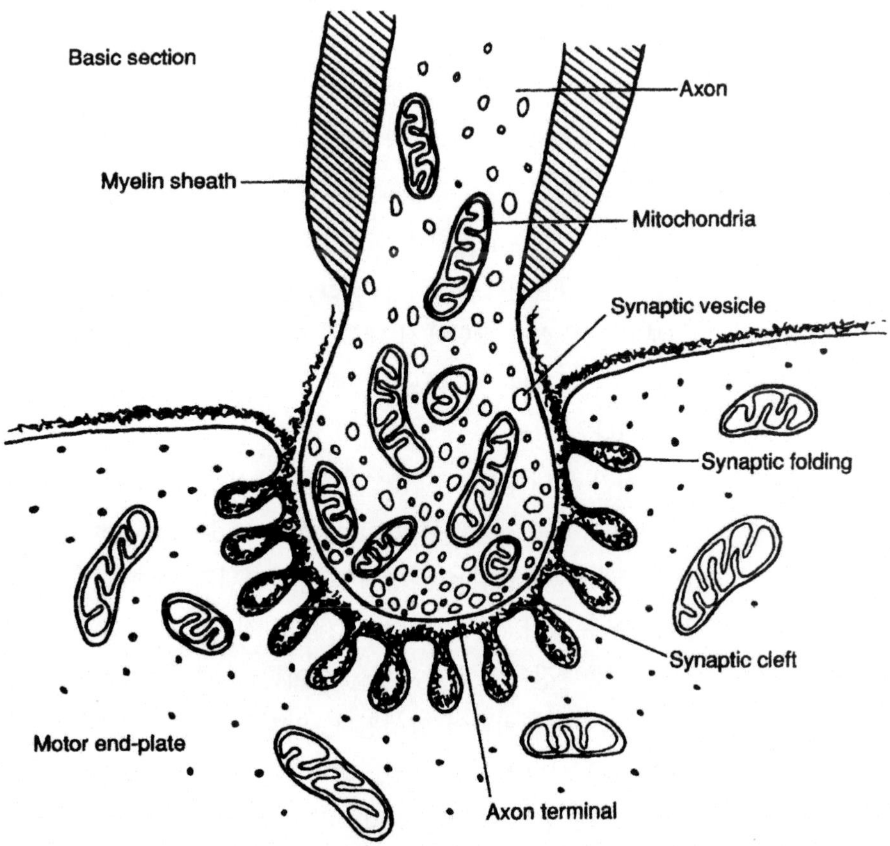

그림 1.9 신경근접합.

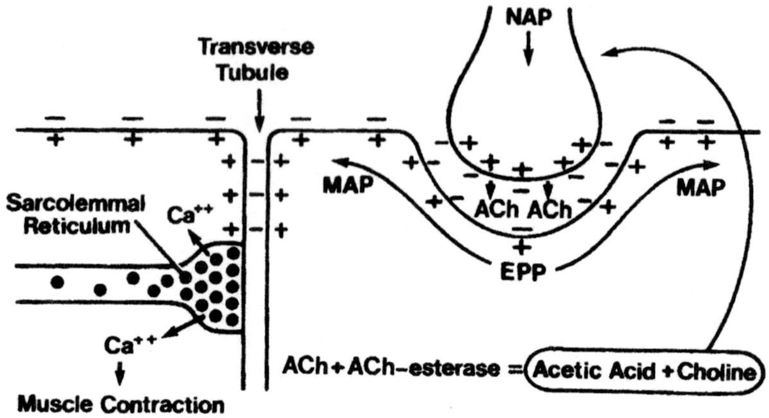

그림 1.10 근육 수축을 위한 신경근육접합과 근육에서 일어나는 생리학적 순서. MAP, 근육활동전위.

신경말단의 활동전위는 소포들에 있는 아세틸콜린이 시냅스틈새로 방출되도록 촉진한다(그림 1.10). 방출된 아세틸콜린은 틈새를 거쳐 확산해가고 시냅스후 막에 있는 아세틸콜린 수용체에 결합한다. 이는 근육막의 활동전위를 생성하도록 유도하는 탈분극을 발생시킨다.

이러한 종판의 탈분극을 **종판전위**(end-plate potential; EPP)라고 하는데, 종판전위는 all-or-none 법칙을 따르기보다는 주변으로 퍼져나가지 않고(nonpropagated), 점진적이다(graded). 종판전위는 주위의 근육세포막을 통해 전류가 흘러들어오도록 하여, 근육세포의 막전위가 역치값에 도달하도록 탈분극시켜 활동전위를 생성한다. 이 활동전위는 국소회로 전류로 섬유를 따라 전파된다. 정상적인 근육들은 종판전위들이 항상 역치를 훨씬 넘는 수준을 보인다. 각각의 시냅스전 활동전위는 근육섬유들을 반드시 수축시킨다. 신경근육전달은 정상적 상황에서는 절대적으로 이루어진다.

종판막은 아세틸콜린을 불활성화된 콜린(choline)과 아세트산(acetic acid)으로 분해하는 아세틸콜린에스터라제(acetylcholinesterase)를 함유하고 있다. 콜린과 아세트산은 대부분 시냅스전 말단에서 재흡수되고 아세틸콜린 transferase의 도움을 받아 아세틸콜린으로 재합성된다. 이 아세틸콜린이 시냅스전 말단에서 다시 분비될 때까지 시냅스소포에 저장된다.

휴지기 상태에서는 시냅스전 말단에서 불규칙적으로 아세틸콜린의 단일 양자(quanta)가 방출되고 **미세종판전위**(miniature end-plate potential)라고 불리는 자발전위가 발생된다. 미세종판전위는 정상적인 종판전위와 비슷한 시간적 경과이나 종판전위의 진폭보다는 매우 작다. 종판전위와 미세종판전위의 약물학적 특성도 동일하여 종판전위는 여러 개 미세종판전위의 집합체임을 보여준다. 즉, 정상적인 종판전위는 수많은 아세틸콜린 양자가 동시에 분비되어 발생된다. 양서류에서는 시냅스전 신경활동전위당 100~200개의 양자 혹은 시냅스소포가 방출되며 인간에서는 약 60개 정도가 방출된다.

침전극이 근육의 종판 근처에 삽입되면 종판잡음이 자주 기록되는데, 이 전위들은 미세종판전위가 근전도검사에 기록된 것이다.

Ca^{++} 이온은 시냅스전 활동전위에 의해 아세틸콜린의 양자가 방출되는 과정에 필수적이다. Mg^{++} 이온은 시냅스전 막에서 Ca^{++} 이온과 반대인 효과를 보이는데, 아마도 이것은 Mg^{++} 이온이 같은 작용 부위(site of action)에 Ca^{++} 이온과 서로 경쟁하기 때문이라 본다.

보틸리눔독소(Botulinus toxin)는 아세틸콜린의 분비를 억제하며 보틸리눔독소증(botulism)에서 보이는 것처럼 신경근육 차단(neuromuscular blocking)을 유발한다. 같은 기전을 항생제-유발성 근무력증(antibiotic-induced myasthenia)에 적용해 볼 수 있는데 Ca^{++} 이온이 아세틸콜린 분비를 촉진하기 때문에 calcium gluconate 주사요법이 추천되는 치료법이다.

신경근육전달 장애로 발생하는 전형적인 두 가지 질환이 있다. 그 중 하나인 중증근무력증(myasthenia gravis)은 시냅스후 막의 결함이 있는 질환이다. 즉, 아세틸콜린 수용체 항체가 아세틸콜린 수용체의 기능을 저하시킨다. Mestinon® 같은 항콜린에스터라제(anticholinesterase)는 시냅스후 막의 아세틸콜린 분해를 억제해 종판의 탈분극 기간을 연장시켜 근육무력 증상을 완화시킨다. 또 하나는 Lambert-Eaton **근육무력증후군**(Eaton-Lambert 증후군)으로, 소세포암와 관련되어 있는데 전압관문칼슘통로(voltage-gated calcium channel)에 대한 항체로 시냅스전 막에서 아세틸콜린이 충분히 방출되지 않는 특징을 보인다. Guanidine과 aminopyridine은 아세틸콜린의 방출을 촉진하며 이 질환의 근육무력증상을 호전시키는 데 효과적이다.

중증근육무력증 환자의 근육에서 미세종판전위는 굉장히 감소된 진폭을 보이나 정상적인 빈도(frequency)를 보인다. 원래 미세종판전위의 진폭 감소는 각 아세틸콜린 소포당 아세틸콜린의 양이 감소되었기 때문으로 생각하였으나, 최근 연구에서는 시냅스후 아세틸콜린 수용체 수가 감소되어서 임이 확인되었다. 한편, Lambert-Eaton 근육무력증후군에서는 미세종판전위의 진폭은 정상이다. 외부의 potassium 이온 농도를 증가시켜 운동 신경말단이 탈분극되면 미세종판전위의 빈도수가 정상적으로는 늘어나는 데 반해, Lambert-Eaton 근육무력증후군에서는 증가하지 않는다. 이러한 현상이 이 질환에서는 신경 활동전위에 의해 방출되는 아세틸콜린 소포의 수가 매우 작다고 결론짓게 한다.

근육세포가 탈신경화되면 1~2주 기간 후에 아세틸콜린에 대한 민감도가 100배나 증가하게 된다. 이를 **탈신경과민**(denervation hypersensitivity)이라고 하며 근육섬유가 정상적으로 반응하는 것보다 낮은 아세틸콜린 양에 반응하여 수축한다. 이러한 현상은 비접합 막(nonjunctionial membrane)에서 고도로 과민한 부위가 다발적으로 발생하기 때문이다.

탈신경 후 2주 뒤에 근육에서 침근전도 검사를 할 경우 탈신경과민을 대변하는 것으로 보이는 잔떨림전위(fibrillation)를 찾을 수 있다. 즉, 잔떨림전위는 정상적인 근육은 반응하지 않는 수준의 적은 양의 혈액 속 아세틸콜린에 대해 과민성을 보이는 근육섬유의 자발적인 수축인 것이다. 잔떨림전위는 일반적으로 축돌기 변성(axonal degeneration)을 시사하며, 수초탈락된 환자에서는 없거나 매우 적다.

근육 수축

하나의 골격근육은 수많은 근육섬유로 구성되어 있으며(그림 1.11), 근육섬유는 근육섬유원(myofibril)의 집합체로 구성되어 있다. 각각의 원섬유(fibril)는 다시 많은 근육미세섬유(filament)로 구성되며 수많은 근육원섬유마디(sarcomere) -두 개의 Z선 사이의- 단위로 나뉜다. 얇은 근육미세섬유(actin-troponin-tropomyosin)는 Z선에 단단히 부착되어 있고 근육원섬유마디 길이의 절반보다는 작게 뻗쳐 있다. 근육원섬유마디의 중단 부분에 위치하고 있는 굵은 근육미세섬유(myosin)는 얇은 근육미세섬유(actin)의 말단 사이에 서로 손깍지 낀 듯 맞물려 있는 형태를 보인다. 근육원섬유마디의 다양한 띠들은 그림 1.12에 표시되어 있다.

근육 수축시 I, H띠는 두께가 얇아지는데, 이는 굵은 근육미세섬유(myosin) 사이에서 얇은 근육미세섬유(actin)가 미끄러져 움직이기 때문이고 I와 H띠의 감소만큼 근육원섬유마디가 짧아진다(그림 1.12).

근육 수축의 처음 단계는 종판에서 시작되는 근육섬유 막의 탈분극 현상이다. 활동전

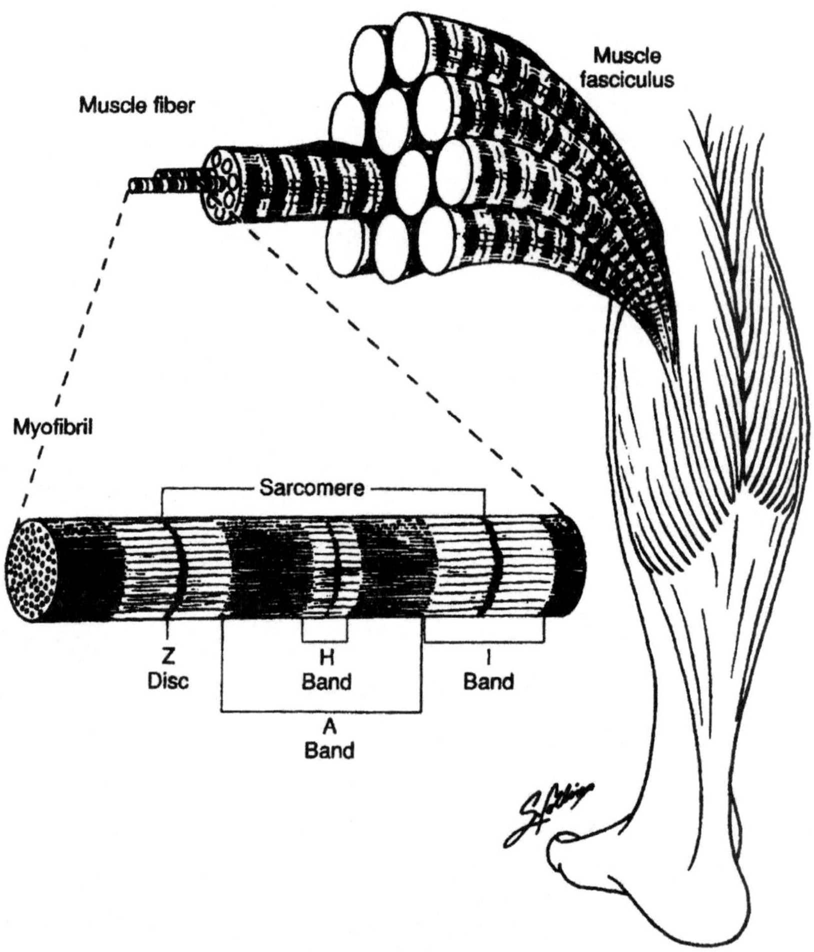

그림 1.11 골격근육의 조직학적 및 분자학적 구조.

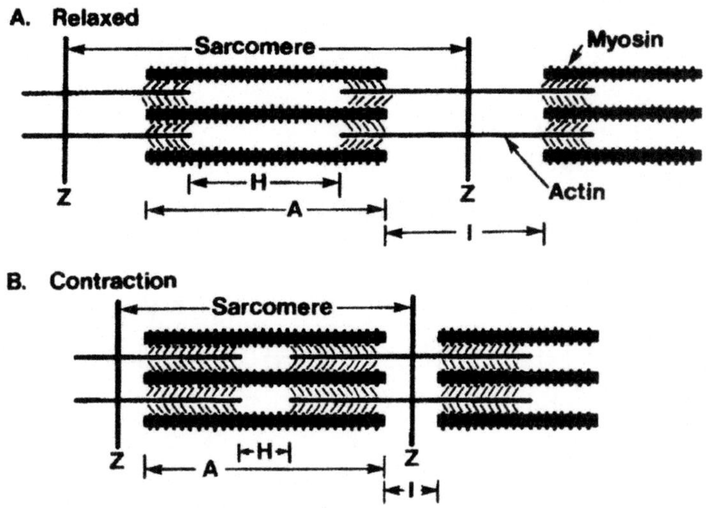

그림 1.12 수축 기전. 근육원섬유마디에서 미오신과 액틴 섬유와 이 섬유 간의 다리의 배열을 확인하시오. 다리의 형태 변화가 미오신 섬유 사이의 액틴 섬유가 움직이는 변형력을 만드는 것으로 생각된다. A. 이완한 상태에서 섬유들의 배열. B. 최대 수축 시의 섬유들의 배열. 근육원섬유마디는 H와 I띠의 폭이 좁아져 짧아지게 된다.

위가 국소회로 전류로 막을 통해 전파되는데, 전도속도는 약 5 m/s로 축삭의 속도보다 느리다. 탈분극은 가로세관계(transverse tubular system)를 통해 근육섬유 깊숙이 전달된다(그림 1.10). 이는 끝부분이 가로세관에 붙어 있는 근육세포질세망(sarcoplasmic reticulum)에서 칼슘을 방출하도록 한다. 그런 다음 자유로운 칼슘 이온은 근육세포의 근육세포질에서 미세섬유와 굵은 미세섬유 사이에 다리를 만들기 시작하고 근육수축을 유도한다. 활동전위가 사라지면 근육세포질세망은 재빨리 Ca^{++}을 재흡수하고 ATP는 다리-결합 근육미세섬유(bridge-coupling filament)를 분해하며 근육섬유는 이완된다. 이런 움직임의 에너지는 myosin ATPase에 의해 ATP가 가수분해되면서 공급된다.

근육긴장증(myotonia)은 근육섬유 막 질환의 대표적 예로, 수축된 근육이 이완되지 못하는 특징을 보인다. 근육긴장 반응은 침근전도로 쉽게 발견할 수 있는데, 급강하 폭격기 소리 같은 전형적인 고주파의 커졌다 작아졌다 하는(waxing and waning) 음향을 들을 수 있다. 이는 근육섬유 막의 비정상적으로 낮은 역치에 기인한 것으로 보이며, 아세틸콜린 방출로 발생한 탈분극에 반응하여 반복적인 활동전위가 발생하게 된다.

McArdle병은 근육의 글리코겐(glycogen)이 glucose-6-phosphate로 분해되는 데 관여하는 phosphoylase가 부족하여 수축작용에 결함이 생긴 질환이다. 가장 흔한 증상은 통증을 동반한 운동성 근육경련이다. 경련하고 있는 근육에 침근전도검사를 할 경우 전기적으로는 고요한 상태(silence)이다. 즉 이 근육경련은 구축(contracture)의 생리학적 정의에 잘 부합한다. 정상적으로 근육수축 에너지의 대부분을 glycogen에서 얻게 되는 격렬한 운동 동안 ATP가 고갈되어 구축이 발생한다. ATP가 고갈되면 칼슘의 근육세포질망으로 재흡수되는 과정에 필요한 ATP를 공급하지 못해 근육이완을 어렵게 한다. 다른 한 연구는 이 기전에 대해 이의를 제기하긴 하지만, 그 연구에 쓰인 연구 기법은 근육세포질망 ATP의 국소적인 장애를 찾을 만큼 정교하지 않을 수도 있다.

25-μm의 기록 부위를 가지는 단일섬유근전도(single-fiber EMG; SFEMG) 전극은 약 300 μm의 반지름 안에 있는 한두 개의 근육섬유에서 발생하는 활동전위를 기록한다. 단일섬유활동전위(single-fiber action potential)는 약 0.2에서 20 mV의 진폭과 300 μs 이내의 기간을 가진다. 이 검사는 각각의 근육섬유(전파속도), 운동 종판 기능(jitter), 운동단위의 해부학적 분포의 국소적인 특성(fiber density)에 대한 특징을 알 수 있다. 단일섬유근전도검사는 주로 중증근무력증이나 그와 관련된 질환의 환자에서 비정상적인 jitter를 찾아내는 데 주로 사용된다.

제 2 장

역자: 김병조
(고려의대 신경과)

근전도 기기의 기본 구성과 검사를 위한 설정

근전도 기기의 기본 구성은 증폭기, 표시 및 저장 오실로스코프, 음향-증폭기와 스피커, 자극기, 신호평균기(signal averager), 그리고 기록 장치이다(그림 2.1). 좀더 발전된 근전도 기기들은 근전도 신호와 자료를 저장하고 자동적으로 다양한 전위를 측정 분석하여 결과를 산출할 수 있는 기능까지 갖추고 있다.

증폭기

기록 전극에서 측정된 전위는 대개 진폭이 매우 작기 때문에 화면에 표시하거나 기록하기 전에 증폭하여야 한다. 증폭기(amplifier)는 또한 민감도와 주파수 필터를 조정할 수 있는 기능을 갖추고 있어서 불필요한 모든 간섭신호를 배제할 수 있다.

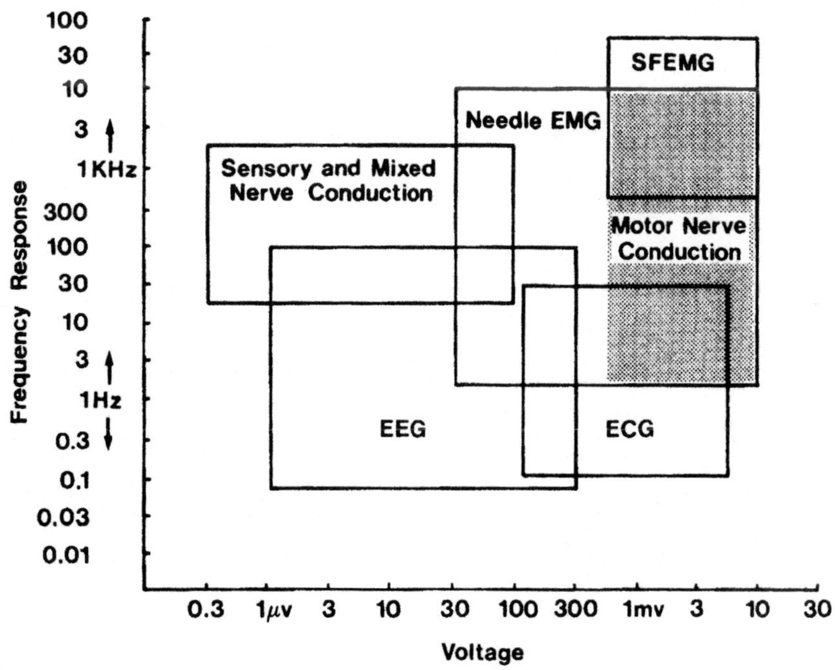

그림 2.1 근전도 기기의 기본 구성. EEG, 뇌파; ECG, 심전도; SFEMG, 단일섬유근전도검사.

민감도 민감도의 조절을 통해 대개 cm당 μV로 측정되는 전위의 진폭을 정할 수 있다. 대부분의 근전도 기기에서 민감도의 통상적 범위는 1 μV에서 10 mV이다. 신경-근접 침 감각 신경전도검사에서는 1 μV 이상의 민감도가 필요하다.

주파수 필터 선택 증폭기는 대개 저주파와 고주파 필터 선택 모드를 가지고 있다. 이러한 요소는 실제 전위를 뒤틀림 없이 안전하게 기록하도록 하며 잡음을 가능한 한 낮게 유지하도록 한다.

결과적으로 고주파 혹은 저주파 필터 범주는 각각의 검사에서 근전도 전위의 주파수 특성에 기초하여 선택되어야 한다(표 2.1). 따라서 전위의 모양, 진폭, 잠복기가 변형되지 않도록, 각 검사방법마다 권장하는 저주파와 고주파 범위를 따르는 것이 중요하다. 몇몇 기본적 근전도 기기들은 검사자의 편의를 위해 각 검사방법마다 권장되는 주파수가 자동으로 설정되게 되어 있다.

표 2.1 다양한 검사의 일반적인 근전도 기기 설정

	Needle EMG				
Setting	**At Rest**	**Minimal Contraction**	**Maximal Contraction**	**Motor Nerve Conduction**	**Sensory or Mixed Nerve Conduction**
Sweep velocity (ms/division)	10	10	100	2	1
Sensitivity (μV)	100	500–1000	1000	2000	10
Filter					
High (KHz)	10	10	10	10	2
Low (Hz)	2–20	2–20	2–20	2–20	20
Audio	On	On	On	On or off	On
Stimulus duration (ms)	N/A	N/A	N/A	Start with 0.05–0.1; increase to obtain SMS	Start with 0.05–0.1; do not increase beyond 0.2
Stimulus rate	N/A	N/A	N/A	1 Hz	1 Hz

Setting	**H-reflex**	**F-wave**	**Repetitive Nerve Stimulation Test**	**SFEMG**	**Other Reflexes**
Sweep velocity (ms/division)	10	5–10	2 or 200	0.5–1.0	5–10
Sensitivity (μV)	500	200	2000	500–1000	100–200
Filter					
High (KHz)	10	10	10	30	10
Low (Hz)	20	20	2–20	500	20
Audio	On or off	On or off	On or off	On	On or off
Stimulus duration (ms)	0.5 or 1.0	Start with 0.05–0.1; increase to SMS	Start with 0.05–0.1; increase to SMS	N/A	Start with 0.05–1.0; increase to SMS
Stimulus rate	Every 2 or 5 s	Every 2 s	2 Hz, 3 Hz, 5 Hz, 50 Hz	N/A	Every 2 s

SMS, 초최대자극; N/A, 해당사항 없음.

오실로스코프

음극선 오실로스코프(oscilloscope)는 검사와 동시에 즉각적으로 전위를 보여준다. 새로운 전위가 보여지면서 이전 전위는 각각의 sweep에서 지워진다. 침근전도검사를 하는 동안 검사자들은 일반적으로 오실로스코프 화면상에서 전위를 확인하고, 동시에 그 임상적 중요성을 해석하게 된다.

저장형 오실로스코프는 지움 버튼을 누르거나 해당 전위가 저장될 때까지 화면에서 전위가 저장될 수 있도록 한다. 이러한 기능은 기본 근전도검사에서 상세하게 운동단위전위(motor unit potentials; MUPs)를 분석하고 신경전도검사에서 전위의 잠복기와 진폭을 측정하며, 반복신경자극검사(repetitive nerve stimulation test; RNST)에서 감소량 혹은 증가량을 분석하는 데 있어 필수적이다.

대개 침근전도검사와 신경전도검사에서는 선택모드가 있다. 침근전도검사의 유발모드(triggering mode)에서는 시간의 경과에 따라 검사 중 전위가 좌측에서 우측으로 반복적으로 지나간다. 이러한 설정에서 sweep이 빠르게 반복하더라도 항상 일정한 전위를 보여주기에 마치 정지된 듯 보인다. 신경전도검사에서 자극은 일정시간 기준으로 하나의 sweep만을 유발하게 된다. 따라서 잠복기 측정이 sweep의 시작 지점을 기준으로 가능하다. 또한 sweep 속도의 선택 모드도 있다. sweep 속도는 대개 0.1에서 500 ms/cm의 범주에 속하며 시행되는 검사의 종류에 따라 적절히 선택되어야 한다(표 2.1).

운동신경전도검사에서 복합근육활동전위(compound muscle action potentials; CMAPs)의 시작 편향(onset deflection)을 측정할 때처럼, 전자 잠복기 지시자(electronic latency indicator)가 표식을 전위의 어느 특정 지점에 자동으로 혹은 수동으로 위치시키면 전위의 잠복기를 자동적으로 읽어준다. 잠복기는 주로 milliseconds로 표시된다. 지연선(delay line)은 오실로스코프에서 전위를 순간 포착하는 데 유용하다. 한 전위가 미리 설정된 특정한 유발수준 혹은 시점을 지날 경우 하나의 sweep을 유발할 수 있다. 따라서 같은 전위가 오실로스코프에서 반복적으로 표시될 수 있다. 이러한 특성은 단일섬유근전도검사(single-fiber EMG; SFEMG)와 침근전도검사에서 운동단위전위의 정량적 분석에서도 이용된다. 대부분의 근전도 기기에서 사각파(square pulse)로 이루어진 눈금신호(calibration signal)를 쉽게 표시할 수 있어서 전위의 진폭과 지속시간을 조정할 수 있다. 근전도검사의 정확도를 높이기 위해 가능한 자주 눈금신호로 증폭기와 오실로스코프의 정확도를 점검하는 것이 중요하다.

음향-증폭기와 스피커

음향-증폭기(audio-amplifier)와 스피커는 근전도 기기에만 유일하게 존재하는 구성이다. 시각적 분석을 위해 오실로스코프에서 전위를 표시하는 것 외에도 전위는 또한 증폭기 및 음향-증폭기를 거쳐 확성기를 통해 특징적인 소리를 내게 된다. 이러한 기기는 근육긴장전위(myotonic potential)의 "폭격기"소리와 같은 다양한 근전도 전위를 인식하기 위해서 필수적이다. 신경전도검사에서는 자극을 줄 때마다 한 차례씩 소리가 들린다.

자극기

신경전도검사에서는 신경을 전기적으로 자극해야 한다. 자극기(stimulator)는 짧은 시간의 사각파 전류를 생성하고 음극전극 부위에서 신경을 자극한다. 자극기는 자극의 지속시간, 자극의 세기, 그리고 자극의 반복 속도를 조절할 수 있다. 자극의 지속시간은 대개 0.05에서 1 ms 범주에서 조절한다. 자극의 지속시간이 길수록 환자는 통증을 더 심하게 느낀다. 신경전도검사에서는 가장 짧은 자극 기간으로 시작하는 것이 좋다. 자극의 강도는 0에서 500 V 혹은 0에서 100 mA까지 점차적으로 증가시킬 수 있다. 대부분의 현대 근전도 기기에서 자극의 정확한 강도가 자극기에 밀리암페어(milliamperes) 혹은 볼트(volts)로 표시된다. 자극의 강도를 표시하는 것은 검사자가 초최대자극(supramaximal stimulation)을 시행하는 데 편리하다. 그러나 자극 강도가 높을수록 더 아프기 때문에 영(0)에서 전위의 최대 진폭을 얻게 되는 최대 자극강도 이상(초최대과자극)까지 점진적으로 자극을 증가시키는 방법이 신경전도검사나 중증근무력증 환자를 위한 반복신경자극검사에서 추천된다. 자극의 빈도는 1에서 50 Hz까지 조절할 수 있다. 신경전도검사에서는 초당 한 번의 자극이 종종 추천되는데, 이는 환자가 견디기 쉽기 때문이다. 자극 빈도가 높을수록 더 아프다. 저빈도 자극(2～5 Hz)은 중증근무력증과 같은 신경근육전달(neuromuscular transmission)의 기능을 평가하는 데 필요하다. 고빈도 자극(20 Hz 이상)은 근육무력증후군(Lambert-Eaton myasthenic syndrome)에서 촉진 현상(facilitation phenomenon)을 증명하는 데 필요하다. 또한 반복신경자극의 횟수를 선택할 수 있다. 이러한 특성은 지속적인 자극에 의한 통증을 불필요하게 주는 것을 피하기 위해 반복신경자극검사에서 특히 유용하다. 대부분의 반복신경자극검사에서는 5～6개의 전위가 필요하다. 50 Hz 등의 고빈도 자극에서도 1초 동안의 자극만으로 필요한 정보를 얻는 데 충분하다.

신호평균기(signal averager)는 근전도 기기에서 기본항목이다. 신호평균기의 기본 목적은 신호 대 잡음비(signal-to-noise ratio)를 향상시키는 것이다. 감각 복합신경활동전위(compound nerve action potential; CNAPs)는 대략 수 마이크로 볼트로 근전도 증폭기나 전극에서 잡음 정도의 수준과 같거나 그 이하이기 때문에 평균기 없이 매우 작은 감각 복합신경활동전위를 기록하기가 불가능하다. 신호평균기를 사용하게 되면 무작위의 잡음은 서로 지워지고, 시간적으로 고정된(time-locked) 감각 또는 혼합 복합신경활동전위가 깔끔하게 기록된다. 일반적으로 신호 대 잡음비는 반복된 신호 갯수의 제곱근에 비례한다. 그러므로 더 많은 신호를 평균할수록 기록은 더 좋아진다. 신호평균기는 평균화에 사용되는 sweep의 수와 분석시간을 조절할 수 있다. 대부분의 신경전도검사에서 256번의 신호를 평균화하고, 20 ms의 분석시간이면 충분하다.

기록장치

근전도 기기에는 종이로 기록할 수 있는 체계가 있다. 일부 근전도 기기들은 아날로그 자성 테이프 녹음기나 디지털 오디오 카세트를 이용하여 하드디스크나 테이프에 근전도 전위를 기록하는 기능을 가지고 있다. 보통 네 가지의 기록 방식 즉, 단일 영상, 중첩 영상, 연속 기록, 그리고 래스터 기록(raster recording)이 대부분의 근전도 기기에서 사용된다(그림 2.2). 단일 영상은 오실로스코프 화면에 전위의 실제 그대로를 보여준다. 중첩 영상은 화면 중앙의 기준선에 4~5개의 추적(tracings)을 겹쳐 보여주고, 특히 단일섬유 근전도검사에서 jitter를 기록하는 데 유용하다. 연속 기록은 전위가 발생하는 대로 연속적으로 변화하는 전위를 그대로 흐름에 따라 보여준다. 래스터 기록방식은 한쪽에서 반대쪽으로 여러 개의 순차적인 전위를 표시한다. 이 방식은 주로 반복신경자극검사에서 반응을 기록하는 데 이용된다. 느린 연속 기록에 반해, 래스터 기록은 전위가 변화되는 양상을 기록하는 데 좋은 장점을 가지고 있다. 그래서 반복신경자극검사에서 아티팩트(artifact)를 쉽게 인식할 수 있다. 전위를 기록하는 테이프는 아날로그 자성 테이프 기록기나 디지털 음향카세트를 증폭기의 출력장치에 연결되도록 하였기 때문에, 전위를 테이프에 영구적으로 기록하게 된다. 이러한 체계의 장점은 전위의 소리를 동시에 기록하여 시청각 교육이나 차후 연구 목적의 자료 분석에 유용하다는 것이다.

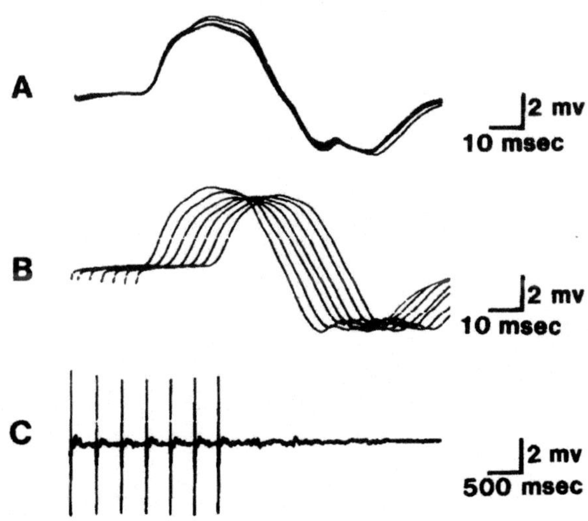

그림 2.2 중증근무력증 환자에서 다양한 기록 방법으로 기록된 반복신경자극검사에서 8%의 감소 반응. A. 중첩 방식. B. 래스터 방식. C. 연속 방식.

기록전극

근전도 기기에는 표면전극과 침전극, 두 가지의 기록전극(recording electrodes)이 있다. 전극의 선택과는 무관하게 전위의 위쪽 편향(upward deflection)이 음(negative)이

되고 아래쪽 편향(downward deflection)이 양(positive)이 되도록 활동전극과 기준전극을 증폭기에 올바르게 연결하는 것이 중요하다. 만약 증폭기에 연결할 때에 활동전극과 기준전극이 뒤바뀌어 연결되면 음양 편향이 거꾸로 뒤집어진다. 그러한 착오의 결과는 충분히 예상할 수 있다. 대부분의 근전도 기기에서 음극은 활동전극으로 지정되어 있다.

표면전극

표면전극은 근육이나 신경으로부터 전위를 기록한다. 이러한 전극은 일회용 또는 재사용하는 전극들이 있다(그림 2.3). 가장 흔히 사용되는 전극은 둥글고 납작한 직경 1 cm의 판이다. 표면전극을 사용할 경우 기술적으로 만족할 만한 기록을 얻기 위해 전극과 피부 사이의 저항을 감소시켜야 한다. 저항은 대개 전극 아래에 전극 교질(electrode gel)을 사용하여 감소시킬 수 있다. 만약 이러한 방법에도 검사가 가능할 정도로 충분히 낮은 저항을 얻지 못한다면, 표면의 기름을 제거하기 위해 아세톤으로 피부를 닦거나 표피의 비늘 층을 제거하기 위해 미세 침이나 모래사포로 문지른다. 표면전극은 신경전도검사와 반복신경자극검사에 주로 사용되며, 일회용 접착성 전극은 특히 반복신경자극검사에 적합하다.

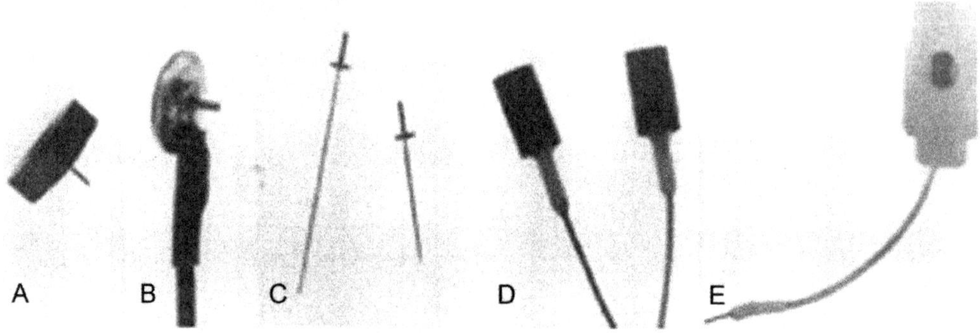

그림 2.3 다양한 기록전극: A. 단텍 판전극, B. TECA(Pleasantville, NY) 표면전극, C. 감각 혹은 혼합 복합신경활동전위 기록에 사용하는 단텍 신경근접 단전극침, D. 단텍 표면전극, E. 일회용 단텍 접착식 표면전극.

침 전 극

침전극은 주로 침근전도검사에서 사용된다. 이러한 용도로 가장 흔하게 사용되는 두 가지는 테플론을 입힌(Teflon-coated) 단극(monopolar) 침전극과 동심성(concentric) 침전극이다(그림 2.4).

단극 침전극은 대개 끝부분을 제외하고 모두 절연 처리된 스테인리스 강철 침이다. 침의 직경은 대개 평균 0.8 mm이며 침의 길이는 12에서 75 mm까지 다양하다. 이러한 침전극들은 일회용으로 만들어지거나 재사용할 수 있게 만들어졌다.

테플론을 입힌 단극 침전극은 동심성 침전극보다 통증이 적고 저렴하며, 잔떨림전위(fibrillation)와 양성예파(positive sharp wave)를 확인하는 데 더 민감하여 근전도 검사자들 사이에서 널리 애용되고 있다. 침근전도검사에서 단극 침전극은 활동전극으로 사용되고 동일 근육 위에 가까이 위치한 표면전극은 기준전극으로 사용된다. 동심성 침전극은 속이 비어 있는 침과 그 안에 바깥 침과 완전히 절연 처리된 백금 선으로 되어 있다. 침의

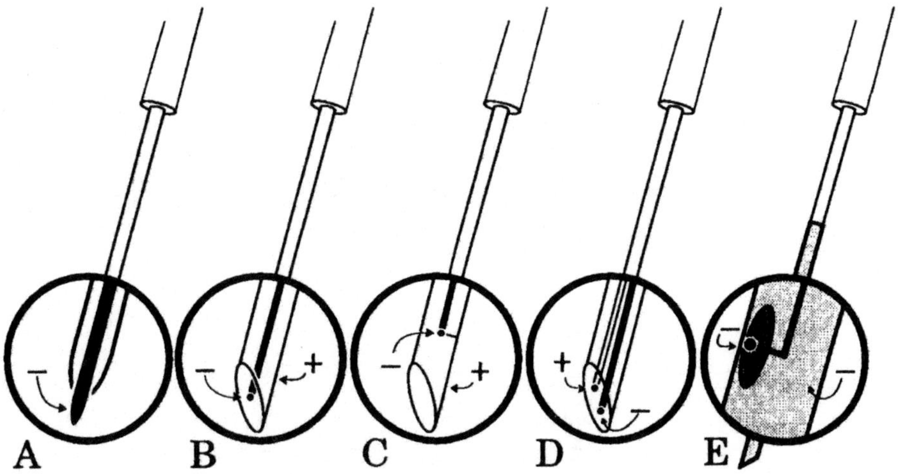

그림 2.4 침전극: A. 단극 침전극, B. 동심성 침전극, C. 단일섬유 침전극, D. 양극 침전극, E. 거대 침(macro needle). –, 음극; +, 양극.

바깥쪽 직경은 0.3에서 1.0 mm까지 다양하며 중심의 백금선은 0.1 mm의 직경이다. 안에 위치한 백금 선이 활동전극이며 바깥쪽 관이 기준전극이다. 동심성 전극을 연결선에 연결할 때 전극의 극이 뒤바뀌지 않도록 주의해야 한다.

단극 침전극은 신경근접 침신경전도검사에서도 사용된다. 이러한 전극은 감각신경으로부터 전위를 특별히 예민하게 포착하도록 고안되었다(Dantec 13R21-13R25, Dantec Medical, Inc., Allentown, NJ) (그림 2.4). 이 전극은 스테인리스강으로 끝 부분을 제외하고 모두 절연 처리되어 테플론으로 싸여 있다. 이때 활동전극은 가능한 신경 가까이에 삽입하고 기준전극은 활동전극에서 3 cm 옆에 위치시킨다. 신경근접침 기법은 표면전극 기법에 비해 여러 가지 장점을 가지고 있다. 첫째, 저항을 감소시켜 신호 대 잡음비가 현저하게 줄어든다. 둘째, 표면전극으로 기록할 수 없는 매우 작은 복합신경활동전위까지 기록할 수 있어 기록된 전위의 진폭에 대한 신뢰성을 훨씬 높일 수 있다. 마지막으로, 전위의 분산을 기록할 수 있다. 따라서 신경근접침은 표면전극으로는 신호 평균화를 해도 전위를 기록할 수 없을 때, 감각 혹은 혼합 복합신경활동전위를 기록하기 위하여 사용한다.

피하 침전극은 몇몇의 연구자들이 반복신경자극검사 시 근육 힘살(muscle belly)에서 복합근육활동전위를 기록하기 위해 기록전극으로 사용한다. 단일섬유근전도 혹은 거대근전도 침전극은 특별히 고안되어 단일섬유근전도검사 및 거대근전도검사에 각각 사용된다.

자극전극

자극전극(stimulating electrodes)은 보통 표면전극으로서, 대개 두 개의 튀어나온 금속 혹은 자극기에 고정된 펠트(felt) 단추로 구성된다. 대부분의 근전도 기기는 활동전극

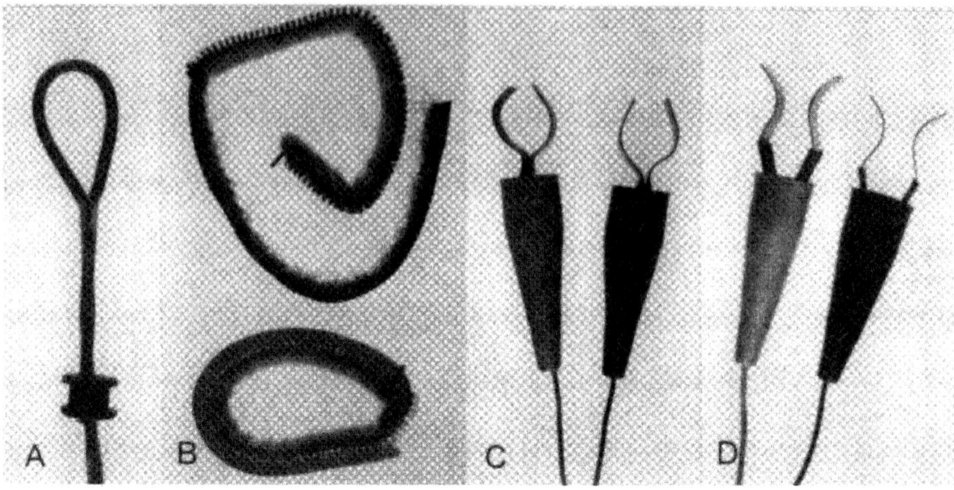

그림 2.5 다양한 감각 자극전극: A. TECA (Pleasantville, NY) 고리전극, B. 단텍 벨크로 끈전극, C. 신경진단적 표면전극, D. 오(Oh)의 지간(interdigital) 표면전극.

을 음극으로 기준전극을 양극으로 정하고 있다. 일부 근전도 기기에서는 검사자가 활동전극을 음극으로 사용할지 혹은 양극으로 사용할지를 선택할 수 있다. 대부분의 표면전극은 사용할 때 전극 교질을 끝에 살짝 묻히는 반면 펠트전극은 생리식염수로 젖어 있다. 어느 전극이 사용되든 상관없이, 가장 중요한 것은 자극 활동전극이 기록전극에 더 가깝게 위치해야 한다는 것이다. 만약 자극 활동전극과 기준전극이 뒤바뀐다면 거리와 잠복기는 더 길어질 것이다. 단극 침전극은 좌골신경과 같이 깊이 위치한 신경을 자극하기 위해 사용된다. 손가락과 발가락에서 지신경(digital nerves)을 자극하기 위해서는 고리 모양의 전극이나 끈 형태의 펠트전극이 사용된다(그림 2.5).

다양한 검사를 위한 기기 설정

특정 검사를 위한 근전도 기기를 조정할 때 어떠한 뒤틀림(distortion)도 없이 정확하게 전위를 기록하여 잠복기와 진폭이 가장 정확하게 파악되도록 맞춰야 한다는 것을 명심해야 한다. 근전도 기기에 관하여 권장되는 설정은 표 2.1에 제시되어 있다.

제 3 장

역자: 선우일남
(연세의대 신경과)

신경전도검사

신경전도검사(nerve conduction study; NCS)는 신경의 생리 및 병태생리학적 상태를 나타내기 때문에 말초신경병 검사에 있어서 필수 도구이다. 사람의 신경전도속도는 1853년 Von Helmholz가 처음 측정하였는데, 그는 정중신경-근육 표본 실험으로 61.0 ± 5.1 m/s라고 하였다. 그 후 직접 사람 몸에서 신경전도의 측정이 가능하게 된 것은 1909년 Piper가 신경의 전기충격이 근육에 도달한 신호로 근육 떨림을 눈으로 직접 관찰하는 대신에 표면전극에서 근육활동전위를 관찰한 다음부터이다. 그러나 1948년 Hodes 등이 말초신경 손상 환자에서 진단 도구로 유용하다는 사실을 소개할 때까지 신경전도의 측정은 오랫동안 별 관심을 끌지 못하였다. 그들은 지금과 같은 검사방법으로 정중신경(median nerve), 자신경(ulnar nerve), 노신경(radial nerve), 종아리신경(peroneal nerve), 그리고 정강신경(tibial nerve)에서 운동신경전도속도를 측정하고 건강한 정상인의 신경전도속도는 46~67 m/s, 잔류잠복기(residual latency)가 1.4~3.8 ms의 범위라고 하였다. 이후 신경전도검사는 말초신경질환에서 표준 진단검사가 되었다.

신경전도와 후기반응검사

신경전도검사(NCS)

NCS에는 운동NCS, 감각NCS 그리고 혼합NCS 세 가지가 있다.

운동신경전도. 운동NCS는 말초신경 주행 경로를 따라 두 군데 이상 초최대자극(supramaximal stimulation)으로 자극하고, 해당 신경이 지배하는 근육의 피부에 부착한 표면전극에서 복합근육활동전위(compound muscle action potential; CMAP)를 기록하는 것이다(그림 3.1). 예로 정중신경에서는 기록전극을 짧은엄지벌림근(abductor pollicis brevis; APB)의 힘살(muscle belly)에 부착하고 손목과 팔꿈치에서 각각 정중신경을 자극한 다음, 반응을 기록한다. 신경의 가장 먼쪽에서 자극한 다음, 반응이 관찰될 때까지의 시간을 **말단잠복기**(terminal latency; TL)라고 하는데, **전도시간**(conduction time)은 신경 몸쪽을 자극하고 반응이 나타날 때까지의 잠복기(latnecy)에서 TL을 뺀 값이다. 신경전도검사

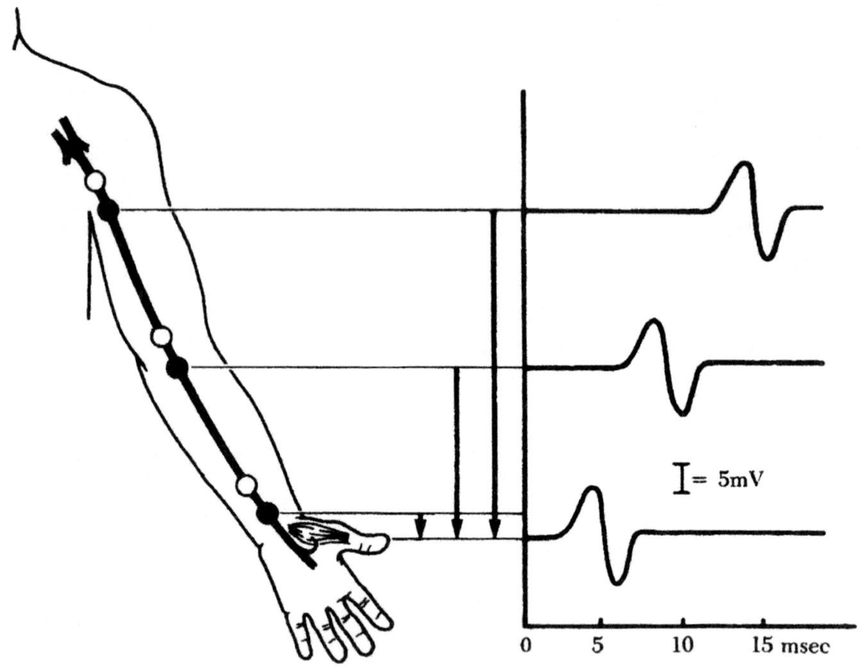

그림 3.1 정중신경의 운동신경전도검사. 기록전극을 짧은엄지벌림근육(APB) 힘살에 부착하고 팔목, 팔꿈치 그리고 겨드랑이에서 정중신경을 자극한다.

(NCV)는 전도거리를 전도시간으로 나눈 수치로서, 전도거리는 손목과 팔꿈치 전기자극 부위 사이의 거리를 직접 자로 측정한다. CMAP의 진폭(amplitude)과 형태(shape)도 분석한다. 이 검사는 자극이 가능한 신경으로 제한되기 때문에 팔에서는 정중신경, 노신경, 자신경에서, 다리에서는 궁둥신경(sciatic nerve), 넙다리신경(femoral nerve), 종아리신경, 정강신경에서 검사할 수 있다.

감각신경전도. 말초신경에서의 감각신경전도검사는 정방향(orthodromic)이나 역방향(antidromic)으로 검사한다(그림 3.2). 정방향검사에서는 감각신경의 전도방향을 따라서 감각신경을 먼쪽 부위에서 자극한 다음, 몸쪽 부위에서 복합신경활동전위(compound nerve action potential; CNAP)를 기록한다. 예로 정중신경이나 자신경에서는 손가락의 신경을 자극하고 손목에서 CNAP를 기록하는 것이 정방향이고, 이 기록전극과 자극전극의 위치를 서로 바꾸면 역방향이 된다. 이 두 가지 검사는 잠복기와 NCV에서는 차이가 없지만 표면전극으로 기록한 진폭이 역방향에서 더 크다. 일반적으로 역방향 검사의 진단가치가 정방향보다 못한데, 그 이유는 역방향으로 검사하면 주변 근육의 수축에 의한 근육전위에 의해서 CNAP가 불명확해질 수 있기 때문이다. 감각신경에서는 운동신경과는 달리 전도시간과 잠복기가 같기 때문에 NCV는 전도거리를 잠복기나 전도시간으로 바로 나눈다. CNAP의 진폭은 음성정점(negative peak)부터 양성정점(positive peak)까지의 정점간 크기를 측정한다. 감각신경전도검사는 자신경, 정중신경, 노신경, 장딴지신경(sural nerve), 얕은종아리신경(superficial peroneal nerve) 등에서 쉽게 시행할 수 있다. 궁둥신경, 뒤정강신경

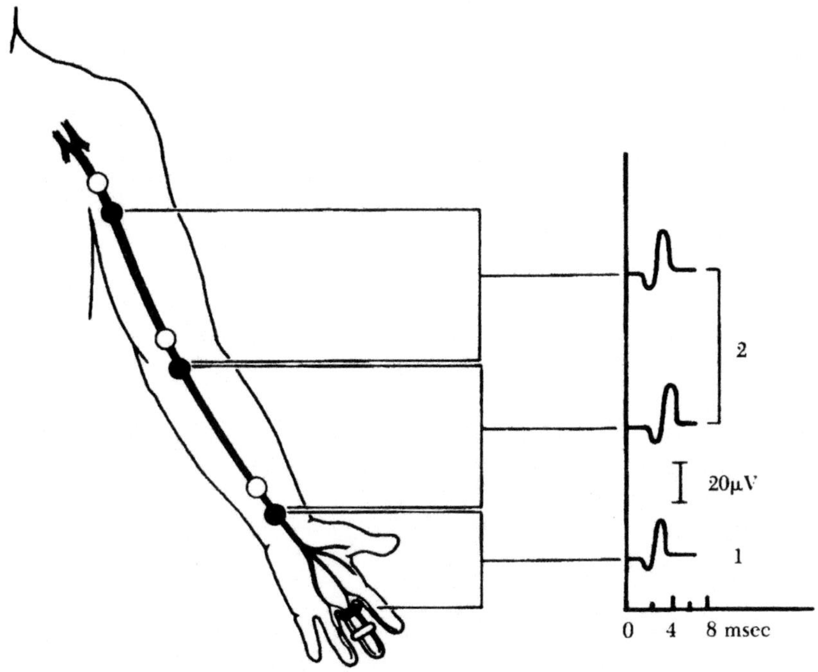

그림 3.2 정중신경의 감각(1)과 혼합(2)신경전도검사. 기록전극은 신경의 몸쪽 부위에 부착하고 신경 먼쪽 부위에서 자극한다. 기준자극전극은 활동자극전극보다 먼쪽에 위치한다.

(posterior tibial nerve) 그리고 깊은종아리신경(deep peroneal nerve)에서는 CNAP를 검출하기 위한 특별한 검사기술이 필요하기 때문에, 일반적으로 흔히 시행하지 않는다.

혼합신경전도. 혼합NCS는 운동신경과 감각신경의 혼합신경을 먼쪽 부위에서 자극하고 몸쪽 부위에서 CNAP를 기록한다(그림 3.2). 예로 정중신경이나 자신경에서는 신경 주행을 따라서 손목에서 자극하고 팔꿈치 부위에서 CNAP를 관찰한다. 이 검사법은 혼합신경을 자극하기 위한 부위만 다를 뿐 모두 정방향 감각NCS와 동일하며, NCV와 진폭의 측정 방법은 물론 임상적 의의도 거의 같다.

후기반응(late responses)

전기진단검사실에서 가장 흔히 시행하는 후기반응 검사는 H반사와 F파이다(그림 3.3).

H반사. 장딴지-가자미근육(gastrocnemius-soleus muscle)에서의 H반사는 발목반사(ankle reflex)의 전기생리소견이다. H반사는 운동NCS에서 CMAP(M파)를 직접 관찰하기 위한 자극강도보다 낮은 강도의 자극에서 유발되는 잠복기가 긴 후기반응이다. H반사는 신생아에서는 거의 모든 근육에서 발견되지만 성인에서는 뒤정강신경을 자극한 다음, 장딴지근육(calf muscle)에서 일정하게 관찰된다. 임상에서는 H반사의 지속시간이나 진폭보다 잠복기로 이상 유무를 판정하는데, 흔히 발목반사가 소실되는 말초신경병증이나 제1엉치신경뿌리병증(S1 radiculopathy)에서 장딴지-가자미근육의 H반사가 소실되거나 잠복기가 길어진다. 따라서 H반사는 운동신경세포(motor neuron)의 흥분성을 검사하기

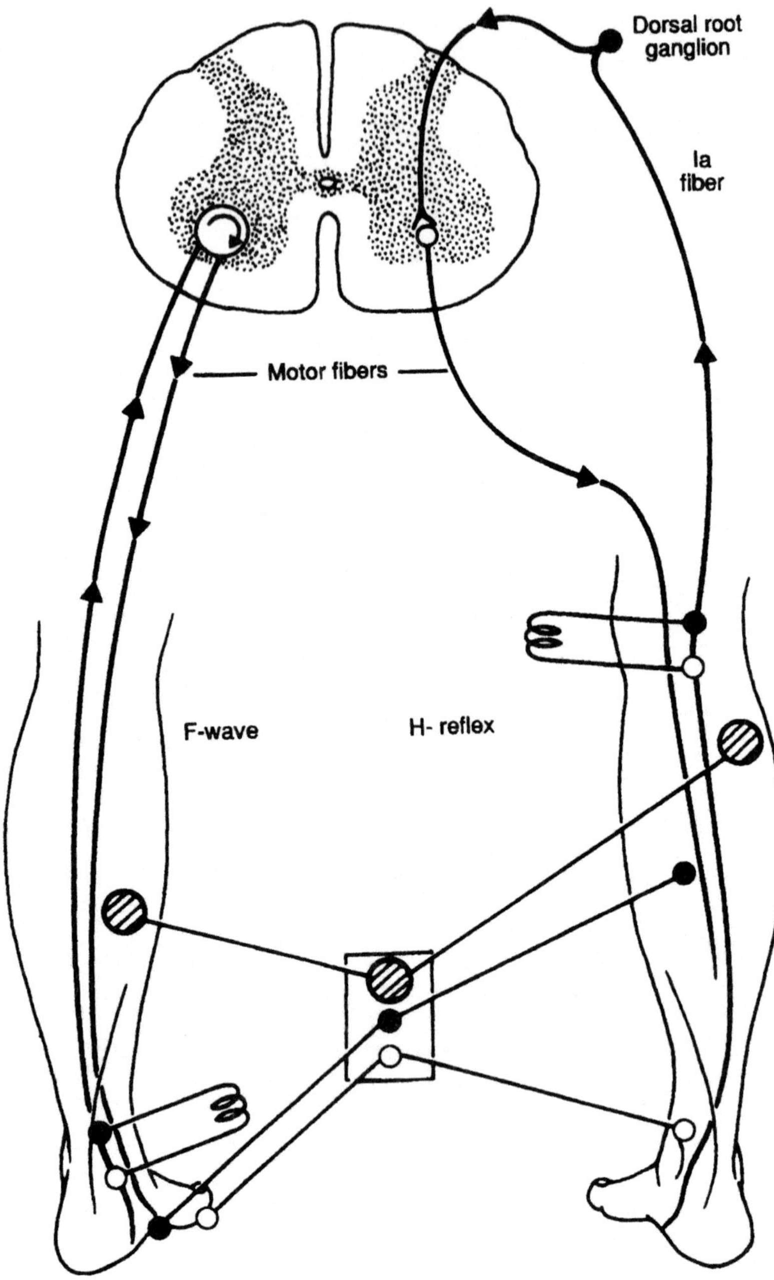

그림 3.3 H반사와 F파의 해부학적 전도경로. H반사에서의 들경로는 Ia 신경섬유이고 날경로는 알파운동신경이다. F파에서는 들경로와 날경로 둘 다 알파운동신경섬유이다. H반사의 경로가 단일연접반사궁(monosynaptic reflex arc)임을 주시할 것.

위해서 주로 이용되며, 말초신경의 질환에서는 임상 가치가 제한적이다.

F파. F파는 운동신경검사를 시행할 때의 초최대자극에 의해서 유발된다는 것이 H반사와 다르다. F파를 처음에는 H반사의 한 변형이라고 추정하였지만, 지금은 신경의 활동전위가 운동신경을 따라서 역방향으로 전도되어서 발생하는 것으로 생각한다. F파는 정상인의 거의 모든 근육에서 나타나며 운동NCS에서 먼쪽 신경부위를 전기자극할 때 잘 관찰된다.

최근에는 F파를 몸쪽 운동신경NCV 측정방법으로도 이용하는데, 일부 말초신경병증 특히 Guillain-Barre증후군(GBS)에서 다른 일반적인 신경전도는 모두 정상이면서 F파의 잠복기만 지연된다는 연구보고도 있다.

신경전도의 용어

운동신경전도

복합근육활동전위(CMAP). 운동신경을 자극한 다음, 근육에서 기록된 활동전위로서 구성 파형의 용어는 그림 3.4에 표기하였다.

잠복기(latency). 자극 시작부터 CMAP 초기편향(initial deflexion) 시작까지의 시간.

말단(먼쪽)잠복기(terminal or distal latency; TL). 신경의 가장 먼쪽(distal)을 자극할 때의 잠복기.

전도시간(conduction time). 두 자극점 사이의 신경전도시간.

신경전도속도(nerve conduction velocity; NCV m/s). 두 자극점 사이의 거리를 두 자극점 사이의 신경전도시간으로 나눈 값.

감각 혹은 혼합신경전도

복합신경활동전위(CNAP). 감각과 혼합 신경을 자극한 다음, 신경에서 기록한 활동전위로서 CNAP 구성 파

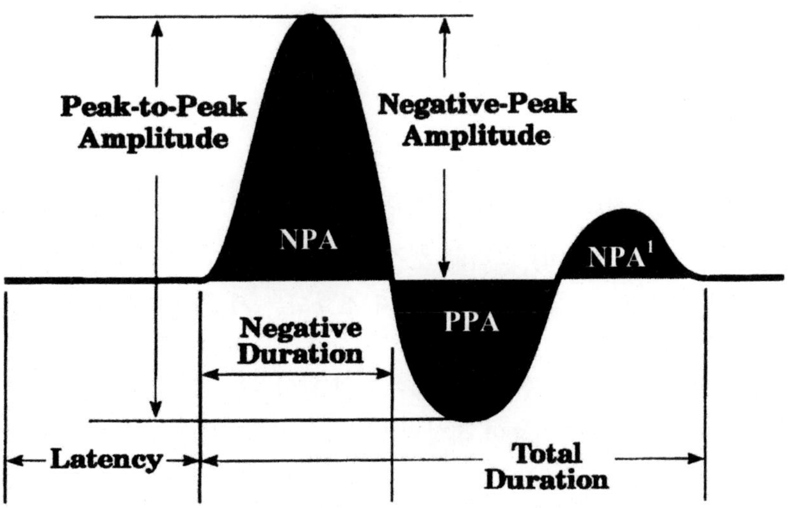

그림 3.4 복합근육활동전위(CMAP)의 구성. NPA; 음성정점영역, PPA; 양성정점영역, NPA[1]; 추가 음성정점영역. 전체영역 = (NPA) + (PPA) + (NPA).

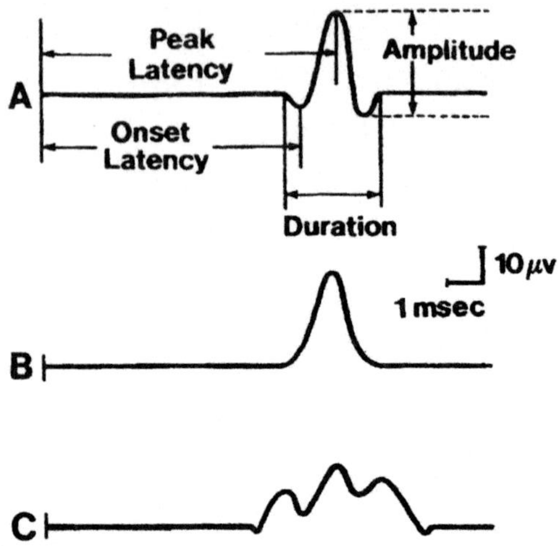

그림 3.5 복합신경활동전위(CNAP)의 구성. A. 감각 혹은 혼합 CNAP의 구성. B. 표면전극으로 흔히 관찰되는 CNAPs. 첫 번째 양성편향은 관찰되지 않음. C. 비정상 시간분산(분산현상)을 보이는 CNAP.

형의 용어는 그림 3.5에 표기하였다

전도시간(잠복기). 자극 시작부터 CNAP까지의 시간으로서 기록전극이 표면전극인 경우에는 첫 음성편향 시작점이나 음성정점까지를 측정하고, 신경근접침전극(near-nerve needle)을 사용할 때는 첫 양성정점까지를 측정한다. 신경의 몸쪽과 먼쪽을 자극하였을 때는 두 자극점 사이의 전도시간을 의미한다.

신경전도속도(NCV m/s). 자극부위와 기록부위 사이의 거리를 전도시간으로 나눈 값.

신경전도검사의 생리원칙

운동신경전도

잠복기(latency). 잠복기는 신경충격에 의한 활동전위가 자극부위부터 말초신경과 운동신경말단(axon terminal) 그리고 신경근육접합부(neuromuscular junction)를 거쳐서 근육섬유에서 활동전위가 나타날 때까지 소요되는 시간을 모두 포함한다.

진폭(amplitude). 진폭은 신경자극에 의해서 활성화된 근육섬유의 대략적인 숫자를 나타내는데, 신경근육접합부의 기능이 정상일 때는 간접적으로 신경자극에 의해서 활성화된 신경섬유의 숫자를 보여준다. 힘살 부위에 부착한 표면전극이나 피하 침전극에서 관찰되는 CMAP는 해당 근육의 근섬유에서 발생한 모든 활동전위를 합한 것으로서, 초기 음성편향(negative deflexion)의 단순 이상파(diphasic wave) 형태이다. 신경전도차단(nerve conduction block)이나 부피전도(volume conduction)를 관찰할 때 표면전극이 유일하게 신뢰할 수 있는 방법이기 때문에, 운동신경전도검사에서는 표면전극 사용이 필수적이다. 운동신경전도검사에서 침전극을 기록전극으로 사용하는 것은 권장되지 않는다. 그 이유는 근육전체보다는 좀더 제한된 부분에서의 반응으로서 CMAP의 형태가 복잡할 뿐 아니라, 전위의 초기 편향이 항상 음성으로 나타나는 것이 아니기 때문이다. CMAP의 진폭은 정상인에서도 그 범위가 넓기 때문에 신경손상이 경미할 경우에는 진단에 별로 도움이 되지 않는다. 그렇지만 진폭이 현저하게 감소된 것은 심한 신경전도장애를 의미한다.

지속시간(duration). CMAP의 지속시간은 각 근육섬유 방전(discharge)의 동시성을 의미한다. 따라서 거의 동시에 방전이 나타나면 CMAP의 지속시간이 짧아지고, 반대로 각 신경섬유에서의 전도속도가 차이가 많아지면 CMAP 지속시간이 길어진다. 즉 CMAP의 지속시간은 큰 직경을 가진 운동신경전도속도의 범위를 나타낸다. CMAP가 여러 개의 위상(phase)으로 나누어지고 지속시간이 길어지는 비정상 시간분산(분산현상)을 보이면(그림 3.6), 큰 직경 운동신경NCV의 범위가 넓어짐 즉, 수초탈락을 의미한다.

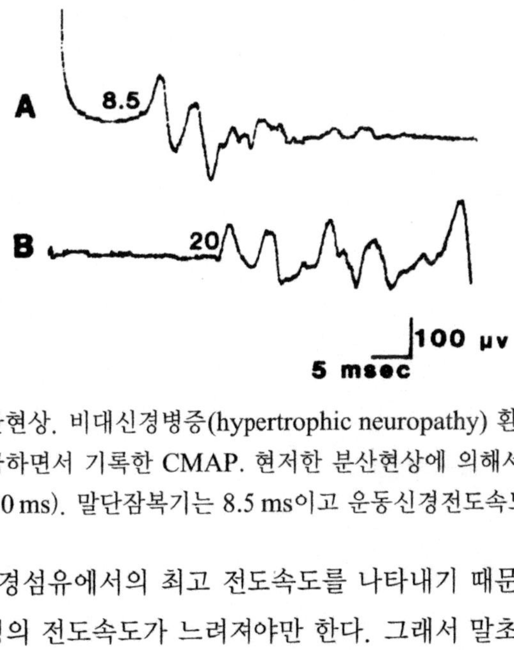

그림 3.6 CMAP의 분산현상. 비대신경병증(hypertrophic neuropathy) 환자에서 뒤정강신경을 발목(A)과 오금(B)을 자극하면서 기록한 CMAP. 현저한 분산현상에 의해서 CMAP 진폭이 감소함(CMAP의 지속시간은 30 ms). 말단잠복기는 8.5 ms이고 운동신경전도속도는 35.8 m/s임.

신경전도속도. NCV는 가장 빠른 신경섬유에서의 최고 전도속도를 나타내기 때문에, NCV가 느려지려면 거의 모든 운동신경의 전도속도가 느려져야만 한다. 그래서 말초신경병 환자라고 하더라도 일부 정상 운동신경이 남아 있으면 완전히 정상 NCV로 나타나게 된다. Gillart에 의하면 초최대전기자극 NCS에서 전도속도에 영향이 있으려면, 가장 빠른 큰 직경 운동신경이 최소한 75% 이상 소실되어야 한다고 하였다.

감각신경전도

잠복기(전도시간). 감각신경에서의 잠복기 혹은 전도시간은 자극시점에서 기록시점까지의 시간이다. 가장 빠른 감각신경의 잠복기는 신경근접침전극을 사용한다면 첫 양성정점(positive peak)까지, 표면전극을 사용할 때는 음성정점 시작(이것을 선택하는 이유는 흔히 첫 양성정점이 나타나지 않기 때문)까지의 시간이다. 음성정점까지의 잠복기는 활동전위가 증가하는 시간, 즉 추가 시간분산이 포함되어 있기 때문에 Ia 신경섬유군의 평균 전도시간을 나타낸다. 저자는 표면전극 기록에서 음성정점 잠복기의 측정을 선호하는데, 그 이유는 이 방법이 음성편향의 시작보다 재현성과 신뢰도가 더 높은 결과를 보여주기 때문이다.

진폭. CNAP의 진폭은 신경자극에 의해서 활성화된 큰 신경섬유의 대략적인 숫자를 나타낸다. 표면전극으로는 진폭이 신경과 기록전극 사이의 거리가 크게 영향을 주기 때문에, 기능장애가 경미할 때는 감수성이 낮고 신경근접침전극으로 기록한 진폭이 더 민감한 지표가 된다. 보통 작은 진폭은 심한 신경전도장애를 의미한다.

지속시간. CNAP의 지속시간은 큰 직경 감각신경전도속도의 범위를 나타내기 때문에 시간분산의 지표가 된다. 시간분산이 연장되는 것을 **비정상 시간분산**(분산현상)이라고 하는데, 이것을 표면전극으로 검출하기는 매우 어렵거나 불가능하지만(그림 3.7), 신경근접침전극으로 쉽게 확인이 가능하고 분절수초탈락(segmental demyelination)에서 정형적으로 관찰된다(그림 3.8).

신경전도속도. 첫 양성정점까지의 잠복기로 측정한 NCV는 가장 빠른 감각신경의 최고 전달속도를 나타내지만, 표면전극을 사용해서 음성정점까지 측정한 잠복기는 약간 느린 신경섬유의 전도시간이다. 신경근접침전극 기술로 가장 작은 구성 요소를 찾으면 가장 느린 전도속도(slowest NCV)도 계산할 수 있다. 일부 신경병에서 다른 지표는 정상이면서 최저 전도속도만 느려지기도 한다. 보통 표면전극으로 신호평균(signal averager) 도움 없이 감각 NCV가 20 m/s 이하로 나타나는 경우가 거의 없는데, 그 이유는 20 m/s 이하에서는 CNAP의 크기가 너무 작아서 관찰할 수 없기 때문이다.

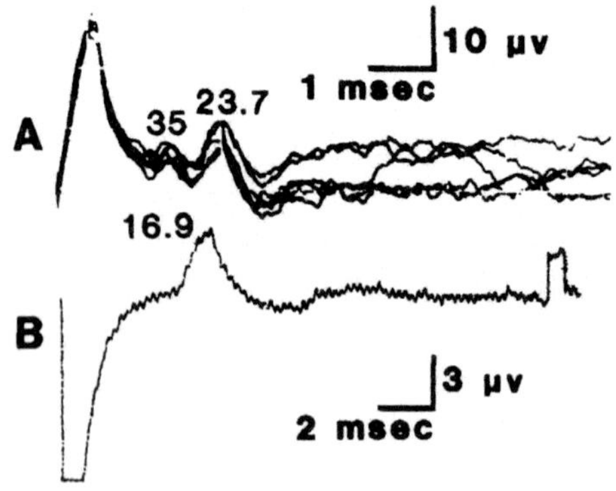

그림 3.7 손목굴증후군 환자에서 표면전극으로 기록한 감각 CNAP의 분산현상. A. 손바닥-손목분절에서 관찰된 두 개의 정점을 보이는 CNAP. 첫 번째 정점까지의 NCV는 35.0 m/s이고 두 번째 더 큰 정점까지의 NCV는 23.7 m/s임. B. 손바닥-손목분절에서의 긴 지속시간을 보이는 감각 CNAP(3.7 ms). 신경전도속도는 16.9 m/s.

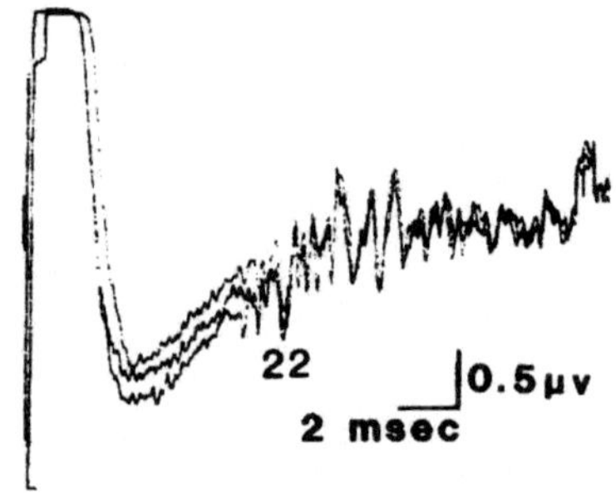

그림 3.8 발목굴증후군 환자에서 1~2 발가락사이신경을 자극하고 발목에서 기록한 감각 CNAP. 최고 신경전도속도는 22 m/s이고 분산현상이 뚜렷함.

혼합신경전도 혼합NCS는 CNAP가 혼합운동감각신경에서 발생한다는 사실만 다를 뿐 여러 지표(parameter)의 생리학적 의미는 감각신경전도와 같다.

신경전도검사에 영향을 주는 인자

NCS에 영향을 미치는 여러 인자 중에서 중요한 것은 피부온도, 나이, 키, 그리고 거리측정 4가지 이다.

온 도 NCS에 영향을 주는 여러 생리요인 중에서 가장 중요한 것은 온도이다. 이 사실은 일찌기 1867년 Von Helmholtz에 의해서 알려졌는데, 1948년 Tasaki와 Fujita는 개구리 신경에서 20°~5°C 사이에서 온도와 전도시간이 직선 관계라는 것을 관찰하였다. Henricken은 사람에서 온도와 NCV의 관계를 체계적으로 연구한 첫 학자인데, 그는 1956년 29°~38°C의 범위에서 운동NCV는 1°C마다 2.4 m/s씩 증가한다고 보고하였다. 이후 여러 연구에서 생리범위 안에서의 온도 변화와 NCV 사이에는 직선 상관관계가 있어서 1°C마다 운동신경은 1.1~2.4 m/s, 감각신경은 0.76~2.3 m/s 범위로 증가한다는 사실이 확인되었다. 온도에 따른 NCV의 변화를 보정하기 위한 여러 가지 공식이 제시되었는데, 이 중 가장 흔히 사용되는 것이 Dejesus 공식이다. 이 공식은 온도와 NCV 사이의 반대수관계(semilogarithmic relationship)에 기초한 것으로서, 감각신경과 운동신경 둘 다 적용이 가능하고 검사부위에서 피부온도를 측정하면 피부온도 변화에 의한 진단오류를 쉽게 피할 수 있다. 따라서 NCS를 시행할 때는 필수적으로 피부온도를 측정해야 하며, 만일 원하는 피부온도가 안되면 공식으로 보정하거나 피부온도조절 기구를 사용해서 검사부위의 피부온도를 높여주어야 한다. 말단잠복기 역시 온도에 의해서 영향을 받는데 25°~35°C의 범위에서는 1도가 낮아짐에 따라 0.2 ms씩 지연된다. CMAP와 CNAP의 진폭은 체온 저하에 반비례해서 증가하지만, 아직 체온 변화에 따른 진폭변화를 보정할 수 있는 공식은 없다.

나 이 나이 역시 NCS에 큰 영향을 주는 요인이다. 신경전도의 변화는 4세까지가 가장 중요하고 그 이후에는 큰 변화가 없다. 만삭 신생아의 운동, 감각 그리고 혼합신경의 전도속도는 정상 성인의 약 50%인데, 1년 후에는 75%가 되고 4세에는 정상 성인과 같아지는데 로그함수로 NCV가 증가한다. 신생아와 초기 아동기에 NCV가 증가하는 원인은 2가지로 생각되는데, 출생 후 8세까지 큰 신경섬유의 숫자가 증가하고 5세까지 수초화가 증가하기 때문이다. 따라서 4세 이하 어린아이에서는 NCS를 같은 연령군에서의 소아 정상치와 비교하여야만 한다.

성인에서는 20세 이후 NCV가 서서히 느려지고 CMAP와 CNAP 진폭도 작아지지만, 60세까지는 그 정도가 경미하기 때문에 특별한 보정이 필요하지 않다. 그러나 60세 이후에는 진행이 뚜렷해지기 때문에, 만일 저자의 검사실처럼 참고 정상치가 20~60세의 연령군의 것이라면 약간의 보정이 필요하다. 운동신경은 10년에 1 m/s, 감각신경은 10년에 2 m/s를 검사결과 판정에서 보정한다. CMAP와 CNAP의 진폭은 정상인에서도 범위가 넓기 때문에 실제 임상에서는 나이에 의한 진폭 변화가 크게 중요하지 않다.

키 키는 신경전도검사 자체에서 별로 중요한 인자가 아니지만, H반사, F파, T반사의 검사에서는 가장 중요한 인자가 된다. 그 이유는 이들 검사에서의 긴 잠복기는 전도경로의 거리와 비례하는데, 전도경로의 거리는 바로 키와 비례하기 때문이다. 따라서 이들의 검사결과를 판정할 때는 같은 키의 정상치와 비교해야 한다.

거리측정 NCS에 영향을 주는 인자 중에서 두 번째로 중요한 것이 거리이다. 측정거리는 팔과 다리의 자세 (예; 자신경 NCS에서 팔꿉치를 굽히는지 혹은 펴는지에 따라 측정 거리가 달라짐) 그리고 해부학적 구조의 윤곽 [예; 아래가슴문분절(thoracic outlet segment)] 등에 의해서 영향을 받기 때문에, 거리를 측정할 때는 권장된 자세를 취하고, 권장되는 측정도구(양각기 혹은 유연한 줄자)를 써야 한다. 그러나 이 권장사항을 아무리 잘 따르더라도 측정하는 사람의 개인차이에 의한 오차가 정확한 NCV 측정에 문제가 될 수 있다. 특히 측정거리가 짧을수록 오차가 커질 가능성이 높다. 따라서 이런 오류를 최소화하기 위해서 NCS에서 최소 검사분절 거리는 10 cm로 권장되고 있다. 물론 inching technique과 같은 검사에서는 이 규칙을 따를 수 없지만, 그렇다 하더라도 판정과정에서는 거리측정의 오차를 고려해야 한다. 한 연구보고에 의하면 줄자를 신경경로에 따라서 놓도록 교육한 다음, 팔다리의 두 점 거리를 측정하더라도 약 1 cm까지의 검사자 간 오차를 보였다고 한다. 거리측정의 오차는 줄자를 부정확하게 읽었다기보다도 검사와 거리측정 과정에서 피부가 움직였기 때문이다. 거리측정 오차를 줄이기 위해서는 검사 팔다리 자세를 권장한 대로 정확하게 위치한 다음, 자극음극(stimulating cathode)과 활동기록전극의 중심점 사이의 거리를 줄자로 측정한다.

필요한 검사기술

초최대자극(supramaximal stimulation). 의미 있는 신경전도값을 구하는 데 필수적인 것으로서, 최대자극보다 20~30% 자극강도를 높인 것이다. 자극강도는 CMAP와 CNAP의 진폭과 잠복기에 영향을 준다. NCS에서 자극강도를 점진적으로 세게 하면, 전위의 진폭도 점점 증가하다가 어느 시점(최대자극)부터는 자극강도를 높이더라도 더 이상 진폭이 커지지 않는다(초최대자극). 이 현상은 표면전극을 사용하건 침전극을 사용하건 관계없이 운동신경과 감각신경 모두에서 관찰된다. 잠복기는 자극강도가 높을수록 점점 짧아지는데, 이 현상은 초최대자극 이상에서도 나타나기 때문에 또다른 검사 오류의 원인이 될 수 있다.

정확한 거리 측정. 신경전도검사에서 가장 중요한 지표는 NCV인데, 이것은 앞서 기술한 것처럼 거리측정에 의해서 크게 영향을 받는다. 정확한 거리측정을 하기 위해서는 지침대로 정확하게 팔다리의 자세를 잡고 권장하는 측정도구를 선택해야 한다.

온도조절과 온도차이에 대한 보정. 앞서 기술한 것처럼 NCV를 정확하게 해석하기 위해서는 온도조절이 필수적이다. 낮은 온도에서 시행한 NCV는 비정상으로 해석될 수 있기 때문에, 피부온도를 조절하거나 표준온도에 맞도록 검사결과를 보정하는 것이 중요하다.

운동NCS에서 표면기록전극과 전극의 힘살-힘줄 부착 위치. 표면전극으로 기록한 CMAP의 진폭은 신경자극에 의해서 반응하는 근육섬유의 대략적인 숫자를 나타낸다. 전극을 근육종판(endplate)이 모여 있는 힘살과 힘줄 부위에 부착(belly-tendon arrangement)하면, CMAP는 초기 음성편향을 보이는 단순 이상파(diphasic) 형태로 나타난다. 따라서 표면전극은 신경의 전도차단과 반복신경자극검사에서의 감소반응, 점진적으로 진행하는 운동신경의 변성 등을 객관적으로 측정할 수 있는 유일하게 믿을 수 있는 방법이다. 또한 초기 양성편향은 부피전도(volume conduction)을 구별하는 데 도움이된다. 침전극으로는 CMAP의 진폭이 신경자극에 의해서 활성화된 근육섬유의 전체가 아니라, 국한된 부분에서의 근육활동전위을 나타낸다는 문제가 있다. 더욱이 CMAP의 형태도 표면전극처럼 일정하지 않고 다양하며, 잠복기의 측정기준인 초기편향이 음성으로 나타나지 않을 수도 있다. 또한 잠복기도 침전극의 위치에 따라 달라져서, 만일 삽입 부위가 종판이 모여 있는 장소가 아니면 잠복기가 지연되는데, 그 이유는 근육섬유의 활동전위 전도속도가 4~6 m/s로 매우 느리기 때문이다. 이런 여러 요인들 때문에 침전극은 점진적으로 진행하는 운동신경변성의 객관적 추적이나, 신경전도의 국소화 그리고 신경근육접합부의 기능검사 등에는 적합하지 않다. 이와 같이 표면전극은 침전극보다 장점이 많기 때문에, 저자의 검사실에서는 표면전극을 힘살-힘줄검사법에 따라서 부착하고 운동신경전도검사를 시행하고 있다.

이 검사방법을 사용하면 CMAP의 초기편향이 음성(위쪽으로 굴곡)으로 나타나지만, 그렇지 않을 경우에는 다음과 같은 가능성이 있다(그림 3.9).

a. 활동기록전극을 정확한 힘살(belly)이 아닌 운동점에서 떨어진 부위에 부착한 경우.
b. 활동전극과 기준전극을 반대로 붙인 경우.
c. 자극전극의 위치를 잘못 선택해서 다른 인접 신경이 자극된 경우.
d. 자극의 지속시간과 강도를 증가하는 과정에서 강한 자극이 옆으로 퍼져서 주변에 있는 다른 신경이 자극된 경우.
e. 기형적인 신경분포에 의해서 신경전도가 다른 신경을 경유하는 경우. 이것은 Martin-Gruber 문합을 가진 손목굴증후군 환자에서 관찰된다.

처음의 3가지 요인은 쉽게 찾을 수 있지만, 아래 2가지 요인을 확인하기 위해서는 경험

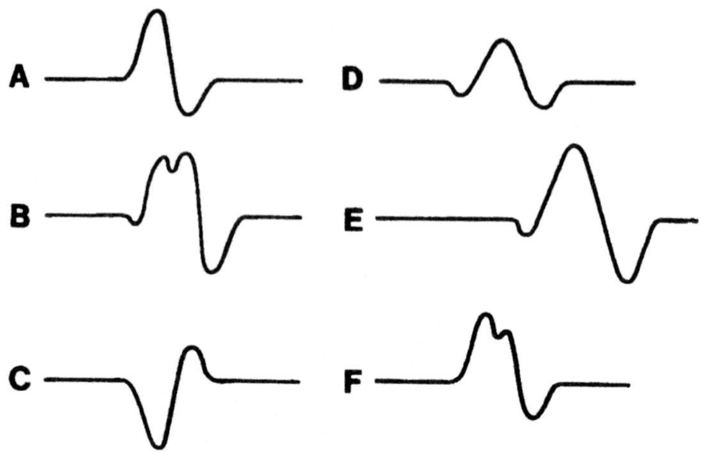

그림 3.9 복합운동활동전위(CMAP)의 다양한 형태들. A. 정상 CMAP는 초기 음성편향을 보이는 이상파(diphasic wave)임. B. 활동기록전극이 힘살(운동점)에서 떨어져서 다른 근육에 근접한 경우. C. 활동기록전극과 기준전극이 바뀐 경우. D. 자극전극의 위치가 잘못되었거나 너무 강한 전기자극이 퍼져서 인접한 다른 신경이 자극된 경우. E. 기형적인 신경분포(anomalous innervation)에 의해서 신경전도가 다른 신경을 경유하는 경우. F. 활동기록전극이 같은 신경에 의해서 지배받는 두 근육의 힘살 사이에 위치한 경우.

이 많은 근전도의사(EMGer)의 조심스러운 검사가 필요하다.

신경전도검사 방법

신경전도검사의 일반 지침

1. 검사과정을 환자가 이해하기 쉬운 말로 설명하고, 또한 전기자극은 약간 고통스럽다는 점도 알려준다.

2. 검사하고자 하는 환자의 팔과 다리는 긴장을 풀게 하고 환자는 물론 검사도 편하게 할 수 있도록 자세를 잡는다. 신경전도는 근육이 이완된 상태에서 검사하여야 하는데, 그 이유는 움직임 혹은 잡음아티팩트가 특히 감각 및 혼합신경전도검사에 방해가 될 수 있기 때문이다.

3. 팔다리의 검사신경에서 가까운 부위의 피부온도를 측정한다. 만일 피부온도가 낮으면 여러 가지 방법으로 검사 부위의 온도를 올린 다음에 검사를 하거나, 보정공식(표 3.1)으로 NCV를 보정한다.

4. 피부저항을 낮춘다. 피부저항은 검사에 방해가 되는 아티팩트의 원인이 될 수 있기 때문에 가능한 낮추어야 하는데, 일반적으로는 전극 밑에 전극 교질을 사용한다. 그러나 드물게는 알콜이나 아세톤을 사용해서 깨끗하게 씻어 내거나, 침 혹은 사포로 문질러서 피부를 벗겨내기도 한다.

표 3.1 신경전도속도에서 온도차이에 대한 보정인자

Degree Difference (ΔT)	K	Degree Difference (ΔT)	K
0.5	1.021	5.5	1.259
1.0	1.043	6.0	1.286
1.5	1.065	6.5	1.313
2.0	1.087	7.0	1.341
2.5	1.017	7.5	1.369
3.0	1.134	8.0	1.398
3.5	1.157	8.5	1.428
4.0	1.183	9.0	1.458
4.5	1.207	10.0	1.520
5.0	1.233		

5. 접지전극은 검사 받는 팔 혹은 다리에 부착하는데 자극전극과 기록전극 사이에 붙이는 것이 바람직하다.
6. 신생아나 유아에서는 소아용 자극전극을 사용하도록 권장된다.
7. 운동NCS를 먼저 시행해서 감각 및 혼합신경의 정확한 위치를 국소화한다.
8. 전기자극은 아프기 때문에 가능한 낮은 자극강도에서 검사 목적에 부합한 검사결과를 얻도록 노력한다. 초당 1회의 자극빈도와 자극지속시간은 되도록 짧은 0.05~0.1 ms로 검사장비를 설정한다. 정상인 사람에서는 0.05 ms의 자극지속시간으로도 충분하게 최대 반응을 관찰할 수 있지만, 말초신경병증 환자에서는 최대 반응을 검출하기 위해서는 좀더 긴 자극지속시간이 필요한 경우도 있다. 감각이나 혼합NCS에서는 자극지속시간을 0.2 ms 이상 길게 하더라도 CNAP 진폭이 더 이상 증가하지 않지만, 운동신경에서는 1.0 ms까지 자극지속시간을 연장해야 반응을 얻을 수 있는 경우도 있다.
9. 처음에는 기본적인 장비설정으로 NCS를 시행하지만 필요할 때는 항상 검사장비의 설정을 변경할 수 있도록 준비하여야 한다.

운동신경전도

1. 검사하고자 하는 신경에 의해서 지배 받는 먼쪽 근육에 힘살-힘줄방법(그림 3.10~3.14)으로 기록전극을 부착한다. 이 방법은 활동(음성) 표면기록전극을 힘살(이론적으

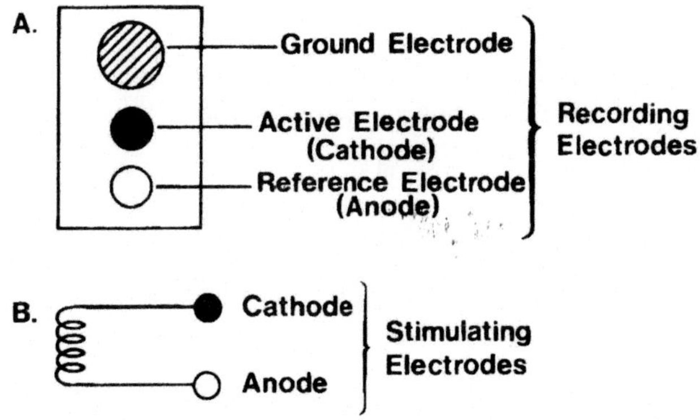

그림 3.10 전극의 기호. A. 기록전극 B. 자극전극

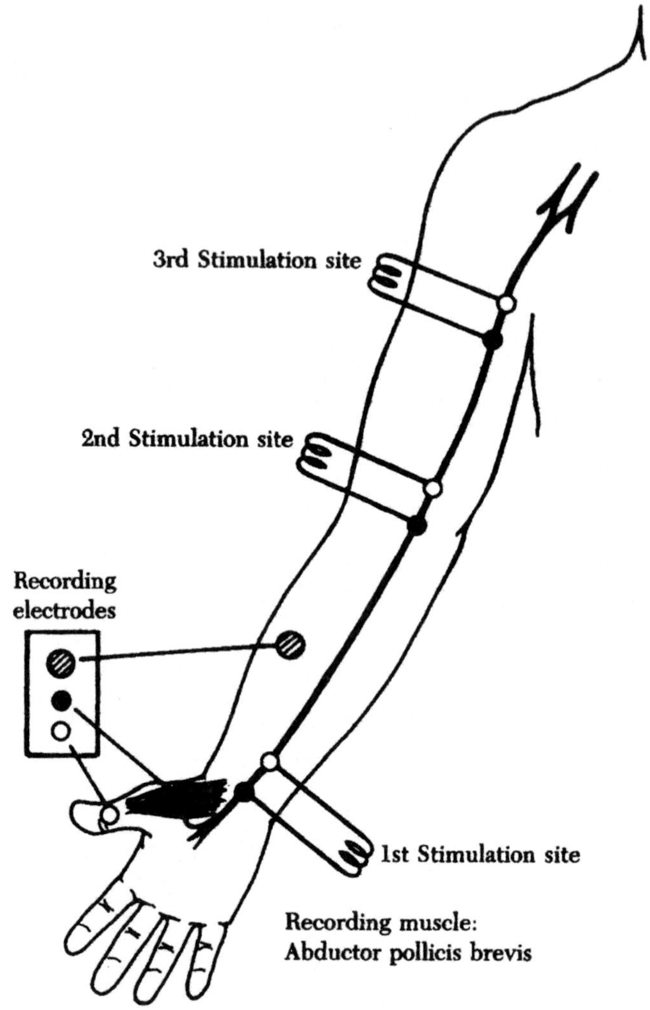

그림 3.11 정중신경의 운동신경전도검사. 자세: 손바닥을 위로 하고 팔을 폄; 활동기록전극:엄지두덩근육(APB) 중앙부; 기준기록전극: 엄지손가락; 접지전극: 아래팔 안쪽 피부; 검사장비환경: 운동신경전도; 반응:엄지와 둘째 셋째 손가락의 순간운동; 첫 번째 자극부위; 활동기록전극에서 몸쪽 5 cm 부위의 팔목에서 뚜렷하게 드러난 두 개의 힘줄 사이 혹은 엄지와 새끼두덩근 사이의 손목주름; 두 번째 자극부위: 팔꿈치 주름에서 맥박이 만져지는 위팔동맥의 약간 자쪽; 세 번째 자극부위: 겨드랑이에서 위팔동맥 바로 앞쪽.

로는 근육 운동점)에 부착하고, 기준(양성) 표면전극은 해당 근육 힘줄에 부착하는 것이다. 이 방법대로 하면 CMAP의 처음 편향이 위쪽(음성)으로 나타난다.

2. 신경을 자극할 때는 약간의 통증과 불편함이 있음을 환자에게 알려주어 미리 마음의 준비를 하도록 한다.

3. 먼쪽 신경을 먼저 자극하는데 최소한의 강도부터 시작, 서서히 자극강도를 증가해서 초최대자극까지 높인 다음 CMAP를 기록한다.

4. 다시 초최대자극으로 신경의 몸쪽 부위를 자극하고 CMAP의 전도시간(ms)과 진폭을 기록한다(그림 3.15).

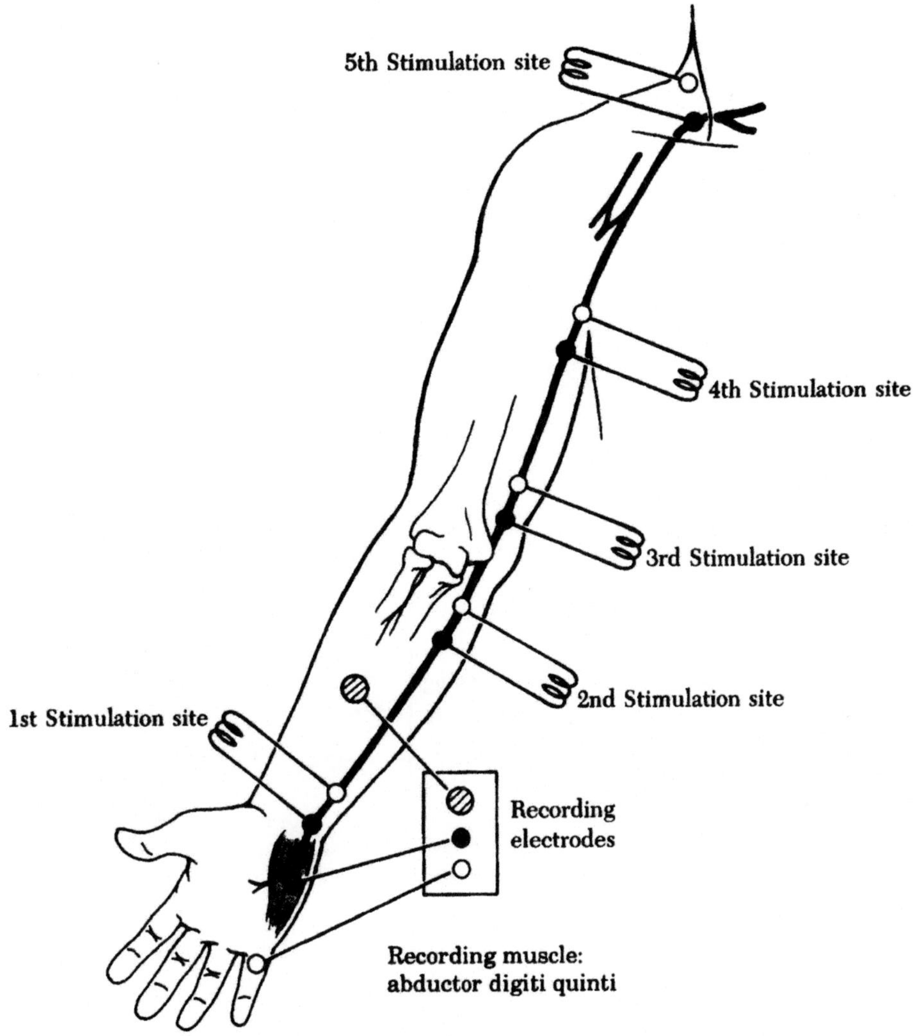

그림 3.12 자신경의 운동신경전도검사. 자세: 손바닥을 위로 하고 팔을 폄; 활동기록전극: 새끼두덩근육(ADQ)의 중앙부; 기준기록전극: 새끼손가락; 접지전극: 아래팔 안쪽 피부; 검사장비환경: 운동신경전도; 반응: 새끼손가락의 순간운동; 첫 번째 자극: 활동기록전극에서 몸쪽 5 cm 팔목에서 뚜렷하게 보이는 자쪽팔목굽힘근육(FCU) 힘줄의 노쪽; 두 번째 자극: 팔꿉고랑에서 4 cm 먼쪽(팔꿈치를 건너가는 검사분절의 거리는 9~10 cm가 되어야 함); 세 번째 자극: 팔꿉고랑에서 5~6 cm 몸쪽에서 위팔두갈래근육과 위팔세갈래근육 사이; 네 번째 자극: 겨드랑이에서 맥박이 만져지는 위팔동맥의 뒤쪽; 다섯 번째 자극: 빗장위오목에서 목빗근육 뒤쪽 경계 가쪽과 빗장뼈 위쪽 경계. Erb점과 겨드랑이 자극부위의 거리는 팔을 45도 옆으로 벌린 다음 산과용 캘리퍼로 측정한다.

5. 먼쪽과 몸쪽 신경에서 기록한 CMAPs에서 초기편향 시작까지의 잠복기와 진폭(정점-정점 사이 혹은 음성정점진폭)을 각각 측정한다. 또한 각 부위에서의 CMAP 지속시간과 형태를 관찰하고 비교해야 하는데, 이것이 유일하게 비정상 시간분산(abnormal temporal dispersion)이나 분산현상을 발견할 수 있는 방법이다.
6. 활동전극의 중심과 자극전극 중심 사이의 거리를 mm단위로 측정한다.
7. 다음의 공식에 의해서 NCV를 계산한다.

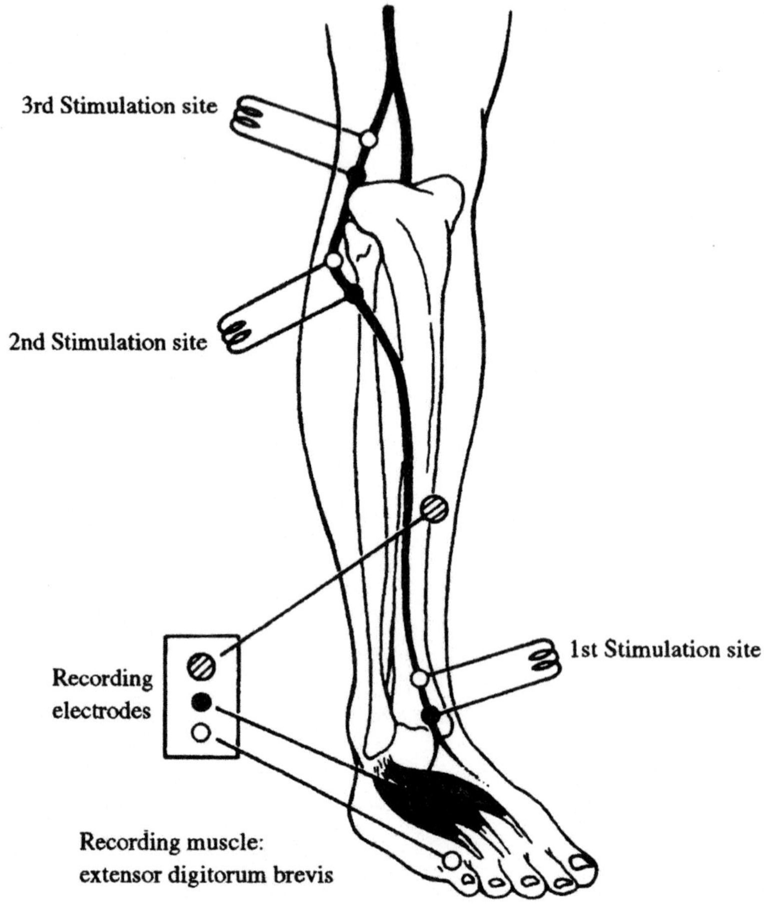

그림 3.13 종아리신경의 운동신경전도검사. 자세: 뒤로 누운 자세; 활동기록전극: 짧은발가락폄근육(EDB); 기준기록전극: 새끼발가락 시작부위(base); 접지전극: 앞정강피부; 검사장비환경: 운동신경전도; 반응: 엄지발가락이 위로 움직임; 첫 번째 자극: 활동기록전극보다 몸쪽 8 cm의 발목에서 안쪽복사와 가쪽복사 사이 가운데 부위; 두 번째 자극: 무릎에서 종아리뼈머리 아래 앞쪽; 세 번째 자극: 무릎뼈 중앙부위의 오금 가쪽 반.

$$\text{NCV(m/s)} = \frac{\text{몸쪽 부위과 먼쪽 부위 사이의 거리(mm)}}{\text{몸쪽 전도시간 − 먼쪽 전도시간(ms)}}$$

8. NCV를 표준온도로 보정할 필요가 있으면 변환인자(표 3.1)를 이용해서 보정한다. 예로 계측한 NCV(Y_1)이 45.5 m/s이고 피부온도가 29°C인데 표준온도가 31°C라면 보정이 필요한 온도가 2°C이다. 온도 차이에 대한 변환인자(K)는 표 3.1에서 찾을 수 있는데 1.087임으로 다음 공식에 의해서 보정된 NCV(Y_2)를 계산할 수 있다.

$$Y_2 = 45.5(Y_1) \times 1.087 = 49.5\ \text{m/s}$$

9. 계측한 NCV를 정상치와 비교한다. 아울러 CMAP의 진폭과 지속시간 그리고 형태를 정상자료와 비교한다.

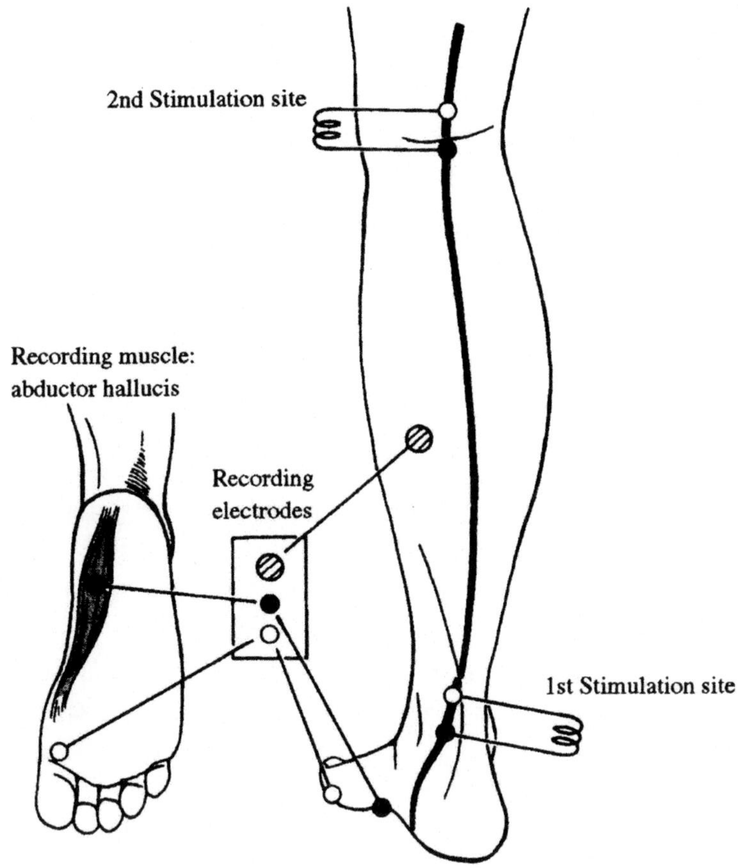

그림 3.14 뒤정강신경의 운동신경전도검사. 자세: 뒤로 누운 자세; 활동기록전극: 그림과 같이 발의 엄지벌림근육(AH); 기준기록전극: 엄지발가락 시작부위; 접지전극: 종아리피부; 검사장비환경: 운동신경전도; 반응: 엄지발가락의 굽힘운동; 첫 번째 자극: 활동기록전극보다 몸쪽 10 cm의 안쪽복사 뒤 발목. 두 번째 자극: 무릎 주름의 중심에서 약간 안쪽.

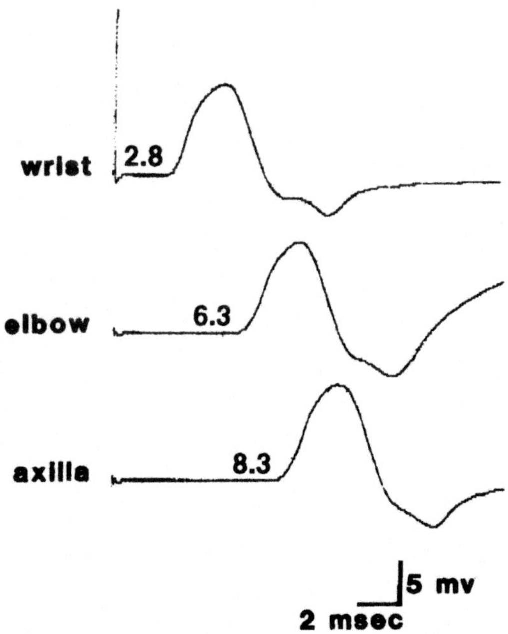

그림 3.15 정중신경 운동신경전도검사의 예. 손목자극에서 검출된 CMAP의 잠복기는 2.8 ms, 진폭은 17.5 mV, 지속시간은 11.5 ms임. 팔꿈치 자극에서의 잠복기는 6.4 ms, 겨드랑이 자극에서의 잠복기는 8.3 ms; 팔목 자극 부위부터 팔꿈치 자극 부위까지의 거리는 22 cm, 팔꿈치부터 겨드랑이까지의 거리는 14 cm. 따라서 말단잠복기는 2.8 ms이고 아래팔에서의 신경전도속도는 62.8 m/s (220 mm/(6.3～2.8) ms); 위팔(팔꿈치-겨드랑이)의 신경전도속도는 70 m/s(140 mm/(8.3～6.3) ms)임. 검사부위 피부온도는 32°C. 자극 부위에 따른 CMAP의 진폭, 형태 및 지속시간은 큰 차이 없음.

감각신경전도 감각신경에서 CNAP를 얻는 방법에는 정방향과 역방향 두 가지가 있다. 저자의 검사실에서는 정중신경과 자신경에서는 정방향으로 그리고 장딴지신경과 노신경에서는 역방향으로 감각신경전도를 검사한다.

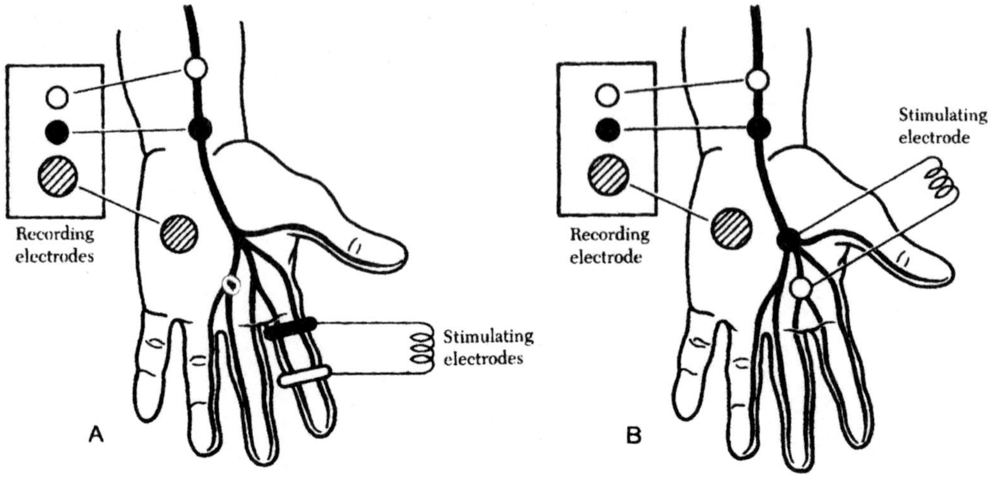

그림 3.16 정중신경의 감각신경전도검사. A. 손가락-손목 분절. 자세: 손바닥을 위로 함; 접지: 손바닥; 검사장비환경: 감각신경전도; 반응: 운동반응은 없음; 기록전극: 손목 가운데 두 개의 뚜렷한 힘줄 사이(운동신경전도검사에서 이미 표시됨); 자극전극: 고리(ring) 전극; 활동자극전극: 집게손가락 시작부위; 기준자극전극; 활동자극전극보다 3 cm 먼쪽. B. 손바닥-손목 (손목굴) 분절. 기록전극: 위와 같음; 자극전극: 손바닥에서 활동기록전극보다 6 cm 먼쪽 혹은 집게손가락 이나 2~3번째 손가락 사이의 시작 부위부터 활동기록전극까지 연결한 가상선의 중앙.

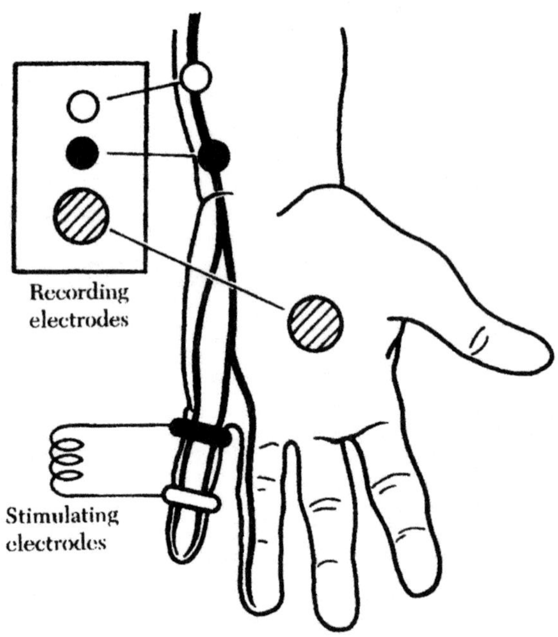

그림 3.17 자신경의 감각신경전도검사. 자세: 손바닥을 위로 함; 접지: 손바닥; 검사장비환경: 감각신경전도; 반응: 운동반응 없음; 기록전극: 자쪽 손목에서 뚜렷하게 보이는 힘줄의 노쪽 피부(운동신경전도검사에서 이미 표시됨); 자극전극: 고리전극; 음극: 새끼손가락 시작 부위; 양극: 음극자극전극에서 3 cm 먼쪽.

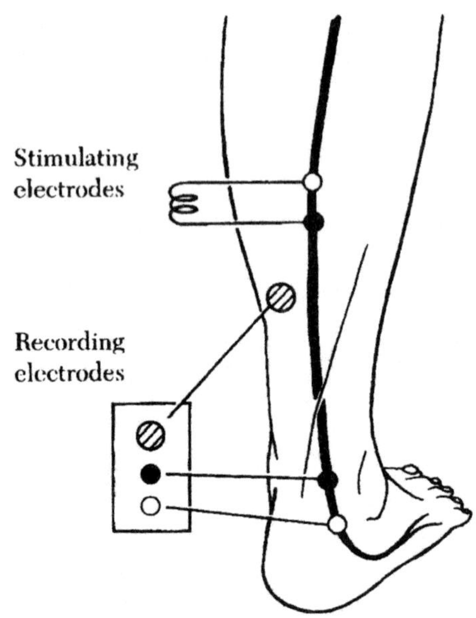

그림 3.18 장딴지신경의 감각신경전도검사 (역방향 감각신경전도). 자극전극: 기록전극보다 몸쪽 14 cm의 장딴지근육 중앙선에서 약간 가쪽; 기록전극: 가쪽복사의 뒤쪽; 자세: 검사할 다리를 위로 하고 옆으로 눕게 하고 무릎을 약간(45도) 구부림; 접지전극: 장딴지 피부; 검사장비환경: 감각신경전도; 반응: 새끼발가락으로 뻗는 찌릿찌릿한 느낌.

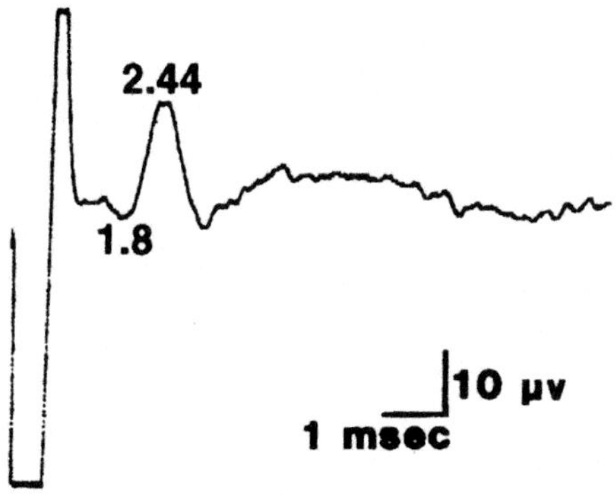

그림 3.19 둘째손가락-손목 분절에서의 정중감각신경전도 예. 첫 양성정점(혹은 시작점)까지의 잠복기는 1.80 ms, 음성정점까지의 잠복기는 2.44 ms. 활동자극전극부터 기록전극까지의 거리는 12.2 cm. 계산하면 최고 감각신경전도속도는 67.7 m/s, 음성정점까지의 감각신경전도속도는 50.0 m/s임. 감각CNAP의 진폭과 지속시간은 각각 21.5 μV, 1.05 ms임. 손바닥 피부온도는 33°C.

1. 해부학적 안내에 따라 정확한 부위에 기록전극을 부착한다(그림 3.16~3.18). 표면전극으로는 활동전극과 기준전극을 신경주행에 따라 부착하고 신경근접침전극 기술에서는 기준전극을 활동전극 가로 옆으로 3~4 cm 떨어지 부위 피하에 삽입한다.

2. 정방향 감각전도검사에서는 먼쪽 감각신경을, 역방향 검사에서는 몸쪽 감각신경을 초최대자극으로 자극하는데 활동자극전극(음극)과 기록전극은 서로 마주 보도록 하여야 한다. 때로는 큰 자극아티팩트에 의해 기준선(baseline)이 흔들려서 CNAP가 변형될 수도 있는데, 이때는 기준자극전극을 활동자극전극 주위로 돌리면 쉽게 제거할 수 있다.

3. 감각CNAP를 기록하는데(그림 3.19), 만일 적당한 자극에도 CNAP가 잘 나타나지 않으면 신호평균(signal averager)을 자유롭게 이용한다. 보통 표면전극으로는 감각NCV가 20 m/s 이하이면 CNAP가 검출되지 않는다. 따라서 CNAP가 나타나지 않는 것이 NCV가 0이라는 것을 의미하지는 않는다.

4. 잠복기를 자극 시작부터 첫 음성정점까지 혹은 뚜렷한 음성편향의 시작까지 측정한다. 저자의 검사실에서는 음성정점을 잠복기로 측정한다.

5. CNAP의 정점-정점 사이 진폭을 측정하고 지속시간과 형태를 관찰하다. 분산현상은 분절수초탈락을 의미하는데, 어떤 신경병에서는 이 소견만 나타나기도 한다.

6. 신경의 길이는 활동자극전극의 중심에서 활동기록전극의 중심까지 표면에서 mm 단위로 측정한다.

7. NCV는 전도거리를 잠복기로 나눈다.

$$\text{NCV(m/s)} = \frac{\text{활동자극전극과 기록전극 사이의 거리(mm)}}{\text{같은 분절에서의 잠복기(ms)}}$$

8. 필요하다면 NCV를 운동신경과 같은 공식을 사용해서 표준온도로 보정한다.

9. 측정한 NCV를 정상치와 비교하고 또한 진폭, 지속시간 형태도 정상자료와 비교한다.

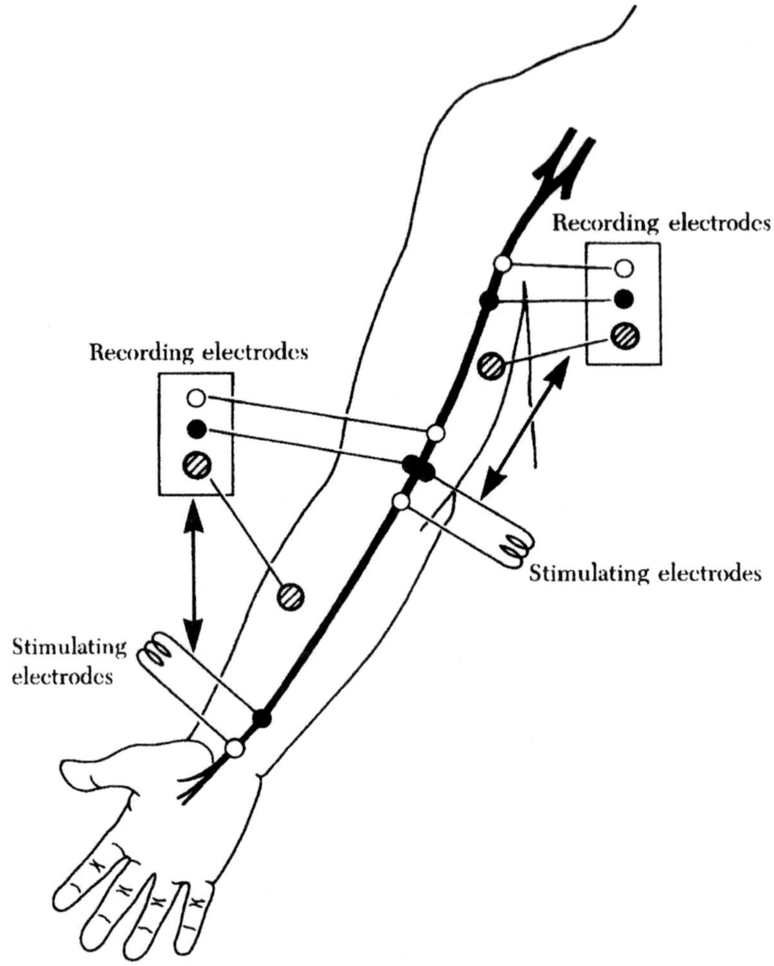

그림 3.20 정중신경의 혼합신경전도검사. 자세: 손바닥을 위로 하고 팔을 폄; 접지전극: 아래팔; 검사장비환경: 혼합신경전도; 반응: 엄지와 둘째 셋째 손가락의 순간운동. (기록전극과 자극전극의 손목, 팔꿈치, 겨드랑이 위치는 운동신경전도검사에서 이미 표시한 위치). 손목-팔꿈치분절; 기록전극: 팔꿈치에서 맥박이 만져지는 위팔동맥보다 약간 자쪽; 자극전극: 손목에서 뚜렷하게 나타나는 두 개의 중간 힘줄 사이; 팔꿈치-겨드랑이분절; 기록전극: 겨드랑이에서 맥막이 만져지는 위팔동맥 약간 앞쪽; 자극전극: 팔꿈치에서 맥박이 만져지는 위팔동맥에서 약간 자쪽.

혼합신경전도 검사방법과 전도속도 계산법은 정방향 감각신경전도와 동일하며(그림 3.20과 3.21), 임상 의의도 감각신경전도와 같다. 혼합신경전도검사는 보통 정중신경과 자신경의 손목-팔꿈치(그림 3.22)와 팔꿈치-겨드랑이 분절, 자신경의 겨드랑이-Erb점 분절에서 시행하는데, 드물게는 종아리신경의 발목-종아리뼈머리 분절에서도 검사한다.

H반사 검사 장딴지-가자미근육에서 관찰되는 H반사의 잠복기는 첫번째엉치신경뿌리(S1 root)의 Ia 들신경과 알파 날신경의 단일연접반사를 경유하는 시간이다. 신생아에서는 H반사가 손과 발의 내재근육(intrinsic muscles)에서 정상적으로 관찰되지만 출생 12개월 이후에도 계속

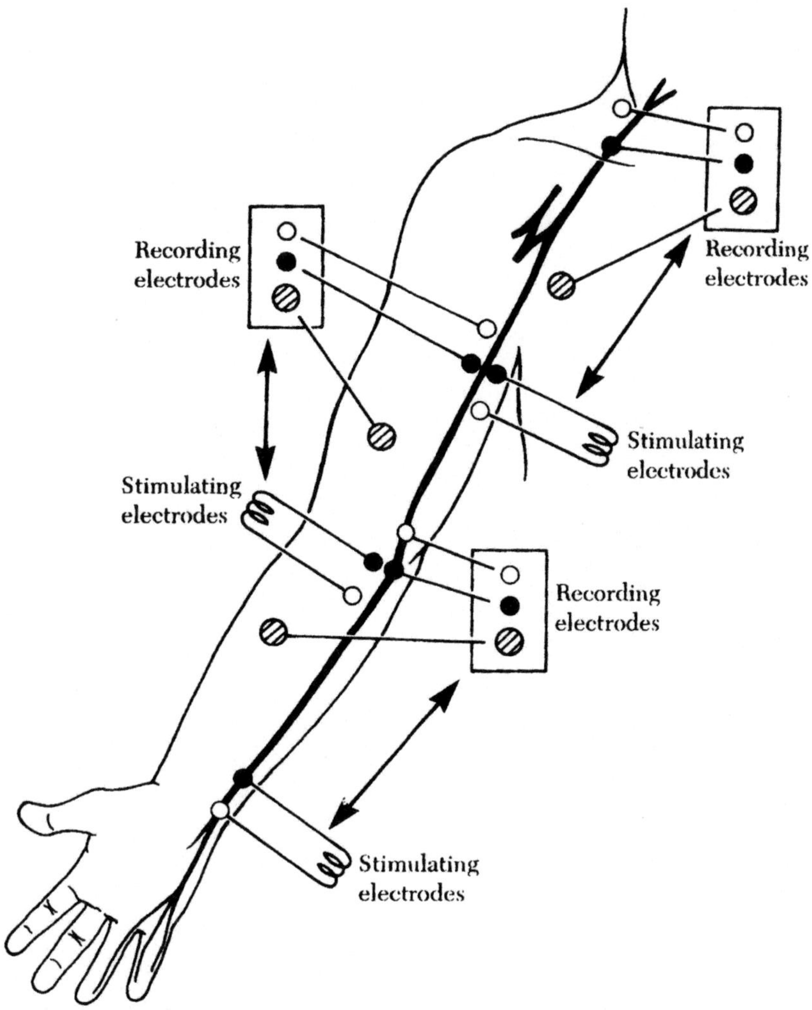

그림 3.21 자신경의 혼합신경전도검사. 자세: 손바닥을 위로하고 팔을 폄; 접지전극: 아래팔; 검사장비환경: 혼합신경전도; 반응: 새끼손가락의 순간운동. (운동전도검사에서 표기한 Erb점, 겨드랑이, 손목의 기록 및 자극전극 부위). 겨드랑이-Erb점 분절(아래가슴문분절)-기록전극: 목빗근육(SCM) 뒤쪽 가장자리 가쪽과 빗장뼈 위쪽 경계; 자극전극: 맥막이 만져지는 위팔동맥의 바로 뒤쪽. 팔꿈치-겨드랑이분절-기록전극: 맥박이 만져지는 위팔동맥 뒤쪽; 자극전극: 팔꿈치 고랑(sulcus) 손목-팔꿈치분절-기록전극: 두 뼈 융기 사이의 팔꿈치고랑; 자극전극: 손목의 자쪽에서 뚜렷한 힘줄의 노쪽.

그림 3.22 손목-팔꿈치분절에서 정중혼합신경전도의 예. 시작잠복기는 2.92 ms, 음성정점 잠복기는 3.51 ms. 활동자극전극과 기록전극 사이의 거리는 20.3 cm. 따라서 최고 혼합신경전도속도는 69.5 m/s이고 음성정점으로 계산하면 57.8 m/s임. 혼합 CNAP의 진폭과 지속시간은 각각 40.8 μV, 1.71 ms.

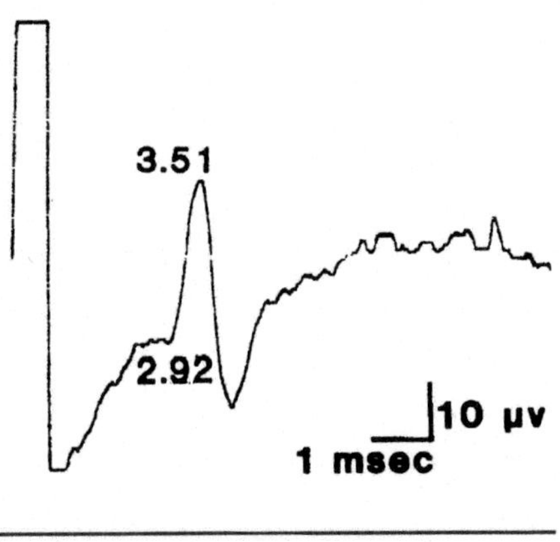

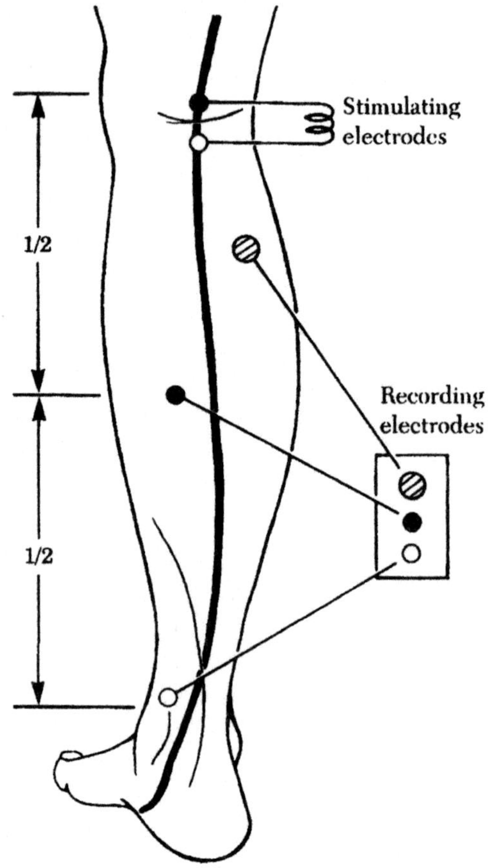

그림 3.23 장딴지-가자미근육의 H반사 검사. 자세: 환자가 엎드린 상태 (발목밑에 수건이나 베개를 두면 도움이 된다); 접지전극: 장딴지; 검사장비환경: H반사; 반응: 엄지발가락의 아래쪽 움직임; 자극전극: 오금의 무릎 주름 가운데에서 조금 안쪽(활동자극전극이 몸쪽에 위치해야 함); 기록전극: 오금주름과 안쪽 복사뼈 사이 가운데 부위의 장딴지근육.

일관되게 나타나는 것은 장딴지-가자미근육뿐이다. 다른 근육에서 어느 정도 신뢰할 수 있는 H반사를 검출하기 위해서는 별도의 촉진기술(facilitaion technique)이 필요하다. 장딴지-가자미근육에서의 H반사는 환자가 엎드린 자세에서 발을 침대 가장자기에 걸치게 하고 베개를 발목 아래에 받치면 가장 잘 검출된다. 검사장비는 운동NCS와 같이 조정하지만 검출시간을 구획당 10 ms(총 검출시간은 100 ms)로 늘리고 감도를 500 μV로 높인다.

1. 해부학적 안내(그림 3.23)대로 기록전극을 장딴지근육에 부착한다.
2. 해부학적 안내대로 다리오금(poplitial fossa)에서 뒤정강신경(posterior tibial nerve)을 자극한다. 자극지속시간은 큰 Ia 들신경을 선택적으로 자극하기 위해서 0.5~1 ms로 조정하는데, 지속시간이 길면 운동신경이 더 잘 활성화된다. 활동자극전극은 척추에 가깝도록 (기록전극에서 먼쪽 방향) 위치하고 자극해야 한다.
3. 차단반응(blocking response)을 피하기 위해서는 2초 이상의 간격으로 수동으로 자극한다. 자극강도를 점진적으로 증가하면서 장딴지근육에서 나타나는 H반사와 M파(CMAP)를 관찰한다. 원칙적으로 H반사는 M파를 유발하는 자극강도보다 훨씬 작은 강도에서 나타나는데(그림 3.24), 흔히 최대진폭의 H반사도 낮은 자극강도에서 얻을 수 있다. 자극강도를 계속 더 증가하면 M반응이 점점 커지는 반면 H반사의 진폭은 점점 작아진다. 초최대자극에서는 H반사가 더 이상 나타나지 않고 때로는 F파로 대치된다.

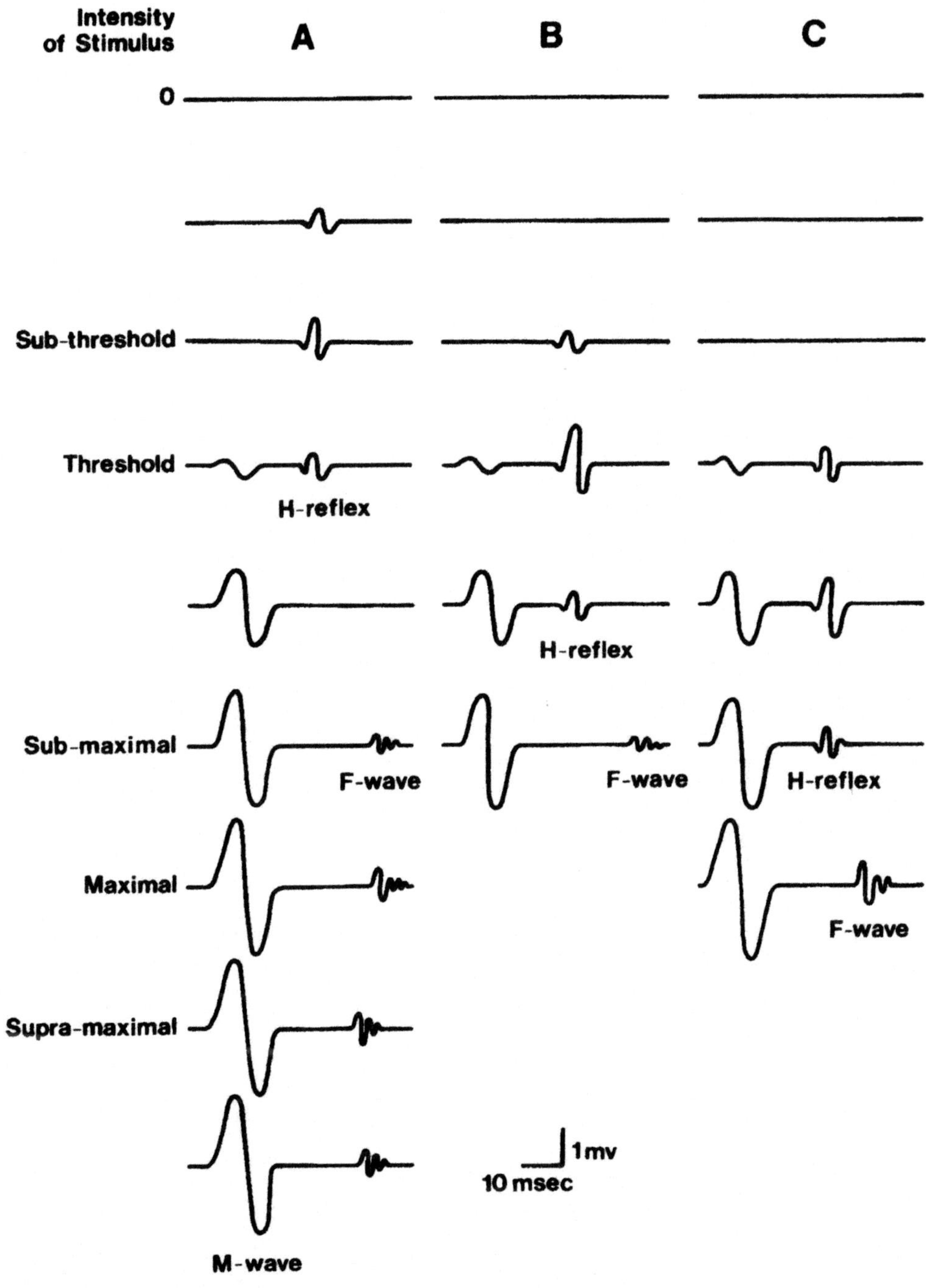

그림 3.24 H반사와 F파의 차이. A. 문턱밑(subthreshold) 자극강도에서 나타나는 모든 후기반응은 H반사로서 가장 큰 진폭도 문턱밑 자극에서 관찰된다. B. 문턱밑 자극 어느 강도에서도 M파보다 더 큰 후기반응이 나타나면 H반사이다. C. 같은 자극강도에서 M파의 진폭보다 큰 후기반응은 H반사이다. 초최대자극에서 나타나는 후기반응은 모두 F파이다.

H반사와 F파를 구별하는 것은 항상 쉽지는 않지만, 아래의 안내가 H반사을 찾는 데 도움이 된다(그림 3.24). 후기반응에서 아래 조건 중 한 가지라도 부합하면 H반사이다.

a. 문턱밑(subthreshold) 자극강도에서 유발된 후기반응.

표 3.2 H반사와 F파의 차이

Measurement	H-Reflex	F-Wave
Nature of response	Monosynaptic reflex; e.g., H-reflex on the gastrocnemius-soleus muscle is an electrophysiological counterpart of ankle reflex	Not a reflex; antidromic motor neuron discharge
Pathways		
Afferent arc	Ia sensory fibers	Alpha motor fibers
Efferent arc	Alpha motor fibers	Alpha motor fibers
Best stimulus to evoke the response relative to the M-response	Subthreshold; absent with the supramaximal stimulation	Supramaximal; absent with the subthreshold stimulation
Appearance and persistence of the response	Rather constant at low rates of stimulation (½–30 s)	Variable
Latency	Rather constant Latency shorter than the F-response latency	Variable
Highest amplitude	Can be up to 81% of the maximum M-wave; much bigger than the F-wave	Usually small, less than 5% of the maximum M-wave
The muscles to be tested without any facilitation[a]	Gastrocnemius-soleus muscle in adult; intrinsic hand and foot muscles in infants up to 1 yr	Almost every distal muscle

[a] 다른 근육에서는 촉진으로 H반사를 검출할 수 있음.

b. 일정 자극강도에서 M파보다 진폭이 큰 후기반응.

c. 최대 M파 진폭보다 50% 이상 진폭이 큰 후기반응.

반대로 초최대자극에 의해서 유발되는 후기반응은 항상 F파이다(그림 3.24). 상기 조건에 부합되지 않을 때는 자극강도 변화에 따른 M파와 연관된 고전적인 H반사의 진폭 변화 그리고 후기반응의 형태와 잠복기 변화로서 H반사와 F파를 구분한다(표 3.2). 장딴지-가자미근육에서 관찰되는 전형적인 H파는 초기 양성편향 후 큰 음성편향이 나타나는 3상파(triphaic wave)이다. H반사의 잠복기는 F파보다 약간 짧다. 그리고 F파 잠복기는 각 파마다 달라지는데 비해서 H반사의 잠복기는 비교적 일정하다. H반사를 잘 검출하기 위해서는 발바닥 굽힘근육을 아주 경미하게 수축하게 하거나 환자의 손가락을 굽혀서 양손을 건 다음, 밖으로 힘껏 당기는 Jendrasick maneuver가 도움이 된다.

4. 잠복기는 자극 시작부터 H파의 초기 편향 시작까지 측정하는데(그림 3.25), 정상인에서는 보통 25~35 ms의 범위이다.

5. 환자의 키 혹은 아래다리의 길이(자극전극부터 안쪽 복사뼈 사이의 거리)를 cm 단위로 측정한다. H반사 잠복기는 전도경로와 밀접한 관계가 있기 때문에, 정상과 비정상을 판정할 때에는 키나 아래다리의 길이를 고려해야 한다. 아래다리의 길이를 H반사 판정에 이용하는 검사실에서는 다리 길이의 측정이 필수적이다.

6. 환자의 H반사 잠복기를 정상치와 비교한다(그림 3.26). 이 검사에서 가장 쉬운 비교는 허리엉치신경뿌리병증이 한쪽만 있을 때 정상 쪽과 침범된 쪽을 비교하는 것이다. 좌우

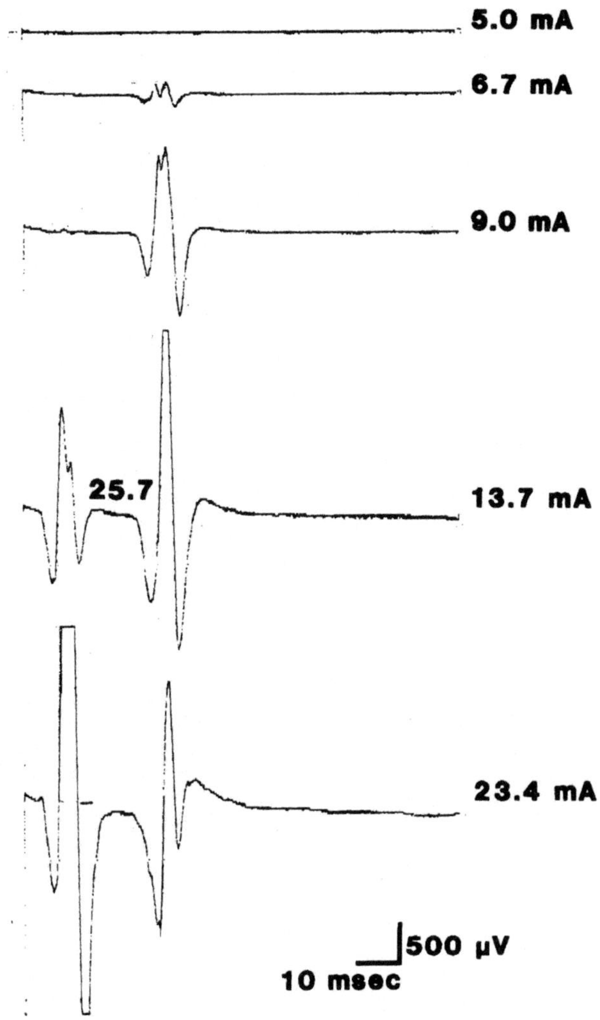

그림 3.25 안쪽 장딴지근육에서 나타나는 H반사의 예. 오른쪽에 보이는 숫자는 자극강도이고, 이 검사에서 자극 지속시간은 0.5 ms이다. H반사는 25.7 ms의 잠복기를 보이는 전형적인 삼상파(triphasic wave) 형태이다. H반사의 진폭은 자극강도 13.7 mA에서 M파보다 더 크다. 키 167 cm인 45세의 남자에서 H반사 잠복기 25.7 ms는 정상이다.

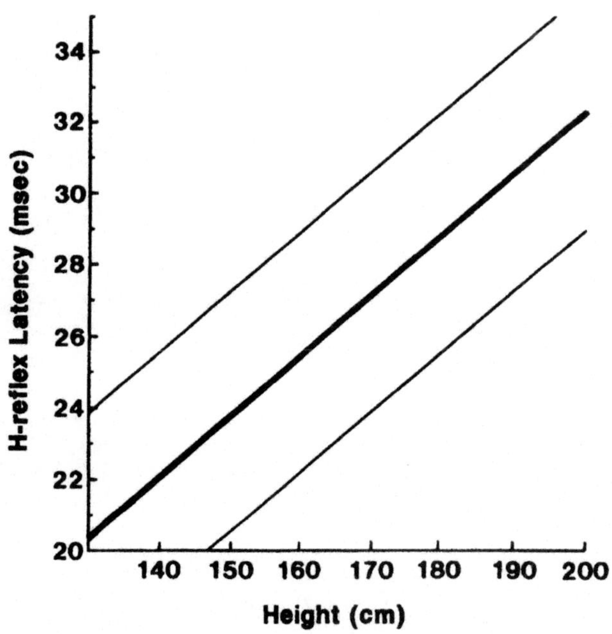

그림 3.26 장딴지-가자미근육에서의 H반사

를 비교해서 잠복기가 1.5 ms 이상 차이가 있으면 S1 신경뿌리병증의 객관적인 증거가 된다. 이 검사가 의미가 있기 위해서는 세심한 검사기술과 다리길이의 정확한 측정이 선행되어야 한다.

F파 검사 F파검사는 자극부위부터 운동신경을 따라서 앞뿔세포(anterior horm cell)까지 역주행하였다가 다시 내려오는 경로(afferent and efferent arc)의 잠복기를 측정한다(그림 3.3, 표 3.2). 이 반응은 운동신경전도검사와 같이 초최대자극으로 유발되는데 정중신경, 자신경, 종아리신경, 뒤정강신경의 먼쪽 자극에서 쉽게 관찰된다. 검사장비는 운동NCS와 같지만 검출시간은 구간당 10 ms(총 검출시간 100 ms), 감도는 200 μV로 조정한다. 만일 F파가 잘 나타나지 않으면 해당 근육을 약간 수축하게 하면 도움이 된다. F파는 먼쪽 근육에서 먼쪽 신경을 자극할 경우 쉽게 관찰되지만, 신경 몸쪽을 자극할 때는 F파의 잠복기가 짧아져서 반응이 CMAP(M파)에 숨겨지기 때문에 관찰하기 어렵다.

1. 검사하고자 하는 신경이 지배하는 먼쪽 근육에 힘살-힘줄방법으로 표면전극을 부착한다.
2. 자신경과 정중신경에서는 손목에서, 종아리신경과 뒤정강신경에서는 발목에서 신경을 자극하는데, 활동자극전극(대부분 근전도장비에서는 음극전극)을 척추방향(기록전극에서는 먼쪽)에 두고 자극한다(그림 3.27).
3. 차단반응(blocking response)을 피하기 위해 수동으로 약 2초 이상 간격으로 초최대강도로 자극하면서 M파와 F파를 기록한다.
4. 최소한 10개 이상의 F파를 기록하고 자극 시작부터 가장 먼저 나타난 F파의 초기 편향 시작까지의 잠복기를 측정한다. 정상인에서 먼쪽 자극에 의한 F파 잠복기는 정중신경과 자신경에서는 23~33 ms, 종아리신경과 뒤정강신경에서는 50~60 ms 범위이다(그림 3.28).
5. 키를 cm 단위로 측정한다. F파는 운동신경을 따라서 들어가고 나오는 전도경로를 거치기 때문에, 환자의 키는 정상과 비정상의 판정에 있어서 아주 중요한 인자이다. 어떤 검사실에서는 팔과 다리의 길이로 F파의 잠복기 대신 NCV를 계산하기도 하는데, 이 때는 팔과 다리의 길이를 꼭 측정해야 한다.
6. 환자의 F파 잠복기를 정상치와 비교한다(그림 3.29). F파 잠복기에서 가장 쉬운 방법은 좌우를 비교하는 것으로서 2 ms 이상 차이가 있으면 의미가 있다. F파 잠복기는 몸쪽 말초신경병증 환자에서 지연된다.

병이 있는 신경에서의 전기생리학적 반응

질병이 있는 신경의 전기생리학적 반응은 느린 전도속도, 전도차단 그리고 신경의 흥분성 감소 또는 소실로 제한된다. 느린 신경전도속도는 신경전도검사에서 가장 중요한 지표

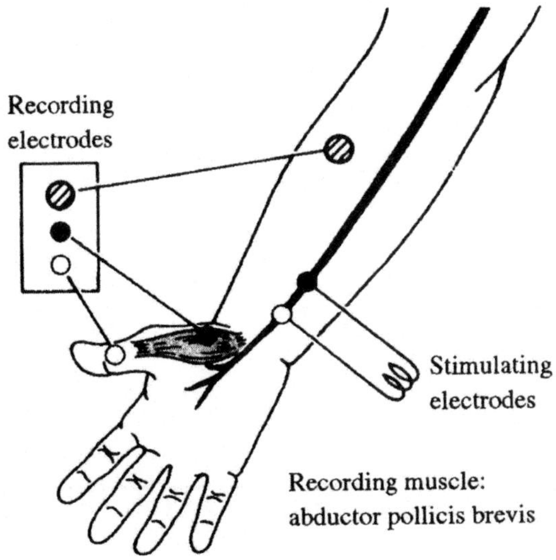

그림 3.27 정중신경의 F파 검사. 자세: 팔을 펴고 손바닥을 위쪽으로; 활동전극: 엄지두덩근육(APB)의 중앙부위; 기준전극: 엄지손가락; 접지전극: 아래팔 굽힘표면; 검사장비환경: F파 검사; 반응: 엄지손가락의 순간적 움직임; 자극부위: 손목; 활동자극전극: 활동기록전극부터 5 cm 몸쪽 손목 두 개의 뚜렷한 힘줄의 사이 혹은 손목주름에서 엄지두덩과 새끼두덩 사이의 중심부위(운동신경전도검사와는 반대로 활동자극전극을 몸쪽, 기준자극전극을 먼쪽에 위치해야 함).

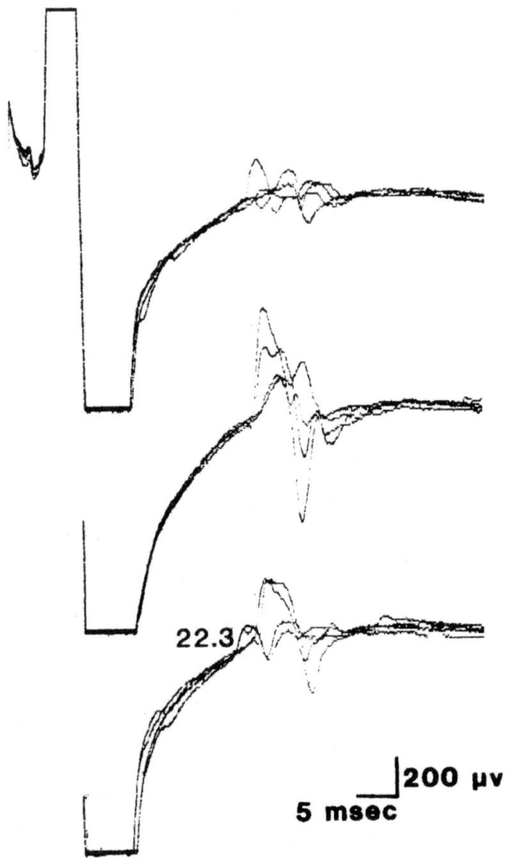

그림 3.28 손목자극으로 기록한 짧은엄지벌림근(APB)의 F파 실례. 12개의 F파 중에서 가장 짧은 잠복기는 22.3 ms로서 나이 45세, 키 167 cm에서 정상소견임.

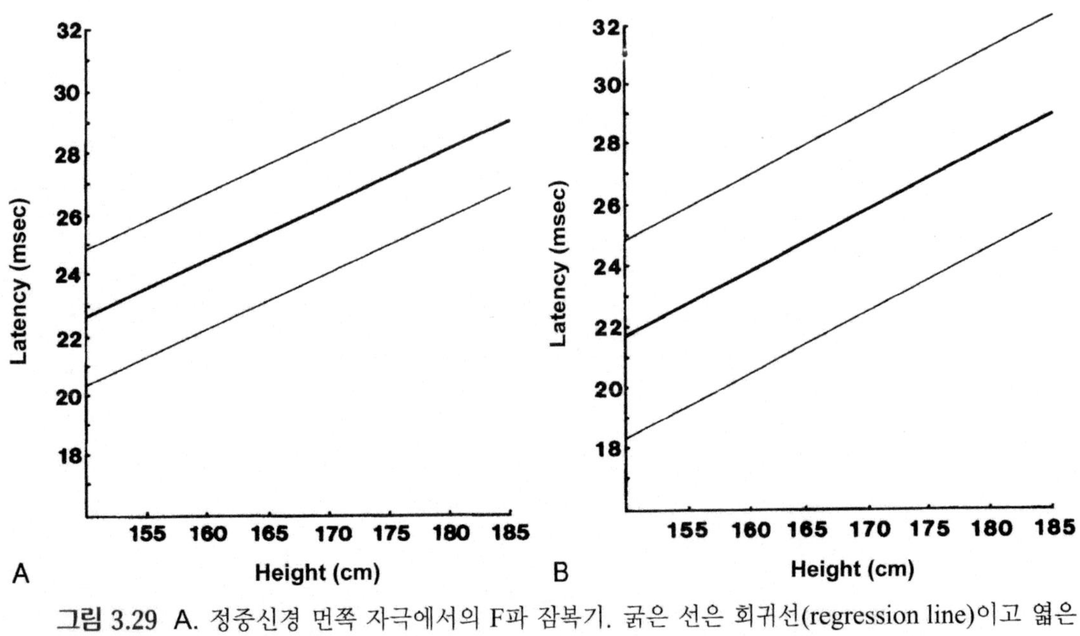

그림 3.29 A. 정중신경 먼쪽 자극에서의 F파 잠복기. 굵은 선은 회귀선(regression line)이고 엷은 선이 정상 한계(회귀선의 2 표준편차)임. B. 자신경 먼쪽 자극에서의 F파 잠복기.

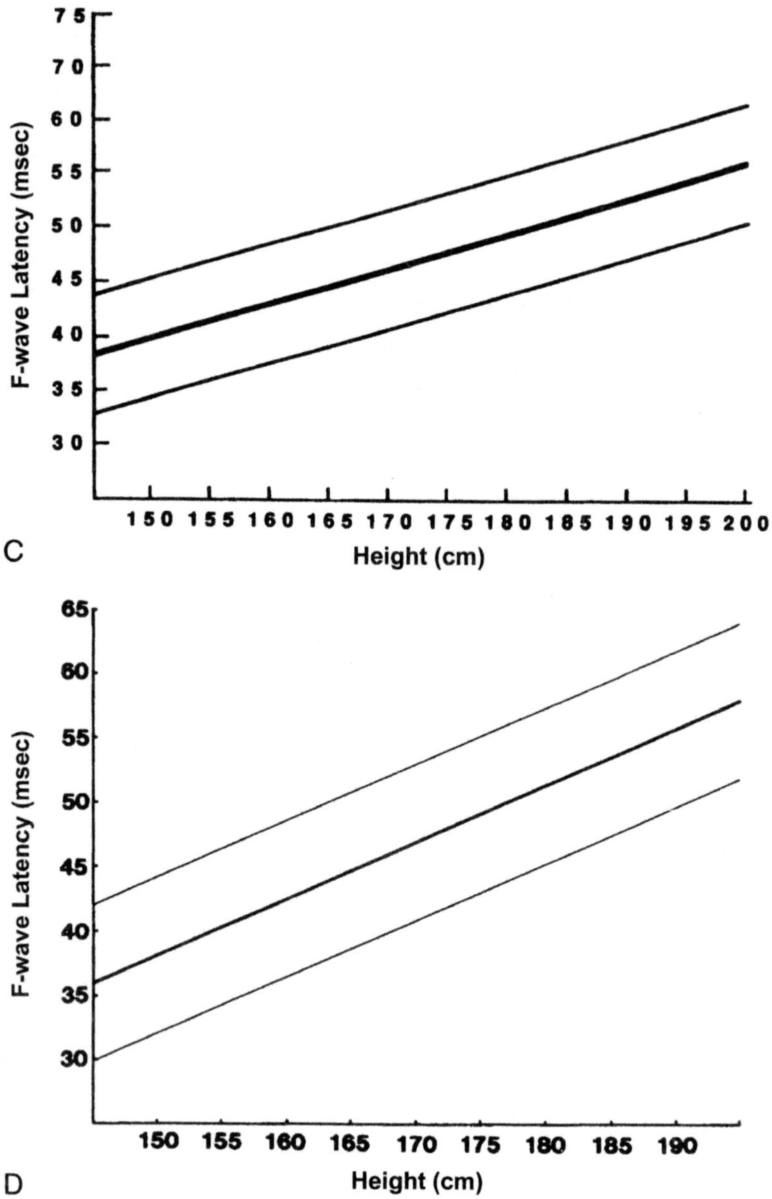

그림 3.29(계속) C. 종아리신경 먼쪽 자극에서의 F파 잠복기. D. 뒤정강신경 먼쪽 자극에서의 F파 잠복기.

인데 잠복기 및 전도시간 지연으로 관찰된다. 느린 신경전도속도는 분절수초탈락이나 큰 직경 신경섬유의 소실 그리고 대사이상 때문에 나타난다. 분절수초탈락에서 NCV가 느려지는 것은 수초탈락 부위에서 도약전도(salutatory conduction)가 없어지기 때문인데, 느린 신경전도속도와 수초탈락 정도는 비례한다. NCV는 수초섬유(myelinated fibers)의 바깥 직경과 비례하기 때문에 큰 직경 신경섬유가 소실되어도 전도속도가 느려진다. 이 경우에는 보통 정상 평균의 20% 이하까지는 느려지지 않는다. 이것이 축돌기신경병증에서 전도속도가 약간 느려지는 병리학적 기본원리이다.

전도차단은 심한 분절수초탈락에서 나타난다. 분절수초탈락이 경미할 때는 NCV가 느려지는 것이 정형적인 소견이지만, 심해지면 수초가 탈락된 많은 신경에서 신경임펄스를 전달할 수 없게 되고 결과적으로 전도차단이 나타난다. 전도차단은 CMAP나 CNAP 진폭이 감소하는 것으로 나타나는데 차단부위를 건너는 분절을 검사할 때 극적인 진폭 감소가 가장 잘 관찰된다.

신경 흥분성이 감소하거나 없어지는 것은 전도차단이나 축돌기변성이 아주 심할 때 관찰된다. 이것은 근육이나 신경의 활동전위를 유발하기 위해서 필요한 자극의 강도나 지속시간이 증가하는 것을 측정하면 알 수 있다. 완전 전도차단이나 축돌기변성에서는 신경 흥분성이 완전히 없어지게 된다. 이것은 왈러변성(Wallerian degeneration)에서 가장 잘 관찰되는데, 신경이 완전히 분리되고 5일이 지나면 절단부위 먼쪽 신경이 전혀 흥분하지 않게 된다.

신경전도검사에서의 정상치

신경전도의 정상치는 검사기술에 따라 달라진다. 따라서 문헌에 발표된 정상치와 환자의 검사결과를 비교하기 위해서는 검사기술과 측정방법을 문헌에서 제시한 방법을 정확하게 적용하여야 한다. 임상에서 가장 흔히 시행하며, 이 장 여러 그림에서 검사기술을 보여준 신경에 대한 정상치는 표 3.3에 제시하였다. 자주 검사하지 않는 신경의 검사방법과 측정방법 그리고 정상치는 Oh's *Clinical Electromyograpy Nerve Conduction Studies* (William & Wilkins 1993)가 도움이 될 것이다. 검사 결과에서 잠복기와 NCV 그리고 CMAP와 CNAP의 지속시간이 정상 평균의 2 표준편차를 벗어나면 비정상이라고 생각된다. CMAP와 CNAP의 진폭은 정상인에서의 최소치보다 작을 때 이상이 있다고 본다. 또한 표 3.3에는 독자의 편이를 위해서 수초탈락 판정 기준치도 포함하였다. F파와 장딴지-가자미근육의 H반사 잠복기는 키에 맞춘 정상치를 그림 3.26과 그림 3.29에 제시하였다.

신경전도검사 자료의 판독

축돌기변성(axonal degeneration)과 분절수초탈락(segmental demyelination)의 전기생리학적 특징

말초신경의 주 구성 성분이 축돌기와 수초이기 때문에, 말초신경병증은 병리학적으로 이 두 가지 중 어떤 것이 주로 침범되었는가에 따라서 구분하는 것이 논리적이다(그림 3.30). 축돌기변성과 분절수초탈락의 병태생리 차이는 표 3.4에 제시하였는데 특징적인 신경전도 이상소견으로도 구별할 수 있다(표 3.5). 일부 질환에서는 손상된 신경에서 두 가지 기전이 함께 보이기도 한다.

표 3.3 정상신경전도 자료[a]. 근전도검사실, The University of Alabama at Birmingham, May 1983

Anatomical Site	Terminal Latency (ms) and NCV (m/s)[b] Mean ± SD	Normal Limit	Amplitude, Normal Limit	Demyelination Criteria
Upper extremities				
Median nerve				
Sensory conduction				
Palm-wrist	41.85 ± 3.90	34.05	10 μV	25.1
Finger-wrist	49.54 ± 4.14	41.26	10 μV	29.7
Mixed conduction				
Wrist-elbow	55.99 ± 3.30	49.39	10 μV	33.6
Elbow-axilla	63.47 ± 4.76	53.95	10 μV	38.1
Motor conduction				
Terminal latency	2.78 ± 0.41	3.60	5 mV	4.2
Wrist-elbow	58.78 ± 4.41	49.96		35.3
Elbow-axilla	65.76 ± 4.90	55.96		39.5
F-wave latency	25.32 ± 2.19	29.70		38.0
Ulnar nerve				
Sensory conduction				
Finger-wrist	47.48 ± 4.11	39.26	8 μV	28.5
Mixed conduction				
Wrist-elbow	55.44 ± 3.99	47.46	10 μV	33.3
Elbow-axilla	57.14 ± 4.48	48.18	10 μV	34.3
Erb's point-axilla	64.09 ± 5.64	52.81	10 μV	38.5
Motor conduction				
Terminal latency	2.03 ± 0.24	2.51	5 mV	3.1
Wrist-elbow	61.15 ± 5.27	50.61		36.7
Across elbow	51.31 ± 4.25	42.81		30.8
Elbow-axilla	63.33 ± 5.47	52.69		38.0
Erb's point-axilla	68.36 ± 5.07	58.22		38.4
F-wave latency	25.68 ± 2.29	30.26		38.5
Radial nerve				
Sensory conduction (distal)	50.87 ± 3.28	44.31	10 μV	30.5
Lower extremities				
Peroneal nerve (motor)				
Terminal latency	3.72 ± 0.53	4.78	4 mV	5.6
Knee-ankle	49.51 ± 3.93	41.85		29.7
Knee-popliteal fossa	53.93 ± 7.11	39.11		32.4
F-wave latency	46.88 ± 4.25	55.38		70.3
Posterior tibial nerve (motor)				
Terminal latency	3.85 ± 0.63	5.11	5 mV	5.8
Knee-ankle	49.83 ± 4.60	40.63		29.9
F-wave latency	48.89 ± 4.19	57.27		73.3
H-reflex on the calf muscle	28.02 ± 1.95	31.93		42.0
Sural nerve (sensory)				
Mid-calf-lateral malleolus	43.26 ± 4.29	34.68	6 μV	26.0

[a] 피부온도, 31°C 이상. 나이분포 20~60. 대상 정상인, 40.

[b] 말단잠복기, F파 잠복기, H반사는 ms단위이고 다른 수치는 모두 신경전도속도(m/s)임.

축돌기변성(axonal degeneration). 축돌기변성의 특징적인 신경전도 이상소견은 운동신경전도에서의 CMAP와 감각 및 복합신경전도에서의 CNAP 진폭이 작아지는 것인데, 이들의 형태와 지속시간(duration)은 정상이고 NCVs도 완전히 정상이거나 거의 정상에 가깝다.

표 3.4 말초신경병증 두 가지 유형의 병태생리

Type	Axonal Neuropathy	Demyelinating Neuropathy
Primary lesion	Axon	Myelin
Pathological process	Axonal degeneration	Demyelination
Pathology by teasing preparation	Myelin ovoids	Segmental demyelination
Regeneration		
Mechanism	Axonal sprouting	Remyelination
Speed	Slow	Rapid
Nerve conduction		
NCV	Mildly slow; above 30 m/s	Markedly slow; below 30 m/s
CMAP	Low amplitude	Dispersion; conduction block
Needle EMG		
Fibrillation & positive sharp wave	(+ + + +)	(−) or (±)
Fasciculation	Absent	Present in chronic form
Neuropathies[a]	Arsenic	Guillain-Barré syndrome
	Alcoholic	CIDP
	Nutritional	Hypertrophic
	Vasculitic	Metachromatic
	Giant axonal	Tomaculous
	Thallium	Leprosy
	Vitamin B_{12}	Hypothyroid
	Gold	Diphtheric

[a] 당뇨신경병증과 요독신경병증(uremic neuropathy)은 축돌기변성과 수초탈락 두 가지가 복합해서 발병하였을 가능성이 많은데, 최근 연구에서 당뇨신경병증은 주로 축돌기변성이라고 함.

CMAP, 복합근육활동전위(compoude muscle action potential); CIDP, 만성염증수초탈락여러신경병증(chronic inflammatory demyelinating polyneuropathy).

표 3.5 축돌기변성과 분절수초탈락에서의 전기생리학적 특징

Parameters	Axonal Degeneration	Segmental Demyelination
Motor nerve conduction (with surface electrodes)		
Amplitude	↓↓	N or ↓; conduction block
Duration	N	Dispersion phenomenon
Shape	N	N or multiphasic
Terminal latency	N or ↑ (<150%)	↑↑ (>150%)[a]
Conduction velocity	N or ↓ (>60%)	↓↓ (<60%)
Sensory nerve conduction		
With surface electrodes		
Amplitude	↓↓ or often absent	N, ↓, or absent
Duration	N	Rarely dispersion phenomenon
Shape	N	Rarely multiphasic
Conduction velocity	N or (>60%)	(<60%)
With near-nerve needle technique		
Amplitude	↓↓	N or ↓; conduction block
Duration	N	Prominent dispersion phenomenon
Shape	N	Multiphasic with many components
Conduction velocity	N or ↓ (>60%)	↓↓ (<60%)
F-wave	↑ <150% or absent	↑ >150% or absent
H-reflex	↑ <150% or absent	↑ >150% or absent

[a] 정상평균의 퍼센트(%).

↑, 증가; ↓, 감소; N, 정상.

축돌기변성에서 관찰되는 정형적인 운동신경전도 소견은 다음과 같다.

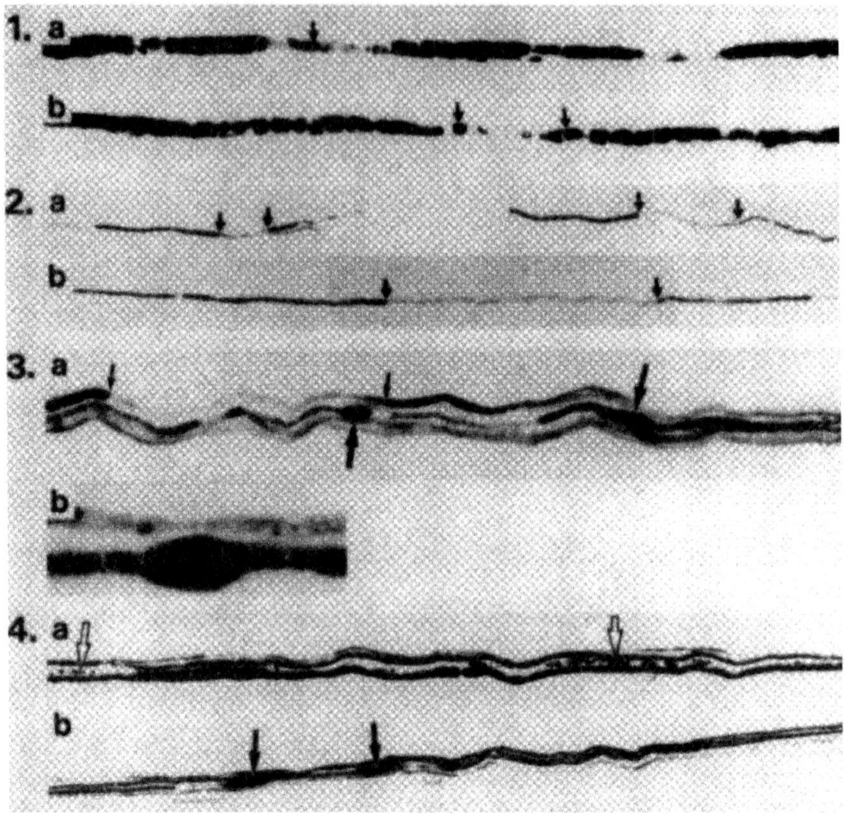

그림 3.30 신경섬유 갈래검사(Teased nerve fibers). 1. 축돌기변성: 화살표는 myelin ovoids를 표시함. 2. 수초탈락: 화살표는 분절탈수초를 표시함. 3. Tomaculous changes. a. 작은 화살표는 수초탈락분절을 나타냄. 큰 화살표가 "tomaculous change"임. b. 커진 tomaculous change. 4. 거대축돌기(giant axons). a. 하얀 화살표는 myelin ovoids가 늘어선 모양. b. 검은 화살표는 거대축돌기를 나타냄. (Reproduced with permission from Oh SJ. *Diagnostic usefulness and limitations of the sural nerve biopsy*. Yonsei Med J 1990;31:16)

1. 축돌기변성의 정도와 비례하는 CMAP 진폭의 감소(그림 3.31).
2. CMAP 형태와 지속시간은 정상.
3. 정상 평균보다 50%를 초과하지 않는 경미한 말단잠복기의 지연(그림 3.32).
4. 정상이거나 거의 정상인 NCV(그림 3.33).

NCV는 정상이거나 약간 느려질 수 있지만, 정상 평균치의 60% 이하로는 내려가지 않아서 보통 정중신경의 운동NCV는 40 m/s, 종아리신경은 35 m/s 이상이다. NCV가 느린 것은 축돌기변성에 의해서 큰 직경 신경섬유가 현저히 감소하기 때문이다.

축돌기변성에서 관찰되는 전형적인 감각신경전도 소견은 다음과 같다.

1. CNAP 진폭의 뚜렷한 감소(그림 3.31). 표면전극을 사용할 때는 진폭의 크기가 너무 작아서 신호평균 방법을 사용하지 않으면 CNAP가 관찰되지 않는 경우도 흔하다. 신경근접침전극을 이용해서 관찰한 CNAP의 크기는 축돌기변성이 심한 만큼 작아진다.
2. CNAP의 형태와 지속시간이 정상.

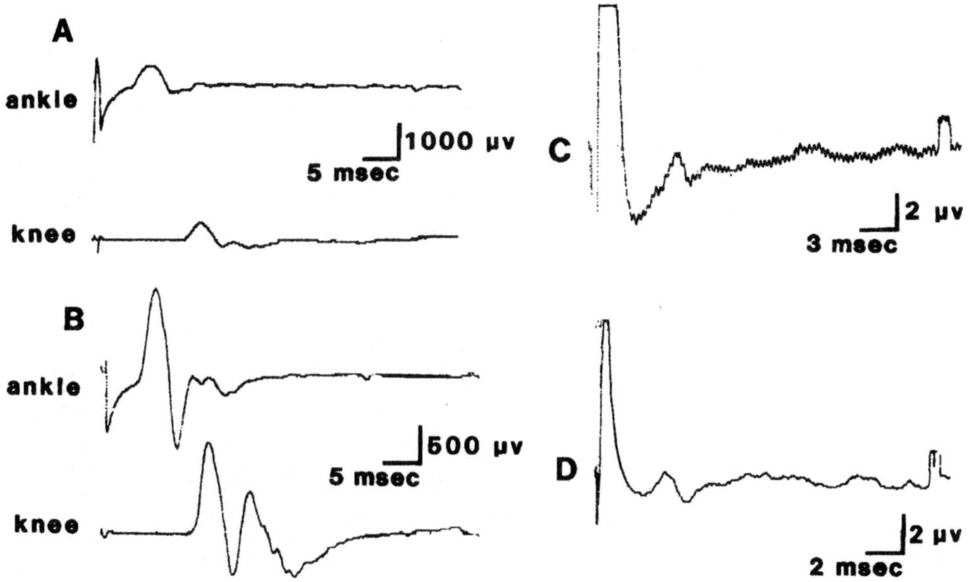

그림 3.31 축돌기변성에서의 운동과 감각신경전도(비소신경병증). A. 종아리신경에서 CMAP 진폭인 현저하게 감소됨. 말단잠복기와 운동신경전도속도는 약간 비정상임. B. 2년 후 호전된 종아리신경의 CMAP. C. 정중신경 손가락–손목 분절에서의 현저한 진폭감소와 약간 느린 감각NCV (34.3 m/s). D. 자신경 손가락–손목 분절에서의 진폭감소와 약간 느린 감각NCV(33.3 m/s).

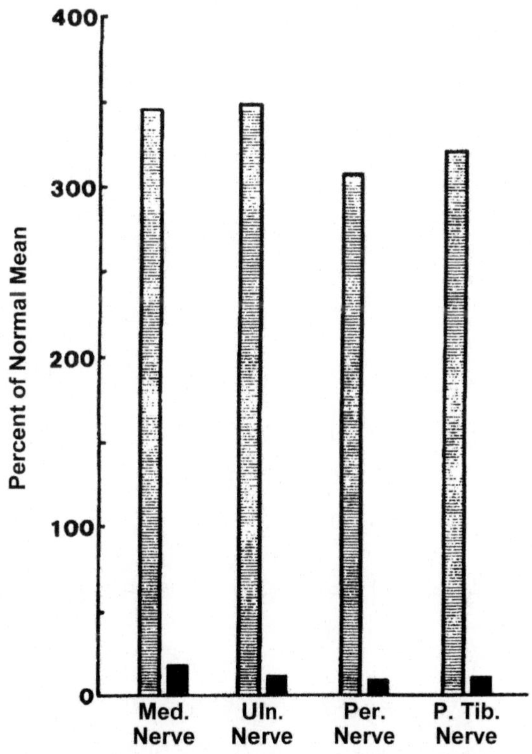

그림 3.32 축돌기변성(비소신경병증)과 분절수초탈락(만성염증수초탈락여러신경병증; CIDP)의 말단잠복기 비교. ▤ 만성염증수초탈락여러신경병 18 예와 ■ 비소신경병증 8예의 평균말단잠복기. 정상 평균말단잠복기는 0%로 함. 분절수초탈락에서 말단잠복기가 현저하게 지연된데 비해서 축돌기변성의 말단잠복기는 정상 범위임(평균의 30%).

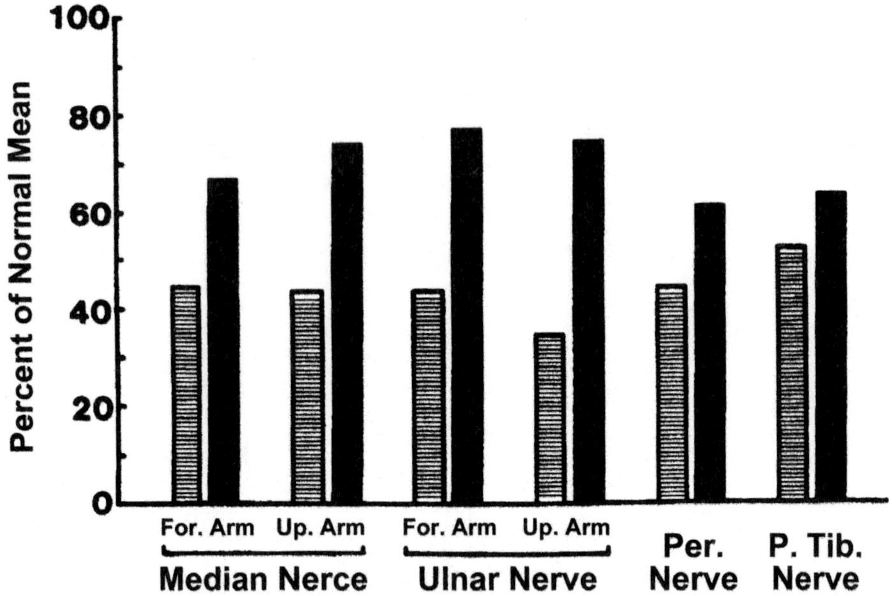

그림 3.33 축돌기변성(비소신경병증)과 분절수초탈락(만성염증수초탈락여러신경병증; CIDP)의 운동NCVs 비교. ▤, 분절수초탈락; ■, 축돌기변성. 정상 평균치를 100%로 하고 정상 하한치를 평균의 80%로 함. 분절수초탈락의 운동NCVs는 정상 평균의 60% 미만인데 비해서 축돌기변성은 정상평균의 60% 이상임.

3. 정상 혹은 거의 정상에 가까운 NCV. NCV는 정상 평균의 60% 이하로 느려지지는 않는다. 음성정점을 잠복기로 이용한 NCV는 보통 정중신경이 35 m/s, 종아리신경은 30 m/s 이상이다.

4. 축돌기변성이 심할 때는 신경이 흥분불능 상태가 되어서 신경근접침전극검사로도 CNAP가 검출되지 않는다.

분절수초탈락. 분절수초탈락에서 나타나는 특징적인 신경전도 이상소견은 다음과 같다.

1. 전도차단. 이것은 보통 운동신경전도에서 관찰된다.

2. 비정상적인 시간분산. 보통 운동신경전도의 CMAP와 신경근접침전극검사법으로 관찰한 CNAP에서 관찰된다.

3. 현저하게 느린 NCV.

분절수초탈락에서 관찰되는 일반적인 운동전도검사 소견은 다음과 같다.

1. 정상 혹은 CMAP 진폭의 감소. CMAP 진폭의 크기가 정상이면서 NCV가 뚜렷하게 느린 것은 분절수초탈락을 의미한다. 진폭의 크기가 작은 것은 CMAP의 시간분산이나 전도차단의 심한 정도와 비례한다.

2. 비정상 시간분산 혹은 "분산현상"(지속시간이 지연되고 다상의 비정상CMAP). 이 현상은 정상인에서의 CMAP나 같은 환자의 먼쪽 신경을 자극해서 기록한 CMAP와 비교해서 판단한다. 저자들은 **"분산현상"**이란 용어를 정상인의 CMAP와 비교할 때 사용하고

(그림 3.6), "비정상 시간분산"은 먼쪽 CMAP와 비교(그림 3.34)할 때 사용하는데, 두 가지 다 분절수초탈락의 정형적인 소견이다.

3. 말단잠복기의 현저한 지연(그림 3.32). 말단잠복기가 정상 평균치의 50% 이상 지연되어서 정중신경에서는 6 ms, 종아리신경은 10 ms 이상 지연되면 분절수초탈락에 합당하다.
4. 현저하게 느린 NCV(그림 3.33). 느린 NCV는 분절탈수초의 심한 정도와 관계가 있는데, 정상 평균치보다 60% 이하로 느리면 분절탈수초를 의미한다. 정중신경에서 35 m/s 이하, 그리고 종아리신경에서 30 m/s 이하로 NCV가 느리면 분절수초탈락에 합당하다.
5. 전도차단(그림 3.35). 정상적으로도 몸쪽신경 자극에서의 CMAP 진폭이 먼쪽신경 자극에 의한 CMAP보다 약간 작다. 따라서 전도차단의 정의는 몸쪽신경 자극 CMAP의 진폭이나 면적이 먼쪽신경 자극보다 50% 이상 감소하는 것이다.

분절수초탈락에서의 감각신경전도 소견은 다음과 같다.

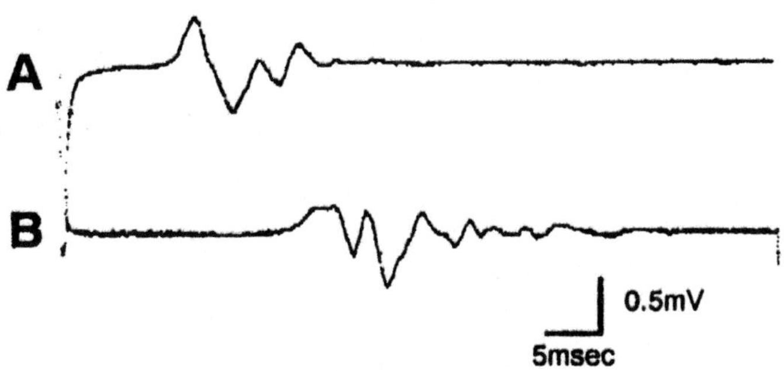

그림 3.34 뒤경골신경 발목 자극 CMAP(A)에 비해서 비정상 시간분산을 보이는 오금 자극 CMAP(B). 이 검사분절에서의 NCV는 40 m/s이고 CMAP 진폭에서는 특별한 차이가 없음. 먼쪽 CMAP에 비해서 몸쪽 CMAP가 음성전위지속시간은 35%, 전체지속시간은 90% 길어짐.

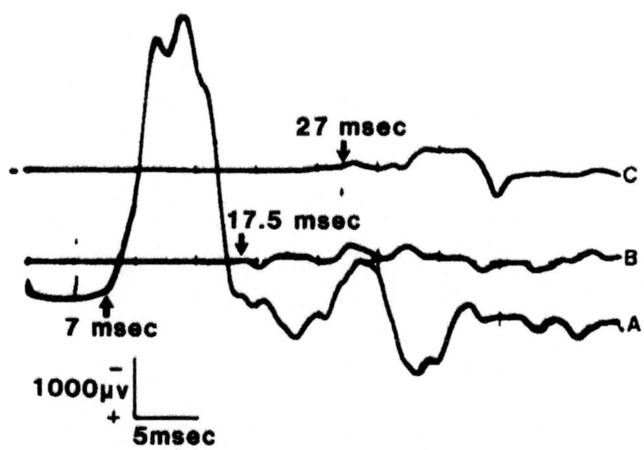

그림 3.35 구간수초탈락에서의 전도차단. 만성수초탈락신경병증 환자에서의 정중운동신경전도. A. 손목자극에서의 정상 CMAP 진폭. B. 팔꿈치 자극 CMAP에서의 극적인 진폭의 감소. C. 겨드랑이 자극에서의 CMAP. 손목–팔꿈치 사이 분절에서 전도차단이 잘 관찰되고 분산현상도 보임. 운동NCV는 손목–팔꿈치 분절에서 21.9 m/s이고 팔꿈치–겨드랑이 분절에서 15.8 m/s임.

1. 정상이거나 진폭이 감소한 CNAP. 진폭의 크기가 정상이면서 현저하게 느린 NCV는 분절수초탈락에 합당하다. 진폭 크기의 감소는 시간분산이나 전도차단의 정도와 비례하는데, 분절수초탈락이 심할 때는 표면전극으로 감각CNAP가 검출되지 않는다.
2. 분산현상 혹은 비정상 시간분산(그림 3.7과 3.8). 감각신경전도에서는 분산현상을 관찰해야 하는데, 그 이유는 일반적으로 감각신경전도를 한 분절에서 검사하기 때문이다. 표면전극으로는 이 현상을 아주 드물게 관찰할 수 있지만 신경근접침전극과 신호평균을 이용하면 잘 관찰된다. 감각CNAP의 지속시간이 지연되며 주 전위 다음에 여러 개의 작은 전위가 나타나면 분절수초탈락의 분산현상이라고 할 수 있다.
3. 현저하게 느린 NCV. NCV가 느린 정도는 분절수초탈락이 심한 정도와 관계가 있다. NCV가 정상 평균의 60% 이하로 느려지면 분절탈수초에 합당한데, 정중신경에서는 30 m/s, 장딴지신경에서는 25 m/s 이하로 느리면 분절수초탈락을 의미한다. 만일 분절수초탈락이 심해서 NCV가 20 m/s 이하가 되면 감각CNAP의 크기가 너무 작아서 표면전극으로는 대부분 관찰되지 않는다.
4. 전도차단. 일반 신경전도검사에서는 감각신경전도를 하나의 분절에서만 시행하기 때문에 전도차단을 관찰할 수 없다. 전도차단을 관찰하려면 감각신경을 정방향으로 자극하고 차단부위 먼쪽과 몸쪽에 서로 가깝게 기록전극이 위치하여야 하는데, 신경근접침전극을 이용할 때 가장 잘 보인다. 그러나 실제로는 이 검사기술의 어려움 때문에 감각신경전도에서는 전도차단을 확인하는 것이 거의 불가능하다.

비정상 신경전도검사의 특정패턴 대부분의 말초신경병증에서는 운동과 감각신경전도에서의 비정상소견이 복합적으로 나타나지만, 임상의사로 하여금 신경축 특정 부분의 손상을 국소화하고 신경병증의 성격을 추정할 수있게 하는 비정상소견의 특정패턴이 존재한다(표 3.6).

순수 운동신경병증에서는 운동신경전도는 비정상이지만 감각신경전도는 완전 정상이다. 이 신경병증은 축돌기신경병과 수초탈락신경병으로 나누어지는데, 순수한 운동축돌기신경병증은 CMAP 진폭이 작고 NCV가 경미하게 느리면서 감각과 혼합신경전도가 정상인 것이 특징이다. 이 패턴은 앞뿔세포나 앞신경뿌리병에 합당한데, 대표적인 예가 ALS 와 일부 축돌기 Guillain-Barre증후군(GBS)이다. 순수한 운동수초탈락신경병증에서는 특징적으로 운동신경에만 국한된 수초탈락의 정형적인 비정상 신경전도소견을 보인다. 이 패턴은 운동신경만 침범하는 수초탈락신경병증을 나타내며 다초점운동신경병증(multifocal motor neuropathy)과 일부 GBS에서 특히 초기에 보인다. 순수한 감각신경병증에서는 감각신경전도에서 축돌기변성 패턴(감각CNAP가 아주 작거나 소실됨)의 현저한 비정상소견이 나타나는 데 비해, 운동신경전도는 완전 정상이다. 이 패턴은 뒤뿌리감각신경절(posterior root sensory ganglia)을 침범하는 감각신경병증의 진단적특징(pathognomonic)인데, 전통적으로 Friedreich's ataxia, Sjogren 증후군과 관련된 감각신경병증 그리고 신생물딸림 아급성 감각신경병증(paraneoplastic subacute sensory neuropathy)에서 관찰된다.

표 3.6 신경전도에서의 특징적인 패턴

Motor NCS	Sensory NCS	Pathology	Typical Diseases
Pure motor neuropathy			
Axonal neuropathy	Normal	Anterior horn cell	Motor neuron disease (amytrophic lateral sclerosis)
		Polyradiculopathy	Axonal form of GBS
Demyelination	Normal	Pure motor neuropathy	Multifocal motor neuropathy
		Polyradiculoneuropathy	GBS (early stage)
Pure sensory neuronopathy			
Normal	Abnormal	Dorsal root ganglion	Friedreich's ataxia Sjögren' syndrome neuropathy Paraneoplastic subacute sensory neuropathy
Demyelinating mixed neuropathy			
Uniform demyelination	Abnormal	Hereditary neuropathy	HMSN type I
Nonuniform demyelination	Abnormal	Acquired demyelinating N	CIDP, GBS
Axonal mixed neuropathy			
Axonal	Abnormal	Axonal neuropathy	Alcoholic neuropathy, vasculitic neuropathy

NCS, 신경전도검사; HMSN, 유전운동감각신경병; CIDP, 만성염증수초탈락여러신경병; GBS, Guillain-Barre 증후군.

수초탈락신경병증의 균일성은 유전운동감각신경병증(hereditary motor sensory neuropathy)과 후천적인 만성수초탈락신경병증을 구별하는데 있어서 유용한 개념이다. 균일한 수초탈락신경병증에서는 NCV가 모든 신경의 분절에서 일정하게 느리고, 또한 전도차단이나 비정상 시간분산은 보이지 않는다. 이와 같은 패턴은 HMSN 1형(CMT 1A)과 metachromatic leukodystrophy, globoid leukodystrophy, Cocayne 증후군 같은 가족성 신경병증에서 관찰된다. 이에 비해서 후천성 수초탈락신경병증에서는 NCV가 느린 정도가 여러 신경에서는 물론, 검사 분절마다 균일하지 않고 전도차단 및 비정상 시간분산이 정형적으로 관찰된다.

운동과 감각신경전도검사의 진단 가치 많은 연구가 반복해서 말초신경손상에 있어서 감각신경전도가 운동신경전도보다 더 민감하다는 것을 보여주는데, 감각신경전도 검사의 장점은 다음과 같은 인자에 기초를 두고 있다: 감각신경이 운동신경보다 먼저 침범되는 경우가 흔하고, 신경섬유의 소실이 심한 것을 운동신경보다 감각신경검사에서 더 쉽게 찾을 수 있으며, 감각전위는 가장 빠른 신경섬유가 아닌 다른 신경섬유의 반응도 포함한다.

말초신경병증에서 신경전도검사의 민감도는 아주 높아서 올바른 검사법을 선택하고 검사 기술이 만족스럽다면 대부분 홑- 혹은 여러신경병증의 약 90%에서 확인이 가능하다.

신경전도검사는 검사 소견의 특성을 기반으로 축돌기변성과 분절수초탈락을 구별할 수 있다(표 3.5). 이 감별은 신경생검 없이도 질병의 기본적인 병리과정을 이해하고, 또한 원인을 찾는 데도 도움이 되기 때문에 매우 중요하다. 신경전도검사는 각 신경의 압박(compression) 혹은 죄임(entrapment) 부위의 국소화에도 도움이 되는데, 특히 이 정보는 많은 국소 혹은 죄임신경병증의 수술치료에 있어서 결정적이다. 이뿐 아니라 신경전도검사는 신경병이 다초점(수초탈락 혹은 축돌기)인지 광범위(diffuse)한지 구별하는 데도 도움이 된다. 보통 다초점수초탈락신경병(multifocal demyelinating neuropathy) 소견은 다초점운동신경병증(multifocal motor neuronopathy)에서 보이고, 다초점축돌기신경병 소견은 혈관염신경병증에서 나타난다. 광범위신경병증(diffuse neuropathy)은 여러신경병증(polyneuropathy)의 전형적인 소견이다. 신경전도검사에서는 검사소견의 특징을 기반으로 해서 특정 패턴을 찾을 수 있는데, 이것은 임상의사로 하여금 신경손상 부위의 국소화와 정확한 원인을 찾을 수 있도록 도움을 준다. 요약하면 신경전도 데이터는 질병이 있는 신경에 관해서 다른 방법으로는 얻을 수 없는 매우 가치 있는 정보를 임상의사에게 제공한다고 할 수 있다.

질병에서의 비정상 신경전도검사

여기서는 각 질환에서의 신경전도검사 소견보다도 국소압박신경병증과 여러신경병증에서의 비정상 신경전도에 대한 논의를 하고자 한다.

국소적 압박성 신경병증 국소신경병증은 임상 근전도의사가 흔히 보는 진단문제로서, 정확한 국소화를 위해서는 신경전도검사와 침근전도검사가 필수적이다. 국소신경병증의 가장 흔한 원인은 외상에 의한 경우를 제외하면 해부학적으로 취약한 부위에서 신경이 눌려서 발생하는 압박신경병증이다. 국소압박신경병증의 기본 병리 과정은 국소분절수초탈락이다. 따라서 급성국소압박신경병증에서는 경도의 국소수초탈락에 의한 전도차단이 전기생리학적 특징인데, 이것으로 침범된 근육의 완전마비도 설명이 가능하다. 또한 신경전도속도가 느려지고 비정상 시간분산이 나타날 수도 있다. 급성국소압박신경병증의 대표적인 예는 "Saturday night palsy"라고 불리는 노신경마비(radial nerve palsy), "crossed leg palsy"라고 하는 종아리신경마비(peroneal nerve palsy) 그리고 수술과 관련된(perioperative) 자신경마비(ulnar nerve palsy)이다. 만성국소압박신경병증에서는 물리적 죄임에 의한 국소수초탈락이 만성국소탈수초의 전기생리변화라고 할 수 있는 현저하게 느린 NCV의 원인이다. 전도차단은 급성압박신경병증에 비해서 만성압박신경병증에서 비교적 드물다. 압박 부위보다 먼쪽 신경분절에서는 보통 이차적인 왈러변성이 발견된다.

국소수초탈락의 국소화를 위해서는 침범받은 분절을 포함하는 분절신경전도검사가 꼭 필요하다. 사람의 죄임신경병증에서는 비정상 전도가 신경 짧은분절(흔히 5~10 cm)에서 나타난다고 알려져 있다. 많은 전문가는 앞서 기술한 것처럼 분절 신경전도검사의 최소단위를 10 cm라고 하지만, 국소신경병증 환자에 따라서는 이 거리가 너무 길 수도 있다. 따라서 전도차단과 느린 전도속도의 정확한 부위를 찾기 위해서는 비록 짧은거리 검사의 본질적인 검사기술의 한계가 있지만, 신경주행을 따라서 짧은 간격으로 신경을 자극하는 "inching technique"을 시행하는 것이 매우 유용하다. 저자의 검사실에서는 팔꿈치의 자신경마비 환자에서 항상 이 검사기술로 위팔 위관절융기고랑(epicondylar sulcus)에서의 자신경 손상인 지연자신경마비(tardy ulner palsy)인지 팔꿉굴증후군(cubital tunnel syndrome)인지를 구별하고 있다.

국소신경병증의 특징적인 신경전도검사 소견은 국소적으로 느린 NCV와 전도차단 그리고 압박 분절에서의 시간분산인데, 국소신경병증 환자의 약 90%에서 관찰된다.

여러신경병증(광범위 말초신경병증) 신경전도검사는 말초신경병증 환자 진료에 필수적인 과정으로서, 말초신경병을 확인하고 신경병증의 유형을 파악하며 질병 경과를 추적하는 데 도움이 된다. 신경전도검사는 당뇨신경병증 환자의 76~80%에서, 또한 GBS의 81~100%에서 신경병 소견을 보인다. 말초신경병증 환자에서 신경전도검사의 진단 가치를 좀더 올리기 위해서는 다음 두 가지 안내를 따르는 것이 중요하다. 첫째, 검사는 가능한 여러 신경에서 시행해야 한다. McLeod 등은 양쪽 팔과 다리 모두에서 검사할 것을 권유하였지만, 저자의 검사실에서는 한쪽 팔과 양쪽 다리에서 여러 신경의 여러 분절에서 검사하고 있다. 둘째는 운동신경은 물론 감각과 혼합신경전도검사를 포함하여야 하는데, 그 이유는 앞서 설명한 것처럼 감각신경전도에서의 비정상소견이 운동신경 반응보다 더 민감한 지표이기 때문이다. 비정상 운동 및 감각신경전도의 특정 패턴은 신경축 특정 부위 손상의 국소화에 있어서 충분히 특이적이다.

여러신경병증(polyneuropathy)에서는 보통 비정상 신경전도소견이 광범위하지만, 검사한 모든 신경에서 비정상 소견이 나타나지는 않는다. 우리들은 검사한 신경의 50% 이상에서 비정상 소견을 보일 때는 여러신경병증을 "나타낸다(indicative)"로, 50% 미만에서 비정상 소견을 보이면 "합당하다(compatible)"라고 판정한다. 앞서 기술한 것처럼 여러신경병증에서의 비정상 신경전도소견은 병리과정의 성격(축돌기대 분절수초탈락)과 손상 부위에 따라서 결정된다.

제 4 장

역자: 김두응
(서울보훈병원 신경과)

반복신경자극검사*

신경근육전달 장애는 세 개의 다른 무리로 분류된다: (1) 시냅스후 장애와 (2) 시냅스전 장애, (3) 시냅스전후 병행장애(combined pre-and post-synaptic disorder). 시냅스후 장애로 가장 흔하고 널리 알려져 있는 중증근육무력증은 항아세틸콜린 수용체 항체(acetylcholine receptor antibody; AChR-ab)에 의해 아세틸콜린 수용체의 기능이 감소하는 것이다. 그래서 특징적인 쉬 피로해짐(easy fatiguability)과 눈연수 그리고 사지 근육 위약(oculo-bulbar limb muscle paresis)을 일으킨다. 시냅스전 장애의 가장 좋은 예는 렘버트-이튼 근육무력증후군(Lambert-Eaton myasthenic syndrome; LEMS or ELS)으로, 이것은 흔히 폐암과 연관이 있다. 이 장애의 주된 결함은 시냅스전 세포막에서 아세틸콜린(acetylcholine; ACh)의 분비가 불충분한 것으로, 이는 전압관문칼슘통로(voltage-gated calcium channels; VGCCs)에 대응하는 항체에 의하여 야기된다. LEMS의 주된 증상은 쉬 피로해짐과 몸쪽다리 쇠약(proximal leg weakness)이다. 또 다른 시냅스전 장애로 잘 알려진 것은 보툴리눔독소증(botulism)이다. 보툴리눔 독소(botulism toxin)는 아세틸콜린 분비를 억제하는 것으로 알려져 있다. 영아 보툴리눔독소증은 최근의 보툴리눔독소증에서 가장 흔한 형태가 되었다. 시냅스전후 병행장애의 예로 항생제-유발 근육무력증후군(antibiotic-induced myasthenic syndrome)이 있는데, 이를 일으키는 가장 흔한 항생제는 아미노글리코사이드(aminoglycosides)이다. 이러한 장애들을 진단하고 각각 구별하는데, 반복신경자극검사(repetitive nerve stimulation test; RNS test)와 단일섬유근전도검사(single fiber EMG; SFEMG)가 사용된다.

반복신경자극검사

반복신경자극검사는 비교적 간단한 작업으로 빠른 결과를 얻을 수 있기 때문에, 신경근육전달 장애를 연구할 때 가장 흔히 쓰이는 기술이다. 1895년 Jolly는 환자의 근육에 감

*이 장은 저자의 승인을 받고 다음의 논문을 전재함: Oh SJ. Repetitive nerve stimulation test. *Methods Clin Neurophysiol* 1992;3:1. 몇몇 작은 수정이 있음.

응전류자극(faradic stimulation)하는 동안 근육반응이 점진적으로 감소하지만, 휴지기에는 회복되는 전기생리학적 현상을 처음으로 보고하였다. 최근 시행되는 반복신경자극검사도 근육 대신 신경에 자극을 주긴 하지만 동일한 원리이다. 그렇기 때문에 반복신경자극검사는 종종 Jolly 검사라고도 불리운다.

1941년 Harvey와 Masland에 의해, 모든 흥분 가능한 근섬유를 확실히 활성시키기 위해 신경의 초최대자극(supramaximal stimulation)을 사용하는 현대적인 방법으로 반복신경자극검사가 처음 시행되었다. 또한 중증근무력증 환자에게 3에서 50 Hz의 자극을 주었을 때, 복합근육활동전위(compound muscle action potential; CMAP)의 점진적인 감소(감쇠반응: decremental response)가 있음을 발견하였다. 그 후, 반복신경자극검사는 신경근육전달 장애의 표준화된 진단검사가 되었고, 현재에도 아세틸콜린 수용체 항체검사와 함께 중증근무력증 진단에 일차적인 검사로 이용된다.

반복신경자극검사의 생리학적 원리

복합근육활동전위 복합근육활동전위는 근육섬유에 의해 발생하는 근육활동전위의 총량이며, 이는 신경자극에 의해 활성화된 근육섬유의 대략적인 수를 반영한다. 이러한 이유로 초최대자극이 반복신경자극검사에서 기술적으로 중요하다. 복합근육활동전위의 음성편향(negative deflection) 전위폭은 활성 근육섬유의 수를 반영하는데, 복합근육활동전위의 음성부분(negative portion) 아래 영역의 면적이 더 정확하다. 최근에 나온 거의 대부분의 근전도기기들은 복합근육활동전위의 면적을 계산할 수 있다. 하지만, 불행히도 면적변화의 정상치가 현 시점에 마련되어 있지 않다. 우리는 복합근육활동전위의 최대치 대 최대치전위폭(peak-to-peak amplitude)을 측정하는 방법을 선호한다. 그 이유는 더 쉽게 측정할 수 있고 감쇠(decrement)를 계산하는 데 있어 음성 전위폭(negative amplitude)만을 비교하는 방법과 차이가 거의 없기 때문이다.

반복신경자극검사 첫 자극과 함께, 아세틸콜린이 저장소(pool)에서 분비되면서 즉시 사용 가능한 양이 상대적으로 줄어들게 된다. 따라서 가동저장소(mobilization pool)에서 즉시 사용 가능한 저장소를 채울 때까지는 다음 자극 때 아세틸콜린이 적게 분비된다. 한편, 각각의 자극으로 축돌기 말단(axon terminal)에 칼슘이온이 축적되어 상대적으로 아세틸콜린 분비가 증가하게 된다. 자극의 반복 속도에 따라 두 개의 기전 중 하나가 우세하게 작용하게 된다.

저빈도자극(5 Hz 미만의 자극)에서는 아세틸콜린의 즉시 사용 가능한 양이 고갈되는 기전이 더 우세하다. 따라서 저빈도자극 중에는 즉시 사용 가능한 저장소의 시냅스전 저장이 빠르게 고갈되고, 분비되는 저장소의 수도 줄어들어 종판전위(end-plate potential; EPP)의 전위폭이 점차 감소한다. 중증근무력증에서는 시냅스후 주름이 평평해져서 아세틸콜린의 양자(quanta)에 대한 반응이 떨어지기 때문에, 종판전위의 전위폭이 점차 감소하면 일부 근육섬유에서 종판전위가 문턱치(threshold) 아래로 떨어지면서 몇몇 근육섬유의 수축이 일어나지 않고, 결국 복합근육활동전위의 감쇠반응을 초래한다. LEMS에서는 신경자극에 의한 아세틸콜린의 분비가 감소하여 근육섬유 수축이 되지 않아 결국 감쇠반응을 야기한다.

고빈도자극(10 Hz 이상의 자극)에서는 칼슘이온에 의한 아세틸콜린 분비의 증가가 더 중요한 기전으로 작용한다. 고빈도자극 중에는 시냅스전 종말에서 칼슘이온의 축적이 증가되어 아세틸콜린 분비의 증가가 촉진되고, 종판전위의 전위폭이 점차 증가한다. 경한 중증근무력증에서는 고빈도자극 시 아세틸콜린 분비의 증가가 정상적으로 일어나는데, 감소된 아세틸콜린 반응에 대해 보상적으로 작용할 수 있어서 정상 반응이 나타난다. 심한 중증근무력증에서는 신경근육전달 차단이 심해서, 생리적으로 아세틸콜린 분비가 증가하더라도, 크게 감소한 아세틸콜린에 대한 반응을 보상할 수 없게 되므로 감쇠반응을 보이게 된다. LEMS에서는 아세틸콜린 분비의 감소가 기본 결함인데, 고빈도자극 시 아세틸콜린 분비의 생리학적 증가가 종판전위의 전위폭을 점차적으로 높게 증가시킴으로써 원래 문턱치하(subthreshold)였던 근육섬유들이 활성화되어, 결국 증강반응을 야기한다.

반복신경자극검사의 기법 어느 운동신경에나 그 신경에 지배받는 근육에 기록전극을 부착하고, 운동신경을 반복자극 함으로써 반복신경자극검사를 할 수 있다. 검사는 이상적으로 (1) 안정 시 복합근육활동전위, (2) 운동후 복합근육활동전위, (3) 저빈도자극에서의 반응(1~5 Hz), (4) 고빈도자극에서의 반응(10~50 Hz), 그리고 (5) 테타니후(post-tetanic) 또는 운동 반응을 기록하는 것으로 구성된다. 이러한 검사는 먼쪽근육(distal muscle)에서 더 수월하게 시행할 수 있다. 몸쪽근육은 기술적인 문제로, 안정 시의 복합근육활동전위와 저빈도자극에서의 반응 정도만 일반적으로 평가한다.

저빈도자극 횟수는 검사실에 따라 4에서 15회이다. 올바로 분석하기 위해서는 적어도 처음 여섯 개의 복합근육활동전위가 필요한데, 대부분의 신경근육전달 질환에서 그 여섯 개의 반응 이내에서 감쇠가 발생하기 때문이다. 고빈도자극의 반응을 분석하는 경우, 1초 정도 기록하면 충분하다. 다만 LEMS는 예외적인 경우가 있었는데, 더 오래 자극을 주는 것이 확진에 필요하다.

가장 널리 쓰이고 근전도 교과서에서 흔하게 기술되는 반복신경자극검사는 램버트 방법이다(그림 4.1). 이 방법은 손목의 척골신경에 자극전극을 붙이고, 새끼벌림근(abductor digiti quinti; ADQ)의 복합근육활동전위를 표면전극으로 기록하는 것이다. 검사 프로그램에 따라 신경은 3 Hz의 자극을 받게 된다(표 4.1). 첫 번째 복합근육활동전위의 음성 전위폭을 네 번째에서 여덟 번째의 각 복합근육활동전위 중 가장 작은 것과 비교한다(그림 4.2). 운동후 반응의 경우, 운동 전, 후의 복합근육활동전위의 비를 비교하고, 백분율로 표현한다. 운동 직후의 복합근육활동전위' 반응을 운동전 반응과 비교하여 운동후촉진(postexercise facilitation; PEF)을 알아본다. 운동후탈진(postexercise exhaustion)의 경우, 운동 후

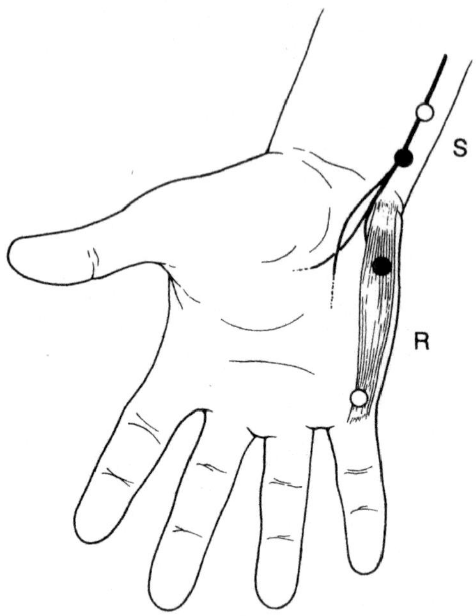

그림 4.1 새끼벌림근에서 시행한 램버트 방법의 반복신경자극검사. S, 자극전극; R, 기록전극. 검은 점은 양극, 흰 점은 음극을 표시한다.

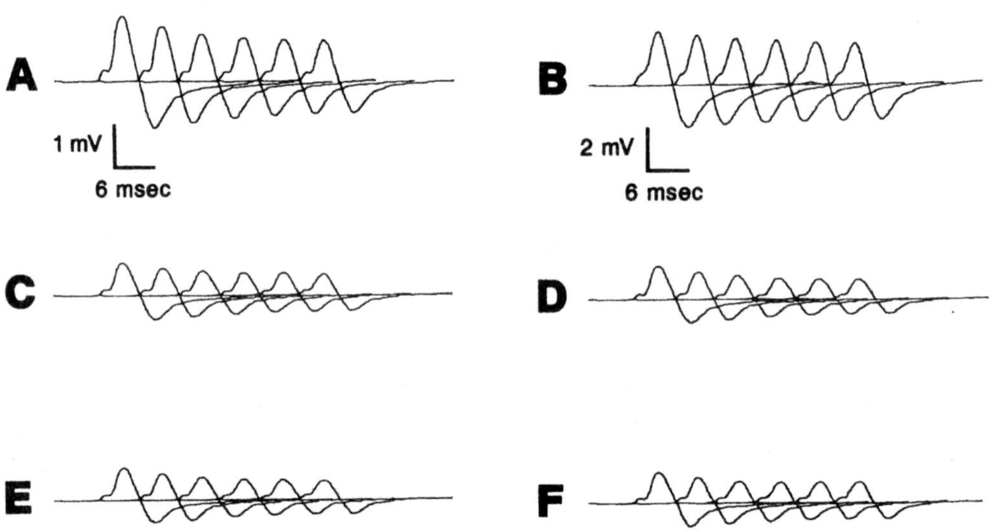

그림 4.2 3 Hz 자극 속도의 램버트 방법으로 시행한, LEMS에서의 반복신경자극 반응. A. 휴식 시의 36% 감소. B. 운동 후 19% 감소. C. 운동이 끝난 뒤 30초 지나 36% 감소. D. 운동이 끝난 뒤 1분이 지나 40% 감소. E. 운동이 끝난 뒤 2분이 지나 40% 감소. F. 운동이 끝난 뒤 4분이 지나 32% 감소. 진폭으로 나타나는(비율로 177% 증가) 운동후촉진과 감소반응을 확인하시오. (승인 받고 전재함: Oh SJ. The repetitive nerve stimulation test. *Methods Clin Neurophysiol* 1992;3:2)

2분이 지난 때 반응을 운동전 반응과 비교한다. 수치가 정상한계를 넘어서면 비정상으로 간주하게 된다. 운동 후 2분의 복합근육활동전위 전위폭이 운동전 전위폭보다 낮으면, 운

표 4.1 Lambert 방법

Electrode placement
- Recording surface electrodes are placed in the ADQ muscle and stimulating surface electrodes are placed on the ulnar nerve at the wrist.

Testing program
- A single stimulation
- 3-Hz stimulation for 3 seconds
- Exercise of the ADQ for 10 seconds
- 3-Hz stimulation for 3 seconds (nine responses) at intervals of 3, 10, 30, and 60 seconds, and each minute thereafter for 5 minutes after exercise

Limits of normal values
- Negative peak CMAP (mV):[a] >5.6
- Decrement (%): <8[a]
- Postexercise facilitation (%):[b] <115

Skin temperature
- Not controlled

Measurement
- The negative peak amplitude of the first CMAP (A1[a]) is compared with the lowest (A2[a]) among the fourth through the eighth CMAPs. For postexercise facilitation, the ratio between the CMAP amplitudes before (A1[b]) and immediately (A2[b]) after exercise is compared and expressed as a percentage. For postexercise exhaustion, the response 2 minutes after exercise is compared with the pre-exercise response.

Interpretation
- When the values are outside the normal limit, they are considered abnormal. When 2-minute postexercise CMAP amplitude is lower than the pre-exercise CMAP amplitude, postexercise exhaustion is said to be present.

---

[a] $\frac{A1 - A2}{A1} \times 100.$

[b] 백분율 $= \frac{A2}{A1} \times 100.$

동후탈진이 있다고 말하게 된다. 불행히도 램버트 연구에서는 체온에 따른 검사결과의 변화에 대한 언급이 없었고 정상치가 통계적으로 표현되지 않았다.

우리의 버밍햄 소재 앨라배마 대학(the University of Alabama at Birmingham) 근전도 검사실에선 팔꿈치의 척골신경에 자극전극을 붙이고, 새끼벌림근과 자쪽손목굽힘근(flexor ulnaris carpi muscle)의 복합근육활동전위를 표면전극으로 동시에 기록한다. 복합근육활동전위는 안정 시와 30초간의 운동 후 기록된다(그림 4.3). 검사 프로그램에 따라 저빈도에서 고빈도자극까지 다양하게 신경을 자극한다(표 4.2). 최대치 대 최대치 전위폭을 측정하게 된다. LEMS를 선별하기 위해 초기 복합근육활동전위의 전위폭을 운동후 전위와 비교한다. 저빈도자극에서는 첫 반응을 처음 다섯 번의 반응들 중 가장 낮은 복합근육활동전위와 비교한다(그림 4.4). 50 Hz에서는 첫 반응을 1초간 발생한 가장 낮거나 혹은 가장 높은 복합근육활동전위와 비교한다. 이 방법의 장점은 한곳에서 자극하여 동시에 두 근육을 측정하는 것이다. 이는 중증근무력증의 진단 민감도를 5% 증가시킨다. 우리는 이 검사 프로그램이 (a) LEMS를 선별하는 두 가지의 프로그램, 운동후 복합근육활동전위의 전위폭 변화 그리고 50 Hz 자극으로 LEMS를 간과하지 않고, (b) 연구자로 하여금 신경근육전달 질환의 심한 정도를 평가할 수 있게 하며, 그리고 (c) 중증근무력증의 진단 민감도가 다른 방법에 비하여 더 높다는 세 가지 이유로 선호한다.

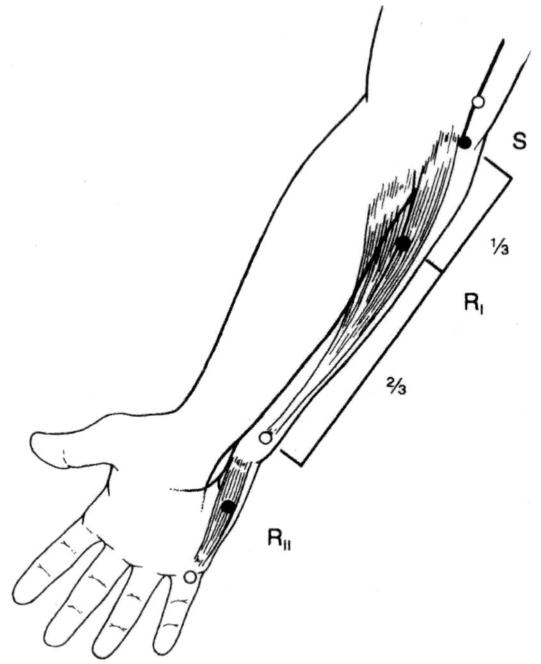

그림 4.3 자쪽손목굽힘근(R_I)과 새끼벌림근(R_{II})에 시행한 오(Oh) 방법의 반복신경자극검사.

표 4.2 Oh 방법

Electrode placement
- Recording surface electrodes are placed in the ADQ and flexor carpi ulnaris muscles
- Stimulating surface electrodes are placed at the elbow sulcus of the ulnar nerve

Testing program
- A single stimulation to record the CMAP at rest
- Exercise of the ADQ muscle for 30 seconds
- Immediately after exercise, a single stimulation to record the CMAP to observe postexercise facilitation
- 2-Hz stimulation for 3 seconds (six responses)
- 3-Hz stimulation for 2 seconds (six responses)
- 5-Hz stimulation for 1 second (five responses)
- 50-Hz stimulation for 1 second (tetanic stimulation) (50 responses)
- 5-Hz stimulation for 1 second (five responses), immediately after tetanic stimulation to observe post-tetanic facilitation
- 5-Hz stimulation for 1 second (five responses), 4 minutes after tetanic stimulation to observe post-tetanic exhaustion

Measurements
- The peak-to-peak amplitude is measured. The amplitude of the initial CMAP is compared with the postexercise CMAP to screen for LEMS. At low rates of stimulation (2–5 Hz), the first response is compared with the lowest CMAP among the first five responses. At 50-Hz stimulation, the first response is compared with the lowest or highest CMAP elicited in 1 second.

Limits of normal values

	ADQ	FCU
CMAP (mV)	>4.8	>3.0
CMAP Ex (%)	<37	
2 Hz (%)	−7	−8
3 Hz (%)	−7	−9
5/second (%)	−5	−11
50/second (%)	−18	−19
	+42	+96
PTF/PTE (%)	−8	−11

표 4.2 Oh 방법(계속)

Skin temperature
>32 C
Interpretation
Results are considered abnormal when the CMAP, CMAP response after exercise, and the decremental and incremental response are outside normal limits

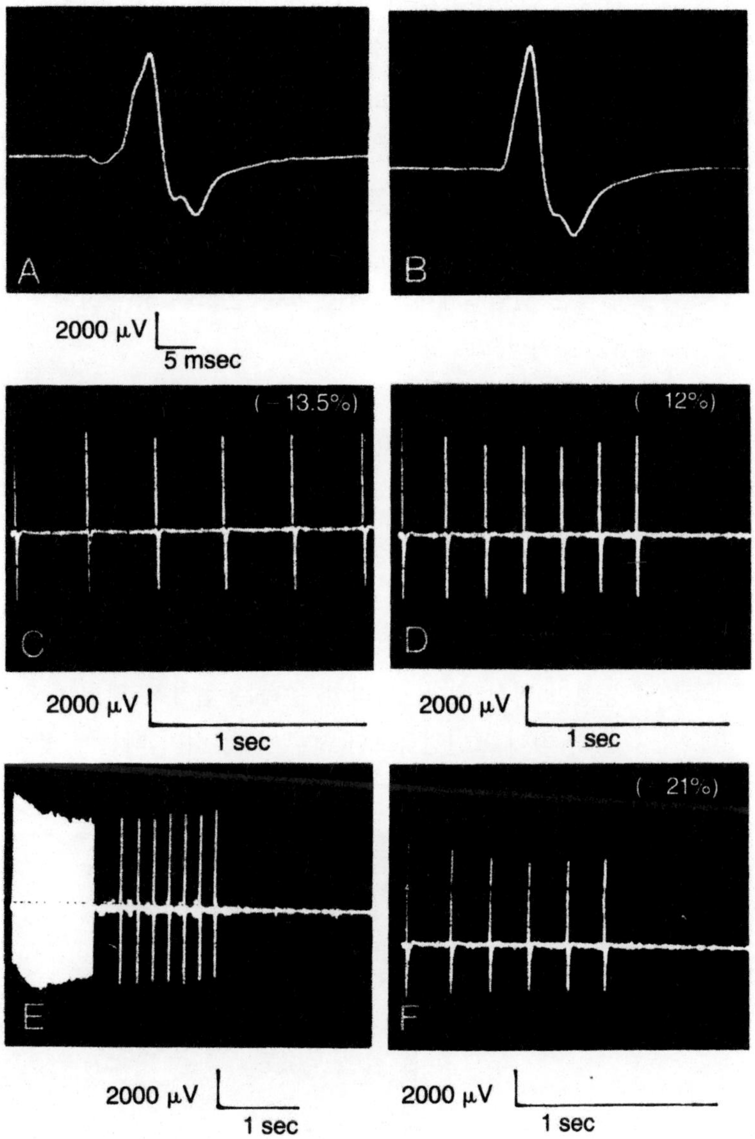

그림 4.4 오(Oh) 방법으로 한, 경한 중증근무력증의 반복신경자극 반응. A. 휴식 시의 정상 복합근육활동전위 진폭(10 mV). B. 운동 후 복합근육활동전위의 10% 증가. C. 3 Hz 자극에 감소 반응. D. 5 Hz 자극에 감소 반응. E. 5 Hz에 이은 50 Hz 자극에 정상 반응. F. 테타니 자극이 끝난 뒤 4분 지나 5 Hz 자극에 감소 반응. 뚜렷한 테타니후 촉진 및 탈진을 확인하시오. (승인 받고 전재함: Oh SJ, Eslami N, Nishihara T, et al. Electrophysiological and clinical correlation in myasthenia gravis. *Ann Neurol* 1982;12:352)

반복신경자극검사에 영향을 미치는 인자

반복신경자극검사에 영향을 미치는 여러 인자들 중, 온도와 기록전극이 중요하다.

온 도

1973년, Borenstein과 Desmedt는 신경근육전달 차단에 온도가 중요한 영향을 미친다는 것을 처음 알게 되었다. 이후의 여러 연구에서도 같은 결과를 보였다. 온도를 낮추면 복합근육활동전위의 전위폭이 증가하지만, 25~40°C 사이에서 저빈도자극이나 고빈도자극 시에 감쇠반응이 감소한다. 테타니후촉진(post-tetanic facilitation)과 테타니후탈진(post-tetanic exhaustion)도 역시 차갑게 하면 호전된다. 그러므로 낮은 피부온도(27~31°C)에서는 중증근무력증이나 LEMS에서, 특히 경한 경우, 감쇠반응을 보이지 않을 위험이 있다. 따라서 반복신경자극검사를 하는 동안 일상적으로 피부 온도가 조절되어야 한다.

많은 실험실에서 쓰이는 표준 온도는 35~36°C이다. 우리 검사실에서는 표준 온도를 32°C 이상으로 한다.

기록전극

반복신경자극검사에서 복합근육활동전위 전위폭은 신경 자극에 의해 활성화된 근육섬유의 수를 대략 반영할 수 있어야 한다. 이를 위해서는 표면전극이나 피하침전극(subcutaneous needle electrode)이 기록전극으로 사용되어야 한다. 근육내침전극(intramuscular needle electrode)은 근육의 제한된 부분의 반응을 기록하기 때문에 반복신경자극검사에는 알맞지 않다. 반면에 표면전극을 사용하면 반복신경자극검사 도중 전극이 느슨해질 가능성이 항상 있다. 이러한 문제는 접착식 일회용 전극을 사용하여 해결할 수 있다(그림 4.5). 침이 표면전극보다 오류가 더 적기 때문에 몇몇 연구자들은 피하침을 기록전극으로

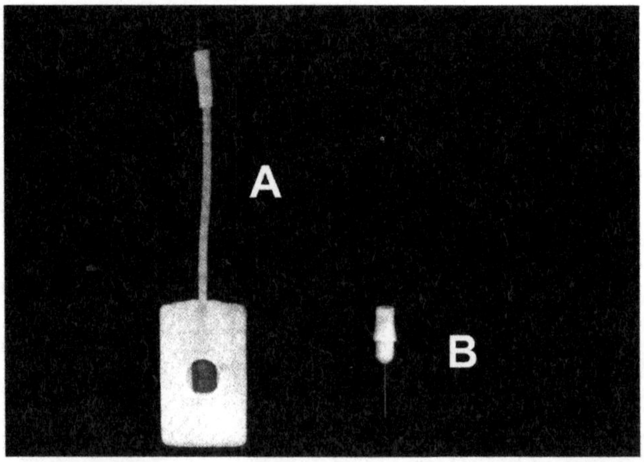

그림 4.5 반복신경자극검사에서 가장 잘 쓰이는 기록전극. A. 일회용 접착식 표면전극(단텍). B. 철침 기록전극(단텍, Allendale, NJ). (승인 받고 전재함: Oh SJ. The repetitive nerve stimulation test. Methods Clin Neurophysiol 1992;3:5)

사용하기도 한다. 침은 근육의 힘살(belly) 부위의 피하를 뚫고 삽입되어 단단히 고정되어야 한다. 피하침전극을 사용하면 표면전극 때보다 복합근육활동전위의 전위폭이 20~30% 더 커진다. 우리는 접착식 표면기록전극을 사용하는데, 비침습적이고, 특히 간염이나 에이즈, 크로이츠펠트야콥병의 환자에서, 감염의 위험을 줄이기 때문이다.

기술적인 요건

반복신경자극검사는 고통스럽기 때문에 기술적으로 적절한 반복신경자극검사 결과를 얻기가 쉽지 않다. 그러므로 다음과 같은 조건들이 지켜져야 한다.

1. **자극강도는 초최대자극이어야 한다.** 복합근육활동전위 전위폭은 시냅스전 차단과 시냅스후 신경근육전달 차단을 구분하는 데 중요한 지표 중 하나다. 초최대자극이 없이는 반복신경자극검사에서 복합근육활동전위 전위폭은 의미가 없다.
2. **기록전극은 힘살-힘줄 방법(belly-tendon method)으로 부착되어야 한다.** 이 방법을 사용하면 복합근육활동전위는 초기편향은 위쪽이고 이상성(biphasic)이되며, 가장 큰 전위폭을 얻을 수 있다. 그렇지 않으면 복합근육활동전위의 연속방전(repetitive discharge)을 확인할 수 없을 것이다. 연속방전은 아세틸콜린에스테라제(acetylcholine esterase; AChE)의 독성 및 선천성중증근무력증(congenital MG)의 몇 가지 유형에서 관찰된다.
3. **기록전극은 근육표면에 단단히 밀착되어야 한다.** 반복신경자극검사에서 가장 흔한 기술적인 오류가 기록전극이 느슨해지는 것이다. 그렇지 않도록 하기 위해서는 일회용 접착식 전극이 유용하다. 이를 사용한 이후, 전극이 느슨해지는 문제는 없었다. 따라서 일회용 접착식 전극은 성공적인 반복신경검사를 위한 필수 항목이다. 땀이 많은 환자에서는 전극이 피부에 붙지 않기 때문에, 피하침을 기록전극으로 사용한다.
4. **검사를 하는 동안 초최대자극 강도를 균일하게 줄 수 있도록 자극전극은 신경 위에 단단히 밀착되어야 한다.** 느슨한 자극전극은 최대하자극(submaximal stimulation)을 나오게 하여, 거짓 감쇠반응을 만들 수 있다. 이를 피하기 위해 먼쪽 근육을 검사할 때 자극전극을 고무밴드로 단단히 고정한다.
5. **근육의 움직임은 최소화하여야 한다.** 수축하는 근육의 큰 움직임이 기록전극을 느슨하게 만드는 하나의 원인이 된다. 이런 현상을 줄이기 위해 새끼벌림근과 자쪽손목굽힘근에 Jolly 검사판을, 새끼벌림근에는 손 고정 장치를 사용한다(그림 4.6).
6. **피부 온도는 통제되어야 한다.** 그 이유는 이미 언급하였다.
7. **복합근육활동전위 파형 전체가 분석을 위해 확인, 기록되어야 한다.** 복합근육활동전위의 모양에 급작스런 변화는 주로 느슨한 전극 때문에 생긴다. 이러한 아티팩트(artifact)와 "거짓촉진(pseudofacilitation: 복합근육활동전위의 기간이 짧아져 전위폭이 커짐)"은 전체 복합근육활동전위 파형을 분석함으로써 쉽게 확인할 수 있다. 종전의 근전도 기기와는 달리 현대식 근전도 기기는 래스터 방식(raster form)으로 전체 파형을 기록할 수 있다. 연속기록방식이 반응을 기록하는 데 쓰인다면, 전체 복합근육활동전위 파형은 오실로스코프(oscilloscope)에서 주의 깊게 감시하여야 된다.

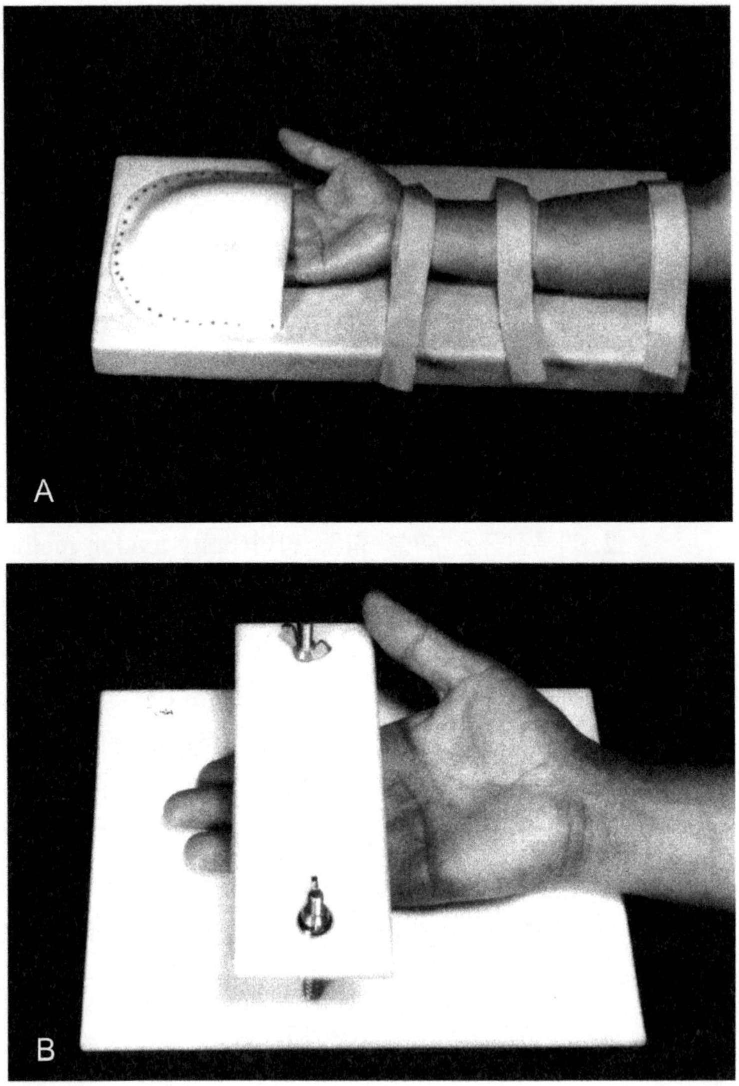

그림 4.6 A. 손과 팔뚝의 졸리 검사판(Jolly board). B. 손 고정장치. (승인 받고 전재함: Oh SJ. The repetitive nerve stimulation test. *Methods Clin Neurophysiol* 1992;3:5)

8. 진짜 감쇠 혹은 증가반응은 점진적이고 매끄러운 변화와 재현성으로 특징지을 수 있다. 가짜가 아닌 진짜의 감쇠 혹은 증가반응 시에는 전위폭의 변화가 점진적이고 매끄러워야 한다(그림 4.7). 또한 이러한 반응은 반복된 검사에서 재현될 수 있어야 한다. 반대로 복합근육활동전위의 모양이나 전위폭이 갑작스럽거나 극적으로 변화하는 것은 주로 아티팩트 때문이다. 특성상 아티팩트에 의한 반응은 재현되지 않는다.

반복신경자극검사의 정상치

감쇠가 8~10% 이상이면 일반적으로 비정상으로 간주되었는데, 실제로는 우리들의 연구에서 8~10% 감쇠반응은 모든 근육의 정상치 한계는 아님을 보였다. 자극의 빈도, 검

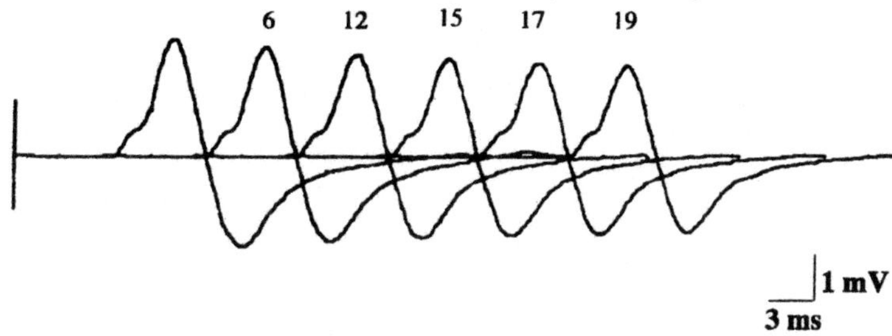

그림 4.7 램버트-이튼 근무력증후군에서 아티팩트 없이 기록된 진짜 감소반응. 복합근육활동전위의 점진적인 감소를 확인하시오. 계산된 감소값은 각 반응의 위에 보이고 있다.

사 근육, 기술, 활성화검사 등에 따라 반복신경자극검사의 정상치는 다르다(표 4.1~4.3). 척골신경 다음으로 얼굴신경과 더부신경(accessory nerve) 반복신경자극검사가 가장 흔하게 사용되며, 정상치는 표 4.3에 나와 있다.

표 4.3 얼굴과 등세모근의 감쇠반응 정상치[a]

Stimulating Nerve	Recording Muscle	Controlled Temperature (°C)	Rate of Stimulation (Hz)	Normal Limits (%)	Investigator
Facial	Orbiculari	32	2, 3, 5	−8	Oh
Accessory	Trapezius	32	5	−6	Schumm
	Trapezius	32	2, 3, 5	−5 for 2 Hz −8 for 3 and 5 Hz	Claussen

[a] 기록과 자극 전극으로 표면전극을 사용하여 검사함.

반복신경자극검사 자료의 판독

반복신경자극검사의 모든 지표는 신경근육전달 장애를 진단하는 데 도움이 된다.

복합근육활동전위 전위폭은 안정 시와 운동 후 측정되어야 한다. 연속방전 유무를 확인해야 한다. 정상 복합근육활동전위는 시냅스후 장애를 나타내는 반면, 낮은 복합근육활동전위는 시냅스전 장애를 나타낸다. 연속방전은 과도한 항아세틸콜린에스테라제 약물, 유기인산염 중독, 또는 선천성중증근무력증 A형 또는 B형 중 한 가지 장애에 해당한다(그림 4.8). 운동후촉진(운동후 전위폭이 현저히 증가하는 것)은 시냅스전 장애의 특징이다. 운동후억제(postexercise depression: 운동후 전위폭이 현저히 감소하는 것)는 과도한 항아세틸콜린에스테라제 치료, 유기인산염 중독, 또는 근육긴장증후군에서 관찰된다(그림 4.9).

저빈도자극의 반복신경자극검사 이 검사에서 감쇠반응을 조사하는데, 저빈도자극 시 비정상적인 감쇠반응은 주로 신경근육전달 차단의 징후가 되기 때문이다. 그러므로 저빈도자극은

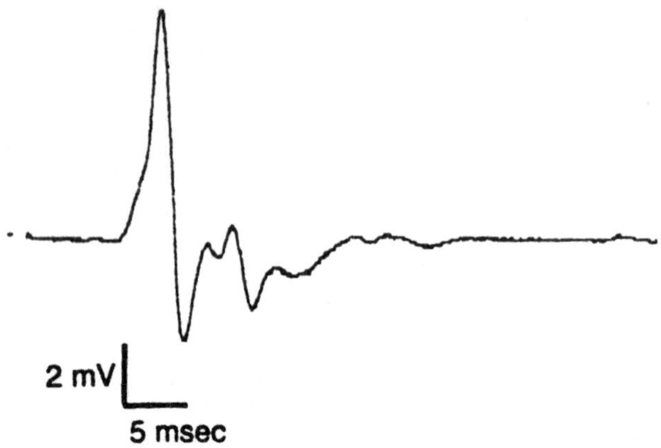

그림 4.8 항콜린에스테라제 약물로 과잉 치료된 중증근무력증 환자의 단순 반복 복합근육활동전위.

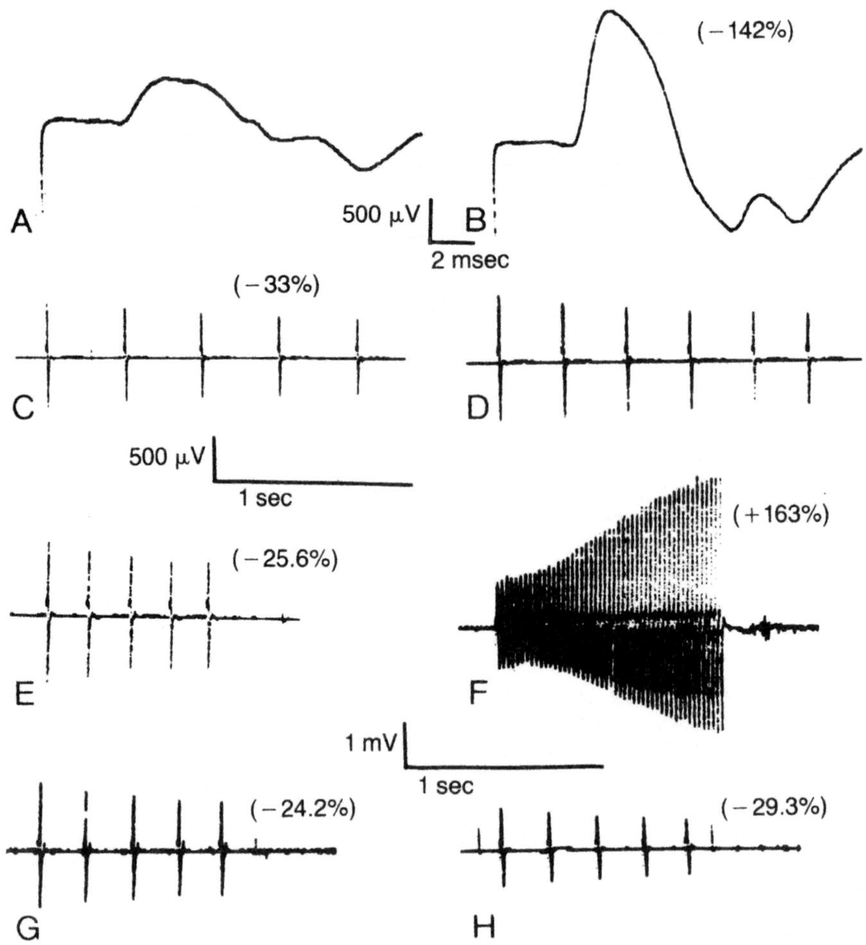

그림 4.9 자쪽손목굽힘근에서 램버트-이튼 근무력증후군의 전형적인 반복신경자극 양상. A. 휴식시의 작은 복합근육활동전위. B. 운동후 복합근육활동전위. 운동후 촉진이 뚜렷하다. C. 2 Hz 자극에 감소. D. 3 Hz 자극에 감소. E, G, 및 H. 50 Hz 자극 전, 직후, 그리고 4분 후 감소반응들. F. 50 Hz 자극에 뚜렷한 증가반응을 확인하시오. 0.5 mV 보정은 C, D, 그리고 E에, 1 mV 보정은 F, G, 그리고 H에 적용된다.

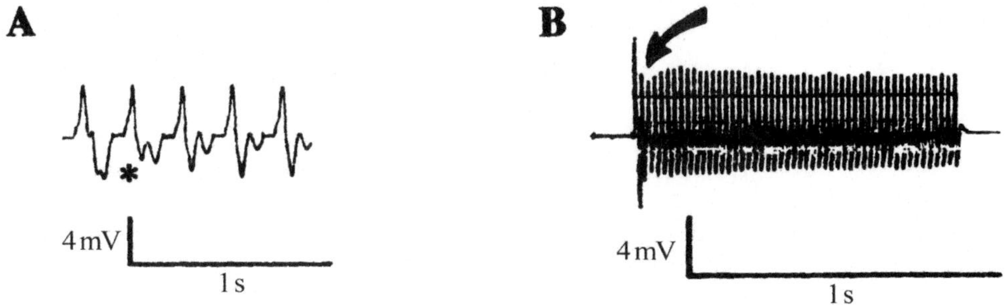

그림 4.10 항콜린에스테라제 독성을 시사하는 딮 현상(dip phenomenon) (감소-증가 반응). A. 3 Hz 자극의 현상(*). 연속방전(repetitive discharge)도 또한 확인하시오. B. 50 Hz 자극에서 딮 현상(화살표)

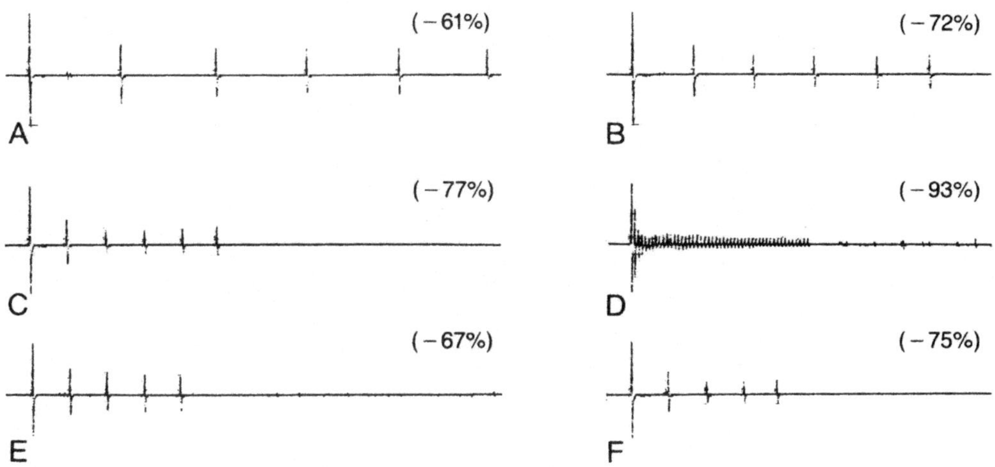

그림 4.11 심한 중증근무력증의 반복신경자극 반응. A. 2 Hz 자극에서 감소반응. B. 3 Hz 자극에서 감소반응. C, E, 및 F. 50 Hz 자극 전, 직후, 그리고 4분 후 5 Hz 자극에서 감소반응. D. 50 Hz 자극에 뚜렷한 감소반응을 확인하시오.

중증근무력증의 진단에 최상의 민감도를 갖는다. 에드로포니움(edrophonium)에 의한 비정상적 감쇠반응의 극적인 호전은 전형적인 중증근무력증 소견이다. 두 번째 반응에서 감쇠를 보이고 이후 반응에서 점진적인 증강을 보이면("딮 현상: dip phenomenon") 항아세틸콜린에스테라제 독성의 질병특유의 소견이다(그림 4.10).

고빈도자극의 반복신경자극검사 고빈도자극은 시냅스전과 시냅스후 장애를 감별하는 데 중요한 검사인데, LEMS를 진단하는 가장 필수적이기 때문이다. 이 검사에서는 감쇠와 증가반응을 확인하게 된다(그림 4.9, 4.11). 비정상적 감쇠반응은 심한 시냅스후 차단을 나타낸다. 경한 시냅스후 차단일 때, 고빈도자극의 반응은 정상이다. 100% 이상의 뚜렷한 비정상적 증가반응은 LEMS, 보툴리눔독소증, 마그네슘유발 쇠약(magnesium-induced weakness), 또는 겹침근무력증후군(overlap myasthenic syndrome) 등의 시냅스전 장애의 질병특유의 소견이다.

테타니후촉진과 테타니후탈진 중증근무력증에서는 테타니 자극 이후에 일시적인 감쇠반응의 전기생리학적 호전을 보이고 이어 오래 지속되는 전기생리학적 악화를 보인다(그림 4.4). 테타니후 반응은 고빈도자극일 때 시냅스틈새(synaptic cleft)에서 일어나는 생리학적 변화를 의미한다: 테타니후촉진(post-tetanic facilitation, PTF)은 시냅스후 수용체에서 사용가능한 아세틸콜린을 일시적으로 증가시켜 신경근육전달 차단을 호전시키는 것을 의미하며, 테타니후탈진(post-tetanic exhaustion; PTE)은 "수용체 민감소실(receptor desensitization)"에 의한 것으로 생각된다. 테타니후촉진 이후 뒤따르는 테타니후탈진은 시냅스전과 시냅스후 신경근육전달 장애에서 관찰된다. 이런 현상은 생리학적 변화 때문에 일어나는 것이기 때문에 기술적인 결함으로 재현할 수 없다. 따라서 테타니후촉진 이후 뒤따르는 테타니후탈진은 신경근육전달 장애의 특징이다. 표 4.4에서처럼, 반복신경자극검사의 비정상 양상에 따라 시냅스후 장애와 시냅스전 장애, 혹은 시냅스전후 병행장애를 구분할 수 있다.

표 4.4 신경근육전달 장애에서의 전형적인 반복신경자극 형태

Defects	Postsynaptic	Presynaptic	Combined
CMAP at rest	Normal	Low	Low
CMAP Ex	No change	Increment	No change
LRS	Decrement	Decrement	Decrement
HRS	No change or decrement	Increment	Decrement
PTF/PTE	Present	Present	Absent

CMAP Ex, 운동후 CMAP.

질환별 반복신경자극검사 소견

중증근무력증 중증근무력증은 운동쇠약(exertional weakness)이 특징인 자가면역질환이다. 아세틸콜린 수용체에 직접 반응하는 항체에 의해 종판 수용체가 파괴되는 것이 일차적인 이상이다. 중증근무력증의 최상의 확진 검사는 오랫동안 에드로포니움 검사였는데, 이는 90~95%의 환자에서 양성결과를 얻는다. 그러나 위양성 에드로포니움 검사가 비신경근육(non-neuromuscular)질환을 포함한 다양한 질환에서 보고되었다. 따라서 최근에는 중증근무력증을 에드로포니움 반응성, 그리고 다른 검사 소견에 임상 양상을 함께 고려하여 진단한다. 검사에는 항아세틸콜린 수용체 항체 분석과 반복신경자극검사, 단일섬유근전도검사(single fiber electromyogram; SFEMG)(표 4-5)가 있다.

항아세틸콜린 수용체 항체 분석은 상대적으로 높은 특이도 때문에 중증근무력증에서 가장 유용한 검사이다. 이 검사는 중증근무력증 환자의 70~87%에서 양성을 보인다. 혈청반응이 음성인 환자들에서, 근육특이수용체티로신활성효소(MuSK; muscle specific receptor tyrosine kinase) 항체가 평균 35%에서 양성이다. 그러나 결과를 확인하는 데

표 4.5 중증근무력증 환자의 특이도와 민감도

Test	Specificity	Sensitivity(%)
AChR-ab	High	70–87
MuSK-ab	High	23–49 of seronegative generalized MG
RNS test	Moderate	55–77
SFEMG	Low	77–100

표 4.6 반복신경자극검사의 적응증

1. When the AChR-ab and MuSK-ab tests are negative.
2. When a rapid, objective diagnosis of MG is needed.
3. When objective improvement on the edrophonium test is needed.
4. When an objective follow-up evaluation is needed.
5. When an objective titration of ACh-E is needed.
6. When an objective evaluation of the severity of MG is needed.

수일 또는 수주가 걸리는 것이 단점이다.

반복신경자극검사는 비교적 간단하고 빠른 결과를 얻을 수 있다는 장점이 있다. 반복신경자극검사의 특정한 형태는 중증근무력증의 징후가 되지만, 항아세틸콜린 수용체 항체 분석보다는 특이도가 낮은 것이 사실이다. 또 다른 이점으로 중증근무력증 중증도의 평가에 있어 임상적 소견과 높은 상관 관계를 보인다. 그래서 추적검사가 가능하다. 여러 연구들에 의하면, 단일섬유근전도검사는 중증근무력증의 가장 민감한 검사이다. 그러나 이 검사는 꽤 정교한 장비와 숙련된 의사가 필요하고 환자의 협조가 필수적이다. 때문에 한정된 수의 근전도 검사실에서만 시행된다. 또 다른 결점은 다른 많은 신경근육질환에서도 비슷한 비정상 검사 소견이 보일 수 있기 때문에 특이도가 떨어진다는 것이다.

120명의 중증근무력증 환자에서 이 세 가지 검사들의 상대적인 진단 민감도를 검사한 연구에서 적어도 하나의 검사는 증례의 100%에서 비정상 소견을 보였고, 단일섬유근전도검사는 전체 증례의 8%에서만 필요하였다. 따라서, 항아세틸콜린 수용체 항체를 검사할 수 있는 요즘에도, 반복신경자극검사는 중증근무력증을 진단하고 관리하는 데 여전히 그 몫이 있다. 표 4.6에 언급된 경우에는 다른 검사로는 할 수 없는 가장 효율적이고 객관적인 평가방법을 반복신경자극검사는 제공한다.

반복신경자극검사의 유용성을 극대화하기 위해서 검사자는 다음의 임상적인 것들을 고려해야 한다:

1. 항아세틸콜린에스테라제는 경한 중증근무력증의 반복신경자극 이상을 정상화시킬 수 있기 때문에, 항아세틸콜린에스테라제가 투여되기 전에 반복신경자극검사를 시행하여야 한다.

2. 같은 이유로, 항아세틸콜린에스테라제 약물을 복용 중이었던 환자는 가급적이면 최소 12시간 전에 약물을 중단해야 한다.
3. 에드로포니움에 의한 전기생리학적인 호전을 증명하기 위해서는 주사 2분 후에 저빈도 자극이 시행되어야 한다.
4. 얼굴근육의 반복신경자극검사는 MuSK 항체양성인 근육무력증이 의심되는 환자에게 중요하다.

반복신경자극검사의 중증근무력증의 진단 민감도는 먼쪽 근육에서 약 55%, 몸쪽 근육에서 약 70%로 알려져 있다. 우리 방법으로는 새끼벌림근과 자쪽손목굽힘근에서 62%, 몸쪽 근육에서 77%의 민감도이었다. 우리 방법에서 더 높은 진단율이 나온 것은 5개의 검사 항목을 만들고, 단일 자극 부위에 두 개의 근육을 검사하였기 때문이다(표 4.2). 검사하기 쉽기 때문에 먼쪽 손 근육이 반복신경자극검사에서 가장 흔하게 사용되는데, 우리 실험실도 마찬가지이다. 먼쪽 근육이 정상일 때, 몸쪽 근육에 반복신경자극검사를 하는 것이 권장된다. 이 방법은 중증근무력증의 진단 민감도를 15% 올려준다. 눈둘레근(orbicularis oculi muscle)이나 등세모근(trapezius muscle)을 검사하는 경우, 자극이 초최대자극이거나, 이를 살짝 넘는 강도로 지나치게 강하지 않고 자극 빈도는 5 Hz 이하라면, 검사 시행에 있어 기술적으로 신뢰할 만하다. 이런 근육들이 자극에 의해 움직이면, 자극전극이 필연적으로 느슨하게 되어 결국은 아티팩트를 만들게 되므로 우리는 근육의 움직임이 없도록 권장한다. 마찬가지로 세모근(deltoid muscle)의 검사는 본래 수행하기가 기술적으로 어려운데, Erb 부위(Erb's point)에 자극전극을 확실히 고정시키는 것이 불가능하기 때문이다. 따라서 세모근을 Posey 견장(Posey's strap)으로 고정시키고, 겨드랑신경(axillary nerve)을 2 Hz와 3 Hz로 자극하는 것을 권장한다.

가장 흔한 반복신경자극검사 이상은 전형적인 시냅스후 신경근육전달 차단의 소견들이다: (1) 정상 복합근육활동전위 전위폭, (2) 정상 혹은 약간의 운동후 촉진, (3) 저빈도자극 시 감쇠반응, (4) 고빈도자극 시 정상 혹은 감쇠반응, 그리고 (5) 테타니후촉진 후 테타니후탈진. 이들 중 저빈도자극 시 감쇠반응이 가장 흔한 특징적인 중증근무력증의 소견이다. 이 감쇠반응은 전달물질의 고갈이 종판전위가 문턱치하(subthreshold)에 불가한 빈도가 증가하여, 근육섬유의 신경근육접합부에서 점진적인 차단이 생기는 것을 시사한다. Oh 방법으로 저빈도자극에서 61%가 비정상을 보였다. 환자의 대부분에서 복합근육활동전위 전위폭은 정상이었으며 3~8%에서만 복합근육활동전위가 낮았다. 중증근무력증의 경우, 운동후 전위폭은 증가하지 않거나 미세한 증가만을 보였는데, 이는 LEMS에서 보이는 극적인 운동후촉진과 잘 대조된다(그림 4.9). 고빈도자극은 고통을 수반하기 때문에 많은 검사실에서 통상적으로 시행하지는 않는다. 하지만 우리는 중증근무력증의 심한 정도를 알기 위해 반복신경자극검사에서 고빈도자극을 통상적으로 사용한다. 이 검사는 LEMS를 완전히 배제하도록 해준다. 고빈도자극 시 비정상 감쇠반응은 우리 방법으로는 22%가, Slomic의 연구에서는 47%가 관찰되었다. 전형적인 중증근무력증에서는 복합근육활동전위 전위폭 그 자체보다는 전위폭의 점진적 감소 소견에 운동후 또는 테타니후 반응이 보다 잘 반영된다. 우리의 경우, 테타니후촉진이 40%에서, 테타니후탈진은 17%에서 관찰되었다. 5%는 반복신경자극검사에서 테타니후탈진만이 비정상으로 나왔다.

중증근무력증에서 전기생리학적 소견은 임상적 평가와 잘 연관된다. 이는 치료방법에 상관없이, 또한 한 환자에서 일련의 검사를 할 때도 잘 반영된다. 사실 반복신경자극검사는 중증근무력증의 중증도를 검사할 수 있는 유일한 객관적인 검사다. 질환의 중중도에 따라 반복신경자극검사의 두 가지 다른 형태가 나타난다. 경한 중증근무력증의 경우, 저빈도자극 시 비정상 감쇠반응과 고빈도자극 시 정상반응, 그리고 뚜렷한 테타니후촉진과 테타니후탈진 현상이 관찰된다(그림 4.4). 심한 중증근무력증의 경우는 고빈도자극과 저빈도자극 시 비정상 감쇠반응이 관찰되지만, 테타니후촉진이 덜 흔하게, 테타니후탈진은 드물게 확인된다(그림 4.11). 이러한 차이는 고빈도자극 동안 신경근육전달의 생리학적 변화에 의해 설명할 수 있다. 경한 중증근무력증의 경우, 고빈도자극 동안 아세틸콜린 분비가 증가하여 미세하게 감소된 안전계수(safety factor)를 보상할 수 있다. 그래서 고빈도자극 시 정상반응을 보이고 테타니후촉진과 테타니후탈진 현상이 관찰된다. 그러나 심한 중증근무력증에서는 신경근육 차단이 심하여 고빈도자극을 하는 동안 아세틸콜린 분비가 증가되더라도 심하게 감소된 안전계수를 보상할 수 없게 되어, 결국 고빈도자극 시 감쇠반응이 보이고, 테타니후촉진이 덜 흔하고, 이어서 테타니후탈진은 없게 된다.

항아세틸콜린 항체 양성 중증근무력증(83.3%)과 비교하였을 때, 항아세틸콜린 항체 음성 환자에서는 반복신경자극검사의 비정상 비율이 현저히 낮았다(65.8%). 세 가지 형태의 중증근무력증에서 반복신경자극검사의 비정상 비율은 MuSK 항체 양성 중증근무력증과(85%) 항아세틸콜린 항체 양성 중증근무력증에서 높았으나(82%), MuSK 음성 중증근무력증에서는 현저히 낮았다(55%). MuSK 양성 중증근무력증에서 높은 비정상 비율을 보인 것은 얼굴근육에서까지 반복신경자극검사를 시행했기 때문이라고 사료된다.

반복신경자극검사의 진단가치를 높이기 위해 다양한 활성화 검사들이 과거에 소개되었다. 운동, 테타니 자극, 가온(warming) 등은 현재의 일상 검사에 잘 적용되고 있으며, 운동 허혈 검사(exercise-ischemic test)와 국소 쿠라레 검사(regional curare test), 전신 쿠라레화(systemic curarization) 같은 보다 복잡한 활성화 검사들은 대부분이 단일섬유근전도검사로 대체되었다.

램버트-이튼 근육무력증후군

LEMS는 쉽게 빠져드는 피로, 몸쪽 다리 쇠약, 눈연수(oculobular) 증상, 반사저하(hyporeflexia)가 임상특징인 자가면역질환이다. 이 장애의 주된 결함은 전압관문칼슘통로(VGCC; voltage-gated calcium channels)에 대한 항체에 의해 시냅스전 세포막의 아세틸콜린 분비가 불충분해지는 것이다. 최근의 연구에서 LEMS 환자의 92~95%에서 이 항체가 발견되었다고 보고되었다. 불행히도 이 분석은 복잡해서 아직 널리 이용되진 않은데, 이용 가능하더라도 결과를 확인하는 데 수주의 시간이 소요될 수 있다.

결국 LEMS의 진단은 반복신경자극검사에 의해서만 확정될 수 있다. 반복신경자극검사는 이 질환의 환자에서 항상 비정상이다. 먼쪽 근육에서 시행하는 반복신경자극검사만으로도 대부분 진단을 확정하는 데 충분하며, 운동후촉진과 고빈도자극 시 반응이 가장 중요한 검사 지표이다(그림 4.9). 이 두가지 특징은 먼쪽 근육의 검사는 진단에 충분치 않고 저빈도자극이 가장 중요한 검사 지표가 되는 중증근무력증의 경우와 잘 대조된다.

LEMS의 반복신경자극검사는 작은 복합근육활동전위, 극적인 운동후촉진, 저빈도자극 시 감쇠반응, 고빈도자극 시 현저한 증가반응, 그리고 뚜렷한 테타니후촉진과 덜 분명한 테타니후탈진의 시냅스전 신경근육전달 차단으로 특징지어진다(그림 4.9). 낮은 복합근육활동전위는 이 질환의 95%에서 관찰되었으며 많은 환자에서 그 진폭이 대단히 작다. 이 질환에서는 가장 극적인 운동후 복합근육활동전위의 증가(운동후촉진)가 관찰된다. Lambert 등(1961)은 LEMS 환자에서 복합근육활동전위의 전위폭이 120%에서 1800%까지 증가하는 것을 관찰하였다. 이는 정상인에서 15% 증가하는 것과 중증근무력증 환자에서 94% 증가하는 것에 대조된다. 따라서 운동후 복합근육활동전위의 전위폭이 100% 이상 증가하면 LEMS에 전형적이라 받아들인다. 운동은 10초간 시행하는 것을 권장하는데, 이는 우리의 연구에서 10초 운동이 30초 운동에 비해 더 높은 증강 및 진단 민감도를 보였기 때문이다. 우리 연구에서는 환자의 협조 부족 또는 손 근육의 쇠약이 너무 심하여 27%의 환자에서는 운동후촉진이 관찰되지 않았다. 따라서 이 검사 단독으로는 LEMS를 배제하는 것이 충분하지 않더라도, 단순하고 비교적 고통이 적은 방법이기 때문에 LEMS를 의심하는 모든 환자에서 시행되어야 한다. 저빈도자극 시엔 감쇠반응이 대부분, 우리 연구에서는 93%, 나타났다. 고빈도자극의 촉진이 이 질환에서 가장 뚜렷하게 나타난다. 모든 경우에서 100%에서 4000%의 범위의 고빈도자극 시 인상적인 증가반응이 나타났다. 증가반응은 1초간의 50 Hz 자극으로 대부분에서 확인되나, 몇 증례에선 증가반응이 나타나는데 10초까지의 지속적인 고빈도자극이 필요했으며(그림 4.12). 우리 연구의 13명의 증례 중 한 명의 경한, 그리고 두 명의 심한 증례에서 그러했다. 이것은 LEMS가 의심되는 환자에서 증가반응이 없다고 판단하기 전에 50 Hz의 자극을 10초간 시도해야 하는 것을 나타낸다. LEMS를 진단하는 데 있어서 몇몇 연구에서는 운동후촉진과 고빈도자극에서 100% 증강이라는 진단기준이 너무 엄격하다는 것을 시사하였다. 우리 연구는 운동후촉진과 고빈도자극에서의 60% 증강이 LEMS를 진단하는 데 있어서 충분조건이라고 사료된다. 이 진단기준을 사용하면 긴 고빈도자극 방법을 시행하지 않아도 될 뿐만 아니라 여러 근육을 검사하지 않아도 된다.

LEMS에서 고빈도자극 시 반응은 첫 복합근육활동전위부터 단계적인 증가반응(그림 4.9), 혹은 초기 감쇠반응 후 다음 증가반응을(13장 참조) 보이는 두 가지 형태이다. 전자의 형태가 더 흔하며 후자의 형태는 좀더 심한 시냅스전 차단을 의미한다. 이는 초기 차단을 보상하고 다음으로 증가반응을 발생시키기 위해서는 칼슘이온에 의한 아세틸콜린 분비

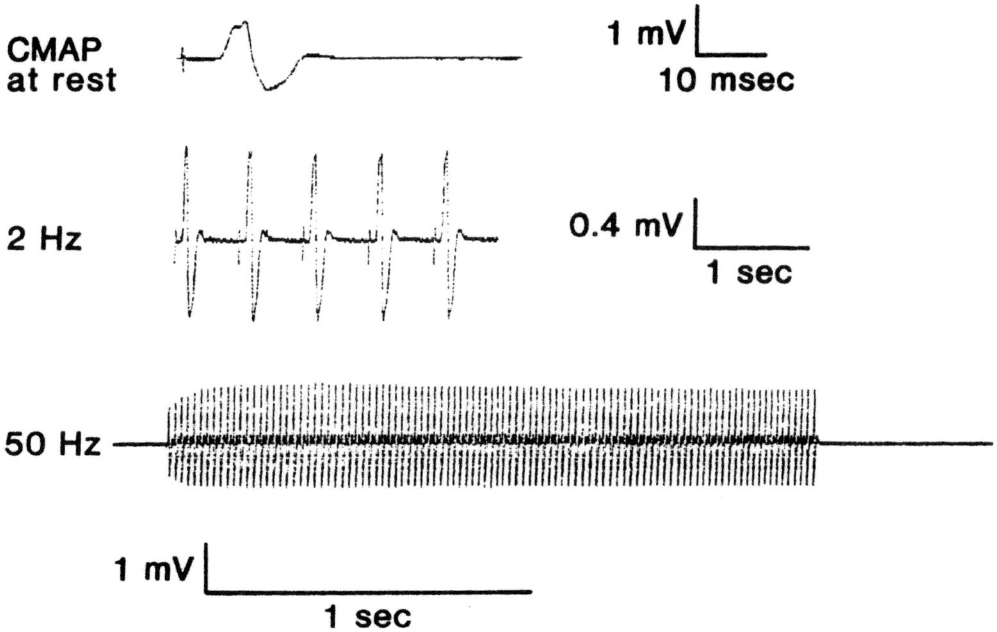

그림 4.12 소아 보툴리눔독소증에서의 반복신경자극검사 양상. 휴식 시의 낮은 복합근육활동전위(1.4 mV). 2 Hz 자극에 감소반응(8%). 2초간의 50 Hz 자극에 증가반응(60%). (승인 받고 전재함: Oh SJ. The repetitive nerve stimulation test. Methods Clin Neurophysiol 1992;3:11)

를 충분히 증가시킬 수 있는 지속된 자극이 필요하기 때문이다. 실제로 봤을 때, 후자의 형태는 중증근무력증에서 보이는 반복신경자극 형태와 유사하다. 따라서 LEMS가 의심되는 환자에서 후자의 형태가 나타나면 고빈도자극을 길게 지속시키는 것이 LEMS 진단을 가능케 하는 증가반응을 증명하는 데 필수적이다. 운동후촉진과 마찬가지로 테타니후촉진도 LEMS의 모든 경우에서 뚜렷하다. 반면 테타니후탈진은 환자의 69%에서 관찰되었다. 일반적으로 반복신경자극 이상과 질환의 심한 정도에는 연관성이 있다. 질환의 중증도를 반영하는 가장 좋은 지표는 복합근육활동전위 전위폭이며, 다음으로 고빈도자극 시 촉진이 역수 로그단위(inverse logarithmic scale)로 나타난다. 따라서 반복신경자극검사는 추적 관찰 동안 중증도를 평가하는 객관적인 수단으로 쓰일 수 있다. 혈청양성(전압관문칼슘통로 항체 양성)과 혈청음성의 LEMS 환자 간의 반복신경자극검사 소견은 다르다. 반복신경자극검사는 혈청양성 LEMS 집단에서 더 전형적이고 심한 소견을 보인다. 전형적인 세 가지의 징후(triad)(낮은 복합근육활동전위 전위폭, 저빈도자극 시 감쇠, 그리고 운동후촉진이나 고빈도자극 시 증강)는 혈청음성 집단에서는 드물기 때문에 LEMS 진단이 어렵다. 그래서 이 경우에는 60% 증강 기준을 적용시켜야 진단할 수 있다.

중증근무력증과 LEMS 겹침증후군(overlap MG and LEMS) 중증근무력증과 LEMS 겹침증후군은 같은 환자에서 중증근무력증과 LEMS가 병행된 증후군을 말한다. 아세틸콜린 수용체와 전압작동 칼슘통로에 대한 항체가 검사한 모든 경우에서 양성이었다. 임상적인 특징으로 중증근무력증과 LEMS의 증상들이 모두 나타난다. 중증근무력증의 두 가지 전형적인 징후인 눈연수(oculobulbar) 증상과 에드로포니움 검사 양성반응과 LEMS의 전형적 양상인 반사소실(areflexia)이 흔하다. 반복신경자극검사는 모든 경우에서 LEMS의 전형적인 소견을 보였다.

보툴리눔독소증 보툴리눔독소증은 흔하진 않지만, *Clostridium botulinum*에 의해 야기되는 때로는 치명적인 신경근육전달 질환이다. 식중독 보툴리눔독소증(food-borne botulism), 상처 보툴리눔독소증(wound botulism), 그리고 영아 보툴리눔독소증(infant botulism)인 세 가지 다른 임상 증후군이 기술되었다. 그 중 미국에서 가장 흔한 유형은 영아 보툴리눔독소증이다. 보툴리눔 독소는 말초신경계의 콜린성(cholinergic) 전달 부위에서 아세틸콜린의 분비를 방해한다. 보툴리눔독소증은 임상적으로 급성 경과를 거치며, 반사소실, 하향성 근쇠약(descending muscle weakness) 및 자율신경실조증[dysautonomia; 고정된 동공, 장폐색, 그리고 요정체(urinary retention)]으로 특징지어진다. 보툴리눔독소증은 혈청의 보툴리눔 독소나 대변의 미생물을 발견하면 진단된다.

반복신경자극검사는 보툴리눔독소증에서 다른 검사에 비해 비교적 특이적 반응을 보이기 때문에, 이 검사는 미생물학적 확정이 되기 전까지는 가장 설득력 있는 객관적인 증거로 받아들여져 왔다. 신경근육 쇠약을 보이는 보툴리눔독소증의 모든 경우에서 반복신경자극검사는 어떤 이상을 보인다. 가장 특징적인 반복신경자극 이상은 시냅스전 신경근육전달 차단이다(그림 4.12). 비록 보툴리눔독소증의 반복신경자극 이상은 LEMS의 것과 유사하지만, 두 가지 중요한 차이가 있다: 보툴리눔독소증에서는 임상적으로 더 심한 근육에서 비정상적이고, 반복신경자극 반응이 날마다 달라져, 질환 초기에는 정상 반응을 보이는 환자가 있기도 하다. 따라서 첫 번째 근육이 비정상을 보이지 않더라도 다른 몇몇의 근육을 검사하고, 처음 검사가 정상이라도 다음날 검사를 반복하는 자세가 중요하다. 복합근육활동전위 전위폭은 LEMS의 경우처럼 낮지 않다. 보툴리눔독소증에서는 저빈도자극 시 감쇠반응은 없거나 미미하고, 고빈도자극 시 증강은 LEMS 때만큼 뚜렷하지도 않다. 보툴리눔독소증의 테타니후촉진은 LEMS보다 덜 뚜렷하지만 더 오래 지속되고, 테타니후탈진은 없다.

보툴리눔독소증의 심한 정도에 따라 반복신경자극검사는 두 가지 유형의 반응을 보인다. 경한 경우, 반복신경자극검사는 정상 복합근육활동전위, 저빈도자극 시 정상반응, 그리고 고빈도자극 시 뚜렷한 증가반응으로 특징지어진다. 심한 경우에는 낮은 복합근육활동전위, 저빈도자극 시 정상 혹은 감쇠반응, 그리고 고빈도자극 시 뚜렷하지 않은 증가반응으로 특징지어진다. 반복신경자극검사는 보툴리눔독소증의 추적 평가에 있어 질환의 중증도를 객관적으로 측정하는 데 쓰일 수 있다.

그 외의 질환 그 밖의 신경근육전달 질환의 이상이 있는 형태는 표 4.7에 요약되어 있다.

표 4.7 신경근육전달 질환에 있어서 반복신경자극검사의 전형적인 소견

Diseases	Rest	Exercise	LRS	HRS	PTF	PTE
Normal	N	Same	Same	Same	−	−
Postsynaptic disorders						
Myasthenia gravis	N	Same	↓	↓/same	±	±
Mild	N	Same	↓	Same	+	+
Severe	N	Same	↓	↓	−	−
Anticholinesterase toxicity[a]	RD**	Same	↓	↓	+	+
Presynaptic disorders						
Lambert-Eaton myasthenic syndrome	Low	↑↑	↓	↑↑	+ +	+
Botulism	N/low	↑	↓/same	↑/same	+	−
Mild	N	↑	Same	↑		
Severe	Low	Same	↓	Same		
Combined NMT disorders						
Antibiotic-induced myasthenic syndrome	Low		↓	↓	−	−
Procainamide-induced myasthenic syndrome	Low		↓	↓	−	−

[a] 유기인 중독이 포함된다.

N, 정상; −, 없음; +, 약간 있음; ++, 뚜렷하게 있음; ↓, 감쇠반응; ↑, 약간 증가반응; ↑↑, 뚜렷한 증가반응; RD, 연속방전.

제 5 장

역자: 이광우
(서울의대 신경과)

침근전도검사*

침근전도검사(needle electromyography study)란 검사 대상 근육에 삽입하는 바늘을 통하여 근육 기능의 생리학적 및 병태생리학적 상태를 알 수 있도록 고안된 검사이다. 이 검사는, 최소 및 최대 수의 운동(minimal and maximal voluntary movement) 동안 운동단위(motor unit)의 작동을 조절하여, 바늘의 0.1 mm 직경으로 노출된 끝 부분을 통해 반경 1 mm 내의 5개에서 12개의 근육섬유(muscle fiber)에서 발생하는 활동전위(action potential)를 기록한다. 따라서 침근전도검사를 통하여 불안정해진 근육섬유막(muscle fiber membrane)이나 운동단위 영역의 확대 또는 축소에 의해서 발생하는 활동전위의 모든 변화를 기록하게 된다.

단극침과 동심성 침

침근전도검사에는 단극전극(monopolar electrode)과 동심전극(concentric electrode), 두 종류의 기록전극(recording electrode)이 있다. 동심전극은 중앙부에 활동 기록전극(active recording electrode)이 있으며 그 주변부로 기준전극(reference electrode)이 둘러싸고 있다. 단극침은 테플론으로 피복되어 활동 기록전극의 역할을 하는 노출된 끝부분과 따로 분리된 기준전극을 가지고 있으며 일반적으로 5 mm 직경의 표면전극이 사용된다. 두 침 간에는 물리적, 생리학적 차이점이 몇 가지 존재한다(표 5.1). 단극침은 테플론 피복으로 인해 환자에게 덜 고통스럽다. 전기적으로 덜 안정적이어서, 동심침에 비해 소리가 날카롭다. 날카로운 소리와 함께 활동기록전극과 기준전극 사이가 넓어 다소 기록 영역이 넓기 때문에, 잔떨림전위(fibrillation potential) 및 양성예파(positive sharp wave)를 검출해 내는 데 있어 동심침에 비해 더 예민하다.

운동단위전위(motor unit potentials; MUPs)의 차이가 가장 중요하다: 단극침으로 기록할 때 동심침에 비해 운동단위전위의 진폭이 더 크고 지속시간도 더 길다. 단극침의 운

* 다양한 침근전도검사의 파형과 그 특징적인 소리를 들려주는 한 개의 디스크가 이 책의 뒷표지 안쪽에 부착되어 있음.

표 5.1 단극침과 동심침의 물리적 생리학적 차이점

	Monopolar Needle	Concentric Needle
Pickup surface	2–3 times larger	Smaller
Recording area	Variable after repeated use[a]	Constant even after repeated use
Electrical stability	Less, hence noisier	
Sharpness	Sharper and less painful	Less sharp
Patient discomfort	Less painful	More painful
Sensitivity for recording spontaneous activity	Increased[b]	Decreased
CMAP		
Amplitude	1.5–2 times larger	Smaller
Area	1.5 times larger	Smaller
Duration	1.2 times longer	Shorter
Turns	1.2 times more	Fewer
Phases	1.2 times more	Fewer
Polyphasic MUPs (%)	1.5 times higher	Fewer

[a]이것은 테플론 피복이 손상되기 때문이다.
[b]한 연구는 동심침이 단극침보다 더 많은 곳에서 자발적 활동을 확인함을 보였다.
CMAP, 복합근육활동전위.

동단위전위의 진폭은 동심침에 비해 약 1.5배 정도 크기 때문에, 침근전도검사 시 두 침 중 어느 것을 사용하느냐에 따라 그 민감도 조절이 달라져야 한다: 휴식기의 자발전위 측정에는 동심침이 구획당 50 μV, 단극침은 구획당 100 μV, 운동단위전위 측정 시엔 동심침이 구획당 200 μV, 단극침은 구획당 500 μV의 민감도로 시행한다. 운동단위전위의 지속시간도 단극침이 동심침에 비해서 길기는 하지만 진폭에 비하면 그 차이가 두드러지지는 않는다. 따라서 두 침 간에 sweep 속도의 차이는 없다. 단극침이 동심침에 비해서 약 두세 배 정도 더 큰 기록표면을 가지고, 또한 기준전극에서 멀리 떨어져 있어 더 큰 검출 영역을 가진다. 그래서 더 멀리 떨어져 있는 운동단위도 신호에 기여하여 동심침보다 더 큰 진폭과 더 긴 지속시간을 보이게 된다. 일반적으로 미국에서는 단극침이 더 선호되고 유럽에서는 동심침이 더 널리 쓰인다. 버밍햄 소재 알라바마대학교의 우리 근전도검사실에서는 기본적인 침근전도검사에 단극침을 선호한다. 그러나, 반드시 동심침이 사용되어야 하는 두 가지 특별한 경우가 있다. 운동단위전위의 정량적 분석을 위해서는 동심침을 사용하는데, 이는 기존의 널리 쓰이는 정상 수치 자료들이 동심침을 사용하여 얻어졌기 때문이다. 또한 깊이 위치한 작은 근육의 운동단위전위를 따로 기록해야 할 경우, 인접한 근육들의 활동전위가 반영되지 않도록 동심침을 사용한다.

운동단위전위

동심침 또는 단극침을 통하여 기록된 활동전위는 **운동단위전위** 또는 **운동단위활동전위**(motor unit action potential; MUAP)라 한다. 최근의 연구를 통하여 150 × 580 μm의 기록표면을 가지는 동심침으로 기록된 운동단위전위의 극파(spike) 부분은 반경 1 mm

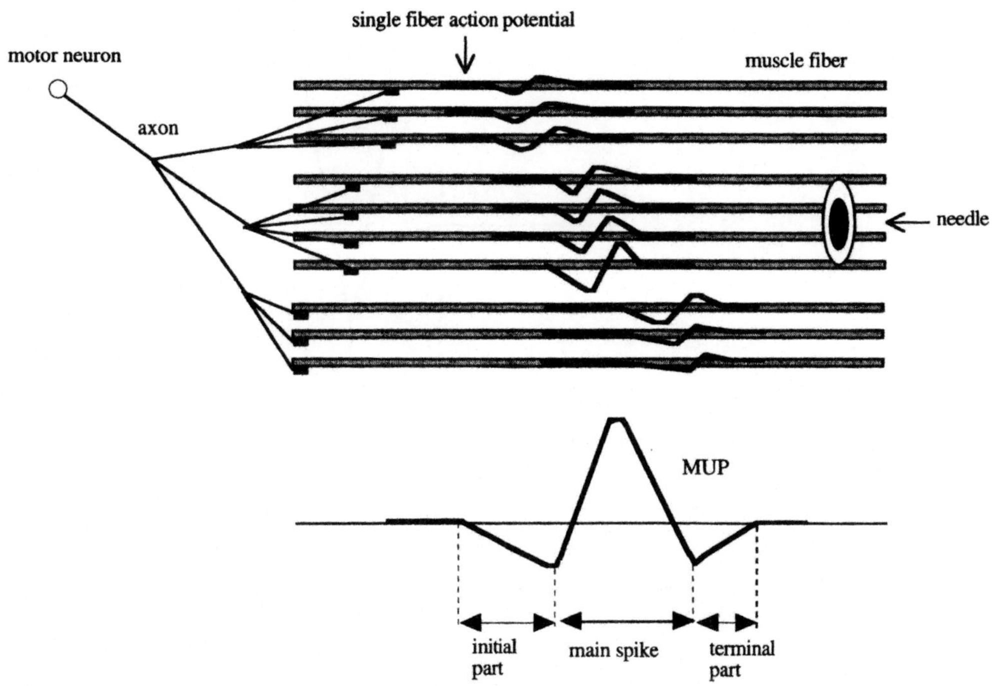

그림 5.1 동심침으로 기록되는 운동단위전위의 여러 요소에 단일섬유 활동전위의 기여.

내에 있는 5개에서 12개의 운동섬유에서 생성되며, 따라서 **운동단위전위는 한 운동단위에 있는 운동섬유들의 합산된 활동을 나타낸다. 그러나 한 개의 운동단위에 있는 모든 근육섬유의 활동이 반영된 것은 아니다.** 최소의 수의적 수축에는 문턱치가 낮은 작은 운동신경원들이 우선적으로 활성화되어 운동단위전위가 발생하기에(size principle), 1형 운동섬유가 운동단위전위의 생성에 주된 역할을 한다.

만일 전극이 운동 단위 영역 안에 있으면서 종판 구역 밖에 존재한다면 생성되는 운동단위전위는 처음과 마지막에 양성 부분, 그리고 그 사이에 중앙 부분 즉, 극파로 구성된다(그림 5.1). Stålberg에 의하면 처음 양성 부분은 운동단위 내 섬유의 활동전위의 많은 부분의 무리가 전극에 접근하며 발생하고, 처음 양성 부분의 지속시간은 전극과 종판 사이의 거리에 비례하여 증가한다. 이는 보다 더 긴 근육섬유를 따른 전도시간에 의해 설명된다. 극파는 전극에 가장 가까운 근육섬유들의 활동전위의 합이며, 아마도 정상 운동단위에서 15개 이하의 섬유로부터 발생한다고 보고 있다. 극파는 보통 한 개의 음성 꼭지점을 가지나 여러 개가 될 수도 있다. 마지막 양성 부분은 활동전위 무리들이 멀어지면서 발생한다.

운동단위전위의 거의 모든 인자들은 각각의 요소가 특정한 생리학적 역할을 반영하기 때문에 신경근육 질환의 진단에 도움이 된다(그림 5.2).

진 폭 진폭(amplitude)은 최고점에서 최저점까지로 측정된다. 운동단위전위의 진폭은 기록전극의 끝에 가장 가까이 위치한 근육섬유들의 활동전위의 합산을 일차적으로 반영한다. 따라

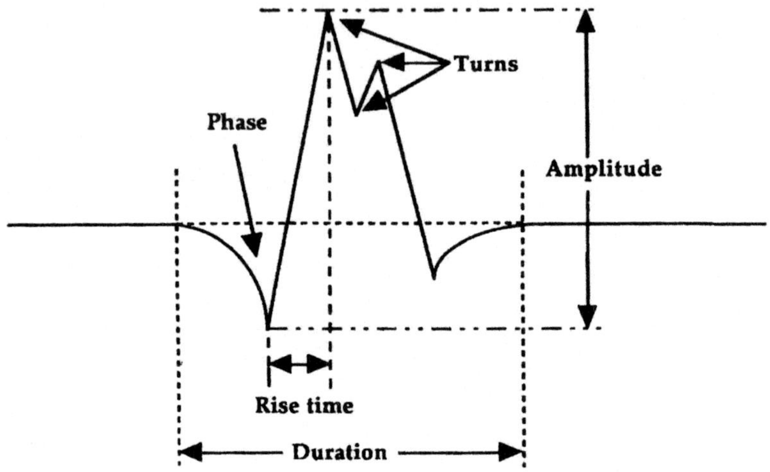

그림 5.2 운동단위전위의 여러 요소.

표 5.2 정상 운동단위전위(normal MUPs)[a]

Shape	Usually 2–3 phases; 4 phases are rare
Initial deflection	Any deflection
Duration	6–16 ms
Amplitude	0.5–5 mV with monopolar and 0.3–3.5 mV with concentric needle
Frequency	Depends on degree of effort; 4–5 Hz with minimal contraction to 20–50 Hz with maximal contraction
Sound	Sharp and crisp[b]
Key finding	Regular firing
Generator	Normal fibers near the tip of needle electrode
Significance	Normal

[a] 사지 근육들. 안면 근육에서 운동단위전위는 지속시간이 짧고 진폭이 작다.
[b] 기록침에 가까운 운동단위전위. 먼 운동단위전위의 소리는 둔탁하다.

서 이 인자는 가까이에 있는 근육섬유들의 숫자와 크기 및 그 활동전위들의 동시성에 의해서 결정된다. 정상인에 있어서 운동단위전위의 진폭은 최소의 변이로 비교적 일정한 수치를 보여주는데, 동심침에 의해서 측정했을 경우는 150 μV에서 3 mV를, 단극침에 의해서 측정했을 경우는 300 μV에서 5 mV 정도이다(표 5.2).

근육병증에 있어서 그 진폭은 정상이거나 감소하며 신경재분포(reinnervation), 특히 질환의 말기에 즉, 만성 탈신경의 경우 그 크기는 정상보다 증가하며 이는 큰 운동단위 영역을 반영한다.

상승시간

상승시간(rise time)은 처음 양성 최저점에서 바로 이어지는 음성 최고점까지의 시간으로 측정된다. 이것은 기록전극의 끝과 탈분극하는 근육섬유들 간의 거리를 나타내는 지표를 나타내며 상승시간이 짧을수록 운동단위는 더 가깝다. 상승시간은 한 운동단위전위가 진짜 근접 전기장(near-field)에 있는 운동단위전위로 인정되기 위해 500 μs 이하여야 한다. Stålberg에 의하면 이 권장 사항은 어떤 비판적인 논의에 근거한 사항은 아니며, 다소 긴 상승시간을 가진 운동단위전위도 역시 용인할 수 있다. 짧은 상승시간을 가진 운동단위전위는 날카롭고 힘 있는 소리가 특징이다. 따라서 소리의 특징이 짧은 상승시간을 가지는 운동단위전위를 인식하게 해주는 중요한 근거가 되는데, 만일 운동단위전위가 둔탁한 소리를 동반한다면 날카롭고 힘 있는 소리가 날 때까지 전극의 위치를 조정해야 한다. 그런 다음, 전위가 진폭이나 지속시간을 측정하기에 적합 여부를 판단하기 위해 상승시간을 측정한다.

지속시간

지속시간(duration)이란 운동단위전위에 있어서 기준선으로부터 처음 생기는 편향 부분부터 마지막으로 기준선으로 돌아올 때까지의 시간을 가리킨다. 결국 우리는 처음 부분부터 주 극파, 그리고 전위의 마지막 부분까지의 전체 지속시간을 측정하고 있다. 이 값은 검사침의 끝부분에 가까운 근육섬유들뿐만 아니라 멀리 있는 섬유의 탈분극에도 영향을 받는다(그림 5.1). 정상 운동단위전위의 극파가 전극에 가장 가까운 1개에서 8개의 근육섬유에 의해 결정되는 데 반해, 운동단위 내의 대부분의 근육섬유, 적어도 전극으로부터 반경 2.5 mm 이내에 존재하는 것은, 서로 동등하게 지속시간의 처음과 마지막 부분에 기여한다. 따라서 진폭의 경우와는 달리 지속시간은 멀리 있는 근육섬유에 의미 있게 영향을 받는다. Stålberg에 의하면 이 지속시간은 운동단위의 제한된 영역 안에서 탈분극하는 근육섬유의 숫자를 보다 더 반영한다. 정상인에 있어서 연속된 활동전위의 발생(firing) 동안 약간의 변이를 가지고 상대적으로 일정하다. 따라서 측정하기 전에 일정한 운동단위전위를 잡아내려고 노력하는 것이 중요하다. 이는 지연선(delay line)을 두고 운동단위전위를 겹쳐놓음(superimposing)으로써 가능하다. 일부 근전도 검사 기기는 10개 내지 20개의 운동단위전위의 지속시간을 평균할 수 있다. 이 값은 근육병증과 탈신경 과정을 구별하는 데 가장 중요한 값이다. 근육병증의 운동단위전위의 지속시간은 탈신경 과정에서보다 짧다. 근육병증에서는 근육섬유의 괴사에 의해 운동단위 내 일부 섬유들이 기능을 할 수 없어 먼 근육섬유들의 활동이 기록되기 어렵게 된다. 결국 운동단위전위의 처음과 마지막 부분이 기록이 되지 않아 짧은 지속시간을 갖는 운동단위전위가 된다. 탈신경 과정에서는 탈신경된 근육섬유가 살아 있는 다른 운동신경원에 의해 재지배되어 한 운동단위의 더 많은 섬유가 활성화되므로, 운동단위전위의 총 지속시간과 진폭은 증가한다.

위 상

위상(phase)이란 기준선을 가로 지나가는 전위의 꼭지점 갯수를 가리킨다(기준선 교차 수에 1을 더한 값). 운동단위전위의 모양은 각 단일섬유활동전위의 동시화(synchronization) (혹은 시간적 분산; temporal dispersion)를 반영하며, 운동단위당 근육섬유 밀도와 섬유 직경의 차이에 따라 영향을 받는다. 운동단위전위 위상의 개수는 근육섬유 활동전위의 동시성(synchrony)에 의해 주로 결정된다. 정상 운동단위에서는 단일 근육섬유의 활동전위가 전극까지 도착하는 데 걸리는 시간이 대체적으로 일정하여, 부드러운 이상 또는 삼상의(bi- or triphasic) 운동단위전위 모양을 나타낸다. 단일섬유 전위들이 일정하게 퍼져 여러 분리된 그룹이 되거나 시간적 분산이 커지면 위상 수는 증가한다. 5개 이상의 위상을 가지는 운동단위전위를 **다위상적(polyphasic)**이라 한다. 정상 근육들에서 12%까지 다위상 운동단위전위가 있음이 보고되었다. 반정량적 분석에 있어 우리는 운동단위전위의 20%를 "증가된 다위상 운동단위전위(increased polyphasic MUPs)"의 기준으로 삼는다. 다위상 운동단위전위 비율은 근육병증과 탈신경 과정에서 증가한다. 위상 수의 증가는 신경재지배 과정이나 근육병증의 초기에 좋은 지표가 됨이 확인되었다. 근육병증에서 다위상 운동단위전위는 짧은 지속시간과 작은 진폭을 가지는 반면에, 탈신경에서는 긴 지속시간과 큰 진폭을 보여준다.

전 환 전환(turn)은 근전도검사 시, 두 개의 연속된 꼭지점의 진폭 차이가 50 μV 이상 차이 나는, 신호의 기울기 방향(부호, sign)의 변화로 정의된다. 그래서 한 위상에 여러 전환들이 있을 수 있다. 근전도검사에서의 위상은 위상이 전환으로 받아들여지는 뇌파검사의 그것과는 다르다. 운동단위전위가 5개 이상의 전환을 가지고 있을 때 "**복합성**(complex)"이라 불리는데, 이 전환의 생리학적, 병태생리학적 중요성은 위상의 그것과 비슷하다. 보통 운동단위전위의 분석에는 전환이 사용되지 않지만, 운동단위전위의 자동화된 간섭분석(automated interference analysis)에서는 보다 흔히 이용된다.

변이성 정상적인 근육의 한 개의 운동단위에서 연속적으로 나오는 운동단위전위의 모양은 비교적 안정적이다. 일상적인 근전도검사 시 단지 진폭에서의 많은 변이만 관찰될 수 있다. 형태가 변동되는 것은 운동단위전위로 유발되고 이를 지연시켜 표현하는 방법(triggered and delayed display)을 통하여 볼 수 있으나 이를 정량화하기는 어렵다. 1994년 Stålberg 등은 운동단위전위의 변이성(variability)을 정량적으로 분석할 수 있는 컴퓨터 기술을 소개한 바 있는데, 정상 대상에서 3초 내 진폭의 절대적 변화는 0~28%(평균 5.8±7.4%)였다. 중증근무력증과 같은 신경근육전달 질환인 경우 각각 단일근육섬유활동전위 간의 jitter와 차단(blocking) 때문에 운동단위전위 모양에 큰 변이성이 있다. 드물지 않게 이 변이성은 육안으로 관찰될 수 있다. 운동단위전위는 만성 신경인성 질환보다 초기 신경재지배에서 더 불안정하여, 운동단위전위의 변이성을 만든다. 변이성은 근육위축가쪽경화증과 신경 손상 후 초기 신경재지배에서 관찰될 수 있다.

운동단위전위 인자에 영향을 주는 비생리적인 요소

침의 형태 이는 이미 위에서 기술되었다. 동심침과 단극침 간의 가장 중요한 차이는 운동단위전위의 진폭인데, 단극침에서 동심침에 비해 진폭이 약 1.5배 정도 크며 지속시간의 차이는 그리 중요하지 않다.

침의 위치 운동단위전위의 분석에 있어서 검사침 가장 가까운 근육섬유들에서 발생되는 운동단위전위를 찾는 것이 가장 중요하다. 검사침 끝에서 멀리 있는 근육섬유에서 발생되는 운동단위전위는 둔탁한 소리를 내며 긴 상승시간을 보이나, 가까이 있는 근육섬유에서 발생하는 운동단위전위는 날카로운 소리를 내며 500 μs 이하의 상승시간을 가진다. 검사침의 아주 작은 위치 변화도 운동단위전위의 진폭에 크게 영향을 준다. 검사침 끝이 탈분극하는 근육섬유에서 0.12 mm 떨어져 있는 경우 진폭은 약 50%까지 감소하며, 1 mm에선 놀랍게도 90%까지 진폭이 감소한다. 따라서 정확한 운동단위전위의 진폭을 정확하게 측정하기 위해 검사침의 위치를 조심스럽게 조작하여 최고의 진폭을 얻어야 한다.

운동단위전위와 다른 근전도 전위에 영향을 주는 생리적 요소

체 온 체온이 내려감에 따라 운동단위전위의 진폭과 지속시간은 증가한다. 운동단위전위의 지속시간은 체온의 1°C 감소당 5~10% 정도 상승되며 진폭 역시 또한 체온 감소에 의해 증가됨이 알려져 있다. Buchthal 등은 낮은 체온에서는 다위상 운동단위전위의 수도 또한 증가하는 것을 확인했다. 이런 사실에 기초하여 Stålberg 등은 가능하다면 근육 내 온도가 통제되어야 한다고 권장하였다. 이는 운동단위전위의 각 인자를 순차적이고 정량적으로 분석하게 될 경우 결정적인 요소이다. 그러나 매일 실제 검사에서 운동단위전위 인자의 변화가 임상적으로 의미를 가지기엔 미미하고, 대부분 분석이 반정량적 자료로 이루어지므로 온도 조절은 추천되지 않는다. 이와 연관하여 더 중요한 것은 잔떨림전위(fibrillation potential) 및 양성예파(positive sharp wave)의 경우는 심하게 찬 경우 기록이 잘 안되므로, 이들의 적절한 기록을 위해서 안락한 검사실 대기 온도에서 침근전도검사를 시행하는 것이 중요하다. 찬 데서 감소하거나 사라지는 잔떨림전위 및 양성예파와 달리, 근육긴장방전(myotonic discharge)은 낮은 온도에서 보다 증강될 수 있다.

근 육 정상인에서 운동단위전위의 지속시간은 어떤 근육이 검사되는지와 신경지배 비율(innervations ratio)에 따라 다양하다. 일반적으로 작은 근육은 짧은, 큰 근육은 긴 운동단위전위의 지속시간을 갖는다(예를 들어 안근은 1~2 ms 정도, 대퇴사두근육은 8~14 ms의 지속시간). 따라서 안근이나 얼굴근육과 같은 작은 근육들에서 근육병증 여부를 판단할 때, 이들은 사지근육에 비해서 짧아 보이기에, 극도로 주의해야 한다. 일반적으로 하지 근육이 상지 근육에 비해 약간 더 긴 지속시간을 갖는 경향이다.

나 이 운동단위전위 인자에 있어 가장 중요한 생리학적 요소는 나이이다. 운동단위전위의 진폭과 지속시간은 나이에 따라서 증가한다. 일반적으로 운동단위전위의 지속시간은 출생 시부터 70대까지 약 60% 정도 증가하며, 첫 10세 이전에 가장 두드러진 증가를 보인다. 그 이후 10대부터는 70대에 이르기까지 꾸준히 증가한다. 반면에 Bishoff 등은 20세에서 55세까지는 두드러진 평균 지속시간의 증가가 없으며, 55세 이후에 다소 증가하는 경향이 있다고 보고하였다. 운동단위전위의 진폭은 3세부터 20세까지 약 33% 정도 증가하며 그 이후에는 일정하다. 출생 시부터 3세 아이까지 정상 운동단위전위의 진폭은 100 μV에서 700 μV 정도이며, 동심침으로 측정할 경우 1000 μV보다 큰 경우는 드물었다. 다위상 운동단위전위의 비율 또한 영아기에서 성인기 사이에 증가하는데, 새끼벌림근(abductor digiti quinti)과 위팔두갈래근(biceps muscles)에서 영아기 0.6%에서 성인기의 2.5%로 증가한다. 환자의 나이는 또한 일부 근육 검사 시 잔떨림 현상을 관찰하는 데 있어서 중요한 요소로 간주되어야 한다. 가령 내재족근육(intrinsic foot muscles)에서 16~70세 대조군의 15~29%에서 잔떨림전위나 양성예파가 관찰되어 나이가 중요한 요소가 되지 않으나, 척수옆근육에서는 나이가 중요하다. Date 연구에서 30세 이하의 대조군에서 L4, L5, 그리고 S1 척추옆근육에서 잔떨림전위이나 양성예파가 관찰되지 않으나, 40세 이상에서는 대조군에서도 약 32%에서 잔떨림전위나 양성예파가 관찰된다. Nardin은 연령과 비정상적 자발전위의 이환율 사이의 강한 양의 상관관계를 확인하였다. 양성예파는 39세 이하의 22명 중 2(9%)에서 있었으나, 40세 이상에서는 잔떨림전위와 양성예파가 58%에서 있었다.

침근전도검사의 요구사항

환자의 협조 성공적인 침근전도검사의 가장 중요한 요구 조건은 검사의 처음부터 끝까지 환자의 협조이다. 안정기에 비정상적인 자발전위를 얻어내기 위해서 근육은 완전히 이완되어야 한다. 운동단위전위의 다양한 인자들을 확인하기 위해서 각각의 운동단위전위가 분리되어야 하며, 참된 간섭양상(interference pattern)을 얻기 위해서 최고의 근육 수축이 필요하다. 검사의 침습성 때문에 침근전도검사는 통증을 유발하고 환자의 완전한 협조가 항상 보장되지는 않는다. 그러나 일반적으로 성인은 이 검사를 잘 참아낸다. 소아는 통증 때문에 만족할 만큼 근전도검사를 완료하기 불가능한 것이 일반적이다. 이것은 소아 근전도검사의 분명한, 그러나 어쩔 수 없는 한계이다. 환자로부터 최고의 협조를 얻어내기 위해 검사를 시작하기 전에 가장 쉬운 용어를 사용하여 검사의 과정을 미리 설명하는 것이 중요하다.

환자의 문제에 대한 정확한 임상적 평가 성공적인 침근전도검사를 수행하기 위한 두 번째 중요한 요구조건은 환자의 문제에 대한 검사자의 정확한 임상적 평가이다. 신경전도검사나 반복신경자극검사의 경우 비교적 표준화된 방법과 정상적인 수치가 잘 정립되어 있다. 그러나 침근전도검사의 경우 결과는 검사자의 임상적 기술적 경험에 크게 의존한다. 실제 근전도검사를 시행하기 전에 환자의 병력과 검사 결과에 의거하여 검사자는 잠재적인 진단을 가져야 하며, 가능한 감별진단들을 고려해야 한다. 그런 다음에 검사자는 어떤 근육을 검사할지, 검사 동안 찾아볼 것이 무엇인지를 결정할 수 있다. 이런 측면에서 일반적으로 우린 다음과 같은 지침을 권장한다: (1) 가장 이상이 있을 것 같으면서 중요한 임상적 정보를 주는 근육을 먼저 검사하고(예를 들어 척추신경병증에서의 척추옆근육, 근육병증에서의 몸쪽 근육), (2) 임상적으로 가장 많이 침범된 근육을 먼저 검사하고 이어서 가장 영향을 많이 받는 근육을 선택하여 검사한다. 이는 가장 임상적으로 많이 침범된 근육에서 이상을 보여줄 가능성이 가장 높기 때문이다. 이 규칙에 대한 예외는 근위축이 말기까지 진행한 근육이다. 이 근육들에선 광범위한 섬유화로 질환을 반영하는 이상소견을 근전도검사에서 얻기가 종종 불가능하기 때문이다. 검사 진행 중 검사자는 언제든지 검사 중 보이는 소견에 따라 검사 전략을 바꿀 준비가 되어 있어야 하며, 일단 검사가 완료되면 그 근전도검사 소견은 임상적인 소견의 바탕 위에서 해석되어야 한다. 왜냐하면 어떤 근전도 소견도 특정 질환에 질병특유적(pathognomonic)이지 않기 때문이다. 이러한 이유들로 침근전도검사를 시행하기 전 임상적인 문제점을 면밀히 검토하고 주의 깊은 신경학적 검사를 시행하는 것이 중요하다.

지연선과 지속시간의 측정 운동단위전위의 여러 인자들이 침근전도검사 소견의 이상을 평가하는데 중요하다. 이런 여러 인자를 측정하기 위해서 다른 여러 운동단위전위로부터 한 개의 운동단위전위를 분리하고, 그 형태의 일관성을 확정하는 것이 중요하다. 이 목적을 위해 근전도 기기는 **지연선(delay line)**이라는 것을 사용한다. 이런 식으로 모든 운동단위전위가 나타날 때마다 화면상에서 일정한 위치에 기록될 수 있다. 이를 통해서 원하는 만큼의 활동전위를 얻어낼 수 있으며 짧은 시간 안에 운동단위전위의 여러 인자들에 대해서 측정할 수 있다. 따라서 지연선은 침근전도검사상 운동단위전위의 정량적 분석에 있어서 가장 중요한 요소인데, 운동단위전위의 반정량적 분석을 위한 바람직한 도구이다. 일단 한 개의 운동단위전위가 분리되면, 근전도검사 기기상에서 자동화된 방식이든 혹은 직접 수동적 방식이든 지속시간의 전기적 측정이 가능해야 한다.

침근전도 검사술기

1. 가장 단순한 용어를 사용하여 환자에게 검사 진행 과정에 대한 설명을 한다. 침근전도검사는 통증을 유발시키며 검사 진행 과정 중 환자의 협조가 전적으로 필요하기에 가장 쉬운 용어를 사용하여 환자에게 진행 과정에 대해서 설명하는 것이 중요하다. 우리 버밍햄 소재 알라바마대학교의 검사실에서는 다음과 같이 침근전도검사에 대해서 설명한다: "알콜로 피부를 닦고 아주 얇은 바늘을 검사할 근육에 직접 삽입하겠습니다. 근전도검사는 근육이 명령에 어떻게 반응하는지 보여줍니다. 바늘을 삽입할 때 삽입 위치의 통증 민감도에 따라 당신은 어느 정도 통증을 느낄 것입니다" 특히 척추옆근육 검사 시에는 바늘이 척추강 안으로 들어가지 않고 근육에만 들어감을 설명하는 것이 중요하다. 또한 바늘을 통하여 어떤 물질도 안으로 주입되지 않음을 이해하도록 분명히 해야 한다.

2. 검사자와 환자 모두가 이완되고 편안한 자세를 취할 수 있도록 환자를 위치시켜라. 보통 침근전도검사는 환자가 바로 누워 있는 자세에서 가장 잘 수행된다. 검사할 신체 부위에 따라서 환자는 검사 근육을 가장 잘 이완시킬 수 있는 자세를 취하게 된다. 이에 대해 정형화된 규칙은 없으나 숙련된 검사자에게서 배우든 혹은 경험을 통하여 배워야 한다. 경추 및 요추 척추옆근육의 검사를 위해서는 검사할 척추옆근육이 위로 가는 방향으로 환자가 옆으로 누워 태아 자세(fetal position)를 취하는 것이 좋다.

3. 일단 검사진행과정에 대해서 설명이 이루어지고 환자가 환자 본인이나 검사자에게 편안한 자세로 위치하게 되면, 검사침을 검사할 근육에 빠르게 단번에 삽입한다. 이러한 방법이 환자에게 덜 고통스럽다. 침근전도검사를 시행하는 데 필요한 해부학적 안내를 위해 몇 권의 소지하기 편한 참고서적이 있다. 검사할 정확한 근육의 위치에 대해 의문이 생기면 이런 참고서적을 보는 것이 좋다.

그러나 검사침의 위치를 분명히 확인하는 것이 항상 중요하다. 이를 위해 검사자는 환자에게 검사할 근육을 약간 움직이도록 하고, 이때 짧고 날카로운 소리가 나면 검사침이 검사할 근육에 제대로 위치했다는 것을 확인할 수 있다.

4. 일단 검사침이 근육에 삽입되고 나면 서로 다른 사등분 근육 체적의 다양한 깊이로 검사되어야 한다(그림 5.3). 이렇게 함으로써 근육에서 다양한 운동단위전위를 무작위로 선택하는 것이 보장된다. 근육의 크기 및 근전도검사의 이상 정도를 고려하여 검사자는 한

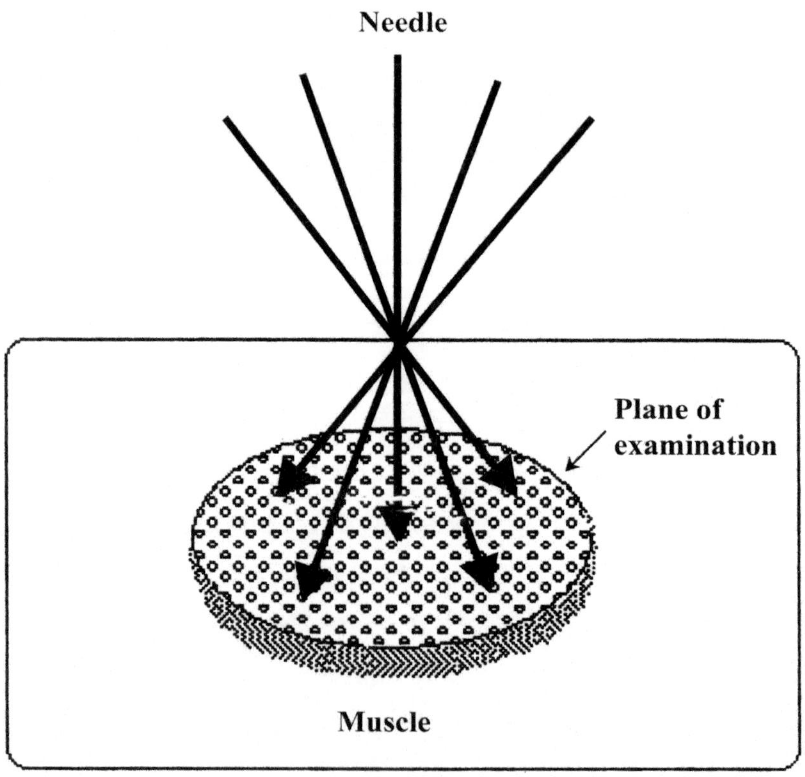

그림 5.3 근전도 침 검사 동안 침전극으로 찌른 한 부위에서 추천되는 침의 위치.

근육에 얼마나 많이 침을 찌를 것(needling)인지를 결정해야 한다. 근전도검사상 "정상"이라고 판단하기 전에 한 근육에 적어도 두 번 정도 침을 찌르는 것이 권장된다.

침근전도검사

침근전도검사는 세 부분으로 이루어진다: 안정기에서 관찰하는 단계, 최소 수의 근수축시 운동단위전위의 관찰, 최고 수의 수축시 운동단위전위들의 동원패턴. 침근전도검사 시 다양한 파형을 가장 잘 얻기 위해 각 부분 검사 시행마다 근전도검사기기 설정은 다르다(표 5.3).

표 5.3 전형적인 침근전도검사 기기의 설정

	At Rest	Minimal Contraction	Maximal Contraction	Quantitative MUP Analysis[a]
Sweep velocity (ms)	10	10	100	10
Sensitivity (μV)				
Monopolar	100	500–1000	1000	
Concentric	50	200–500	500	100
Filter				
High (kHz)	10	10	10	10
Low (Hz)	2–20	2–20	2–20	2
Audio	On	On	On	On
Delay line	Off	On	Off	On

[a] Buchthal의 방법.

휴식 시의 근육활동 운동단위전위가 생성되지 않기 때문에 정상적인 근육은 조용하다. 자발전위를 충분히 검사하기 위해서는 근육이 완전히 이완되어야 한다. 가끔 검사침으로 통증이 유발되기에 완전한 근육 이완이 쉽지는 않다. 숙련된 근전도 검사자는 근육을 완전히 이완시키기 위해서 근육마다 자신만의 방법을 가지고 있다. 일반적으로 첫째, 환자가 완전히 편안한 자세로 위치한다. 예를 들어 요추 침근전도검사에 있어서 환자는 검사할 부위 반대편을 바닥에 대고 누워 요추천자 자세를 취한다. 둘째, 단순히 환자에게 "근육에 힘을 빼라" 혹은 "이완하라"라고 지시하기보다는 구체적인 지시를 한다. 예를 들어 요추 침근전도검사에 있어서 검사자는 환자의 등 쪽에 앉아, 환자에게 손을 복부에 대고 "배를 나에게로 밀어라"라는 지시를 할 수 있다. 또한 팔다리를 부드럽게 만진다거나, 들어 옮겨 위치를 조정함으로써 근육의 이완을 도울 수 있다. 간혹 길항근을 가볍게 수축시켜 근육을 이완시킬 수 있다. 예를 들어 경추 척추옆근육을 검사할 때 검사자는 환자로 하여금 환자의 턱 밑에 놓은 검사자의 주먹 위에 가볍게 기대라고 지시할 수도 있다. 간혹 긴장한 어른이나 어린이에게 약물 투여가 필요하기도 하다. 성인에게 검사 30분 전에 바륨(Valium) 5 mg을 경구로 투여할 수 있으며 소아에게는 검사 30분 전에 chloral hydrate를 체중 kg당 60 내지 70 mg을 추천한다. 침근전도검사는 신경전도검사 이후에 소아가 처음보다는 좀

표 5.4 삽입활동

Increased insertion activity (hyperexcitable muscle membrane)
1. Abnormal spontaneous potentials (fibrillation, positive sharp waves, myotonic potentials, or complex repetitive discharges) are present

Decreased insertion activity (decreased muscle membrane irritability)
1. Fibrosis of muscle
2. Fatty replacement of muscle
3. Periodic paralysis during paralysis[a]
4. McArdle's disease during contracture[a]
5. Rippling myopathy[a]

[a] "Silent MUPs": 운동단위전위가 생성되지 않는다.

깨어난 때에 시행한다. 또한 혀근육에 침근전도검사를 시행할 경우 xylocaine 젤을 국소적으로 사용하여 국소 마취효과를 얻는다.

삽입활동과 자발전위는 안정상태에서 검사한다. 삽입활동은 검사침의 삽입에 반응하는 근육막의 전기적 반응이다. 정상인에서 삽입활동은 검사침이 멈추자마자 함께 사라진다. 검사침의 움직임이 정지한 후에도 삽입활동이 지속적이면 "**증가한 삽입활동**(increased insertional activity)"이라고 표현한다. 따라서 비정상적인 자발활동이 있을 때 삽입활동은 보통 증가한다. 가끔 비정상적인 자발활동이 분명히 기록되지 않을 정도로만 삽입활동이 증가하는 경우도 있다. 삽입활동의 증가는 근육에 비정상적인 자발전위의 존재를 시사하는 일반적인 첫 근전도적인 단서이다(표 5.4). 따라서 일단 삽입활동이 증가되어 있을 경우 검사자는 비정상적인 자발전위를 발견하기 위해 더 길게 검사하고 여러 군데를 침근전도검사해야 한다. 검사침이 움직임에도 불구하고, 근육이기보다는 마치 지방층이나 결체조직인 것처럼 삽입활동이 유발되지 않는다면 삽입활동이 "**감소되어**(decreased)" 있다라고 기술한다. 그러나 삽입활동이 감소되어 있다고 결론내리기 전에 검사자는 검사침이 근육에 위치하고 있으며 피하 지방층에 위치하고 있지 않다는 것을 확실히 해야 한다. 잔떨림전위나 양성예파, 근육잔떨림방전(myotonic discharge) 등 비정상적 자발전위 없이 삽입활동만 증가되어 있는 경우는 임상적으로 의미 없다. 반면에 삽입활동이 감소되어 있는 경우는 임상적으로 중요한 것인데, 이는 근육의 섬유화 또는 지방 조직으로 대체된 결과를 시사하기 때문이다. 근육의 전기학적 고요는 주기성 마비 질환의 마비, 맥아들병(McArdle's disease)에서 구축(contracture), "잔떨림근육병(rippling myopathy)"의 잔떨림(rippling), 그리고 브로디병(Brody disease)의 구축에서도 볼 수 있다. 삽입활동이 감소되어 있다고 하더라도 잔떨림전위나 양성예파 같은 비정상적 자발전위가 드물긴 하나 나타날 수 있다는 점을 기억해야 한다. 그러므로, 서로는 상호 배타적인 것이 아니다.

자발전위라 함은 검사침의 움직임을 중지했음에도 불구하고 쉽게 기록할 수 있을 정도로 충분히 지속되는 모든 활동으로 정의된다. 정상적으로 관찰되는 두 가지 자발전위가 있다. 종판에서 일어나는 종판잡음(end-plate noise)과 종판극파(end-plate spike)이다. 이런 정상적인 자발전위가 관찰되는 경우, 특히 종판극파의 경우, 환자는 보통 저림감이라든가 통증을 느끼게 된다. 그들의 소리와 모양은 쉽게 명백하게 인식할 수 있을 만큼 특

표 5.5 종판잡음

Shape	Monophasic low-amplitude potentials with initial negative deflection in a dense steady pattern
Initial deflection	Negative
Duration	0.5–1 ms
Amplitude	10–20 μV (may go up to 100 μV)
Frequency	Continuous irregular noise; difficult to distinguish each potential
Sound	Sound of seashell held to the ear; "seashell roar" or "noise"
Key finding	Irregular low amplitude "seashell" noise localized to the end-plate area; the patient sometimes feels "pain"
Generator	Extracellular recording of "spontaneous miniature end-plate potentials"
Significance	Normal

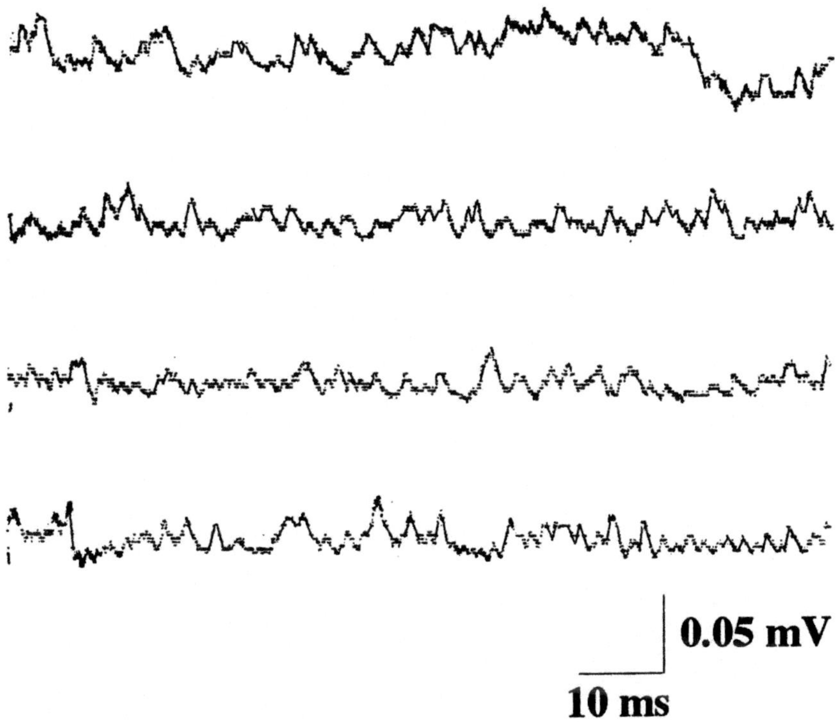

그림 5.4 최초음성비뚤림(initial negative deflection)의 낮은 진폭의 단상성(monophasic) 전위인 종판잡음.

징적이다. 종판잡음은 불규칙, 지속적, 저전압성의 짧은 지속시간의 파형으로서 소위 "조가비소리(sea-shell sounds)"를 내고 "두터워진 기준선 모양(thickened baseline appearance)"을 가지며, 자발적 소형종판전위(miniature end-plate potentials)를 반영한다(표 5.5, 그림 5.4). 종판극파(신경전위; nerve potential)는 불규칙적으로 발산하는 짧은 극파로서 후라이팬에 지방이 지글지글 튀는 것과 같은 소리를 낸다(표 5.6, 그림 5.5). 이러한 정상적인 자발전위를 인식하는 가장 중요한 기준은 이들이 공통적으로 처음 부분이 음성으로 휘는 (즉, 위로)(initial negative deflection) 모양을 보이며, 반대로 비정상적인 자발전위의 경우 초기 양성 접힘현상(initial positive deflection)을 보인다는 점이다. 따라서, 한 가지 기억해야 할 중요한 규칙은 초기 음성 접힘을 보이는 어떠한

표 5.6 종판극파

Shape	Biphasic potential with initial negative deflection
Initial deflection	Negative
Duration	2–4 ms
Amplitude	100–300 μV
Frequency	Rapid irregular firing at 50–100 Hz
Sound	"Sputtering fat in a frying pan"
Key finding	Biphasic potentials with initial negative deflection and a distinct sound localized to the end-plate area; the patient usually feels distinct pain
Generator	Mechanical activation of an intramuscular nerve terminal with secondary discharge of muscle fibers
Significance	Normal

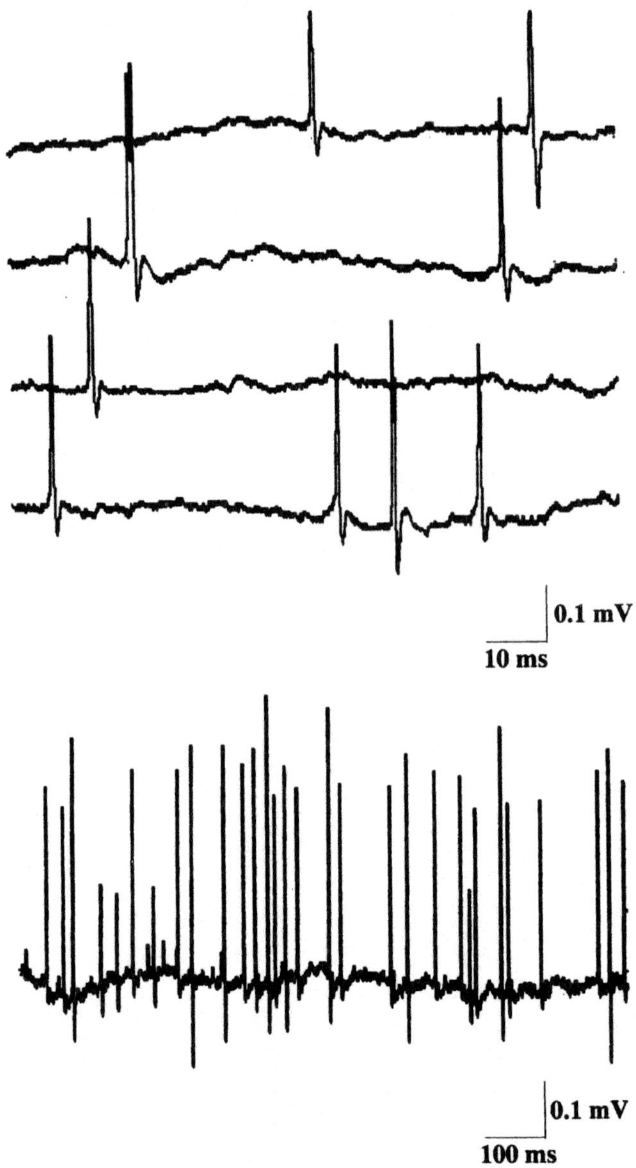

그림 5.5 최초음성비뚤림(initial negative deflection)이 있으며, 불규칙하게 발산하는 종판극파. 기저선으로 있는 종판잡음을 확인하시오.

자발전위도 "비정상으로" 간주해서는 안 된다.

안정기에 찾아보아야 할 6가지의 비정상적인 자발전위로 잔떨림전위(fibrillation), 양성예파(positive sharp wave), 근육다발수축(fasciculations), 근육잔떨림방전(myokymic discharge), 복합연속방전(complex repetitive discharge), 그리고 근육긴장방전(myotonic discharge)이 있다. **검사침을 움직일 때마다 비정상적인 자발전위를 관찰하기 위해서 충분히 검사침을 멈추고 있는 시간이 필요하다.** 잔떨림전위나 양성예파의 경우는 1~2초 정도의 멈춤이면 충분하다. 근육다발수축의 경우 이 시간은 충분하지 못해 더 길어야 하며, 간혹 10~15초 정도의 시간이 필요한 경우도 있다. 경험이 충분치 못한 검사자들은 검사침을 움직일 때마다 중간에 멈추어 있는 시간이 너무 짧은 경우가 많아 잔떨림전위라든가 양성예파, 근육다발수축과 같은 비정상적 전위를 놓치게 되는 가장 흔한 기술적 오류이다. 이런 비정상적 자발전위는 안정기에 나타나지만, 검사침을 움직인다든가 손가락으로 가볍게 두르려 줌으로써 비정상적 자발전위를 유발하거나 강화시킬 수도 있다. 더 경미한 경우에는 비정상적 자발전위가 검사침을 움직인다든가 근육을 손가락으로 가볍게 두드려 주어야만 유발되는 경우도 있다. 따라서 잔떨임전위나 양성예파를 유발하기 위해서 검사침을 흔들거나, 삽입한 곳 주위로 움직인다던가 근육을 손가락으로 가볍게 두드려 보는 것도 중요하다. 또한 비정상적 자발전위는 특정 영역에서 더 잘 나오기도 하는데, 특히 경미할 때 그러하다. 따라서 검사자는 최종 결론을 내리기 전에 한 곳 이상을 검사해야 한다.

최소 수의 수축에 따른 운동단위전위 근육의 수의적 활동은 수의적 근육 수축의 약한, 중간, 그리고 최고도의 수축 3단계로 평가한다. 약한 수축에는 보통 4~5 Hz로 발생하는 몇 개만의 운동단위전위가 관찰된다. 이 운동단위전위들은 앞서 언급되었듯이 먼저 동원되기에 상대적으로 작은 진폭을 가진다.

모든 운동단위전위들이 침근전도검사에 적합한 것은 아니다. 일단 검사침이 근육 안에 삽입되게 되면 검사침 끝이 운동단위전위를 발생시키는 근육섬유들에 최대한 가까이 위치해야 한다. 멀리 있는 운동단위전위는 진폭을 비롯하여 인자값들이 다르기 때문에, 검사침 끝에서 발생한 진짜 가까운 전기장의 운동단위전위(near-field MUP)가 분석의 대상이다. 전위를 발생시키는 근육섬유가 검사침에 가까워짐에 따라 운동단위전위의 소리는 날카로워지고 힘 있어지며 진폭은 증가하고 그 지속시간은 짧은 상승시간을 가지면서 줄어든다. **진짜 가까운 전기장의 운동단위전위는 날카롭고 힘 있는 소리와 함께 짧은 상승시간(일반적으로 <500 μs)로 확인할 수 있다**(그림 5.6). 반면, 멀리 있는 운동단위전위는 특징적으로 둔한 소리가 나며 더 긴 지속시간을 갖고 느린 상승시간을 갖는다(일반적으로 >500 μs).

운동단위전위의 여러 가지 인자들이 이상소견을 평가하는 데 중요하기 때문에, 다른 여러 운동단위전위로부터 한 개의 운동단위전위를 분리하는 것이 중요하다. 이것이 항상 쉬운 것은 아니나 전극의 정교한 조작 및 환자의 조심스럽게 조절된 수의적 수축 등을 통하여, 지연선이 없어도, 단일 운동단위전위의 분리가 가능하다. 현대의 근전도검사 기기에서 흔하게 이용 가능한 지연선의 추가적인 도움으로, 이 작업은 보다 쉽게 된다. 일단 한

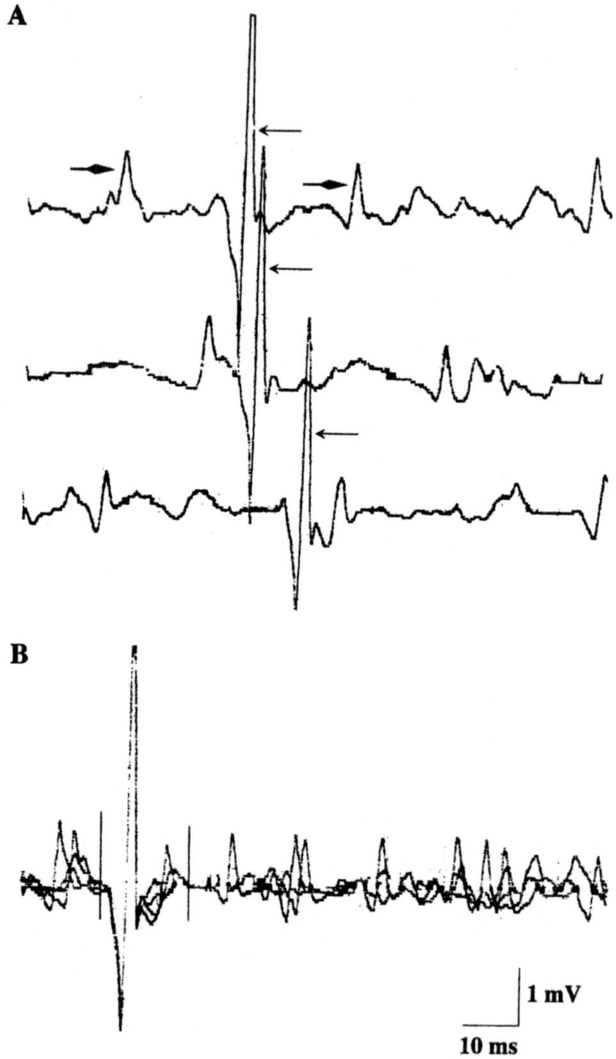

그림 5.6 기록전극에 가까운 전기장(near-field)의 운동단위전위 및 먼 운동단위전위. A. 가는 화살표가 가까운 전기장의 운동단위전위를 가리킨다. 빠른 상승시간을 확인하시오. 두꺼운 화살표는 먼 운동단위전위를 가르킨다. B. 가까운 전기장 운동단위전위 하나가 트리거 점으로 분리된다. 지속시간은 두 개의 수직선으로 표시되어 있다. 먼 운동단위전위들이 무작위로 발산하는 것을 보시오.

개의 운동단위전위가 분리되면, 상승시간, 위상, 진폭, 그리고 지속시간을 분석할 수 있도록 그 운동단위전위를 화면에 고정시키거나(freeze) 저장하는 것이 중요하다. 일부 신경근전도 검사기기들은 자동으로 운동단위전위를 분석할 수 있는 기능이 있지만, 이런 자동화된 분석이 항상 정확한 것은 아니며 필요하다면 그 정확도를 평가해서 항상 측정된 값들을 보정할 준비가 되어 있는 것이 보다 안전하다.

특정한 임상적 문제에 대한 답을 얻기 위해 적당한 개수의 운동단위전위가 얻어져야 한다. 임상적 평가에 따라 검사자는 각 근육에서 얼마나 많은 운동단위전위가 얻어져야 할지 결정한다. 명백한 근육병증이나 만성 탈신경 질환에서는 최종 임상적 결론을 얻기에 너무 많은 운동단위전위가 필요하지 않으나, 근육병증과 탈신경 질환의 혼합형 또는 경미한 증례에서는 많은 수의 운동단위전위가 얻어져야 한다.

운동단위전위의 정량적 분석을 위해서는 각 근육에서 적어도 20개의 운동단위전위가 얻어져야 정확한 분석을 할 수 있다(아래 참조). 이런 과정은 일반 침근전도검사에서 실용적이지 못하다. 침근전도검사 소견을 해석하는 데 가장 흔히 쓰이는 방법은 육안으로 봐서 하는 정성적인 평가(정성적인 운동단위전위 분석)이다. 정성적 운동단위전위 분석은 지속시간, 진폭, 혹은 위상 수가 분명히 비정상적인 몇 개의 운동단위전위를 확인하는 데 일차적인 기반을 둔다.

일상적인 근전도검사에서 일반적으로 가장 길거나 짧은 지속시간 및 가장 크거나 작은 진폭의 운동단위전위를 얻기 위해, 한 근육에서 적어도 10개의 운동단위전위를 얻기를 추천한다. 한 근육에서 10개의 운동단위전위를 육안으로 훑어보는 것은 어렵지 않으며 짧은 시간에 해낼 수 있다. 지속시간과 진폭의 양 극단값을 측정하는 것은 합리적인 절충이며, 운동단위전위의 지속시간과 진폭의 범위를 검사자가 파악할 수 있게 된다. 우리는 이런 방식이 대부분의 근전도검사 시행에 유용하고 실제적임을 알게 되었다. Stålberg는 운동단위전위가 비정상적임을 확인하는 기준으로, 정상 근육에서 보이는 인자 값의 두 배를 넘는 인자 값을 가지는 'outlier 운동단위전위들'을 이용하길 제안하였다. 그는 정상 근육에서는 두 개 넘게 outlier 운동단위전위을 가지는 경우가 없으며, 이런 outlier들이 신경병증에서 평균값들을 비교할 때처럼 예민하고, 근육병증에서는 이보다 더 예민함을 확인하였다. 이 기준에 따르면, 적어도 3개 이상의 outlier(명백하게 짧은 혹은 긴 지속시간을 갖는 운동단위전위)가 확인된다면, 그 운동단위전위는 비정상이다고 결론지을 수 있다. 그러므로, 단지 몇 개의 운동단위전위만을 얻은 상태에서 이미 많은 수의 outlier들이 검출된다면, 결론을 얻기 위해 굳이 20개의 운동단위전위 모두를 얻을 필요는 없다. 이 방법은 환자의 불편뿐만 아니라 검사자의 검사 시간까지 줄여주기에, 우리는 세 outlier 방법(three outlier method)을 운동단위전위 분석의 실제적인 방법으로 추천한다.

중등도 및 최대 수축 시 운동단위전위의 동원 형태 침근전도검사의 다음 단계는 중등도 수축 시의 운동단위전위의 발생속도와 최대 근육 수축 시 간섭 형태를 파악하는 것이다. 이 과정을 위하여 sweep 속도를 구획당 100 ms로 조정해야 하며 운동단위전위들의 외피(envelope)는 꼭지점에서 꼭지점까지 측정된다. 그런 다음에 각 운동단위전위의 발생속도와 간섭 양상이 감소하였는지 정상인지 파악할 수 있다.

정상 근육의 경우 자발수축의 강도가 증가함에 따라 한 운동단위전위의 발생속도가 증가하며, 추가적으로 새로운 운동단위전위가 동원된다. 평균적인 운동단위는 약 5 Hz(운동단위전위간 간격이 200 ms)의 속도로 활동전위가 발생하기 시작하며, 힘을 더 함에 따라 속도가 20~25 Hz까지 증가한다. 실제 검사에서 발생속도가 10~15 Hz가 넘어가면 추가적인 운동단위가 동원되기 때문에, 한 운동단위전위의 발생속도를 평가하기 어렵다. 중등도의 수축으로 운동단위전위들은 그 발생속도가 증가하며 더 많은 운동단위전위가 동원된다. 이 단계에서 보이는 운동단위전위들은 처음에 동원되는 것들에 비해 진폭이 보다 크

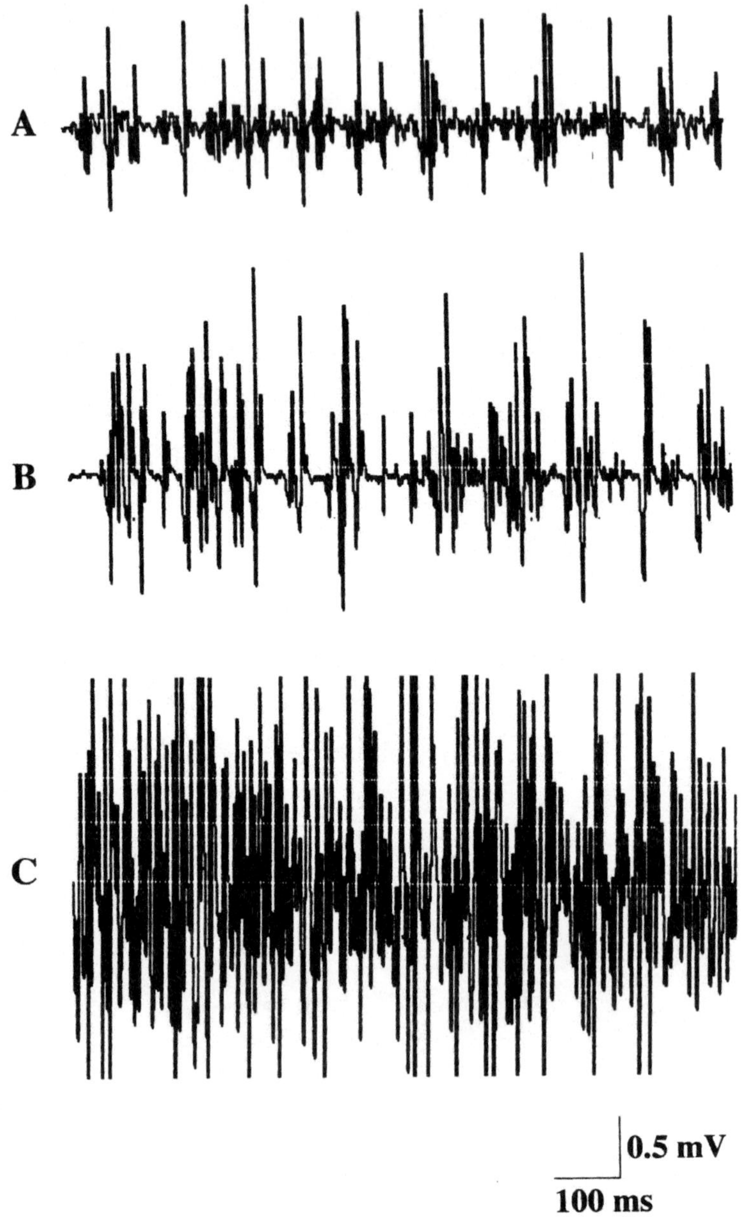

그림 5.7 정상인이 최소 근육 수축에서(A) 중등도 수축을(B) 거쳐 최대 수축까지(C) 근육 수축 동안 운동단위전위의 점진적인 동원. 더 강한 수축에 더 큰 진폭의 운동단위전위가 동원되는 것을 확인하시오.

고, 보다 빠른 속도, 보통 10~15 Hz로 발생한다. 그러나 이 단계에서는 아직 각 운동단위전위를 확인할 수 있기에, 이 단계가 운동단위전위의 발생속도와 동원을 평가하기에 가장 좋다. 최대치의 수축에서는 운동단위전위의 발생속도가 더욱 증가하여 40~50 Hz까지 증가하고, 여러 운동단위전위가 동시에 발생하기에 서로 겹쳐 한 개의 운동단위전위를 분리하여 평가하기 불가능하게 된다. 대신 많은 수의 운동단위전위가 서로 겹치고 합쳐진, 소위 "외피(envelope)" 모양을 하게 되며 이를 "완전 간섭양상(full or complete interference pattern)"이라고 부르게 된다(그림 5.7). 어떤 병이든지 운동단위전위의 소

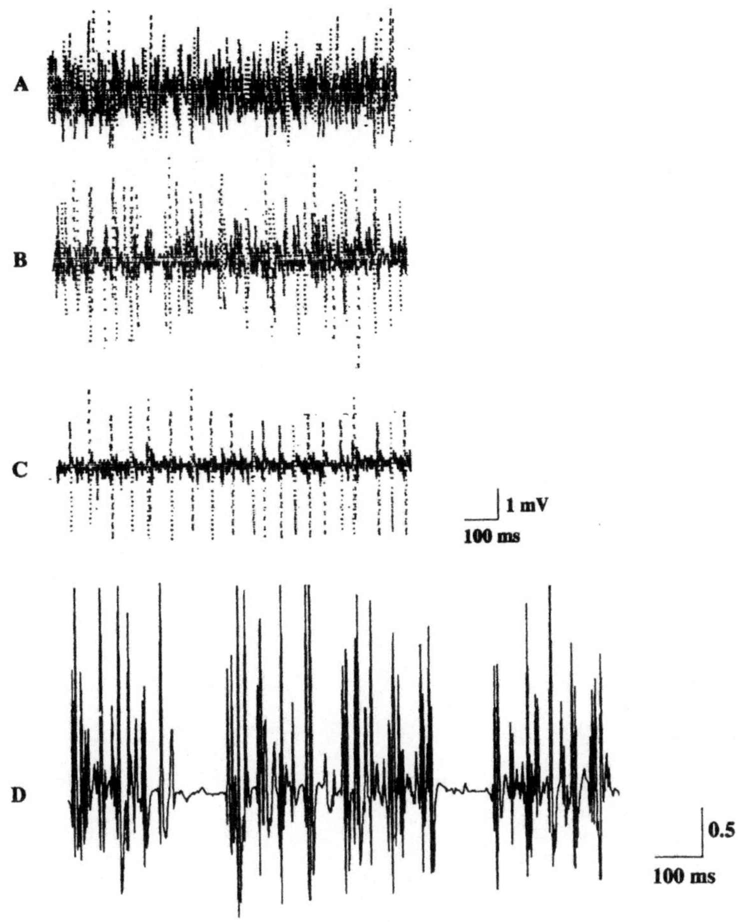

그림 5.8 여러 간섭양상. A. 완전 간섭양상. B. 감소된 간섭양상. C. 띠엄띠엄한 활동. D. 히스테리성 위약의 움찔거리는(jerky) 발작적인 간섭양상.

실이 있는 경우에는 동원되는 운동단위전위의 수가 감소되고 운동단위전위들의 외피에 틈이 남게 된다. 이를 "감소된 간섭양상(reduced interference pattern)"이라고 한다(그림 5.8). 운동단위전위들이 심하게 소실되어 한 개의 운동단위전위만이 발생하는 경우를 "띠엄띠엄한 형태(discrete pattern)"라고 부르며, 이 경우 전형적인 "말뚝 울타리 형태(picket-fence appearance)"를 보인다. 탈신경 과정에는 일정한 힘을 유지하기 위해서 감소된 운동단위의 수를 보상하기 위하여 남아 있는 운동단위전위가 부적절하게 더 빠른 속도로 발생한다(정상범위로 시작 시 <20 Hz, 동원 시 <30 Hz). 실제적으로 발생속도는 최소한의 힘으로 수축하여 한 개의 운동단위전위에 대해 평가되어야 한다. 발생속도를 측정하는 방법으로 시작발생속도(onset firing rate)와 동원발생속독(recruitment firing rate), 두 가지가 있다. 시작 발생속도는 발생 시작시 단일 운동단위전위의 발생속도를 가리키며, 동원발생속도는 두 번째 운동단위전위가 동원될 때의 최초 발생 운동단위전위의 발생속도다. 시작발생속도와 동원발생속도는 근육마다 다르며 평균적으로 시작발생속도는 7.5 Hz, 동원발생속도는 11 Hz이다. 따라서 시작발생속도가 20 Hz, 동원발생속도가 30 Hz를 넘는다면, 이는 탈신경 과정을 강력히 시사하는 소견이다(그림 5.9).

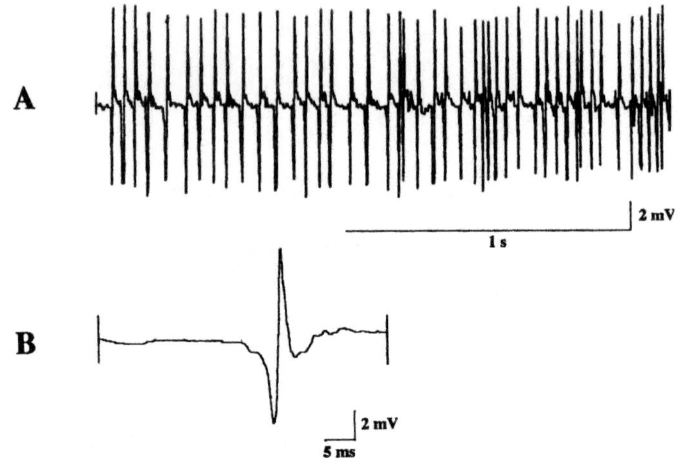

그림 5.9 다초점운동신경병증(multifocal motor neuropathy) 환자에서 빠른 시작발생속도(23 Hz)의(A) 진폭이 큰 운동단위전위(B).

감소된 간섭양상을 평가함에 있어서 검사자는 피험자가 최대한의 노력을 하도록 여러 요인을 고려해야 한다. 협조를 잘 하는 정상인에서도 어떤 근육에는 완전 간섭양상이 나타나지 않는 경우가 있는데, 볼기근육(gluteus muscles), 바로 누운 자세에서 네갈래근육(quadriceps muscles), 그리고 장딴지근육(gastrocnemius)과 가자미근육(soleus muscles)이 그렇다. 우리의 경험으로는 "감소된 간섭양상"의 가장 흔한 형태로 통증이나 협조 부족에 의한 환자의 노력이 온전하지 못한 경우이다. 또는 전환장애(conversion disorder)나 꾀병(malingering)에 의한 기능적 위약(functional weakness)이 감소된 간섭양상의 드문 원인이다(그림 5.8). 그러므로, 간섭양상의 의미를 판단하기 전에 환자의 협조 정도를 고려하는 것이 중요하다. 상부운동신경원질환(upper motor neuron disorders)에서도 역시 감소된 간섭양상을 보인다. 감소된 간섭양상이 탈신경 과정에 의한 것인지 아닌지 감별하는 데 한 운동단위전위의 발생속도를 확인하는 것이 도움된다. 탈신경에 의한 경우 발생속도가 빠르나, 상부운동신경원질환이나 기능적 위약에서는 느리다. 하지만 실제 검사에 있어 그 둘을 감별하는 것은 쉽지 않다. 이러한 제한 때문에 간섭양상은 침근전도 소견 중 가장 도움이 덜 되는 것으로 받아들여지며, 감소된 간섭양상 자체만을 탈신경에 질병특유적인 소견으로 간주해서는 안 된다. 감소된 간섭양상은 다른 탈신경의 증거와 함께 확인될 때에야 의미가 있다.

전형적으로, 모든 탈신경 질환에서 최대한의 수축 시에 운동단위전위의 동원이 감소하므로 간섭양상은 감소하거나 띄엄띄엄한 형태를 취한다. 간섭양상의 감소 정도는 환자가 진짜 최선의 노력을 하고 있다고 가정할 때, 근육 위약 정도와 연관된다고 보고 있다. 또 다른 한편, 감소된 간섭양상이 유일한 근전도 이상 소견일 경우가 있다. 잔떨림전위나 양성예파가 나타나기 전의 초기 급성 탈신경 과정이나 축돌기의 손상이 없는 수초탈락신경병증이 그렇다. 원칙적으로 만성적 탈신경 과정에서는 큰 진폭의 운동단위전위가 정상 운동단위전위보다 먼저 동원되며, 보통 더 빠른 발생 속도를 보인다. 따라서 최소 혹은 중간 정도의 수의적 수축 시 빠르게 발생하는 큰 진폭의 운동단위전위가 만성 탈신경 질환에서 쉽게 동원된다. 근육병증에서 간섭양상은 정상이나 작은 진폭으로 구성된다. 근육병증에서는 운동단위가 비교적 보존되어 있고, 개개의 근육섬유가 산발적으로 소실되었기에 최소한의 힘을 내기 위해 많은 운동단위가 활성화되어야 한다. 그러므로, 근육병증의 전형적인 소견으로 운동단위전위가 조기에 동원되기에 최소한이나 중간 정도의 노력에도 완전한 간섭양상이 나타난다.

임상적인 상황에서 간섭양상이 도움이 되는 두 가지 경우가 있는데, 하나는 작은 진폭의 조기 동원 형태를 보이는 근육병증의 경우이고, 다른 하나는 큰 진폭의 운동단위전위가 초기에 동원되어 빠른 속도로 발생하여 만성 탈신경 과정을 시사하는 경우이다.

근전도 전위(EMG Potentials)

잔떨림(fibrillations) 전위 잔떨림(fibrillation)은 침근전도검사에서 가장 중요한 전위이다(그림 5.10). 잔떨림전위는 최초양성비둘림(initial positive deflection)으로 시작하는, 이상 또는 삼상의 짧은 지속시간(<2 ms)과 낮은 진폭(<100 μV)의 전위이다. 이는 탈신경 2주 후부터 탐지가 가능한 탈신경과민(denervation hypersensitivity)의 표현으로서, 신경 지배가 없는 상황에서 자발적으로 수축하는 단일근육섬유의 활동전위이다. 잔떨림전위를

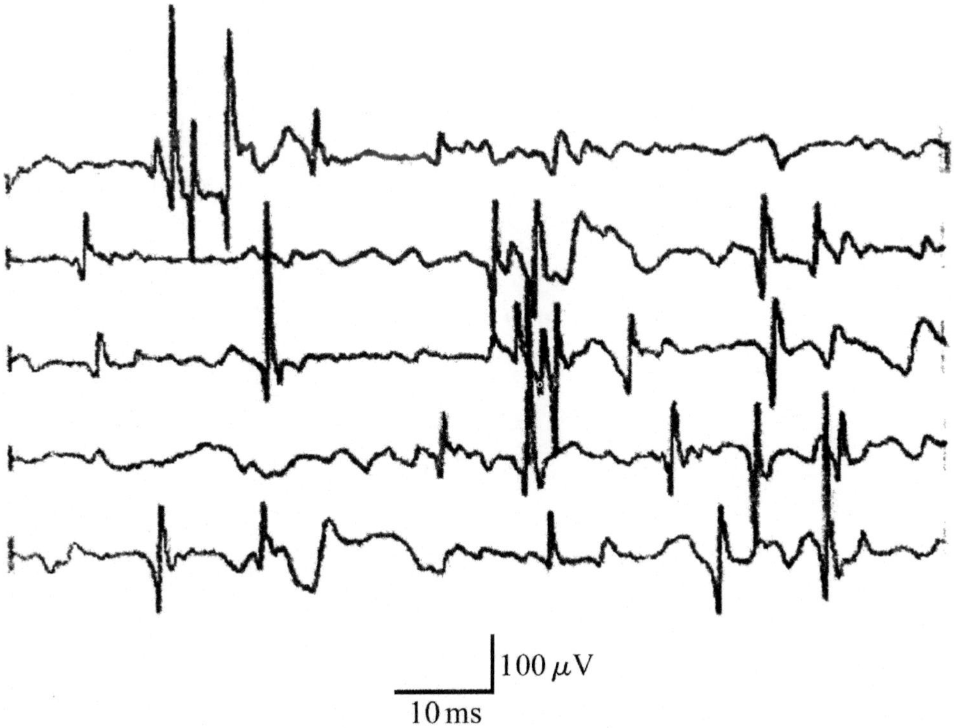

그림 5.10 잔떨림전위. 최초양성비둘림(initial positive deflection)과 규칙적인 발산을 확인하시오.

표 5.7 잔떨림

Shape	Biphasic or triphasic with initial sharp positive wave followed by sharp negative wave
Initial deflection	Positive
Duration	1–5 ms (usually closer to 1–2 ms)
Amplitude	10–200 μV with concentric needle 20–600 μV with monopolar needle (usually under 100 μV)
Frequency	Regular, 1–50 Hz (usually close to 10 Hz)
Sound	"Raindrops on tin roof"
Key finding	Initial positive deflection with regular firing at rest
Generator	Fibrillating single muscle fiber
Significance	Hyperirritable membrane; usually means active denervation and myotonia but can occur in active myopathy
Diseases (essential)[a]	Amyotrophic lateral sclerosis, axonal neuropathy, and active myopathy
Diseases (common)[b]	Radiculopathy, plexopathy, mononeuropathy Myotonic syndromes, inclusion body myopathy, polymyositis, acid maltase deficiency, botulism, myotubular myopathy

[a] 진단을 위해 이 전위가 필수적인 질환들.
[b] 이 전위가 흔히 동반되는 질환들.

파악하는 데 가장 중요한 기준은 최초양성비뚤림과 규칙적인 발생(regular firing)이다(표 5.7). 이는 또한 "양철지붕에 떨어지는 빗방울 소리(rain drops on a tin roof)" 같은 특징적인 소리를 낸다. 최초양성비뚤림을 가지는 다른 두 전위로, 최초양성비뚤림을 가진 종판극파와 최초양성비뚤림이 있는 전위를 생성하는 시간이 고정된 심박동기나 자극기와 같은 인공물에 의한 전위가 있다. 종판극파는 전형적으로 최초음성비뚤림(initial negative deflection)을 가지나 드물게 최초양성비뚤림을 보이는 경우가 있다(그림 5.11). 최초비뚤림이 무엇이든 간에 "프라이팬에 지방이 지글지글 탁탁 튀는 것(sputtering fat on a frying pan)"과 같은 특징적인 소리를 갖는다. 그러므로 최초양성비뚤림을 가지는 종판극파는 그 특징적인 소리와 불규칙적인 발생으로 잔떨림전위와 구분된다. 최초음성비뚤림이 있는 전위는 잔떨림전위가 아니다. 기억해야 할 다른 중요한 점으로, 잔떨림전위가 규칙적인 발생을 한다고 하더라도, 서로 발생속도가 다른 잔떨림전위들이 동시에 다발적으로 발생하기에 마치 불규칙한 발생처럼 들릴 수 있다. 드물게, 잔떨림전위가 1 mV 이상의 진폭을 가질 수 있다. 이를 "거대잔떨림(giant fibrillations)"이라 하며, 우리의 경험에 따르면 만성적인 탈신경 상태에서만 관찰된다(그림 5.12).

잔떨림전위나 양성예파가 임상적으로 중요한 의미를 가지기 위해선 두 가지 기준을 만족해야 한다. 첫째, 자발적 활동이 종판 지역(end-plate region)에서 떨어져 기록되어야 한다. 이는 특징적인 소리에 주의를 기울이지 않아 최초양성비뚤림을 가지는 종판극파를 잔떨림전위로 착각할 수 있기 때문이다. 둘째, 정상 근육의 4%에서는 한 곳에서 잔떨림전위가 찾아지기 때문에 자발적 활동은 적어도 근육의 두 군데 이상에서 기록되어야 한다.

잔떨림전위나 양성예파는 축돌기변성(axonal degeneration)을 나타내는 탈신경 과정의 주요한 소견이다. 잔떨림전위와 양성예파의 정도는 탈신경된 근육섬유 수의 대략적인 추정치이다. 그러나 이들이 진행 중인 근육병증(active myopathy)이나 근육긴장증에서도 보이

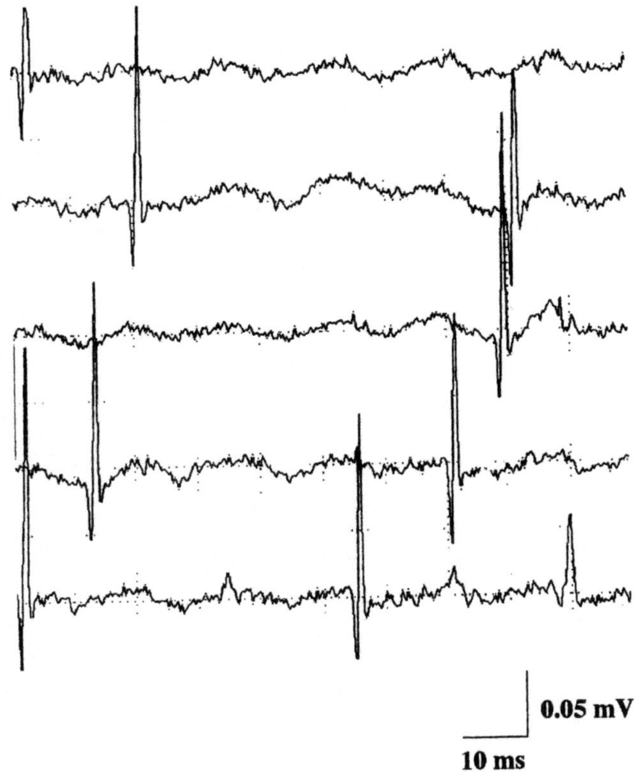

그림 5.11 최초양성비뚤림의 종판극파(신경전위). 이 전위의 소리는 초기음성비뚤림의 전형적인 종판극파와 같다. 기저선을 따라 있는 종판잡음도 확인하시오.

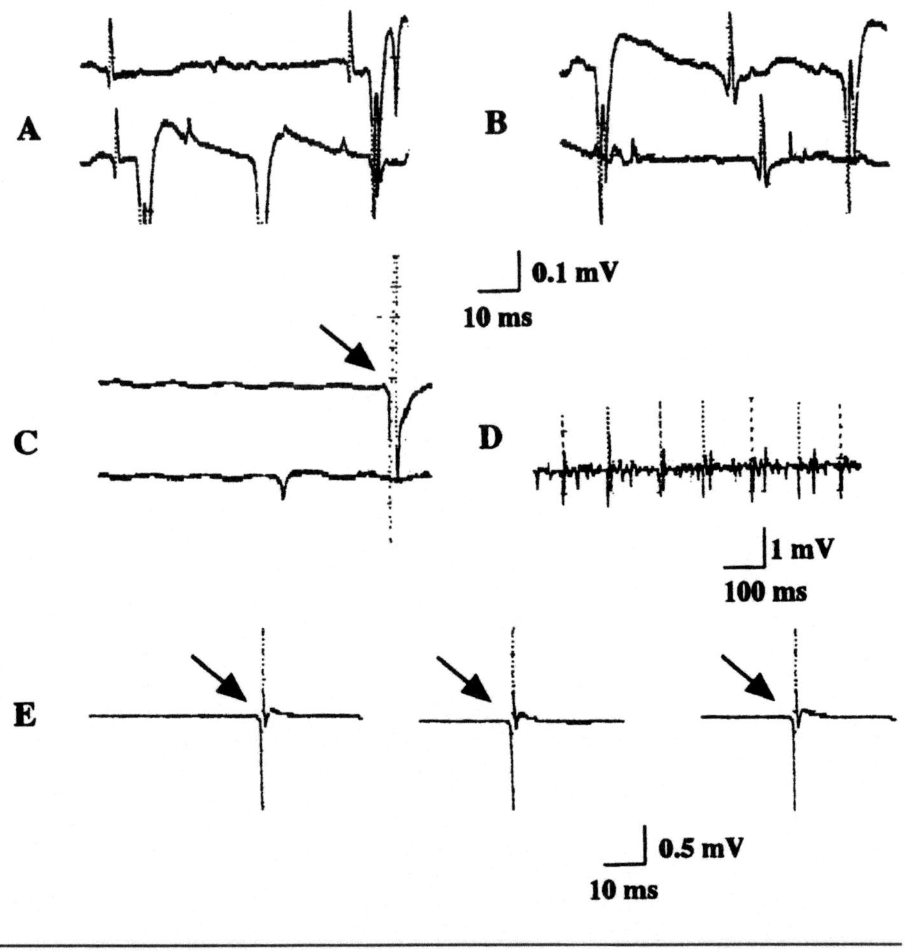

그림 5.12 만성염증수초탈락여러신경병증(CIDP) 환자에서의 거대잔떨림. A–C. 잔떨림과 양성예파. C. 거대잔딸림(화살표). D. 거대잔떨림의 반복적인 발산. E. 거대잔떨림(화살표)

기 때문에 탈신경의 질병특이적 소견은 아니다. 근육병증에서 근육섬유가 횡적으로 잘리거나(sectioned transversely) 종적으로 나뉘어져서(divided longitudinally) 자발적 활동이 나타나기에, 근육병증이 궁극적으로는 탈신경 과정이라고 주장할 수도 있다. 그러나 근육병증 및 근육긴장증에서의 잔떨림전위나 양성예파는 "과흥분성 근육막(hyperexcitable membrane)"에 의한 것으로 보인다. 이런 견해는 횡문근융해증(rhabdomyolysis)에서 탈신경에 필요한 10~14일의 시간이 경과하기 훨씬 이전부터 잔떨림전위나 양성예파가 검출되는 현상에 근거한다.

신경 손상의 경우 경과 시간과 거리가 잔떨림전위와 양성예파에 대한 가장 중요한 두 가지 요소이다. 탈신경의 가장 초기 객관적 소견은 침전극의 삽입 또는 움직임 직후에 양성예파가 일시적으로 출현하는 것이다. 양성예파는 신경 손상 후 8~14일 이후에 나타나며, 잔떨림전위는 손상 2~4주 후에 손상의 바로 먼쪽부터 나타난다.

잔떨림전위와 양성예파는 탈신경이라고 하더라도 항상 존재하는 것은 아니다. Lambert는 탈신경전위가 없을 수 있는 5가지의 상황을 ① 신경의 변성(degeneration)이 나타나기에 시간이(2~4주) 불충분할 경우, ② 2차적인 축돌기변성이 없는 일차 수초탈락신경병증(전도차단), ③ 근육의 너무 낮은 온도 또는 불량한 혈류 상태, ④ 근육섬유의 심한 위축 또는 변성, ⑤ 재신경지배가 이미 진행되고 있는 경우로 기술한 바 있다.

잔떨림전위와 양성예파를 등급화하는 데에 있어서는 세부 기준은 조금씩 다를지언정 공통적으로 4개의 등급화 시스템이 통용된다(+~++++)(표 5.8, 그림 5.13). 일반적으로 이 기준은 위치에 따른 혹은 발생속도에 따른 전위 발생 빈도를 평가하므로, 병변의 정도를 잘 반영한다.

잔떨림전위 및 양성예파와 관련하여 기억해야 할 것으로 증상이 없는 대상의 상당한 어떤 근육들에서는 존재한다는 점이다. 내재족근의 경우 잔떨림전위와 양성예파가 정상인의 6~29%에서 존재하는 것으로 보고되었으며, 요추부 척추옆근육의 경우 15%에서, 40세 이상의 상대적 노년층에서는 30%에서, 잔떨림전위와 양성예파가 검출되었다. 따라서 이 근육에서 잔떨림전위나 양성예파가 확인될 경우라 할지라도, 반드시 탈신경 과정을 시사하는 것은 아니며, 만약 이들이 존재한다면 임상적인 맥락 안에서 판단해야 한다. 해석

표 5.8 비정상 자발활동의 등급

Grade	Description
(–)	No abnormal spontaneous potentials observed.
(+)	One abnormal spontaneous potential persisting for at least 400 ms in at least two sampling sites. Alternatively, one abnormal spontaneous potential should persist long enough to be captured manually on the screen without any difficulty.
(++)	Two or more spontaneous potentials continuously active, filling one-third of the screen noted in three or more sampling sites.
(+++)	Continuously active abnormal spontaneous potentials filling half the screen and easily found in most sampling sites.
(++++)	Many continuously active abnormal spontaneous potentials nearly filling the entire screen in all sampling sites.

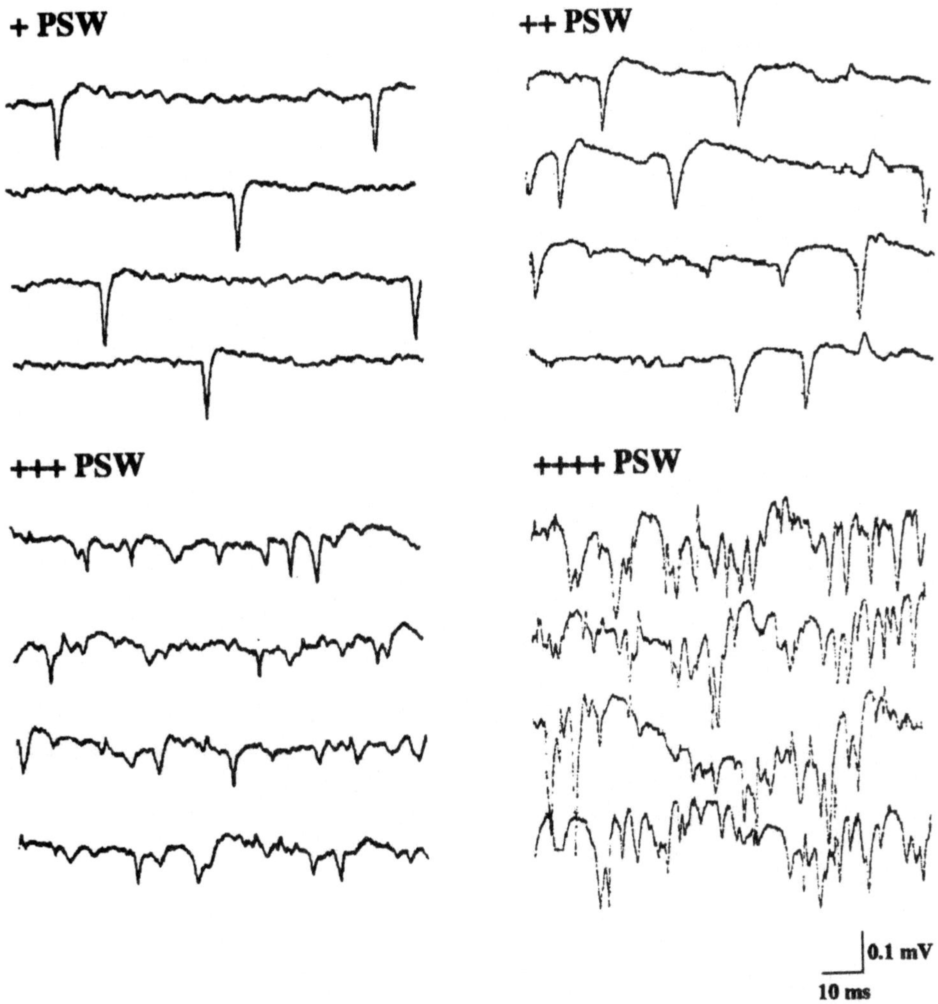

그림 5.13 비정상 자발활동의 등급(여기에선 양성예파).

하기 어렵기 때문에 가능하면 실제적으로는 내재족근에서의 침근전도검사를 피하는 것이 최선이다.

최근에 들어, 심장박동기(cardial pacemakers), 척수경막외자극기(spinal cord epidural stimulators), 그리고 경피신경자극기(transcutaneous nerve stimulators)를 이용하는 환자들이 많아지고 있다(그림 5.14). 이들 장치는 잔떨림이나 양성예파를 닮은 아티팩트(artifact)를 만드는 주 요인이다. 이들 파들은 규칙적으로 발생하고 최초양성비뚤림을 가져 잔떨림전위와 양성예파의 두 기준을 만족한다. 이들 간의 가장 중요한 감별점으로, 진짜 잔떨림 및 양성예파는 부드럽게 꺾이는 데 반해, 아티팩트는 전위가 날카롭게 꺾인다. 일반적으로 이들의 소리는 훨씬 더 크고, 날카롭다. 깊은 관심을 가지고 평가하지 않으면 이 파들은 잔떨림이나 양성예파로 오인하기 쉽다. 그래서 설명할 수 없는 규칙적인 작은 아티팩트들과 마주쳤다면, 피험자에게 그런 식재된(implanted) 기구는 없는지 물어보는 것이 현명하다. 박동기를 끄는 것이 가능하다면, 이 아티팩트들은 사라진다.

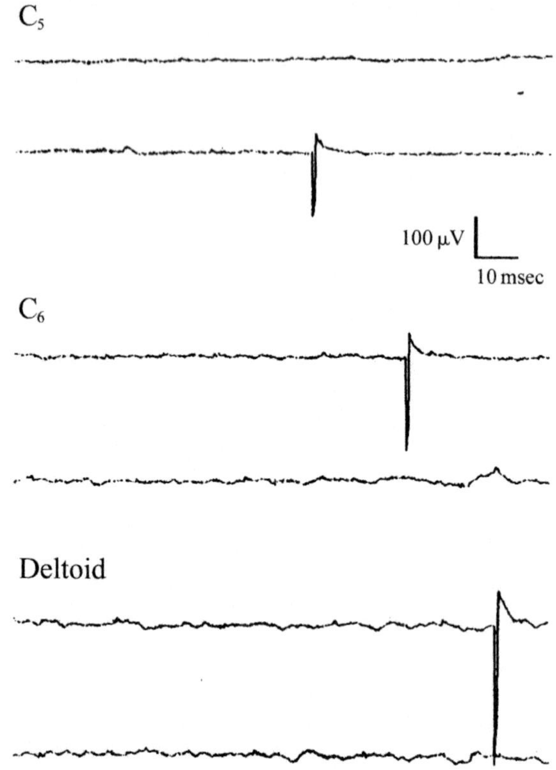

그림 5.14 양성예파와 유사한 경부 척추옆근육과 삼각근의 아티팩트. 근전도 침이 심장에 가까워질수록 아티팩트의 진폭이 점차 커짐을 확인하시오.

양성예파(positive sharp waves) 두 번째로 가장 중요한 양성예파는 최초의 날카로운 양성비뚤림에 이어 나오는 비교적 긴 음성 비탈(slope), 그리고 전형적인 쾅하고 치는 듯한(thumping) 소리가 특징이다(표 5.9, 그림 5.15). 일부에서는 양성예파를 잔떨림들의 한 형태로 보나, 대게는 분명히 다른 모양과 소리 때문에 다른 전위로 간주하는 것이 보통이다. 몇몇 근전도 검사자들은 양성예파를 비정상적인 삽입 전위로 간주하나, 근전도침의 삽입이나 움직임에 의해 항상 유발되지 않기에 우리는 이를 자발적인 비정상적 전위로 본다. 양성예파 역시 잔떨림전위와 마찬가지로 잔떨림이 있는 단일근육섬유에서 기인하는 것으로 보고 있다. 잔떨림전위와 다른 유일한 점은 양성예파는 근육섬유의 손상된 부위에서 기록되는 "손상전위(injury potentials)"라는 것이다. 실제 근전도검사를 다루다 보면 근전도침의 움직임에 의해 잔떨림전위보다 훨씬 더 쉽게 양성예파는 유발된다. 본질적으로 양성예파의 전기생리학적 특성 및 임상적 중요성은 잔떨림의 그것과 동일하다. 둘 사이의 중요한 차이점으로, 양성예파는 신경 손상 후 8~14일부터 나오기 시작하여, 2~4주 후에나 출현하는 잔떨림전위에 비해 일찍 나타난다. 근육긴장전위(myotonic potentials)의 주된 구성도 양성 전위로 구성되며 양성예파와 거의 같다. 그러나, 근육긴장전위는 침전극의 삽입 또는 약간의 자발적 수축에 의해 항상 유발되며, 빈도와 진폭이 커졌다 작아졌다 하고, 특징적인 "급강하 폭격기 소리(dive-bomber sound)"가 나서 양성예파와 쉽게

표 5.9 양성예파

Shape	Biphasic with initial sharp positive wave followed by long negative wave Usually initiated by needle movement
Initial deflection	Positive
Duration	10–100 ms (usually 30 ms)
Amplitude	Usually 20–200 μV with concentric needle 50 μV to 1 mV with monopolar needle
Frequency	Regular, 2–50 Hz (may go up to 100 Hz)
Sound	Dull thud or ticking of clock
Key finding	Initial positive deflection with regular firing spontaneous potential at rest
Generator	Fibrillating single muscle fibers
Significance	Same as fibrillations
Diseases (essential)	Same as fibrillations
Diseases (common)	Same as fibrillations

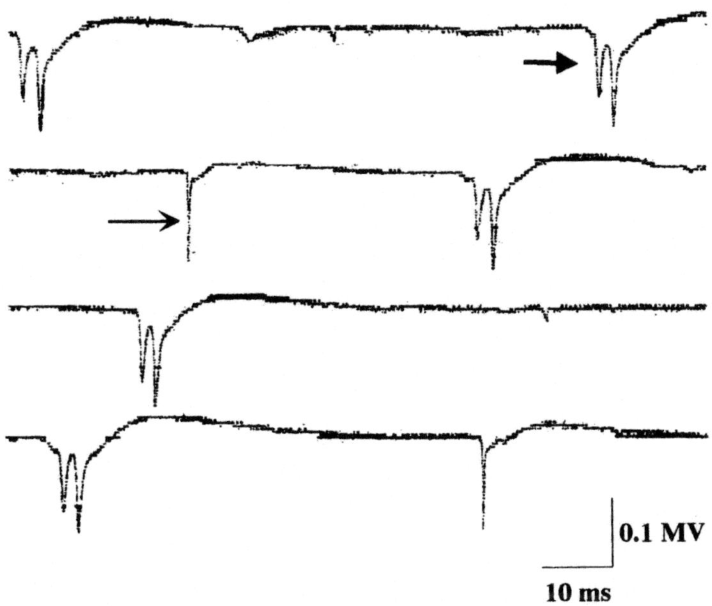

그림 5.15 두 개의 다른 양성예파. 전통적인 양성예파(가는 화살표)와 두 개의 꼭지점을 가지는 양성예파(두꺼운 화살표).

구분된다.

근육다발수축전위(fasciculation potentials) 임상적으로 근육다발수축은 눈에 띄는 근육들의 수축을 말한다. 보통 잠깐 생기지만 마치 "벌레 담은 봉지(bag of worms)"처럼 지속적으로 꿈틀대기도 한다. 지속적 근육다발수축[근육의 벌레 모양 움직임(vermicular movement)]은 임상에선 근육잔떨림(myokymia)으로 언급된다[근전도 용어인 근육잔떨림전위(myokymic potentials)와는 다르다]. 근육다발수축은 근전도검사침에 의해 근육다발수축전위(fasciculation potential)로 기록되며, 이는 단일 운동단위전위가 불규칙하게 발생하고 근육 수축에 의해 보통 침이 같이 움직이는 것이 관찰되는 특징이 있다(표 5.10, 그림 5.16). 근육다발수축전위는 정상 혹은 비정상 운동단위전위를 흉내 낸다. 침과

표 5.10 근육다발수축

Shape	Any MUPs
Initial deflection	Same as MUPs
Duration	Same as MUP duration
Amplitude	Same as MUP amplitude
Frequency	Random irregular, 1–50/m
Sound	Irregular thumping thud or "large rain drops on a roof"[a]
Key finding	Needle moves together with irregular firing "fasciculation"
Generator	Ephatic firing of MUPs from anterior horn cell and any portion of peripheral nerve
Significance	Together with other EMG findings of "denervation"; *this finding alone is not pathological*
Diseases (essential)	Fasciculation-cramp syndrome, benign fasciculation (normal observation)
Diseases (common)	Amyotrophic lateral sclerosis, Isaacs' syndrome, myokymia-cramp syndrome, radiation plexopathy, demyelinating neuropathy, radiculopathy

[a] Daube의 설명.

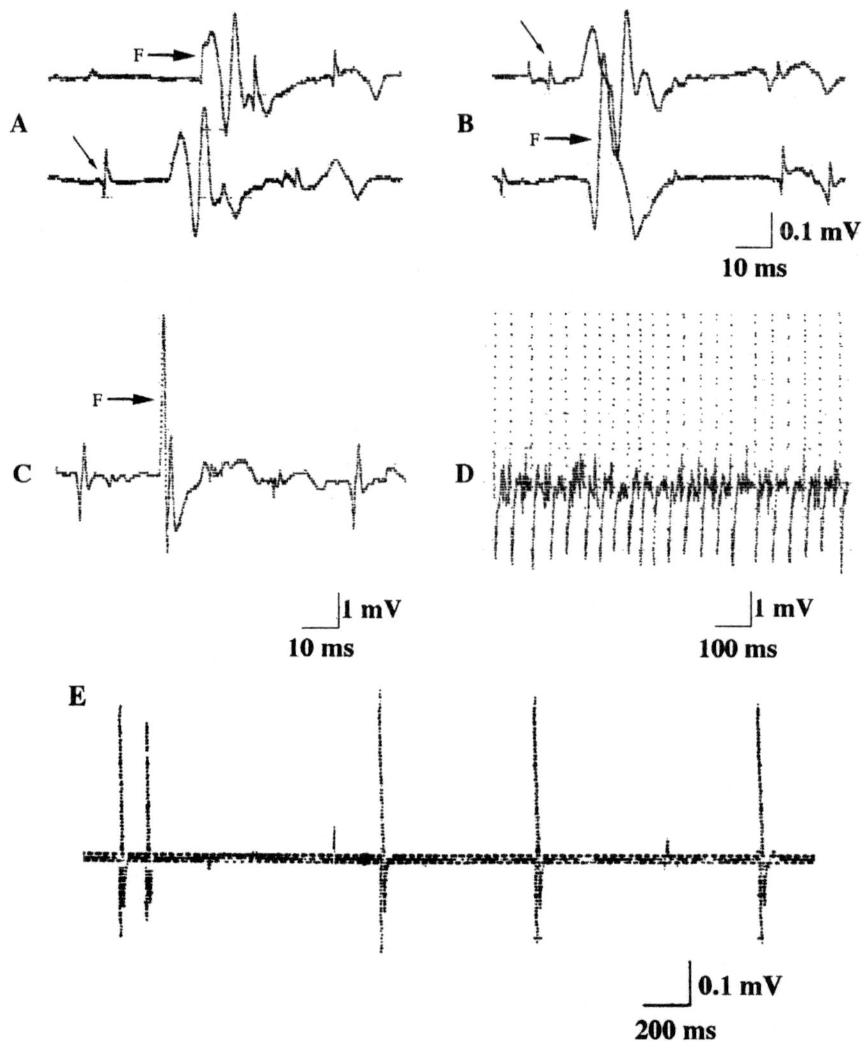

그림 5.16 근육다발수축. A–C. 가는 화살표가 몇 잔떨림을 가리킨다. F화살표가 근육다발수축을 가리킨다. D. 지속적인 근육다발수축. E. 근육다발수축의 전통적으로 알려진 불규칙한 발산. 이 전위들은 한 근육위축가쪽경화증 환자에서 얻었다.

근육다발수축이 생기는 곳 사이의 거리에 따라, 가까이 있는 근육다발수축전위의 날카로운 소리나 먼 운동단위전위를 시사하는 둔한 소리가 날 수 있다. 전자의 경우 항상 작지만 눈에 보이는 침의 움직임을 동반하는데, 이는 다른 자발적 전위와 구별되는 중요한 소견이다. 근육다발수축전위는 한 운동단위의 전체 혹은 일부를 구성하는 일련의 근육섬유 다발들의 자발적인 방전인데, 이는 전각세포 혹은 말초신경 어디에서든 존재하는 병변에서 운동단위전위가 전기연접 발생(ephaptic firing)하여 유래되는 것으로 생각된다. 가끔 단일 근육다발수축이 지속적이고 거의 규칙적인 속도로 나와 일반적인 단일 운동단위전위를 흉내 내는 경우도 있다. 이 경우 근육이 완전히 이완되었는지 침의 작지만 눈에 보이는 움직임은 없는지 확인하는 것이 중요하다. 주의 깊게 길게 기록을 하여 분석하면 발생속도가 항상 규칙적이진 않다는 것을 알 수 있다. 이 지속적인 근육다발수축은 아마도 Buchthal 등이 영아기 척수근육위축증(infantile spinal muscular atrophy)에서 기술한 "자발적인 근육단위전위(spontaneous MUPs)"라 불린 것과 같은 것으로 본다(그림 5.17).

우리의 경험에 따르면, 근육다발수축전위는 경험이 부족한 근전도 검사자가 알아내기 가장 어려운 침근전도 전위 중 하나이다. 그런 검사자에게 근육다발수축전위는 이완되지 못한 근육에서 발생하는 무작위의 운동단위전위에 지나지 않는 것으로 보인다. 근육다발수축전위를 신뢰성 있게 확인하려면 두 가지 요건을 충족해야 한다. (1) 침을 다시 움직이기 전에 충분한 시간 동안 제 자리에 놔두어야 한다. 때로는 불규칙하게 발생하는 근육다

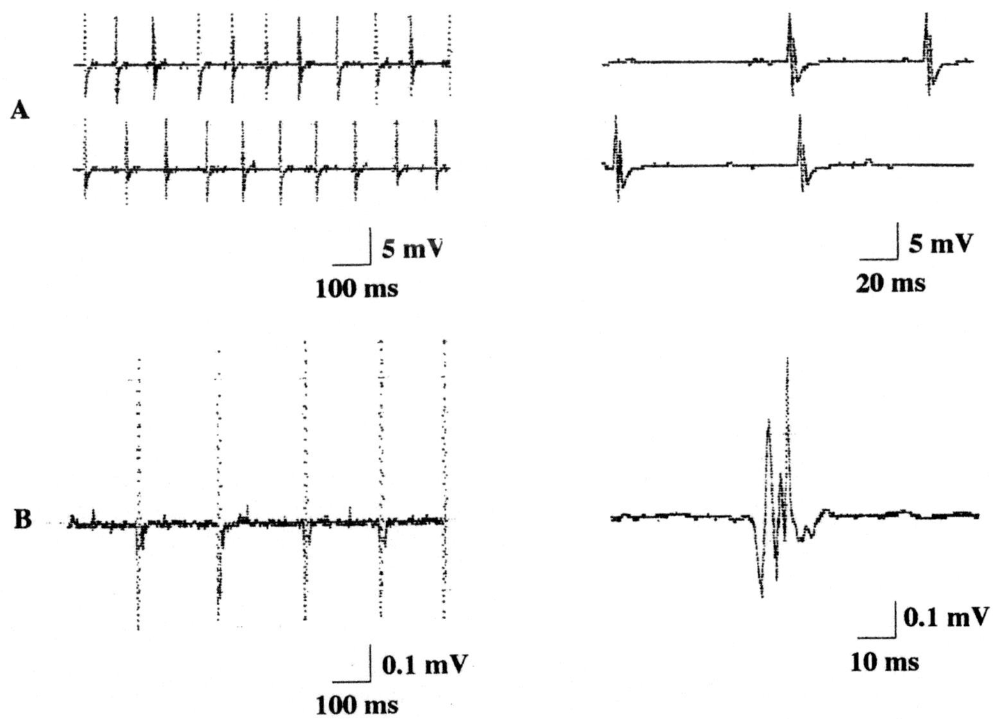

그림 5.17 자발적인 운동단위전위 방전. A와 B. 거의 일정한 속도의 자발적인 운동단위전위의 지속적인 발산. 자발적인 운동단위전위 방전은 하나의 운동단위전위의 발산과 혼돈될 수 있다. 이 방전이 휴식하고 있는 근육에서 발생하였음을 분명히 하라.

발수축을 확인하기 위해 10~20초의 간격이 필요하다. 그리고 (2) 근육은 완전히 이완되어야 한다. 근육다발수축전위는 근육이 이완하고 있을 때 나오는 자발적 전위이기 때문에, 이완되지 않은 근육에서는 이들을 확인할 재간이 없다! 위 요건이 충족되는 한 근육다발수축전위를 확인하는 것은 어렵지 않다. 근육다발수축은 툭툭 쳐서 유발될 수도 있다. 침근전도검사는 임상적 검사에 비해 깊은 근육에서 발생하는 눈에 보이지 않는 근육다발수축을 감지할 수 있는 명백한 이점이 있다.

근육다발수축전위는 앞뿔세포질환, 목척추굳음척수병증, 신경근육병증, 수초탈락신경병증뿐만 아니라 정상 근육에서도 관찰된다. 정상인의 15%에서 근육다발수축이 일어나며, 건실한 의료 종사자의 70%가 경험한다. 정상인에서의 근육다발수축은 "양성(benign)" 근육다발수축이라 불린다. 병적 상태의 근육다발수축과 양성 근육다발수축을 구별하려는 연구들이 시도되었다. Trojaborg 등은 앞뿔세포질환에서보다 양성 상태에서 발생하는 근육다발수축이 보다 더 빨리 발생하는 것으로 보고하였으나, 우리의 경험으로는 이 원칙은 확실하지 않는 것으로 나타났다. 결론적으로 두 가지를 말할 수 있다. (1) 근육다발수축전위 자체만으로는 양성 그리고 병적 상태의 근육다발수축전위을 감별하는 신뢰할 만한 방법은 없다. 그리고 (2) 잔떨림전위, 양성예파, 그리고 긴 지속시간인 큰 진폭의 운동단위전위와 같이, 비정상적인 탈신경 근전도 소견과 함께 동반된 근육다발수축전위는 비정상이다. 양성 근육다발수축에선 운동단위전위는 정상이다.

근육잔떨림전위(myokymic potentials) 근육잔떨림전위는 "무리를 지은 운동단위전위들(grouped MUPs)"이 규칙적으로 발생하는 특징이 있는 침근전도검사의 특정한 자발전위를 이른다(표 5.11, 그림 5.18). 근육다발수축과 가장 중요한 구별점으로 근육다발수축에서 하나의 운동단위전위 대신에, 근육잔떨림에서는 일정하게 무리 지은 운동단위전위들(fixed groups of MUPs)이 일반적으로, 규칙적 간격으로 돌발적으로 발생한다(firing in bursts). 근육잔떨림전위는 2~10개 정도로 구성된 무리 진 전위들이 돌발적으로 나타나며, "행진하는 군인들(marching soldiers)"의 특징적인 소리를 가진다. 이들은 수의 수축

표 5.11 근육잔떨림전위

Shape	Rhythmic bursts of groups of normal MUPs (2–10 MUPs in one group) that fire with a fixed pattern and rhythm; this is unaffected by voluntary activity
Initial deflection	Same as MUPs
Duration	Same as MUPs
Amplitude	Same as MUPs
Frequency	Bursts of 2–10 potentials that fire at 2–60 Hz; the bursts may recur at regular intervals of 0.1–10 sec
Sound	Footstep from marching soldiers
Key finding	Regular rhythmic bursts of groups of MUPs (more than one MUP in one group)
Generator	Ephatic firing of MUPs from anterior horn cell and any portion of peripheral nerve
Significance	Severe form of fasciculation; myokymia alone is pathological
Disease (essential)	Myokymia-cramp syndrome
Disease (common)	Radiation-induced plexopathy, rattlesnake bite poisoning, demyelinating neuropathy; multiple sclerosis and brainstem glioma for facial myokymia

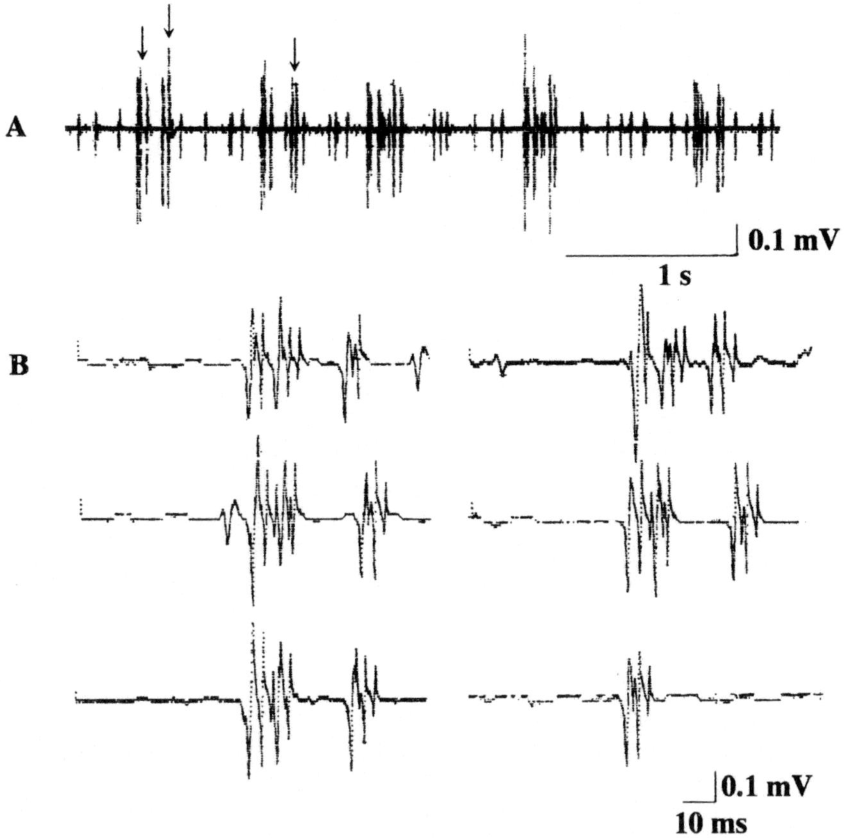

그림 5.18 근육위축가쪽경화증 환자에서의 근육잔떨림전위. A. 근육잔떨림전위가 (몇몇은 화살표로 가리켜져 있다) 근육다발수축과 서로 섞여 있다. B. 무리 지어진 방전을 나타내는 두 다상성 전위(근육잔떨림전위).

(voluntary contraction), 수면, 그리고 근전도침의 움직임에 영향을 받지 않는다. 근육의 타진으로 유발될 수 있음이 확실하다. 근육긴장성전위와는 달리 근육잔떨림전위는 커지고 작아지는 변화를 보이지 않는다. 혹자는 근육잔떨림전위는 "무리 지어진 근육다발수축전위(grouped fasciculations)"로 간주될 수 있다는 태도를 견지한다. 이 둘은 서로 독특한 양상과 소리 그리고 다른 임상적 중요성이 있기에 서로 감별되어야 한다. "발생기(generator)"의 위치에 따라, 말초신경차단 혹은 축돌기 말단차단(axon terminal block)은 근육잔떨림전위를 줄이거나 없앨 수 있다.

임상적 근육잔떨림에 전형적으로 근육잔떨림전위가 관찰되나 필수불가결한 것은 아니다. 임상적 근육잔떨림에서는 지속적인 잔떨림(continuous fasciculations)과 지속적인 근육섬유활동[continuous muscle fiber activity, 신경근육긴장증(neuromyotonia)]이라는 다른 근전도 소견이 관찰될 수 있기 때문이다. 근육잔떨림전위는 근육잔떨림-경련 증후군(myokymia-cramp syndrome)에 필수적인 소견이다. 근육잔떨림은 길랑-바레 증후군, 다발성경화증, 방사선 신경얼기병증(radiation plexopathy), 방울뱀독중독(timber rattlesnake envenomation)에서 가장 흔하게 보인다. 병의 성격에 따라 잔떨림전위나 양성예파가 근육잔떨림전위와 연관되어 나타날 수 있다. 순수한 "과흥분성 신경세포 혹은 말초신경 질환(hyperexcitable neuronal and peripheral nerve disorders)"인 경우, 잔떨림전위나 양성예파는 보이지 않는다. 반면 앞뿔세포질환이나 말초신경질환인 경우 다른 종류의 탈신경의 증거가 근육잔떨림전위와 더불어 나타난다. 근육잔떨림-경련 증후군에서 잔떨림전위나 양성예파는 관찰되지 않는다. 다발성경화증이나 다리뇌 신경아교종(pontine gliona)은 안면 근육잔떨림(facial myokymia)의 가장 잘 알려진 원인인데, 길랑-바레 증후군, 방울뱀독중독, 안면마비에서도 보고된 바 있다. 안면 근육잔떨림은 두 가지 형태의 근전도검사 소견이 나타난다. 지속적 형태에서는 5~10 Hz 정도의 매우 규칙적인 속도로 하나 또는 수 개의 운동단위전위들이 하나 또는 쌍을 이루어 나타난다. 비지속적 형태에서는 초당 30~40회로 돌발적인 운동단위전위들이 100에서 900 ms 정도 지속되며, 이러한 형태가 100 ms에서 10초마다 반복된다. 사지 근육의 경우 근육잔떨림전위는 만성적 말초신경 질환의 부위에서 국소적으로 발생한다. 사지 근육잔떨림이 동반되는 가장 전형적인 질환은 방사선 신경얼기병증으로, Alber의 연구에서 38명의 사지 근육잔떨림 환자 중 27명의 증례에서 방사선 신경얼기병증이 원인이었다.

복합연속방전(complex repetitive discharge, bizarre high frequency waves)

복합연속방전(complex repetitive discharge; CRD)이란 갑작스럽게 나타나서 갑작스럽게 끝나는 복합 전위의 연속방전을 일컬으며, 전형적으로 모터보트나 모터사이클 소리를 가진다(표 5.12, 그림 5.19). 하나의 복합연속방전의 형태는 전형적으로 다상성이며, 복합적이고 한 방전 한 방전 서로 일정한 형태를 취한다. 방전 동안 형태, 진폭, 빈도의 갑작스러운 변화들이 나타날 수 있다. 복합연속방전의 가장 중요한 기준은 전위들의 진폭이나 빈도가 커졌다 작아졌다 하지 않는 것이다. 복합연속방전의 다른 이름으로 "이상고주파(bizarre high frequency waves; BHFW)"가 있다. 과거에는 만들어지는 소리가 서로 비슷해서 "거짓근육긴장증(pseudomyotonia)"이라는 명칭이 사용되었으나, 이 명칭은 근육긴

표 5.12 복합연속방전(이상고주파; 거짓근육긴장방전)

Shape	Repetitive discharge of polyphasic or serrated action potentials characterized by uniform frequency, shape, and amplitude with abrupt onset, cessation, or change in configuration
Initial deflection	Any deflection
Duration	Up to 50 ms
Amplitude	100 μV to 1 mV; uniform
Frequency	5–100 Hz; uniform
Sound	Motor bike or motor boat engine
Key finding	Repetitive discharges with uniform amplitude and frequency with abrupt onset, cessation, or change in configuration
Generator	Hyperirritable muscle membrane; a group of muscle fibers firing in near synchrony
Significance	Active denervation and active myopathy
Diseases (essential)	Schwartz-Jampfel syndrome
Diseases (common)	Myotonic syndromes, acid maltase deficiency, polymyositis, IBM amyotrophic lateral sclerosis, spinal muscular atrophy, HMSN I and II

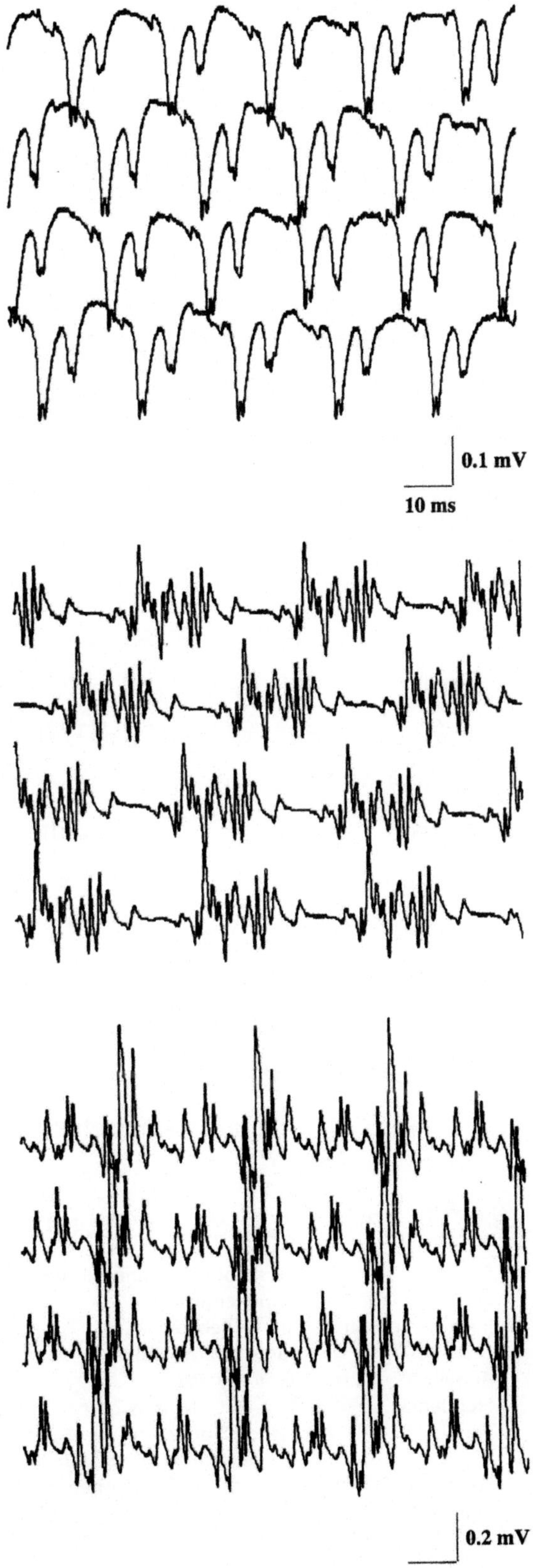

그림 5.19 복합연속방전의 세 가지 예. 방전의 빈도(frequency)나 진폭에 변화 없음을 확인하시오.

장증과의 혼돈을 피하기 위해 더 이상 추천되지 않는다. 복합연속방전과 근육긴장성전위 사이에는 분명한 차이가 있다. 복합연속방전에서는 전위의 진폭 및 빈도의 변화가 없는 반면에, 근육긴장전위에서는 커졌다 작아졌다 하는 변화가 필수적인 요소이다. 그렇기 때문에 급강하 폭격기의 소리가 들리게 된다. 이 구별은 근육긴장성전위가 보다 구체적인 의미를 가지고 있기 때문에 중요하다. 복합연속방전은 보통 과흥분성 근육막의 표현이다. 근육잔떨림전위와 달리, 복합연속방전은 무리를 짓지 않으며 갑자기 시작했다가 갑자기 사라지는 복합성파가 규칙적으로 반복하여 나타난다. 최근의 한 연구는 복합연속방전은 연접한 근육섬유 무리가 연접 활성화(ephaptic activation)된 결과인 것으로 제안하였다. 복합연속방전은 침근전도검사에서 인상적으로 나타나나, 어떠한 임상적인 증상과도 연관되지 않는다.

드물긴 하지만, 복합연속방전이 정상 척추옆근육, 엉덩허리근육(iliopsoas)이나 조임근에서 관찰될 수 있는데, 그들은 대개 지속기간이 짧고 잔떨림이나 양성예파 같은 다른 침근전도검사의 이상 소견과 연관되지 않는다. 따라서 이들 근육에서 다른 근전도상의 이상이 동반되지 않는 일시적인 복합연속방전은 임상적으로 중요하지 않다.

병적 상태에서는 복합연속방전은 잔떨림전위나 양성예파가 매우 뚜렷한 경우에 많이 관찰되는데 이는 임상적 연관을 쉽게 하며, 복합연속방전이 과흥분성 근육막의 근전도검사상의 증거라는 이론을 뒷받침한다. 복합연속방전은 척수근육위축증, 유전운동감각신경병증(Charcot-Marie-Tooth disease), 근육위축가쪽경화증, 포함체근육염(inclusion body myositis), 산말테이스결핍증(acid maltase deficiency), 다발근육염(polymyositis), Schwartz-Jampel 증후군에서도 보고된다. 많은 경우에 침전극을 아주 조금만 옮겨도 복합연속전위는 발생을 멈추기 때문에, 발생기의 위치는 정확하게 잡을 수 있다. 이 현상은 특히 탈신경 상태에서 더욱 그러하다.

신경근육긴장방전

신경근육긴장방전(neuromyotonic discharges)이란 100~300 Hz로 발생하는 지속적인 근육섬유 활동(continuous muscle fiber activity; 운동단위전위)을 가리킨다(표 5.13,

표 5.13 신경근육긴장방전(신경긴장방전)

Shape	Bursts of MUPs firing at more than 150 Hz for 0.5 to 2 s, unaffected by voluntary movement
Initial deflection	Any deflection
Duration	Same as any MUP
Amplitude	Typically wanes
Frequency	100–300 Hz; may be continuous for long intervals or recur in bursts
Sound	"Ping",[a] popcorn sounds,[b] or "bomber potentials"[b]
Key finding	Continuous MUP discharges
Generator	Hyperexcitable peripheral nerve disorders; probably from the distal axon
Significance	Continuous muscle fiber activity (Isaacs' syndrome); irritated exposed nerve

[a] 짧게 지속될 때 램버트의 표현

[b] 프래스(Prass)는 수술 도중 근육을 지배하는 신경이 기계적으로 혹은 대사적으로 자극되어 나타나는 신경근육긴장방전을 "폭격기 전위(bomber potentials)" 혹은 "팝콘 소리(popcorn sounds)"라고 표현하였다.

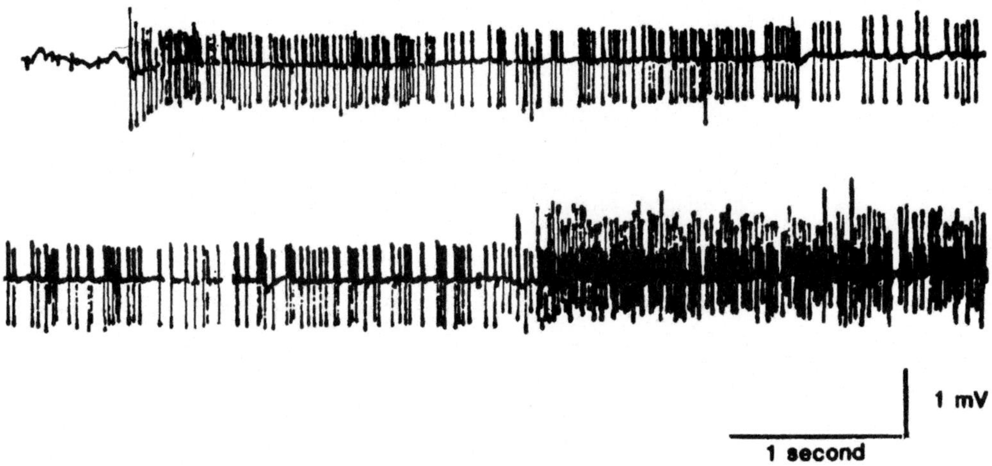

그림 5.20 신경근육긴장방전. 아이작증후군 환자의 새끼벌림근에서 나오는 지속적인 운동단위전위의 방전.

그림 5.20). 이 전위들은 지속적인 근육섬유 활동 중에 그 진폭이 감소할 수 있다. 이 고빈도의 진폭이 감쇠하는 방전은, "떼를 지은 벌들의 윙윙거리는 소리(buzzing of swarming bees)"나 "총알이 핑 지나가는 소리(ping)"인 듯한 독특한 음악적 소리를 낸다. 이는 근육긴장방전(myotonic discharges)을 포함한 다른 자발적인 방전의 소리들과는 다르다. 신경근육긴장방전은 수의적 활동에 영향을 받지 않는다. 인위적으로 유발된 허혈 또는 신경의 전기적 자극, 혹은 신경을 가볍게 두드리는 것으로 자발적인 방전을 갑작스럽게 유발할 수 있다. 이러한 현상은 오직 신경근육긴장방전에서만 보이는 현상이다. 이러한 신경근육긴장방전은 수면 중이나, 전신마취 혹은 척수마취 하에서도 지속된다. 생성 위치에 따라 신경차단에 의해 신경근육긴장방전이 차단될 수도 안될 수도 있다. 큐라레의 국소 투입은 이러한 방전을 없앤다. 이러한 소견은 신경근육긴장방전이 몸쪽부위(proximal segment)나 축돌기 말단(axon terminal)까지의 어느 부위든 과흥분성의 말초신경으로부터 발생된다는 점을 시사한다. 디페닐히단토인이나 카바마제핀이 지속적인 근육섬유 활동이 있는 환자의 신경근육긴장방전을 경감시키는 데 도움되는 약물로 알려져 있다.

신경근육긴장방전은 심한 경우 임상적으로 지속적인 근육수축에 해당하며, 통증이 동반될 수 있어 비정상적인 자세를 유발시키고, 근육 이완을 어렵게 한다. 경미한 형태는 임상적으로 근육잔떨림에 해당한다. 신경근육긴장방전은 아이작 증후군(Issacs's syndrome)이나 가족성지속근육섬유활동증후군(familial continuous muscle fiber activity syndrome)의 진단에 필수불가결한 조건이다. 신경근육긴장방전은 척수근육위축증이나 말초신경병증, 테타니에도 또한 보고된다. 테타니의 신경근육긴장방전은 허혈에 의해 유발되거나 항진되는 것으로 구분될 수 있다. 신경근육긴장방전은 두부 및 말초 신경이 기계적으로 자극될 때도 나타나기에 수술과정 중 수술자에게 신경 손상이 발생할 수 있음을 경고하는 가치가 있다.

근육긴장전위 근육긴장전위(myotonic potentials)는 근전도상에서 가장 특이적인 전위이다. 침근전도검사에서 이러한 소견이 확인되면, 환자는 달리 증명되지 않는 한 근긴장성 증후군(myotonic syndrome)을 가지고 있는 것으로 간주된다. 오직 소수의 다른 질환에서만 해당 환자의 상당 비율이 침근전도검사에서 근육긴장전위을 보인다. 근육긴장전위는 진폭과 빈도가 커졌다 작아졌다 하며 변하는 자발적인 전위로서 고전적으로 "급강하 폭격기 소리(dive-bomber sound)"를 만든다(표 5.14, 그림 5.21). 이 전위는 침전극의 삽입이나 움직임, 근육 타진, 가벼운 수의적 근육수축으로 쉽사리 유발된다. 근육긴장전위는 최초 양성비뚤림을 특징으로 하며, 근육섬유에 대한 침전극의 관계에 따라 양성예파나 잔떨림전위의 형태를 띤다. 보통 근육긴장전위는 침전극 삽입 시 양성예파의 형태를, 수의적 수축에 의해 유발될 경우에는 잔떨림전위의 형태를 띠게 된다. 만약 하나의 근육긴장전위가 낮은 속도로 발생한다면, 이는 잔떨림전위나 양성예파의 형태처럼 소리내고 그렇게 보일

표 5.14 근육긴장전위

Shape	Repetitive discharge of monophasic or biphasic potentials, usually triggered by insertion of needle or tapping on muscle
Initial deflection	Positive
Duration	2–20 ms
Amplitude	Waxing and waning in amplitude
Frequency	20–50 Hz with waxing and waning rate
Sound	"Dive-bomber" sound
Key finding	Abnormal spontaneous potentials with waxing and waning amplitude and frequently accompanied by dive-bomber sound
Generator	Myotonic muscle membrane
Significance	Myotonic disorder
Diseases (essential)	Myotonic dystrophy, proximal myotonic myopathy, myotonia congenita (Thomsen's disease), generalized myotonic syndrome (Becker's disease), paramyotonia congenita
Diseases (common)	Acid maltase deficiency, hyperkalemic periodic paralysis

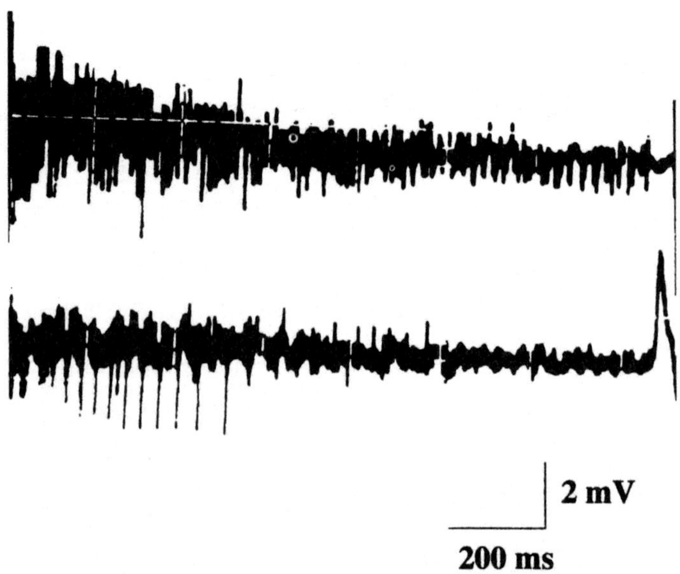

그림 5.21 근육긴장전위. 운동단위전위의 진폭과 빈도가 커졌다 작아졌다 하는 것을 확인하시오.

수 있다. 진폭과 빈도가 커지고 작아지는 것이 다른 전위의 방전들이 동반하여 나타날 때까지는 근육긴장전위와 양성예파 또는 잔떨림전위를 구별하는 것은 불가능하다. 근육긴장전위는 자발적이며 지속적인 근육막의 탈분극에 의해서 발생한다.

근육긴장전위는 근육긴장증의 근전도검사 상의 검증이며 쥐기 및 타진 근육긴장증이 예외 없이 동반된다. 근육긴장전위 없이 임상적으로 근육긴장증을 진단하는 것은 정당화할 수 없다. 타진 또는 주먹 쥐기 후에 근육 이완이 느린 것은 아이작 증후군(Issacs' syndrome)이나 근육경직 증후군(stiff-man syndrome), 맥아들병(McArdle's disease)의 발작 시에 드물게 임상적 검사에서 확인되기도 하나, 이들의 경우 근전도검사에서 근육긴장전위는 없어, 근육의 느린 이완이 근육긴장증에 의하지 않음을 증명한다. 근육긴장전위가 침근전도검사에서 확인될 때에는 임상적으로 미쳐 의심하지 못했던 증례들에서도 간단한 임상 검사만으로도 근육긴장성 증후군 진단을 확실히 할 수 있기에, 환자들에서 임상적 근육긴장증을 확인하는 것이 중요하다. 많은 비율의 환자에서 일관성 있게 근육긴장성 전위를 보이는 질환이 하나 있는데, 산말타제결핍(acid maltase deficiency)이다. 이 병에서 진짜 근육긴장전위가 10명의 환자 모두에서 관찰되었으나 근육긴장증의 임상적 징후는 없었다. 그러므로, 임상적인 근육긴장증은 없는데 진짜 근육긴장전위가 확인된다면, 산말타제결핍이 적절한 검사로 배제되어야만 한다. 다발근육염 또한 포함체근육염처럼 근육긴장전위를 보이는 질환으로 등재되어 있다. 우리의 경험상 이 질환들에서 근육긴장전위가 기록되는 경우는 대단히 드물다. 그래서 근육긴장전위의 진폭이나 빈도가 커지거나 작아지는 특징을 확인함으로써, 복합연속전위와 근육긴장전위를 감별할 수 있으므로 비정상적인 자발 전위들을 기록하는 것이 중요하다. 추위에 노출될수록 근육의 뻣뻣함이 더 심해지는 이상근육긴장(paramyotonia)에서 근육긴장전위는 온도를 낮추면 사라진다.

짧은 지속시간을 갖는 운동단위전위(short-duration MUPs) 짧은 지속시간을 갖는 운동단위전위는 근전도검사 상 근육병증의 증명이다(표 5.15, 그림 5.22). **짧은 지속시간을 갖는 운동단위전위**는 정상 하한선보다 낮은 지속시간을 갖는 운동단위전위를 가리킨

표 5.15 짧은 진폭 짧은 지속시간(SASD) 운동단위전위

Shape	SASD monophasic or diphasic MUPs, often with many SASD polyphasic MUPs
Initial deflection	Any deflection
Duration	0.5–4 ms; up to 6 ms in small-polyphasic MUPs
Amplitude	50–300 μs with monopolar and 25–200 μs with concentric needle
Frequency	Early recruitment
Sound	Sharp rasping scratchy sound from "newspaper rubbing between two fingers"[a]
Key finding	SASD MUPs with early recruitment
Generator	Either histological or physiological functional loss of random muscle fibers
Significance	Myopathy and neuromuscular transmission disorders
Diseases (essential)	Myopathy
Diseases (common)	Myotonic dystrophy, MG, Lambert-Eaton myasthenic syndrome, botulism, periodic paralysis (during attack)

[a] 저자의 과거 전공의 중 한 명은 이 소리를 금간 오래 전 사용되던 78회전 축음기판에서 바늘이 내는 소리에 비유했다. 문제는 요즘 의사들이 이 소리를 거의 들어본 적이 없다는 것이다.

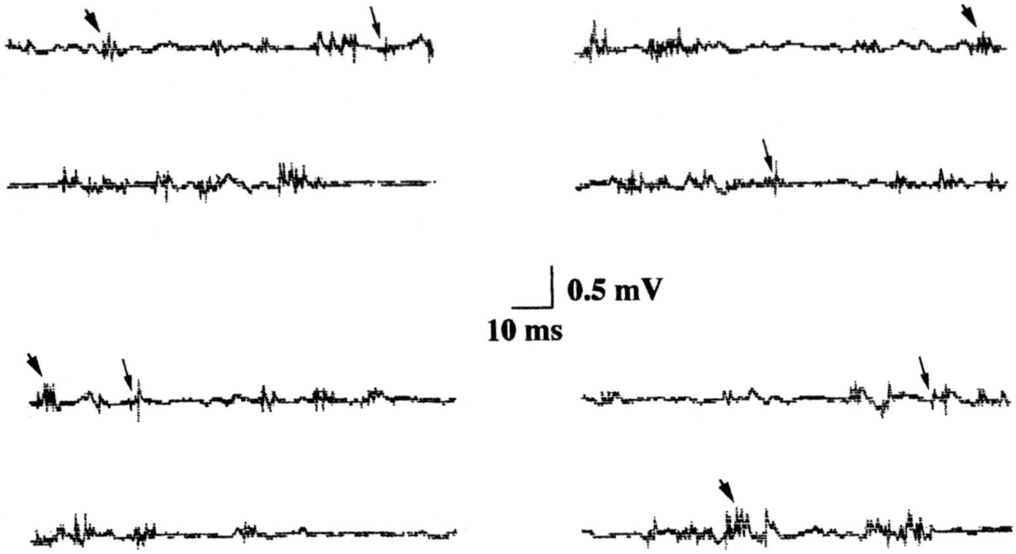

그림 5.22 미토콘드리아근육병증에서의 저진폭 짧은 지속시간의 운동단위전위와 저진폭 짧은 지속시간의 다상성 운동단위전위. 가는 화살표는 저진폭 짧은 지속시간의 운동단위전위를, 두꺼운 것은 저진폭 짧은 지속시간의 다상성 운동단위전위를 가리킨다.

다. 앞서 언급했듯이, 운동단위전위의 지속시간은 나이에 따라 그리고 근육에 따라 달라진다. 예를 들어 성인 팔다리 근육에서는 6 ms 이하의 운동단위전위가 지속시간이 짧은 것으로 간주된다. 정량적 운동단위전위 분석에서 근육병증에 합당한 의의를 가지기 위해서는 20개의 운동단위전위의 평균 지속시간이 나이와 근육의 종류를 고려한 "평균값의 평균 20%"보다 작아야만 한다. 짧은 지속시간을 갖는 운동단위전위는 보통 그 진폭도 작으며(<500 μV) 약간의 수의적 근육수축으로도 조기 동원된다. 따라서 작은 진폭의 짧은 지속기간(small- amplitude short-duration; SASD 혹은 BSAP; brief small action potential)의 운동단위전위는 전형적으로 근육병증에서 관찰된다. 근육병증에서 다상성 운동단위전위는 기간도 짧고(<6 ms) 진폭도 작다(<50 μV)(그림 5.21). 이러한 SASD의 단순한 그리고 다상성의 운동단위전위는 극히 특징적인 소리를 내는데, 마치 오래된 분당 48회전 축음기판의 직직거리는("scratchy") 소리 같다(이 소리를 묘사하기가 무척 어렵다). 하지만, 근전도 검사자가 일단 이 특징적인 소리에 익숙해지면, 이것을 인지할 수 있게 된다. 따라서 짧은 지속시간의 운동단위전위를 인지하도록 습득하는 데에는 경험이 필요하다. 근육병증에서 운동단위 내에 있는 어떤 섬유들은 근육섬유의 괴사로 인해 기능을 하지 않는 것들이 있어서, 먼쪽 섬유의 활동이 전극으로 기록되지 않을 가능성이 커져, 당연히 운동단위전위의 처음과 끝 부위가 기록되지 않기 때문에, 짧은 지속시간의 운동단위전위를 만들게 된다.

심한 근육병증에서는 짧은 지속시간의 운동단위전위를 발견하는 것이 어렵지 않으나, 보다 경미한 경우는 짧은 지속시간의 운동단위전위가 국소적으로만 나타날 수 있다. 따라서 짧은 지속시간의 운동단위전위를 유발하는 지점을 찾는 것이 중요하다. 짧은 지속시간의 운동단위전위는 잔떨림전위만큼 짧아질 수도 있는데, 잔떨림전위도 역시 존재하는 경우에는 이 둘을 구분키가 어려울 수 있다. 이런 상황에서는 완전히 이완된 근육에서 전위를 관찰하는 것이 중요하다. 짧은 지속시간의 운동단위전위는 근육이 이완되면 사라지지만, 잔떨림전위는 이완된 상태에서도 지속된다.

짧은 지속시간의 운동단위전위는 중증근무력증, 근육무력증후군(Lambert-Eaton myasthenic syndrome), 보툴리눔독소증의 신경근육전달 장애에서도 보여질 수 있음을 아는 것도 중요하다.

긴 지속시간을 갖는 운동단위전위(long-duration MUPs) 긴 지속시간의 운동단위전위는 만성 탈신경의 근전도검사 상의 증명이다(표 5.16, 그림 5.23). 긴 지속시간을 갖는 운

표 5.16 고진폭 긴 지속시간(HALD) 운동단위전위

Shape	HALD monophasic or diphasic MUPs, often with HALD polyphasic MUPs
Initial deflection	Any deflection
Duration	>17 ms; >20 ms in polyphasic MUPs
Amplitude	>5mV with monopolar and 3mV with concentric needle
Frequency	>15Hz
Sound	No special sound characteristic
Key finding	HALD MUPs with reduced recruitment
Generator	Large motor unit territory; type grouping
Significance	Chronic denervation
Diseases (essential)	Chronic denervation
Diseases (common)	Amyotrophic lateral sclerosis, spinal muscular atrophy, chronic myelopathy involving anterior horn cells, radiculopathy, chronic peripheral neuropathy, chronic mononeuropathy, IBM

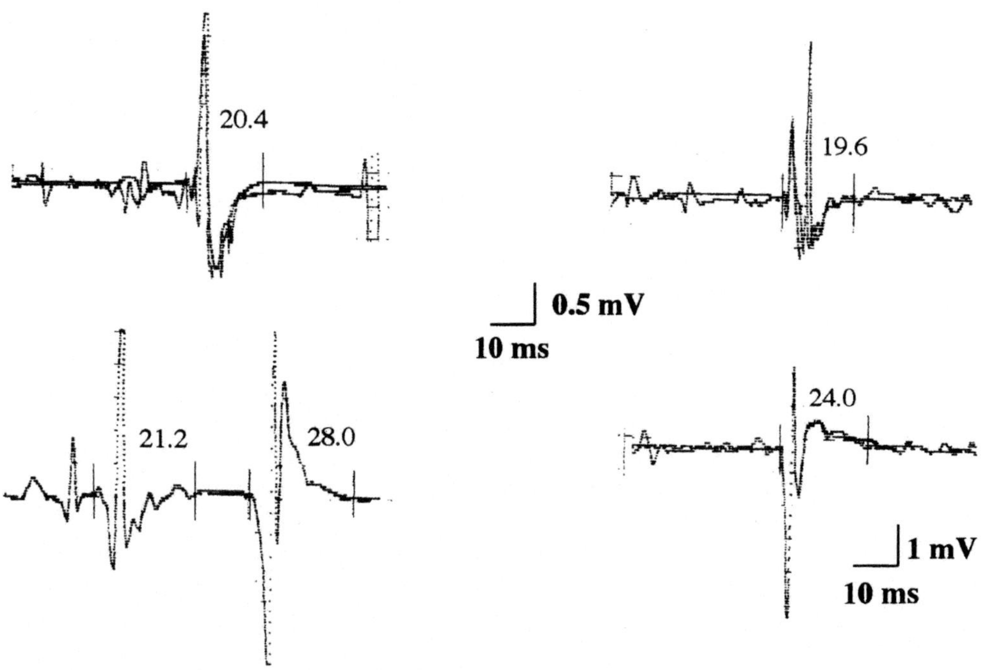

그림 5.23 만성적인 탈신경을 시사하는 고진폭 긴 지속시간 운동단위전위. 각 운동단위전위 위의 숫자는 운동단위전위의 지속시간을 표시한다.

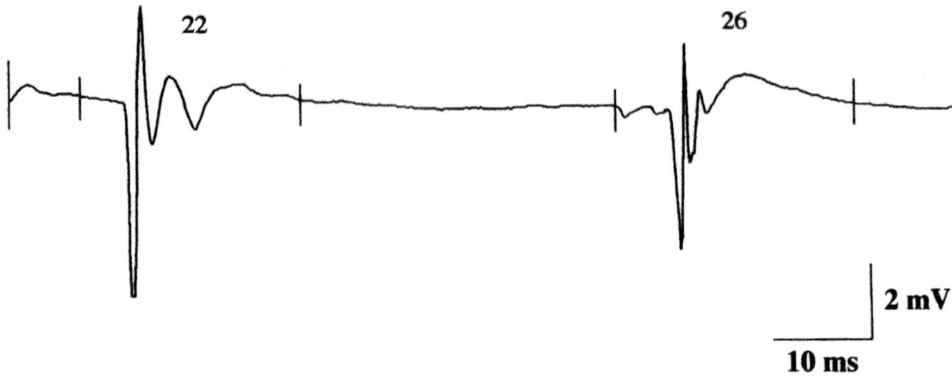

그림 5.24 근육위축가쪽경화증에서 만성 탈신경을 지배하는 두 개의 고진폭 긴 지속시간 운동단위전위(6개의 위상).

동단위전위는 정상의 상한선보다 지속시간이 긴 운동단위전위를 일컫는다. 앞서 언급한 바와 같이, 운동단위전위의 지속시간은 나이와 근육에 따라 다르다. 성인의 사지 근육에서는 운동단위전위가 17 ms 이상 지속된다면, 지속기간이 길다고 간주된다. 정량적 운동단위전위의 분석으로 만성 탈신경으로 의미 있게 보려면 20개의 운동단위전위의 평균 지속시간이 나이와 근육에 대한 평균보다 평균 20% 더 길어야 한다. 긴 지속시간을 갖는 운동단위전위는 최소한의 수의적 수축으로도 흔히 높은 진폭(>3.5 mV)과 빠른 속도(15 Hz)로 발생하나, 불량한 동원(recruitment)을 보인다. 다상성 운동단위전위도 또한 만성 탈신경에서 높은 진폭과 긴 지속시간을 보인다(그림 5.24). 실제로, 높은 진폭의 운동단위전위("거대운동단위전위(giant MUPs)" > 5 mV)는 보통 긴 지속시간의 운동단위전위를 동반하기에 이 존재는 만성 탈신경의 대단히 유용한 근전도검사의 지표가 되었다. 따라서 진폭이 높고 지속시간이 긴(high-amplitude long-duration; HALD) 운동단위전위는 전형적으로 만성 탈신경에서 관찰이 되며, 탈신경 과정의 지표가 된다. 위성전위(satellite potential)가 있는 운동단위전위의 지속시간을 측정할 때, 주된 운동단위전위의 지속시간을 측정해야만 한다. 그렇게 하지 않으면, 운동단위전위 지속시간이 길어지게 되어, 긴 지속시간을 가지는 운동단위전위로 잘못 판단할 수 있다.

긴 지속시간을 갖는 운동단위전위는 탈신경된 근육이 신경재지배되어 하나의 운동단위의 영역(motor unit territory)이 확장하기 때문이다. 따라서 신경이 손상된 후 침근전도검사에서 긴 지속시간을 갖는 운동단위전위가 나타나기에는 최소한 몇 달의 기간이 걸린다. 그 시점이 되기 전에는 운동단위전위의 지속시간은 탈신경의 진단에 도움이 되지 못한다. 불량한 동원, 다상성 운동단위전위의 증가, 잔떨림전위 그리고 양성예파의 조합은 탈신경의 과정을 시사한다.

짧은 지속시간과 긴 지속시간을 갖는 혼합형 운동단위전위(mixed short-duration and long-duration MUPs)

드물긴 하지만, 이런 조합이 같은 근육에서 발생할 수 있다. 이런 경우 정량적 운동단위

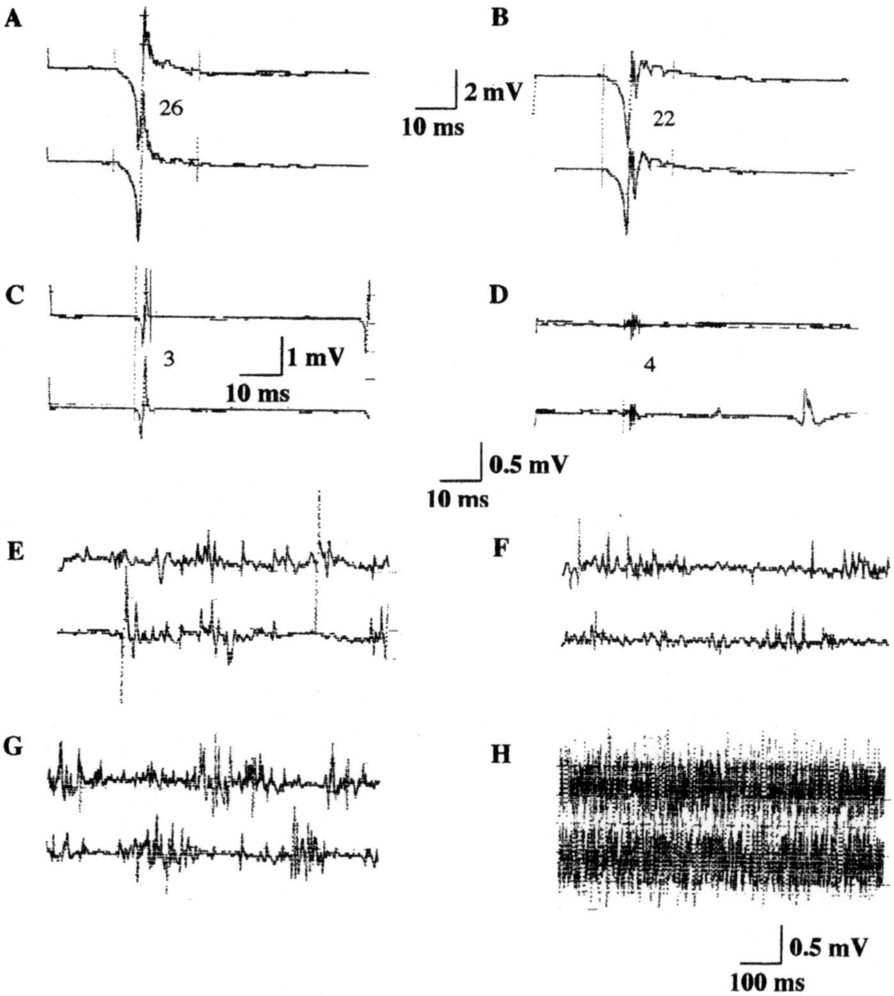

그림 5.25 포함체근육염의 한 근육에서 보이는 여러 운동단위전위. A와 B. 고진폭 긴 지속시간의 운동단위전위. C. 짧은 지속시간의 운동단위전위. D. 저진폭 짧은 지속시간의 다상성 운동단위전위. E와 F. 많은 저진폭 짧은 지속시간의 운동단위전위. G. 정상 혹은 저진폭 짧은 지속시간의 다상성 운동단위전위들. H. 완전 간섭양상.

표 5.17 작은 진폭과 짧은 지속시간의 운동단위전위와 큰 진폭과 긴 지속시간의 운동단위전위가 함께 있는 질환

Diseases in which this potential is commonly observed
- Anterior horn cells diseases
  - Rapidly progressing motor neuron diseases
  - Spinal muscular atrophy
  - HMSN type II
- Myopathy
  - Inclusion body myopathy

HMSN, 유전성운동감각신경병증(hereditary motor sensory neuropathy)

전위의 분석이 도움이 되지 못하는데, 이는 짧고 긴 지속시간을 갖는 운동단위전위들을 합산해서 평균하면 운동단위전위들의 평균 지속시간이 정상으로 나올 것이기 때문이다(그림 5.25). 이 조합이 발견되면 포함체근육염을 배제해야만 하는데, 표 5.17과 같이 포함체근육염을 가진 환자의 1/3에서 이런 현상이 발견되기 때문이다. 이 조합은 또한 급격히 진행하는 앞뿔세포질환과 Kugelberg-Welander 질환을 가진 환자에서도 아주 드물게 보인다.

다상성 운동단위전위 다상성 운동단위전위(polyphasic MUPs)라는 것은 다섯 개 이상의 위상(phase)을 가진 운동단위전위를 말한다(표 5.18). 운동단위전위들의 20% 이상이 다상성인 경우, 그 수가 증가되었다고 간주된다. 다상성 운동단위전위는 근육병증과 탈신경의 과정에서 증가한다. 하지만, 이상 소견으로 다상성 운동단위전위의 숫자만 증가하고 있는 경우는 그 의미가 모호하며, 분명한 근전도 이상 소견으로는 간주되지 않는다. 증가된 다상성 운동단위전위가 다른 비정상적인 근전도 소견과 동반되었을 때 임상적으로 의미가 있다.

표 5.18 다상성 운동단위전위

Shape	MUPs with 5 or more phases
Initial deflection	Any deflection
Duration	2–25 ms
Amplitude	0.2–10 mV
Frequency	Variable
Sound	Cracking; rough, rasping, or rattling[a]
Key finding	MUPs with 5 or more phases with cracking sound
Generator	Muscle fiber firing in asynchronous pattern in a single motor unit
Significance	Depending on the amplitude and duration of polyphasic MUPs, myopathy or denervation: SASD polyphasic MUPs, myopathy; HALD MUPs, chronic denervation; and small-amplitude polyphasic MUPs with normal or long duration, regeneration; *Increased number of polyphasic MUPs with normal duration and amplitude alone is not clinically significant*

[a] Rodriques의 기술.

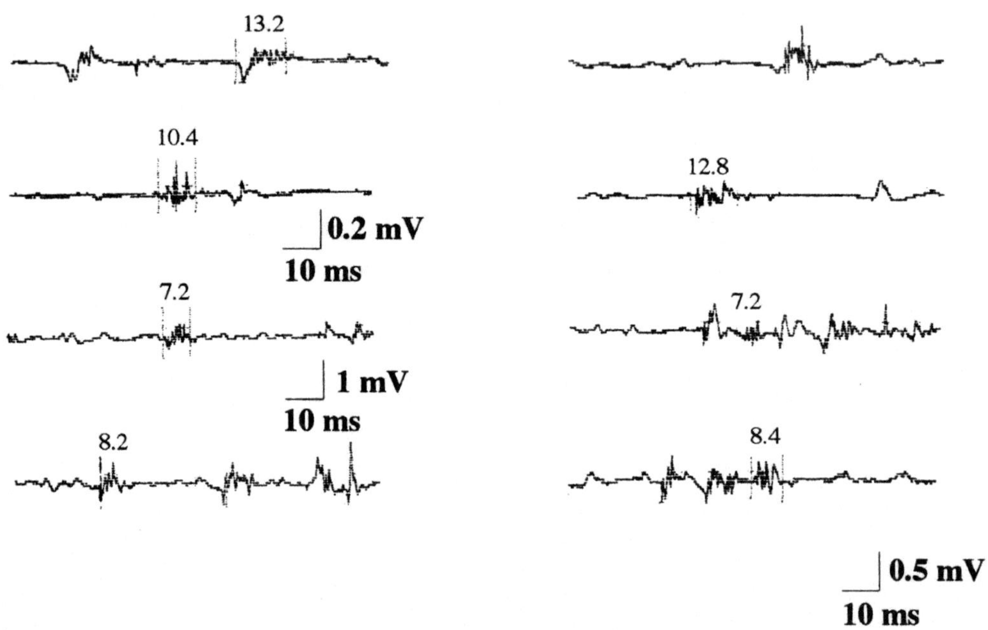

그림 5.26 신경손상 이후 재생하는 동안의 작은 다상성 운동단위전위. 운동단위전위의 지속시간이 7.2에서 13.2 ms까지 분포함을 확인하시오(운동단위전위 위의 숫자).

반면에, 다상성 운동단위전위의 지속시간은 근전도 이상 소견의 중요한 지표이다. 짧은 지속시간(< 6 ms)은 근질환을(그림 5.22), 긴 지속시간은 탈신경의 과정을 시사한다(그림 5.24). 짧은 지속시간의 다상성 운동단위전위는 보통 작은 진폭과 연관되는 반면, 긴 지속시간의 다상성 운동단위전위는 일반적으로 큰 진폭을 갖는다. 신경 손상 후 신경재지배 과정에서 작은 다상성 운동단위전위가 신경재지배의 최초 소견으로 나타난다. 과거에는 이 작은 다상성 운동단위전위를 "신생 운동단위전위(nascent motor unit potentials)"라 불렸지만, 현재는 이 용어가 추천되지 않는다. 작은 진폭 때문에 이 전위들은 "근육병증 전위(myopathic potentials)"로 종종 오인된다. 그러나 이 전위들은 대부분 정상이거나 긴 지속시간을 가진다(그림 5.26). 한 근육에서 짧은 지속시간의 운동단위전위와 긴 지속시간의 운동단위전위가 혼합되어 나타난다면 포함체근육염을 반드시 배제하여야 한다.

운동단위전위의 변동진폭(varying amplitude of MUPs) 정상근육에서 하나의 운동단위전위가 발생할 때 그 진폭, 지속시간 및 형태는 상대적으로 일정하게 유지된다. 운동단위전위 진폭이 30% 이상 변동할 때 이를 "**변동진폭**(varying amplitude)"이라 한다(표 5.19와 그림 5.27). 운동단위전위의 변동진폭은 신경근육전달장애의 전형적인 소견이다. 몇몇 종판전위가 문턱치하로 되어 몇 근육섬유들이 "차단(blocking)"에 의해 간헐적으로 활성화되고 운동단위전위는 진폭과 모양에서 변동한다. 이 현상은 중증근무력증에서 최초로 기술되었으며, 이후 램버트-이튼 근무력증후군에서도 보고되었다. 아직까지 이 현상이 중증근무력증과 램버튼-이튼 근무력증후군에서 얼마나 자주 보이는지는 보고되지 않았다. 변동진폭을 가지는 운동단위전위는 신경근육전달장애의 특징이지만 신경인성 질환에서도 나타난다(그림 5.28). 가장 좋은 예로 신경 손상 후의 신경재분포 및 빠르게 진행하는 근육위축가쪽경화증이 있다. 이러한 모든 질환에서 단일섬유근전도검사는 현저한 차단 현상을 보여주는데, 차단이 운동단위전위의 변동진폭의 원인이라는 이론을 뒷받침한다. 중증근무력증에 있어서 운동단위전위의 진폭은 수축 초기에는 정상적이거나 거의 그에 근접한 것으로 나타나지만, 점점 더 적은 수의 근육섬유가 반응함에 따라 진폭은 급격히 저하된다. 이것은 램버트-이튼 근무력증후군에서는 반대인데, 근육 수축 초기에는 운동단위전위의 진폭이 작고 수축이 지속됨에 따라 진폭이 점차 증가한다. 그러나, 그런 고전적인 현상은 우리의 경험에 따르면 대단히 드물다.

표 5.19 변동진폭의 운동단위전위가 있는 질환[a]

Diseases in which this potential is typically observed
- Neuromuscular transmission disorders
  - Myasthenia gravis
  - LEMS
  - Botulism

Diseases in which this potential is commonly observed
- Rapidly progressing axonal degenerations
- Reinnervation after nerve injury

[a] 단일섬유근전도검사는 뚜렷한 차단을 보인다.

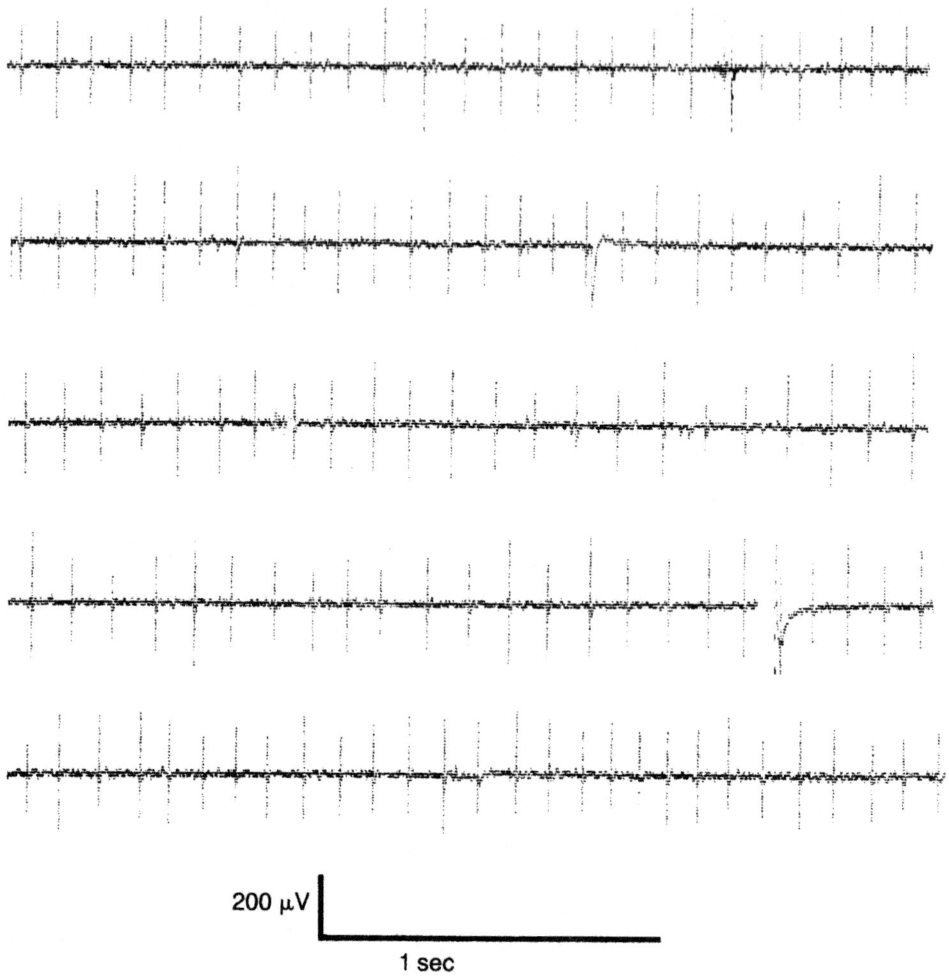

그림 5.27 중증근무력증 환자에서 단일 운동단위전위의 변동진폭.

쌍, 삼쌍을 이룬 운동단위전위(MUP doublets and triplets) 정상적으로는 운동단위전위는 최소 수의적 수축을 할 때, 단일 전위로 발생한다. 테타니나 과호흡 환자의 경우 각 전위가 2~20 ms의 짧은 시간에 두세 번씩 발생한다. 이 운동단위전위들을 각각 "쌍(duplet)"이나 "삼쌍(triplets)"이라고 부르며, 아주 짧은 간격 사이에 운동단위의 연속적인 발생을 의미하는데, 이는 아마도 운동 신경원의 과흥분성에 기인하는 것으로 보고 있다. 이 현상은 회색질척수염(poliomyelitis), 운동신경원질환, 길랑-바레 증후군, 다른 신경병증, 신경근육병증 그리고 근긴장성근이영양증에서도 드물지만 나타난다. 이 운동단위전위들은 연속방전이 아닌 다상성 운동단위전위와 구분되어야 한다.

정상인에서의 정량적 운동단위전위의 분석

다양한 컴퓨터 지원방식의 운동단위전위의 정량적 분석방법이 개발되어 절차를 더 쉽

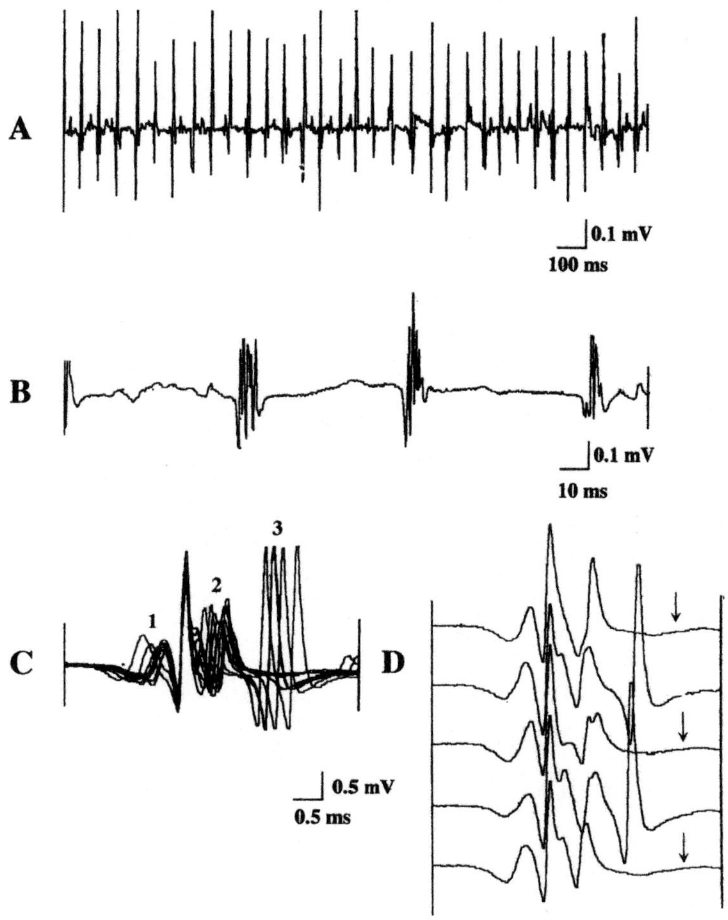

그림 5.28 다초점운동신경병증 환자에서 운동단위전위의 다양한 진폭. A. 단일 운동단위전위의 변동진폭. B. 이 운동단위전위는 다상성 운동단위전위를 나타낸다. C. 같은 근육의 단일섬유 전위들의 겹쳐 놓은 기록. 세 개의 모든 딸린 전위들(slave potentials)의 비정상 지터와 차단을 확인하시오. D. 단일섬유 전위의 다섯 개 기록. 화살표는 세 딸린 전위의 차단을 가리킨다.

고 빠르게 했지만, 특정 방법을 바탕으로 한 다양한 근육과 나이별 집단의 정상 자료가 부족하다는 점이 중요한 문제로 남아 있었다. 정상 자료 없이 컴퓨터 프로그램에 의한 더 빠르고 쉬운 운동단위전위 수치 자료의 획득은 무의미하다. 이런 관점에서 1960년대 많은 시간을 투입하여 Buchthal 등이 얻은 운동단위전위 지속시간 정상 자료의 가치는 무엇보다 크다. 우리 검사실에서는 사용된 컴퓨터 프로그램에 관계없이 개개의 운동단위전위 지속시간이 정확한지 확인하고, 정량적 운동단위전위 자료가 코펜하겐의 Rigs병원의 임상신경생리학 검사실의 정상 운동단위전위의 수치들과 비교한다. 가장 중요한 요건은 검사의 방법, 기기 설정 및 측정하는 지표들의 권장 방식을 잘 지키는 것이다.

동심침을 이용한 운동단위전위의 정상데이타

동심침을 이용해 획득한 정상 지표들은 코펜하겐 Rigs병원의 임상신경생리학 검사실의

Buchthal 등에 의해 가장 광범위하게 연구되었다. 다음이 정상 자료들이다.

검사방법 1. 표준 방식에 의하여 동심침을 사용하여 약한 수의적 근육수축 중에 운동단위전위를 획득한다.
2. 오실로스코프 상의 컴퓨터 지연선을 이용하여 운동단위전위를 포착한다.
3. 같은 근육 내에서 최소 20(20 내지 40)개의 다른 운동단위전위를 최소 20개(20 내지 40)의 다른 지점에서 얻는다.

기기 설정 필터: 2 Hz ~ 10 kHz
감도: 100 ~ 300 μV/cm
스윕 속도(sweep velocity): 10 ms/1 cm(간혹 5 ms나 20 ms/cm)

측 정 1. 지속시간(전체 지속시간)은 100 μV의 감도로 처음 기저선에서 벗어날 때부터 마지막 기저선으로 돌아올 때까지로 측정한다.
2. 진폭은 100 ~ 300 μV의 감도로 일상적으로 정점에서 정점까지 측정한다.
3. 상(phase)은 기저선 상하로 있는 비뚤림의 개수로 측정한다. 5개 이상의 상을 가진 운동단위전위를 다상성 운동단위전위로 한다.
4. 이들은 기록에서 처음 수동적으로 측정한다.

정상 수치 표 5.20 참조.

해 석 운동단위전위 지속시간의 경우 평균치에서 20% 이상 벗어날 경우, 비정상으로 간주한다. 측정치가 평균치에 20% 이상 낮을 때 근육병증을 시사하는 것으로 간주하며, 평균치보다 20% 이상 클 경우 탈신경 과정을 시사한다.

침근전도검사 이상소견에 대한 해석

모든 침근전도검사 상의 지표는 신경근육질환의 진단에 유용하다. 앞선 연구들에서 근육병증 환자의 80 ~ 95%에서, 거의 모든 탈신경과정 환자에서 임상 소견과 근전도검사 소견이 일치함을 보았다. 침근전도검사는 근육긴장(myotonia)을 탐지하고 근육병증과 탈신경과정을 감별하는 데 가장 유용한 도구이다. 이는 침근전도검사가 이러한 질환을 시사하는 특정한 근전도 소견을 탐지하는 유일한 방법이기 때문이다. 반면에 말초신경질환의 경우 신경전도검사로 더 상세하게 진단될 수 있으며, 신경근육전달장애는 반복신경자극검사로 제일 잘 검사할 수 있다.

여러 근전도검사 전위 중에서 근육긴장전위가 가장 특정한 의미를 가지는데, 이것은 근긴장성 질환들의 질병특이적 소견이며 임상적으로 근육긴장을 동반한다. 그 다음으로 의미가 구체적인 근전도검사 소견은 아마도 운동단위전위의 지속시간이다, 짧은 지속시간

표 5.20 다양한 연령에서 여러 근육의 평균 운동단위전위 지속시간(ms) (동심전극)

Age (yr)	Arm Muscles						Leg Muscles					
	Deltoideus	Biceps Brachii	Triceps Brachii	Extensor Digitorum Communis	Opponens Pollicis; Interosseus	Abductor Digiti Quinti	Biceps Femoris; Quadriceps	Gastrocnemius	Tibialis Anterior	Peroneus Longus	Extensor Digitorum Brevis	Orbicularis Oris superior: Triangularis: Frontalis
0	8.8	7.1	8.1	6.6	7.9	9.2	8.0	7.1	8.9	6.5	7.0	4.2
3	9.0	7.3	8.3	6.8	8.1	9.5	8.2	7.3	9.2	6.7	7.2	4.3
5	9.2	7.5	8.5	6.9	8.3	9.7	8.4	7.5	9.4	6.8	7.4	4.4
8	9.4	7.7	8.6	7.1	8.5	9.9	8.6	7.7	9.6	6.9	7.6	4.5
10	9.6	7.8	8.7	7.2	8.6	10.0	8.7	7.8	9.7	7.0	7.7	4.6
13	9.9	8.0	9.0	7.4	8.9	10.3	9.0	8.0	10.0	7.2	7.9	4.7
15	10.1	8.2	9.2	7.5	9.1	10.5	9.2	8.2	10.2	7.4	8.1	4.8
18	10.4	8.5	9.6	7.8	9.4	10.9	9.5	8.5	10.5	7.6	8.4	5.0
20	10.7	8.7	9.9	8.1	9.7	11.2	9.8	8.7	10.8	7.8	8.6	5.1
25	11.4	9.2	10.4	8.5	10.2	11.9	10.3	9.2	11.5	8.3	9.1	5.4
30	12.2	9.9	11.2	9.2	11.0	12.8	11.1	9.9	12.3	8.9	9.8	5.8
35	13.0	10.6	12.0	9.8	11.7	13.6	11.8	10.6	13.2	9.5	10.5	6.2
40	13.4	10.9	12.4	10.1	12.1	14.1	12.2	10.9	13.6	9.8	10.8	6.4
45	13.8	11.2	12.7	10.3	12.5	14.5	12.5	11.2	13.9	10.1	11.1	6.6
50	14.3	11.6	13.2	10.7	12.9	15.0	13.0	11.6	14.4	10.5	11.5	6.8
55	14.8	12.0	13.6	11.1	13.3	15.5	13.4	12.0	14.9	10.8	11.9	7.0
60	15.1	12.3	13.9	11.3	13.6	15.8	13.7	12.3	15.2	11.0	12.2	7.1
65	15.3	12.5	14.1	11.5	13.9	16.1	14.0	12.5	15.5	11.2	12.4	7.3
70	15.5	12.6	14.3	11.6	14.0	16.3	14.1	12.6	15.7	11.4	12.5	7.4
75	15.7	12.8	14.4	11.8	14.2	16.5	14.3	12.8	15.9	11.5	12.7	7.5

[a] 값들은 근신경계질환의 소견이 없는 대상자들에서 얻은 평균값들이다.각 값의 표준 편차는 15%이다(각 근육당 20개의 전위). 그러므로, 특정 검사 근육에서 검사할 때 표의 값에서 20%까지의 편위는 정상 범위에 있는 것으로 판단한다.

인용: Buchthal E. Introduction to electromyography. Copenhagen: Scandinavian University Books, 1957.

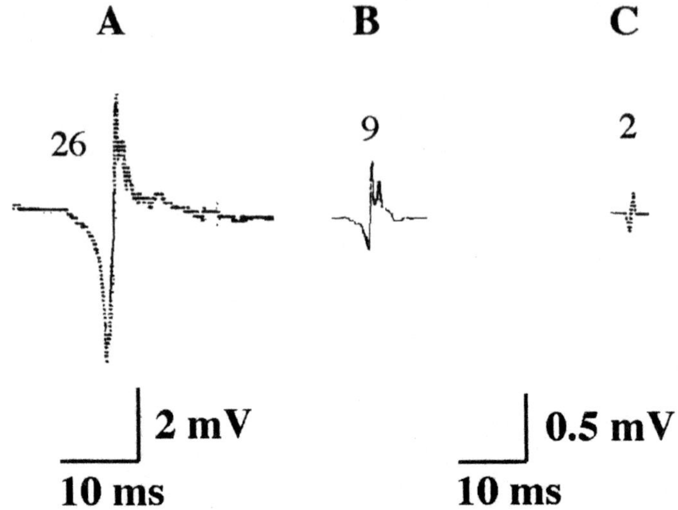

그림 5.29 근육병증과 탈신경의 전형적인 운동단위전위. A. 탈신경에서 고진폭 긴 지속시간의 운동단위전위. B. 정상 운동단위전위. C. 근육병증에서 저진폭 짧은 지속시간의 운동단위전위. 운동단위전위 위의 숫자는 운동단위전위의 지속시간을 나타낸다.

은 근육병증을, 긴 지속시간은 탈신경과정을 시사하는 소견이다(그림 5.29).

1. 침근전도검사는 근육병증과 탈신경과정을 감별할 수 있다. 특정 근전도검사 전위들, 운동단위전위의 지표들, 그리고 운동단위전위의 동원 양상들을 종합해서 근육병증과 탈신경의 진단적으로 특징적인 양상을 파악할 수 있다(표 5.21, 그림 5.29). 여러 지표들 중에서 근육병증과 탈신경과정을 감별하는 데 가장 중요한 것은 운동단위전위의 지속시간이다. 근육병증에서는 이러한 기준에 따라서 만성적 탈신경과정으로부터 근육병증을 일반적으로 구별할 수 있다. Buchthal에 따르면, 근육병증의 85%에서 짧은 지속시간이, 그리고 탈신경과정의 90%에서 긴 지속시간이 확인되었다. 그러나 비교적 짧은 경과의 급성 탈신경과정에서는 긴 지속시간 및 큰 진폭의 운동단위전위의 기전이 되는 신경재지배가 나타나기에는 시간이 충분하지 않기에, 이러한 기준들은 분명히 제한적이다. 잔떨림전위와 양성예파가 존재한다면, 이들은 급성 탈신경을 진단하는 데 분명한 도움이 된다.

2. 침근전도검사는 근육병증이든 탈신경이든 질환 과정의 "활성도(activity)"를 예측할 수 있다(표 5.22). 활성도는 잔떨림전위와 양성예파에 주로 근거하여 판단된다. 활성기의 근육병증에서는 잔떨림전위와 양성예파들이 짧은 운동단위전위의 지속시간과 함께 거의 항상 존재한다. 예를 들어 치료받지 않은 다발근육염의 경우, 잔떨림전위와 양성예파가 두드러지나 치료을 하면 제일 먼저 없어지는 소견들이다. 비활성기의(주로 만성인) 근육병증에서는 잔떨림전위나 양성예파가 존재하지 않으며, 짧은 지속시간의 운동단위전위가 유일한 소견이다. 활성기의 진행하는 탈신경의 경우, 다상성 운동단위전위의 증가와 감소된 운동단위전위 동원 양상과 더불어 잔떨림전위나 양성예파가 두드러지게 나타난다. 반면에 비활성기의(일반적으로 만성인) 탈신경에서는 잔떨림전위나 양

표 5.21 근육병증과 탈신경과정의 운동단위전위 인자 기준

	MUP Parameters			Interference Pattern
	Duration	Amplitude (mV)	Polyphasic MUP	
Normal	6–16 ms[a]	0.5–5 (M)[a]	Normal duration	FIP with maximal contraction
		0.3–3.5 (C)[a]	Normal amplitude <20% of MUPs	
	Mean ± 20% of mean[b]			
Myopathy	<6 ms	<0.5 (M) <0.3 (C)	Small amplitude Short duration	Early recruitment FIP with minimal or moderate contraction
	<Mean −20% of mean[b]		Increased	
Denervation	>16 ms	>5 (M) >3.5 (C)	High amplitude Long duration	Rapid firing rate RIP or DA with maximal contraction
	>Mean +20% of mean[b]		Rarely increased	

[a] 팔다리 근육.
[b] 정량적 운동단위전위 지속시간.
M, 단극침; C, 동심침; FIP, 완전 간섭양상; RIP, 감소된 간섭양상; DA, 띄엄띄엄한 형태.

표 5.22 특징적인 침근전도검사 소견

Fibrillation and PSW	MUP	Interference	Pathology	Typical Diseases
Active (subacute or ongoing) denervation pattern				
Profuse	Markedly polyphasic MUPs; amplitude and duration usually normal	Moderately or highly reduced	Axonal degeneration	Nerve injury Amyotrophic lateral sclerosis, Werdnig-Hoffman disease Axonal neuropathy Plexopathy
Chronic (inactive) denervation pattern				
No or little	HALD MUP with relatively unremarkable polyphasic MUPs	Greatly reduced; rapid firing	Reinnervation Type grouping	Spinal muscular atrophy Kugelberg-Welander disease CIDP HMSN type I
Active myopathy pattern				
Profuse	SASD MUP; markedly polyphasic	Normal or excessive	Profuse myopathy	Polymyositis Alcoholic myopathy Inclusion body myopathy[a]
Inactive myopathy pattern				
No	SASD MUP with less polyphasic MUP	Normal or excessive	Minimal myopathy	Benign congenital myopathy

[a] 활동성 근육병증 환자 셋 중 한 증례에서는 고진폭 긴 지속시간의 운동단위전위가 섞여 있다.

성예파는 최소한이며 운동단위전위의 진폭과 지속시간은 크고 길다.

3. 침근전도검사는 수초탈락신경병증에서 축돌기성 신경병증를 구별하는 데 도움이 된다. 축돌기변성의 전기생리학적 징표인 잔떨림전위나 양성예파는 축돌기성 신경병증에서 매우 두드러지게 나타나지만, 수초탈락신경병증에서는 없거나 미미하게 나타난다. 수초탈락신경병증에서 이런 잔떨림전위나 양성예파가 존재하는 것은 2차적으로 축돌기의 변성이 일어났기 때문이다. 반면에 수초탈락신경병증에서는 근육다발수축이나 근육잔떨림이 더 두드러진 소견이다. 수초탈락신경병증과 축돌기변성을 최종적으로 구분하는 것은 신경전도검사 자료에 따른다.

일반적으로 침근전도검사는, 적절히 수행되고 올바르게 해석되었을 때, 거의 모든 신경근육질환의 진단에 매우 유용한 정보를 제공한다. 비교적 잘 표준화되어 있는 신경전도검사와 반복신경자극검사와는 달리, 침근전도검사는 특정 근전도 전위를 찾고 인식하고 해석하며, 이러한 자료를 임상적 소견에 합당한 문맥으로 종합하는 근전도 검사자의 능력에 매우 의존한다. 이런 의미에서 침근전도검사는 지식이 풍부하고 경험이 많은 임상가의 능력에 따라 두드러지게 차이나는 임상적 평가의 연장이라고 할 수 있다.

제 6 장

역자: 김대성
(부산의대 신경과)

단일섬유근전도검사

단일섬유근전도검사(single fiber electromyography; SFEMG)는 비교적 새로운 검사법으로서 단일섬유근전도용 침전극을 사용하여 근육섬유 개개에서 유래되는 활동전위를 선택적으로 기록할 수 있는 기법이다. 이 기법은 이미 중증근무력증을 비롯한 신경근육전달(neuromuscular transmission; NMT) 질환들의 진단에 가치가 있음이 입증된 바 있다.

단일섬유근전도검사와 일반적인 근전도검사의 차이점

단일섬유근전도검사용 침전극으로 근육섬유 개개의 활동전위를 기록할 수 있기 때문에, 단일섬유근전도검사는 운동단위와 종판의 미세생리를 연구하는 데 사용되는 검사법이라고 할 수 있다. 따라서 단일섬유근전도검사는 일반적인 근전도검사에 비해 다음과 같은 장점이 있다.

1. 단일섬유근전도검사로 신경근육전달 상태를 대변하는 "지터(jitter)"와 운동단위의 분포 양상을 대변하는 "섬유밀도(fiber density)"라는 양적인 데이터를 구할 수 있다.
2. 단일섬유근전도검사는 운동단위와 종판의 미세생리학적 장애를 극도로 민감하게 검출해 낼 수 있다.
3. 단일섬유근전도검사로 신경근육전달 장애와 신경재지배(reinnervation) 현황을 통상적인 근전도검사보다 조기에 검출할 수 있다.
4. 신경근육전달 상태를 알아보기 위한 검사 중에서 대부분의 환자들은 단일섬유근전도검사를 반복신경자극검사에 비해 검사 받기가 쉽다고 여긴다.

그 반면, 단일섬유근전도검사는 통상적인 근전도검사와 비교할 때 몇 가지 단점이 있다.

1. 단일섬유근전도검사는 통상적인 근전도검사에 비해 익히기와 검사하기가 더 어려운데, 바로 이 점이 단일섬유근전도검사의 대중성(popularity)과 유용성(availability)을 제한하는 주요 장애물로 작용한다.

2. 단일섬유근전도검사는 통상적인 근전도검사에 비해 피검자의 협조가 더 필요하다. 비록 대부분의 성인들은 수의적 수축을 하고 있는 근육에서 단일섬유근전도검사를 제대로 할 수 있게끔 잘 협조해 주지만, 환자가 협조하지 않거나 떨림(tremor)이 있는 경우에는 검사가 불가능하다. 이런 경우에는 자극 단일섬유근전도검사(stimulation single fiber electromyography; stimulation SFEMG)로 지터 측정을 할수 있다.
3. 단일섬유근전도검사는 기본적인 프로그램만 내장된 근전도기기로는 시행할 수 없으며, 특수한 단일섬유근전도검사용 침전극과 정교한 근전도기기들도 필요하다. 요즘에는 상용화되어 있는 대부분의 근전도기기들에 자동 지터 분석장치 등이 내장되어 있어 단일섬유근전도검사를 시행할 수 있다.
4. 단일섬유근전도검사는 대부분의 신경근육질환들에서 동일한 비특이적인 소견, 즉 비정상 지터와 섬유밀도의 증가를 보인다. 이런 비특이성 때문에 단일섬유근전도검사 결과는 임상적인 소견 및 다른 전기생리학적 소견을 참고로 하여 해석하여야만 한다. 이처럼 이 검사는 극도로 민감하지만 비특이적이며, 근육병증과 탈신경과정을 감별하는 데에도 도움이 되지 않는다.

단일섬유활동전위

단일섬유근전도검사용 침전극의 기록부위는 전극의 옆부분에 노출되어 있으며, 그 지름은 근육섬유의 평균 직경보다 작은 25 μm에 불과한데, 이 자그마한 전극을 사용하여 근육섬유 한 개의 활동전위를 기록할 수 있다. 이 전위를 **단일섬유활동전위**(single fiber action potential; SFAP)라고 한다.

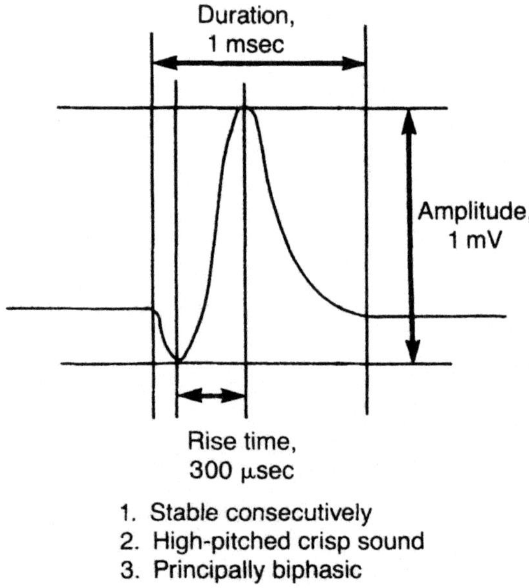

그림 6.1 단일섬유활동전위의 특징.

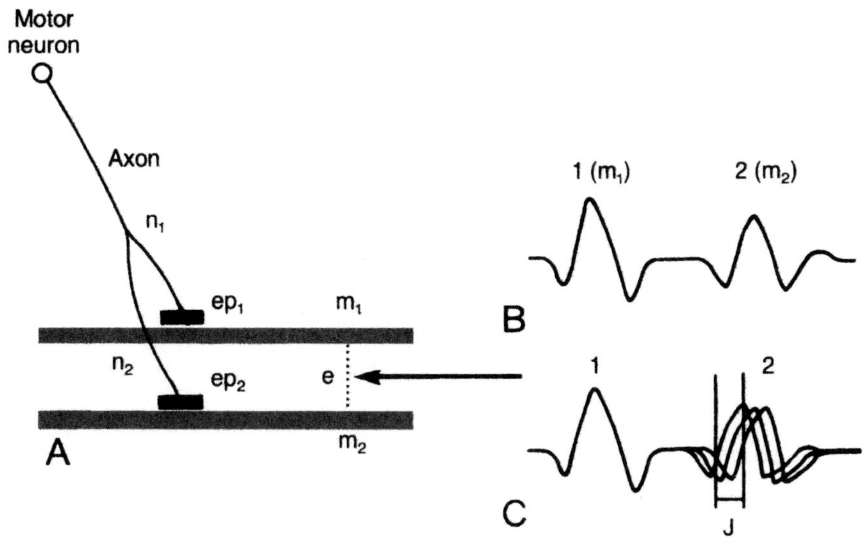

그림 6.2 단일섬유 전위쌍의 해부학적 기초. A. 단일섬유근전도 침 e가 근육섬유 m_1과 m_2의 사이 가운데에 위치한다. 이 두 근육섬유는 같은 운동신경에서 나오는 가지 n_1과 n_2에 의해 각각 지배된다. B. 단일섬유 전위쌍: 하나의 단일섬유 전위는 m_1에서, 또 다른 것은 m_2에서 만들어진다. C. 지터 J는 전위간 간격의 변이를 나타내며, 이는 주로 운동종판 ep_1과 ep_2의 전도시간의 변이 때문이다.

단일섬유활동전위를 얻기 위해서는 근전도기기로 지연선(delay line)을 설정할 수 있어야 하고 파형겹치기(superimposition)를 구현할 수 있어야 하며, 하향필터(low filter)를 500 Hz까지, 그리고 sweep 속도를 2.0에서 1 ms까지 설정할 수 있어야 한다(그림 6.1). 단일섬유근전도검사에서는 하향 필터를 500 Hz로 설정하여야만 오실로스코프의 기저선을 안정화하고 멀리 떨어져 있는 근섬유에서 나오는 신호를 제거할 수 있다.

단일섬유활동전위의 가장 중요한 기준(criteria)은 연속적인 방전파(discharge)들이 안정적인 모양을 형성한다는 것이다. 단일섬유활동전위는 특징적으로 이상형(biphasic)이며 높은 음조의 뚜렷한 소리를 만들어 낸다. 상승시간(rise time)은 300 μs 미만, 지속시간은 1 ms 미만, 그리고 진폭은 1 mV를 초과하여야 한다(그림 6.2).

단일섬유근전도검사의 척도

단일섬유근전도검사에 필수적인 세 가지 척도로는 지터, 차단(blocking), 그리고 섬유 밀도가 있다.

지 터 동일한 운동단위에 속하는 두 개의 근육섬유 사이에 전극을 삽입하여 이들 두 개의 근육섬유로부터 동시에 단일섬유활동전위를 기록한 "전위쌍(potential pairs)"을 관찰해 보면, 이를 구성하는 두 개의 전위의 시간차에는 항상 약간의 변동성이 있다. 이러한 변동성의 정도를 "지터"라고 하며 평균연속차이(mean consecutive difference; MCD)로 표시한다. 전형적인 MCD는 20 μm 정도이다(온손가락폄근; extensor digitorum communis의 경우 55 μm 이내). 지터가 발생하는 주 원인은 두 개의 운동종판에서 발생하는 시냅스 지연(synaptic delay)의 변동성에 의한 것으로 추정된다.

차 단 전위쌍을 구성하는 전위들 중 하나의 전위가 사라지는 경우가 있는데, 이를 "차단(blocking)"이라 한다. 차단은 대개 지터가 현저하게 비정상인 경우 나타나며, 전형적으로 지터 수치가 80에서 100 μs를 초과할 때 나타나기 시작한다. 차단은 동일한 운동단위에 속하는 전위쌍을 형성하는 근육섬유들 중 하나의 근육섬유에서 신경근육전달이 전혀 이루어지지 않음으로써 발생한다. 따라서 차단은 가장 극단적인 지터의 이상 소견에 해당된다. 차단은 "신경근육 차단(neuromuscular blocking)"과 "신경인성 차단(neurogenic blocking)"의 두 가지로 구분할 수 있다. 전위쌍 중 하나의 전위가 사라지는 단순한 차단을 신경근육 차단이라고 하며, 중증근무력증과 다른 신경근육전달 질환들에서 특징적으로 볼 수 있다(그림 6.3). 신경근육 차단은 심한 신경근육전달 장애로 인해 간헐적으로 종판전위(end-plate potential)가 근육섬유에서 활동전위를 유발하는 데 필요한 문턱치에 도달하지 못하게 됨으로써 발생한다. 두 개 이상의 전위가 독립적이기보다는 함께 동시 차단이 발생하는 경우를 신경인성 차단이라고 하며, 예외 없이 신경인성 장애 시에 발생한다(그림 6.4). 신경인성 차단을 일으키는 부위는 아마도 새로이 발아된 말단부의 신경잔가지일 것으로 추측된다. 이는 차단이 기록되는 두세 개의 근육섬유를 지배하는 최말단부 신경잔가지 두세 개가 분지되어 나오는 근위부 축돌기 가지에서 간헐적으로 발생하는 전도차단(conduction block) 때문이다. 이러한 차단이 발생하는 부위는 전위 복합체에 속하지만, 차단은 나타나지 않는 근육섬유들

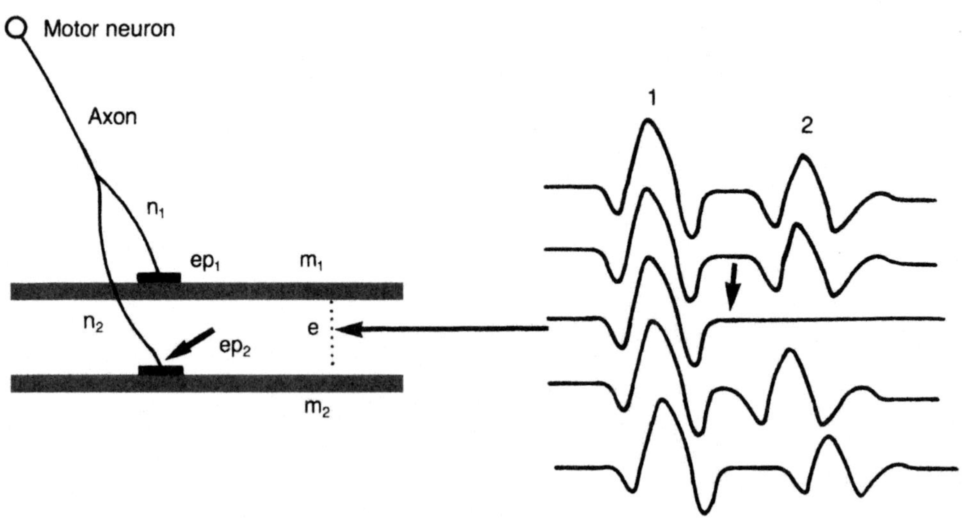

그림 6.3 신경근육 차단의 해부학적 기초. 차단이 종판 2(ep_2; 화살표)에서 생겨 세 번째 기록에서 전위 2의 차단으로 나타난다. n_1, n_2, 같은 운동신경의 가지; m_1, m_2, 근육섬유; e, 단일섬유근전도 침.

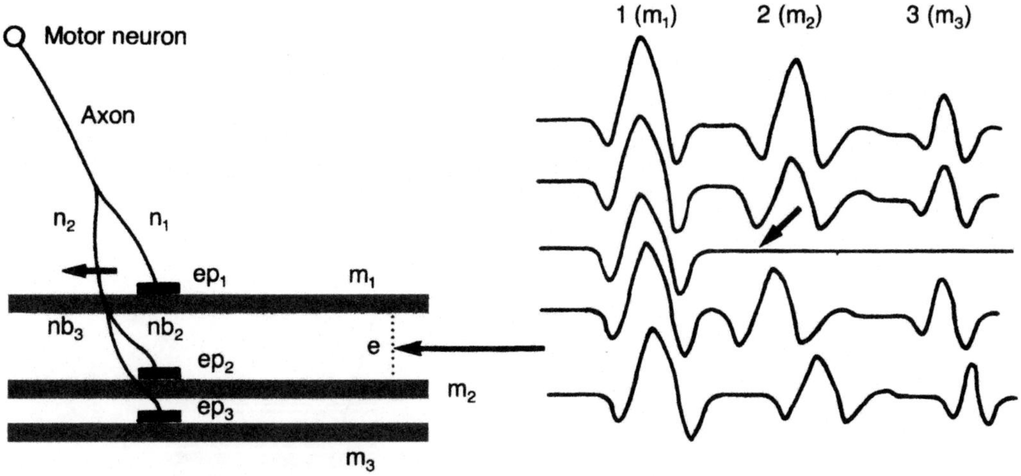

그림 6.4 신경인성 차단의 해부학적 기초. 차단이 두 개의 축돌기 잔가지(axonal sprouts), nb_2와 nb_3를 가지는 축돌기 n_2에서 생겨 세 번째 기록의 전위 2와 3이 동시에 차단된 것으로 나타난다(화살표). 다른 축약 기호들은 그림 6.3에서 설명.

로 가는 신경잔가지가 분지되는 지점보다는 원위부에 위치한다.

섬유밀도 섬유밀도(fiber density; FD)란 단일섬유근전도검사용 침전극의 활동기록면의 200 μm 이내에 있으면서 하나의 운동단위에 속하는 근육섬유의 개수를 측정한 것이다. 침전극의 위치를 여러 곳으로 이동하여 기록하면서, 같은 운동단위에 속한 근육섬유의 수를 각각 세어 계산하면 평균 섬유밀도를 얻을 수 있다. 신경재지배(reinnervation)가 일어나게 되면 부가발아(collateral sprouting)에 의해 섬유밀도가 증가되는데, 한 기록 부위에서 동일한 운동단위에 속하는 근육섬유의 수가 종종 3개에서 10개까지 기록되기도 한다(그림 6.5). 이처럼 섬유밀도가 증가되었다는 사실은 기록 부위 내에서 동일한 운동단위에 속하는 근육섬유들의 수가 증가되었다는 것을 의미하며, 대개 신경재지배를 의미한다. 섬유밀도는 근육병증에서도 증가될 수 있지만 신경근육전달 질환에서는 정상이다(그림 6.6). 요약하자면 섬유밀도는 운동단위의 국소 구성 상태를 정량적으로 표시하며, 근생검에서 보이는 근육섬유형 집단화(type grouping)와 마찬가지의 정보를 제공한다. 따라서 섬유밀도는 신경재지배를 검출하고 정량화하는 데 사용할 수 있는 가장 민감한 방법이다. 섬유밀도에서 가장 중요한 변수는 연령으로서 65세까지는 비교적 일정하지만, 그 이후에는 급격히 증가한다. 연령 증가에 따라 섬유밀도가 증가하는 이유는 노화가 일어나는 신경에서 정상적으로 발생하는 왈러퇴행(Wallerian degeneration)과 관련된 보상성 신경재지배(compensatory reinnervation) 때문이다.

단일섬유근전도검사 방법

지터는 단일섬유근전도검사 기록으로부터 계산해 내는데, 단일섬유근전도검사는 대상 근

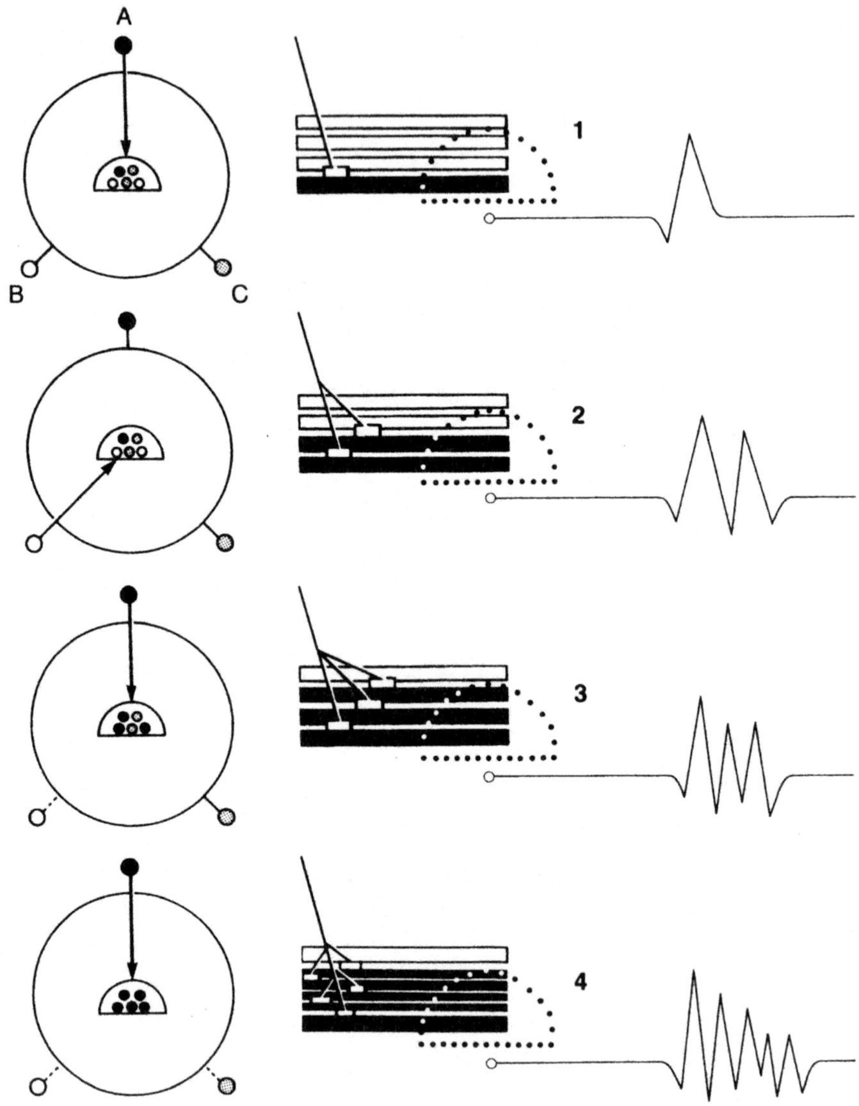

그림 6.5 근섬유밀도의 해부학적 기초. 1. 일 섬유밀도는 축돌기 A에 의해 활성화된 한 개의 근육섬유 때문이다. 2. 이 섬유밀도는 축돌기 B에 의해 활성화된 두 개의 근육섬유 때문이다. 3. 삼 섬유밀도는 축돌기 A에 의해 활성화된 세 개의 근육섬유 때문이다. 축돌기 A는 원래 축돌기 B의 지배를 받다가 이후 축돌기 B가 손상되어 탈신경된 근육섬유 두 개를 지배하는 축돌기 잔가지를 가지고 있다. 4. 오 섬유밀도는 축돌기 A에 의해 활성화된 다섯 개의 근육섬유 때문이다. 축돌기 A는 원래 축돌기 B와 C의 지배를 받다가 이후 축돌기 B, C가 손상되어 탈신경된 근육섬유 네 개를 지배하는 축돌기 잔가지를 가지고 있다.

육을 수의적으로 수축시키면서 검사하는 경우(통상적 단일섬유근전도검사; conventional SFEMG)와 신경잔가지를 전기 자극하여 검사하는 경우(자극 단일섬유근전도검사; stimulation SFEMG)의 두 가지가 있다. 통상적 단일섬유근전도검사는 근전도검사가 흔히 시행되는 모든 근육에서 행할 수 있지만, 가장 흔히 검사하는 근육은 전완부의 온손가락폄근이다(그림 6.7).

섬유밀도는 어떤 근육에서라도 측정해 낼 수 있다. 검사하고자 하는 근육에 전극을 무

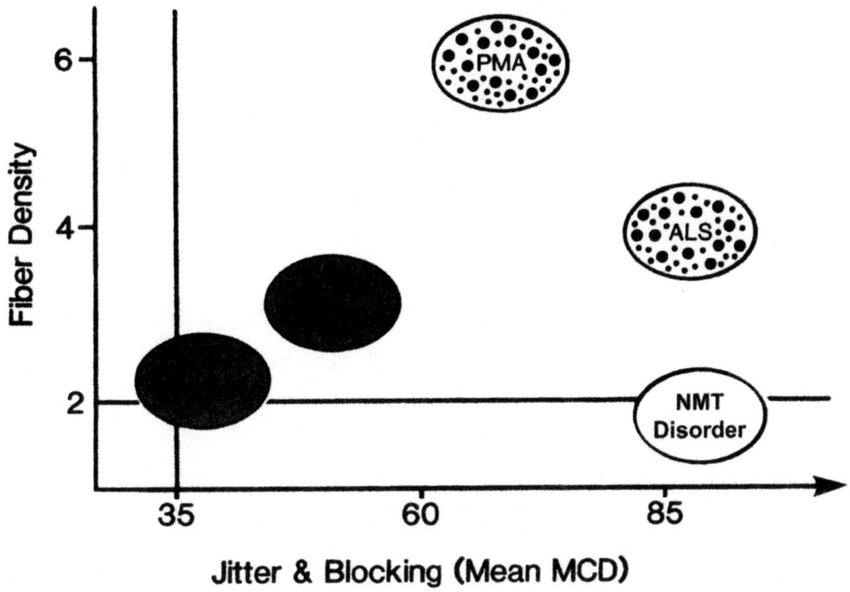

그림 6.6 다양한 질환에서 지터, 차단과 근섬유밀도의 관계. 점 찍힌 원은 탈신경과정을, 회색인 원은 근육병증을, 그리고 색깔 없는 원은 신경근육전달장애를 나타낸다. 단일섬유근전도검사에서 비정상적인 지터 역시 화살표 방향으로 증가한다. PMA, 진행근육위축; ALS, 근육위축가쪽경화증.

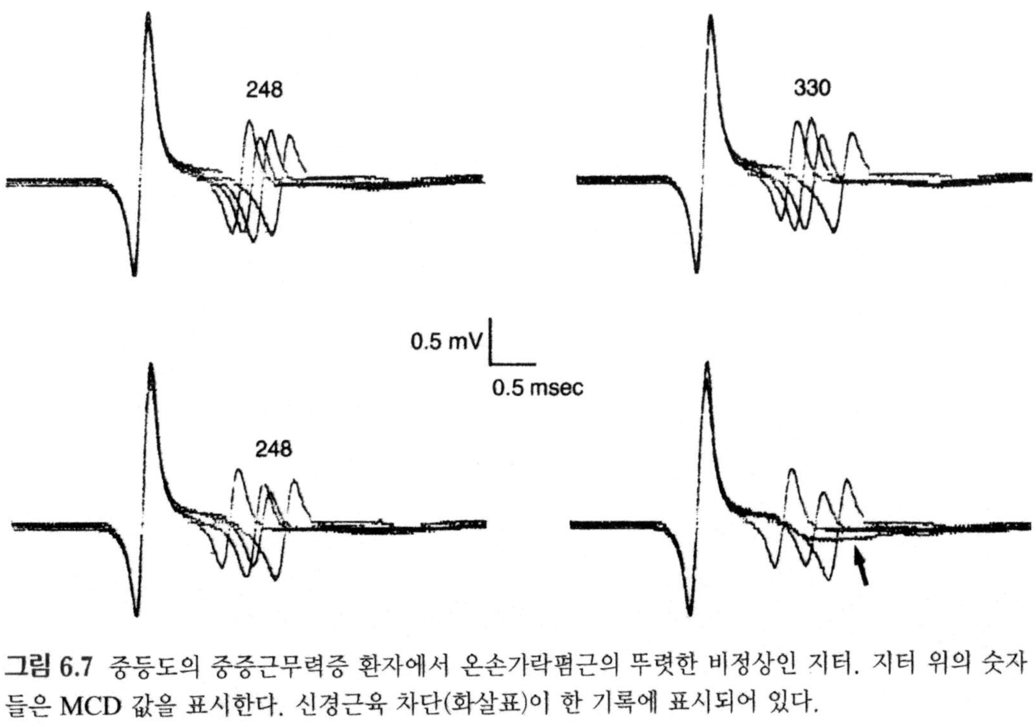

그림 6.7 중등도의 중증근무력증 환자에서 온손가락폄근의 뚜렷한 비정상인 지터. 지터 위의 숫자들은 MCD 값을 표시한다. 신경근육 차단(화살표)이 한 기록에 표시되어 있다.

작위로 삽입하여 최소 20개 이상의 단일섬유활동전위들을 서로 다른 기록 부위에서 얻어야 하는데, 진폭이 200 μV를 초과하고 상승시간은 300 μs 미만인 '극파(spike)'만 선별하여 얻어야 한다.

정상 수치, 그리고 비정상 지터의 기준

지터 계산을 위해서는 최소한 각 전위쌍에서 50개 이상의 연속 방전파를 얻어서 기록하여야 하며, 10개 이상의 전위쌍을 분석하여야 한다. 지터는 MCD로 표시하는데, 이는 단일섬유근전도검사 프로그램이 내장되어 있는 근전도 기기의 자동분석장치를 사용하여 계산할 수 있다. 이상적으로는 MCD를 20개 이상의 전위쌍으로부터 구해야만 하지만, 실제로는 그렇게 하기가 힘든 경우가 많다. 그래서 우리는 통상적 단일섬유근전도검사의 경우에 10개 이하의 전위쌍으로부터 얻은 값도 인정하고 있는 듀크대학의 방법을 선호하고 있다.

다음과 같은 세 가지 기준 중 하나에 속하면 단일섬유근전도검사가 비정상이라고 간주한다.

1. 평균 MCD가 정상한계치(온손가락폄근의 경우 40 μs)를 초과하는 경우.
2. 전위쌍의 10%(얻은 전위쌍이 10개 미만인 경우는 2개 이상) 이상이 차단을 보이거나 개별 MCD의 상한치(온손가락폄근의 경우 53 μs)를 초과하는 경우.
3. 대부분의 전위쌍에서 차단이 너무 자주 나타나서 MCD 계산이 불가능한 경우.

위에 기술한 기준은 10개 이상의 전위쌍을 얻은 경우 적용할 수 있다. 전위쌍을 10개 미만으로 얻은 경우에는 위의 마지막 두 가지 기준만 사용한다.

만약 특정 근육이 정상이라고 결론지으려면 20개 이상의 전위쌍에서 지터를 기록하여야만 한다. 즉, 단일섬유근전도검사로는 한 근육이 '정상'이라고 확인하는 작업이 훨씬 더 어렵다.

축돌기자극(자극 단일섬유근전도검사)으로는 단 하나의 종판에서의 지터 수치만 얻게 되므로, 수의적 근육수축(통상적 단일섬유근전도검사)으로 얻어진 수치에 비해 작게 나온다. 온손가락폄근에서 축돌기자극으로 얻는 지터의 정상 수치는 개별 MCD의 정상 상한치가 47 μs이며, 평균 MCD의 상한치가 25 μs이다.

섬유밀도는 특정 근육에서 해당 연령의 정상한계치(평균±3 표준편차)를 초과하는 경우 비정상으로 간주한다. 일반적으로 65세 이하의 연령대에서 섬유밀도가 2.0 이상이면 확실한 비정상이다.

단일섬유근전도검사 결과의 해석

단일섬유근전도검사는 증상의 유무와 관계없이 신경근육전달 장애를 검출하는 데 극히 민감한 검사법이다. 따라서 지터는 말초신경병증, 근육병증 및 탈신경과정 등 여러 가지 신경근육질환들에서 비정상이며, 단일섬유근전도검사는 비특이적인 검사로 유명하다. 하지만 지터를 섬유밀도 및 차단의 양상과 함께 고려한다면, 그림 6.4 및 표 6.1에서와 같이 세 가지의 서로 다른 신경근육질환군에서 각각 보이는 단일섬유근전도검사의 전형적인 이

표 6.1 신경근육전달 장애, 근육병증, 그리고 탈신경과정의 단일섬유근전도검사 소견에 따른 감별

Parameters	NMT Disorders	Myopathies	Denervation Processes
Fiber density	Normal	+ +	+ + +
Abnormal jitter	+ + +	+ +	+ +
Blocking			
Neuromuscular	+ +	–	+
Neurogenic	–	–	+

상 소견 패턴을 도출할 수 있다.

단일섬유근전도검사는 그 비특이성 때문에 항상 임상적인 소견 및 근전도/신경전도검사 소견과의 전후 관계를 따져서, 그 결과를 해석하는 것이 중요하다.

신경근육전달 질환들에서의 단일섬유근전도검사 이상 소견

단일섬유근전도검사는 모든 신경근육전달 질환들에서 가장 민감한 진단 검사법으로서, 이들 질환들을 진단하는 데 가장 도움이 되는 검사법이다.

신경근육전달 질환들에서 나타나는 단일섬유근전도검사의 이상 소견은 지터의 확실한 증가, 신경근육 차단, 그리고 정상 섬유밀도이다.

중증근무력증에서의 단일섬유근전도검사 중증근무력증에서는 대개 온손가락폄근을 먼저 검사하고, 만약 온손가락폄근이 정상이라면 전두근(frontalis)을 두 번째로 검사하는데, 이러한 지침이 최선의 진단효율을 제공한다. 단일섬유근전도검사의 이점 중 하나는 환자가 항콜린에스터라제 약물을 복용하고 있더라도 대개 지터가 비정상으로 나온다는 점인데, 이는 검사 12시간 이전에 항콜린에스터라제 약물 복용을 반드시 중단하여야만 하는 반복신경자극검사와는 대조적이다. 하지만 드물게는 항콜린에스터라제를 중단하여야만 비정상 지터가 나타나는 환자들이 있기 때문에, 우리는 항콜린에스터라제 복용을 시작하기 이전에 단일섬유근전도검사를 시행하든지, 검사하기 12시간 이전에 복용을 중단하게 한 후 시행하는 것을 선호한다.

단일섬유근전도검사는 중증근무력증의 진단에 극히 민감한 검사법으로서 위의 지침을 따르면 평균 95% 정도의 양성률을 보이며, 온손가락폄근만 검사하더라도 평균 85%의 양성률을 보인다. 이 검사는 워낙 민감도가 높아서 Stålberg와 Trontelj는 근력저하가 있는 근육에서 지터 수치가 정상이라면, 중증근무력증이 아니라고 할 수 있다는 결론을 내린 바 있다. 신경근육 차단이 동반되거나 아니거나 확실하게 증가된 지터와 정상 섬유밀도가 중증근무력증에서 나타나는 전형적인 단일섬유근전도검사의 양상이다. 중증근무력증에서는 지터 소견이 "정상 지터", "지터 증가", "차단이 동반된 지터 증가"의 세 가지 스펙트럼으로 나타난다(그림 6.8). 처음에는 지터 수치가 정상이더라도 방전속도(discharge rate)

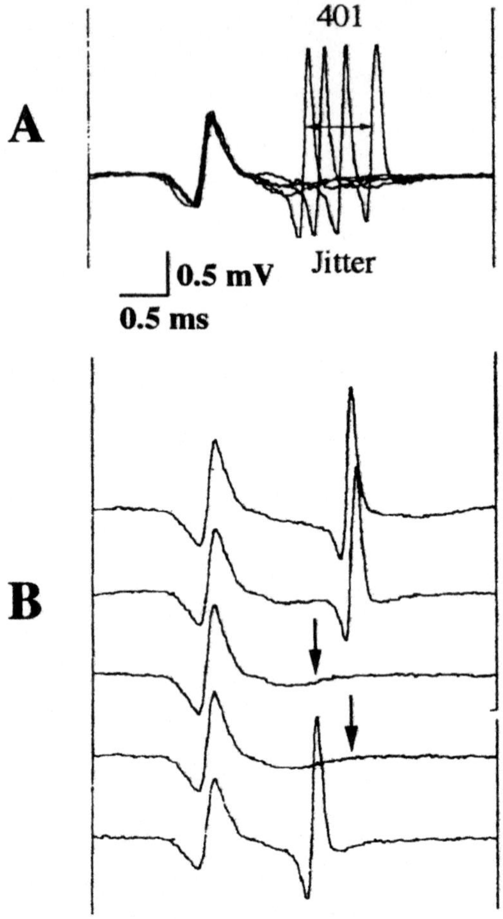

그림 6.8 중증근무력증 환자에서의 신경근육 차단. A. 뚜렷하게 비정상적인 지터(MCD, 401 μs; 한 기록에서 신경근육 차단). B. 두 기록에서 신경근육 차단.

를 증가시키면 지터가 증가하고 차단의 빈도가 증가되는 것이 고전적인 현상으로서, 이는 중증근무력증 환자들에서 관찰되는 "운동 지속에 의한 근력 저하(exertional weakness)"에 비견할 수 있다. 하지만 이런 효과가 모든 전위쌍에서 관찰되지는 않는다.

중증근무력증에서 단일섬유근전도검사가 95%의 진단민감도를 가진다는 사실은 평균 80%의 민감도를 가진 항아세틸콜린수용체 항체검사 그리고 75%의 민감도를 보이는 반복신경자극검사와 대조적이다. 단일섬유근전도검사는 비록 진단 민감도는 가장 높지만, 아쉽게도 여러 가지 다른 신경근육질환들에서도 비정상 소견이 나타나므로 특이도는 세 가지 진단검사 중 가장 낮다. 따라서 단일섬유근전도검사는 항아세틸콜린수용체 항체검사 및 반복신경자극검사가 정상인 중증근무력증 환자(저자의 연구에서는 9%였음)에서 가장 도움이 되는데, 이런 경우 단일섬유근전도검사야 말로 중증근무력증의 진단에 결정적인 객관적 검사이기 때문이다. 단일섬유근전도검사는 또한 경증의 중증근무력증환자(안구형 및 경증 전신형), 반복신경자극검사가 정상인 경우, 그리고 항아세틸콜린수용체 항체검사가 음성인 경우에도 확진하는 데 가장 도움이 되는 검사법이다. 이런 경우, 단일섬유근전도검사는 가장 민감도가 높은 검사법으로서 89% 이상의 환자들에서 비정상 소견을 보인다. 경증의 중증근무력증에서 반복신경자극검사나 항아세틸콜린수용체 항체검사는 종종 음성으로 나타난다.

대체적으로 단일섬유근전도검사의 이상 소견은 임상적 중증도를 잘 반영한다. 평균 MCD와 차단이 나타나는 전위쌍의 수는 환자의 임상 증상, 그리고 반복신경자극검사에서 나타나는 감쇠반응의 정도에 비례한다. 따라서 치료 효과를 평가할 목적으로 단일섬유근전도검사를 사용할 수도 있지만, 이런 목적으로는 반복신경자극검사가 더 간편하고 좋다.

이처럼 단일섬유근전도검사는 중증근무력증에서 가장 민감한 진단검사법이며, 항아세틸콜린수용체 항체검사 및 반복신경자극검사가 음성인 환자들의 진단에 가장 도움이 된다. 이 검사법은 또한 항아세틸콜린수용체 항체검사나 반복신경자극검사에서 자주 음성 결과가 나오는 경증의 중증근무력증 환자나, 안구형 중증근무력증 환자들에서도 도움이 된다. 안타깝게도 단일섬유근전도검사는 중증근무력증의 진단에 사용되는 세 가지 객관적인 검사법 중 가장 비특이적인 검사법이다. 섬유밀도는 환자의 75%에서 정상이며 나머지에서는 조금 증가된다.

램버트-이튼 근무력증후군에서의 단일섬유근전도검사 램버트-이튼 근무력증후군(Lambert-Eaton myasthenic syndrome; LEMS)은 전압관문칼슘통로(voltage-gated calcium channel) 항체로 인한 시냅스전 질환(presynaptic disorder)으로서, 이로 인해 시냅스전에서의 아세틸콜린의 분비 장애가 초래된다. LEMS는 폐소세포암(small cell carcinoma of lung)에 자주 동반된다. 저자들의 연구에 의하면 섬유밀도는 정상이다. 지터는 검사가 시행되었던 모든 LEMS 환자들에서 현저한 비정상 소견을 보였으며, 임상적으로 관찰되는 근력 저하의 정도에 비해 그 비정상 정도가 훨씬 심한 경우가 흔하며, 대개 간헐적인 신경근육 차단과 동반되어 나타난다(그림 6.9). 극심한 차단 때문에 단일섬유활동전위를 얻기 어려운 경우도 드물지 않다. 일부 환자들에서는 온손가락폄근을 검사하는 것보다 전두근과 같이 증상이 덜 심한 근육을 검사하는 것이 나을 수도 있으며, 환자가 임상적인 호전을 보일 때까지 검사를 차후로 연기하는 것이 더 나은 경우도 있다. 이런 소견들은 온손가락폄근의 단일섬유근전도검사로 95%의 중증근무력증 환자들에서 비정상 소견을 얻을 수 있다는 점과 대조적이다. 시냅스전 신경근육전달 질환에서 예견할 수 있는 소견으로서, 방전속도를 높히면 지터의 이상과 차단이 감소하는 현상이 여러 종판들에서 관찰된 바 있다(그림 6.10). 하지만 이런 현상이 LEMS 환자들의 모든 종판에서 나타나는 것은 아니기 때문에, 이런 현상이 나타나지 않는다고 해서 이 질환을 배제할 수는 없다. Trontelj과 Sanders는 "낮은 방전속도에서는 매우 심한 이상 소견을 보이지만, 점차 방전속도를 높이면 지터나 차단이 현저히 감소되는 경우 시냅스전 질환을 강력히 시사한다"는 견해에 동의한 바 있다. 저자들의 연구에서 평균 MCD 수치는 새끼벌림근(abductor digiti quinti)과 자쪽손목굽힘근(flexor carpi ulnaris) 복합근육활동전위의 진폭 및 고빈도자극에서의 증가반응의 정도(로그 단위로)와는 물론이고, 임상 증상의 중증

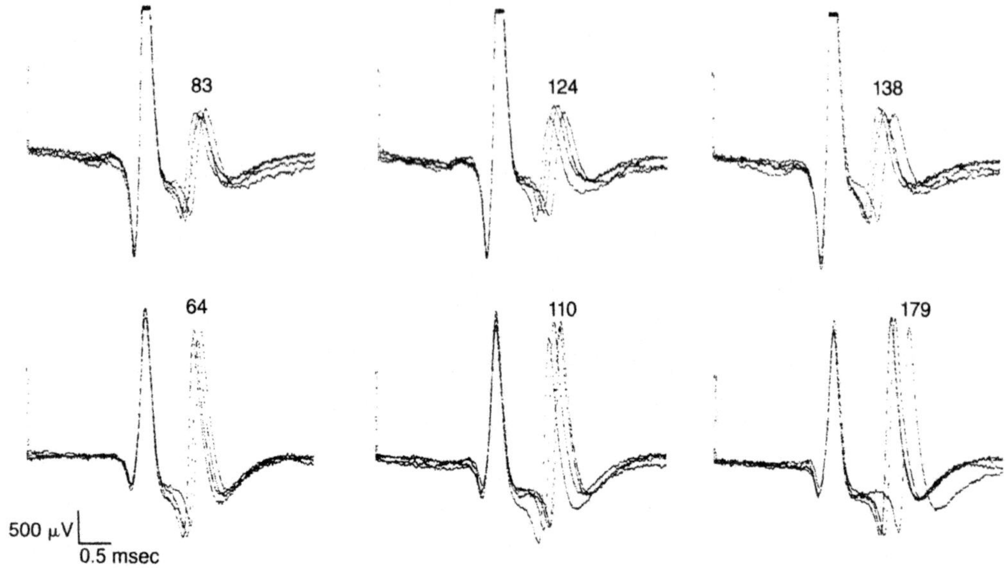

그림 6.9 LEMS 환자에서 두 전위쌍이 비정상인 MCD 값.

도와도 밀접한 상관관계를 보였다. 비록 단일섬유근전도검사는 LEMS 진단에 극히 민감한 검사법이지만, 특이도가 매우 낮기 때문에 그 진단적 가치는 제한적이다. LEMS에서는 반복신경자극검사가 특이도와 민감도가 높은 검사법이다.

중첩근무력증후군(overlap MG/LEMS)에서의 단일섬유근전도검사 임상적으로 중증근무력증과 LEMS의 양상을 동시에 보이는 환자들도 존재한다. 이런 환자들은 반복신경자극검사에서 전형적인 LEMS의 소견을 보인 바 있다. 네 명의 중첩근무력증후군 환자들 모두 단일섬유근전도검사에서 잦은 신경근육 차단을 동반한 지터의 현저한 비정상 소견을 보였다. 한 명에서는 방전속도를 높이면 지터가 감소됨도 증명된 바 있다.

보튤리눔독소증에서의 단일섬유근전도검사 소견 보튤리눔독소증은 *Clostridium botulinum*에 의해 시냅스전에서 아세틸콜린의 유리가 차단됨으로써 발병한다. 단일섬유근전도검사는 검사가 시행되었던 15예의 95%에서 비정상이었으며, 임상적으로 근력 약화를 보였던 환자들에서는 모두 비정상이었다. 이는 동일한 환자들을 대상으로 실시한 반복신경자극검사에서 50%(14예 중 7예)만이 비정상이었다는 사실과는 대조적이다. 단일섬유근전도검사에서 보이는 전형적인 이상 소견으로는 신경근육 차단이 동반되기도 하는 확실히 증가된 지터, 방전속도를 높이면 지터의 이상이 감소되는 현상, 그리고 정상 섬유밀도 등이다. 임상적으로 회복되면 단일섬유근전도검사 소견도 호전된다. 이처럼 단일섬유근전도검사는 보튤리눔독소증, 특히 반복신경자극검사에서 정상 소견을 보이는 가벼운 증상의 증례들에서 신경근육전달 이상을 검출하는 데 극도로 예민한 검사법이며, 환자를 임상적으로 추시하는 데에도 도움이 되는 검사법이다.

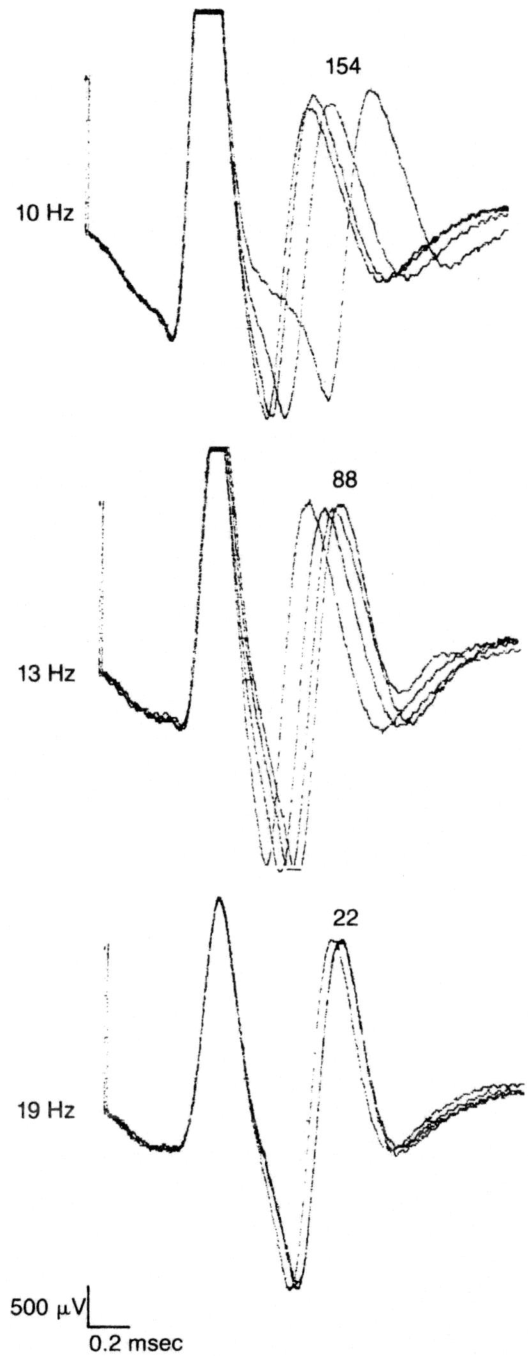

그림 6.10 LEMS 환자에서 10 Hz에서 19 Hz로 방전속도가 증가함에 따라 감소하는 MCD 값.

제 7 장

역자: 이동국
(대구카톨릭의대 신경과)

국소신경병증

국소신경병증(focal neuropathy)은 임상 근전도검사 의사에게 진단문제 때문에 흔히 찾아오는 질환이다. 신경전도검사(NCS)나 침근전도검사(needle EMG)는 국소신경병증의 정확한 국소화에 있어서 필수적이다. 국소신경병증의 신경전도검사에서 나타나는 전기생리 소견은 신경병증의 발병속도, 병의 진행기간과 심한 정도 그리고 원인 질환 등에 따라서 다양하다. 신경전도검사에서 국소신경병증의 특징적인 이상 소견은 압박 부위에서 국소적으로 느린 신경전도속도(focal slowing of NCV)와 전도차단(conduction block) 및 시간분산(temporal dispersion)이다. 이와 같은 이상 소견은 국소신경병증 환자의 90% 이상에서 관찰된다.

압박신경병증(compressive neuropathy)은 해부학적으로 압박되기 쉬운 부위에 있는 신경이 압박되어서 발생하는 신경병증인데, 비외상성(nontramuatic) 국소신경병증 중에서 가장 흔한 형태이다. 자신경(ulnar nerve), 온종아리신경(common peroneal nerve) 그리고 노신경(radial nerve)의 순서대로 외부 압력에 의해서 쉽게 압박된다. 한편 정중신경은 손목굴(carpal tunnel)에서 근막띠(facial band)에 의한 죄임(constriction)에 의해서 가장 흔하게 압박된다. 겨드랑신경(axillary nerve)은 혈장(serum) 주사에 대한 알레르기 반응에 의해서 그리고 궁둥신경(sciatic nerve)은 직접적인 약물 주사에 의해서 흔히 침범된다.

급성 압박신경병증

급성 압박신경병증(acute compression neuropathy)은 신경이 지속적으로 압력 압박을 받은 후, 급성으로 신경병증이 나타나는 것이 특징이다. 대표적인 예가 토요일밤마비(Saturday night palsy)로서, 술에 만취한 상태(alcoholic stupor)에서 오랫동안 위팔로 머리를 베고 잠을 잔 사람들에서 자주 발생하였기 때문에 붙여진 이름이다. 과거에는 압박신경병증이 구조적 손상이 없는 생리적 신경차단(neurapraxia)이나 전도차단의 결과라고 생각하였지만, 동물실험 결과 큰직경신경섬유의 경미한 국소수초탈락이 병리학적 기전으로 알려졌다. 심한 경우에는 Waller변성(Wallerian degeneration)도 나타난다. 이 경미한 국소 수초탈락으로 이 질환에서의 전기생리학적 특징인 전도차단과 지배 받는 근육에서의 완전마비를 설명한다. 비정상 시간분산과 느린 신경전도가 나타나기도 한다. 급성 압박신경병증에는 압박띠마비(touniquet paralysis), 토요일밤마비, 교차다리마비(crossed leg palsy), 수술기주위 자신경마비(perioperative ulnar nerve palsy) 등이 있다.

급성 압박신경병증은 몇 가지 공통적인 특징이 있는데 (1) 증상이 급성이면서 주로 운동증상이고, (2) NCS에서 국소 전도차단이 흔하고, (3) 잔떨림전위(fibrillation)와 양성예파(positive sharp wave; PSW)는 드물며, (4) 대부분 예후가 좋아서, (5) 감압수술(surgical decompression)의 적응증이 되지 않는다. 이런 임상 및 전기생리 양상은 국소 수초탈락에 잘 부합한다.

만성 압박(죄임)신경병증 [Chronic compression(entrapment) neuropathy]

죄임신경병증(entrapment neuropathy)은 정상적으로도 좁은 해부학적 부위에서 신경이 만성적으로 기계적인 부딪힘(impingement)에 의해서 손상되는 홑신경병증(mononeuropathy)을 말하는데, 가장 좋은 예가 손목굴증후군이다. 모든 죄임신경병증은 침범된 신경과 무관하게 다음과 같은 공통적인 특징이 있다.

1. 죄임신경병증에서 가장 현저한 증상은 통증에서부터 무감각증까지의 감각증상이다. 통증은 주로 해당 말초신경의 분포영역에서 나타나고 밤에 더욱 심해지지만, 쉴 때나 활동 중에도 나타날 수 있다. 병이 진행되면 근력약화와 근육소모(muscle wasting)도 나타난다. 원칙적으로 증상과 징후는 침범된 신경영역에 국한된다.
2. 죄임 부위에서 몸쪽으로 역행하는 통증(Valleix 현상)도 흔해서 신경뿌리병증과 혼동되기도 한다.
3. 침범된 부위의 신경을 검사할 때 신경줄기(nerve trunk)의 압통과 Tinel 징후가 흔히 관찰된다.
4. 전기진단검사가 죄임 부위의 정확한 국소화에 필수적이다.
5. 국소 스테로이드 주사가 좋은 반응을 보이기도 하지만 많은 경우에는 수술이 필요하다.

죄임신경병증의 병리학적특징은 (1) 발병초기에는 마디곁(paranodal) 수초탈락, (2) 완전히 진행된 상태에서는 완전분절수초탈락, (3) 질병 후기에는 완전 신경섬유변성이다. 죄임부위보다 먼쪽 신경에서 질병 후기에 왈러변성이 나타나는 것은 자연스런 경과이다. NCS는 각종 죄임신경병증을 확진하는 방법이다. 기계적 죄임에 의한 국소수초탈락은 만성 국소수초탈락의 전기생리 소견인 국소적으로 현저하게 느린 신경전도속도(NCV)의 원인이다. 전도차단은 급성 압박신경병증보다 만성 죄임신경병증에서 드물게 나타난다.

국소수초탈락 부위의 국소화를 위해서는 분절NCS로 침범된 분절을 검사해야 하지만,

여기에는 몇 가지 기술적인 문제가 있다. 사람의 죄임신경병증에서는 전도의 일차적 이상이 짧은 신경분절(흔히 5~10 mm)에 국한되는데, 실제 긴 분절(8~10 cm)을 검사하는 NCVs는 계산과정에서 짧은 비정상 분절보다 훨씬 긴 정상 분절이 포함되기 때문에, 전도속도가 정상이거나 거의 정상으로 나타날 수 있다. 따라서 대부분 전문가들은 분절 NCV 측정에 합당한 최소한의 거리를 10 cm라고 하지만, 이 거리는 일부 국소신경병증 환자에서 비정상 신경전도가 있는 짧은 분절을 찾기에는 너무 멀다. 짧은거리검사는 검사기술에 있어서 나름대로 한계가 있지만, 여러 연구자들이 손바닥-손목 분절에서의 감각신경전도검사와 자신경과 종아리신경 압박신경병증에서 정확한 국소화를 위해서 이용하고 있다. 모든 연구에서 많은 저자들은 정교하게 통제한 검사 기술을 이용하여 짧은거리검사로 정확하게 압박부위를 찾아낼 수 있었다. 침범된 신경의 주행경로를 따라서 짧은 간격으로 피부를 통해 자극하는 검사방법(inching technique)은 짧은 분절에서의 전도차단과 전도지연(conduction delay)을 검출할 수 있어서 손상의 국소화에 특히 유용하다. 우리 검사실에서는 팔꿈치 자신경병증 환자를 검사할 때 이 방법을 통상적으로 사용하고 있다. 흔한 죄임신경병증과 그 특징적 양상은 표 7.1에 요약하였다.

손목굴증후군에 대한 검사

손목굴증후군을 진단하기 위해서는 증상이 있는 팔에서 정중신경과 자신경의 운동, 감각 그리고 혼합NCS를 포함해야 한다. 또한 증상이 있는 팔에서 손목굴증후군이 확인되면 반대쪽 팔에서도 정중신경의 말단잠복기와 손가락-손목 및 손바닥-손목 분절의 감각신경전도를 검사해야 한다. 특히 손가락-손목과 손바닥-손목부위의 정중신경에 주의를 기울인다. 손목에서 말단잠복기는 활동기록전극과 손목 자극전극 사이의 거리를 표준화(5 cm)하는 것이 중요하다. 만일 둘째손가락-손목과 손바닥-손목 분절의 감각신경전도검사가 정상이라면 손목굴증후군의 전기생리학 증거가 없다고 결론을 내리기 전에 추가로 첫째와 세째손가락-손목 분절에서 감각신경전도검사를 해 보아야 한다. 또한 이차 축돌기변성이 있는지를 규명하기 위해서 짧은엄지벌림근(abductor pollicis brevis; APB)과 엄지맞섬근(opponens pollicis)에서 침근전도검사 할 것을 권한다.

손목굴증후군은 정중신경이 손목굴(손목)에서 압박되는 병이기 때문에 특징적으로 (1) 손가락-손목 분절의 감각신경전위가 소실되거나 감각신경전도속도가 느려지고, (2) 말단잠복기가 증가한다. 경미한 경우에는 손가락-손목과 손바닥-손목(손목굴) 분절에서 감각신경전도속도만 느려지고 말단잠복기는 대개 정상이다. 손목굴증후군은 32%에서 양쪽에 나타나기 때문에, 한쪽에서 손목굴증후군이 확인되면 반대쪽 정중신경도 검사해야 한다.

표 7.1 흔한 압박신경병증의 압박 부위와 정형적인 임상 및 신경전도양상

Compression Syndrome	Entrapment Site	Typical Clinical Features	Classical EMG/NCS Findings
Median nerve			
Carpal tunnel syndrome	Carpal tunnel	Tinel's sign at the wrist; sensory impairment over the first 3.5 fingers; motor deficits on thenar muscles	Prolonged terminal latency; slow sensory NCV over finger and palm-wrist segments
Anterior interosseous syndrome	At its origin from the median nerve	Pure motor weakness of the flexion of the middle phalanx of the first three fingers	Denervation in the flexor pollicis longus and pronator quadratus; abnormal anterior interosseous nerve conduction
Pronator syndrome	At the level of pronator teres	Entire median motor and sensory neuropathy with pronator teres spared; pronator muscle tenderness and Tinel's sign on it	Denervation in the median innervated muscles with pronator teres spared slow motor and sensory-mixed NCS in the forearm and elbow
Ulnar nerve			
Tardy ulnar palsy and cubital tunnel syndrome	Elbow	"Claw hand"; motor deficit on hypothenar muscles; sensory impairment over palmar aspects of the last 1.5 fingers	Slow NCV across elbow; abnormal mixed and sensory NCS over finger-elbow
Guyon's syndrome	Wrist	Same as above except sensory impairment over palmar aspects of the last 1.5 fingers	Prolonged terminal latency; slow sensory NCV over finger-wrist segment
Thoracic outlet syndrome (brachial plexus)	Thoracic outlet	Sensory impairment over the ulnar side of the entire arm and hand; motor deficits in the hyper and hypomuscles	Prolonged F wave; abnormal ulnar sensory NCS; low median compound muscle action potential; abnormal medial antebrachial NCS
Radial nerve			
Saturday night palsy	Spiral groove	Wrist drop	Denervation in the radial innervated muscles except triceps.
Posterior interosseous syndrome	Arcade of Frohse	Finger drop	Denervation in the extensor digitorum communis and indices; extensor carpi and radials spared
Suprascapular nerve	Suprascapular foramen	Weakness in the supra-and infraspinatus muscles	Denervation in the supra-and infraspinatus muscles, prolonged latency when stimulating at Erb's point, and recording in the supra-or infraspinatus muscles; low amplitude CMAP
Lateral femoral cutaneous nerve			
Meralgia paresthetica	Anterior iliac crest	Sensory impairment over the lateral thigh	Abnormal NCS in the lateral femoral nerve
Femoral nerve	Inguinal ligament	Weak knee extension and absent knee jerk	Abnormal femoral motor NCS
Peroneal nerve			
Crossed-leg palsy	Fibular head	Foot drop	Slow NCV across the fibular head
Posterior Tibial nerve			
Tarsal tunnel syndrome	Tarsal tunnel	Sensory impairment over the palmar aspect of the foot; Tinel's sign at the ankle	Abnormal mixed NCV and sensory NCS in the medial and lateral plantar nerve across tarsal tunnel segment
Morton's neuroma	III-IV interdigital nerve	Sensory impairment over the V-shaped area between III and IV toes	Dip phenomenon in the interdigital NCS

팔꿈치에서의 자신경 압박신경병증을 위한 검사 (지연자신경마비 또는 팔꿉굴증후군)

팔꿈치의 자신경 압박신경병증을 검사할 때는 증상이 있는 팔에서 정중신경과 자신경의 운동, 감각, 그리고 복합신경전도검사를 해야 하는데, 특히 팔꿈치를 지나는 분절의 운동NCV에 관심을 두어야 한다. 팔꿈치를 지나는 분절의 거리는 팔을 편 상태에서 반드시 9~10 cm가 되어야 한다. 검사실에 따라서는 팔을 굽힌 상태에서 10 cm 거리로 검사할 것을 권장하기도 하는데, 이럴 경우에는 같은 방법으로 검사한 정상NCV 수치와 비교해야만 한다. 자신경병증이 확인되면 다른 팔에서도 검사를 해야 하는데, 그 이유는 39%의 환자에서 양쪽으로 나타나기 때문이다. 지연자신경마비(팔꿈치고랑압박)와 팔꿉굴증후군을 감별하기 위해서는 팔꿈치에서 자신경을 짧은분절증가검사법(short-segment incremental method, inching 검사법)으로 검사해야 한다. 이차 축돌기변성 여부를 알기 위한 근전도검사는 새끼벌림근육(abductor digiti quinti muscles; ADQ), 첫째 등쪽뼈사이근육(first dorsal interosseous muscles; FDI) 그리고 자쪽팔목굽힘근육(flexor carpi ulnaris muscles; FCU)에서 시행한다.

지연자신경마비(tardy ulnar nerve palsy)는 자신경이 팔꿈치고랑(elbow sulcus)에서 압박되어서 발생한다. 정형적인 소견은 팔꿈치분절의 느린 운동NCV 및 팔꿈치-손목분절의 혼합신경과 손가락-손목분절의 감각신경전도검사에서 NCV가 느리거나 신경전위가 검출되지 않는 것이다. 경미한 경우에는 혼합과 감각NCS에서만 비정상소견이 검출된다. 팔꿉굴증후군에서 가장 뚜렷한 신경전도이상은 위관절융기선(epicondylar line)에서 먼쪽 2 cm 분절에서 나타나지만, 지연자신경마비에서는 위관절융기선 먼쪽과 몸쪽 2 cm 분절에서 이상소견이 나타난다.

종아리신경마비에서의 검사

종아리신경마비를 진단하기 위해서는 증상이 있는 다리에서 종아리신경과 뒤정강신경의 운동NCS와 얕은종아리신경의 감각NCS를 시행해야 한다. 또한 종아리뼈머리(fibular head) 분절(종아리뼈머리아래-오금)의 종아리신경 NCS도 필수적이다. 탈신경의 범위와 이차 축돌기변성을 확인하기 위해 앞정강근육(anterior tibialis muscle), 긴종아리근육(peroneus longus muscle), 짧은발가락폄근육(extensor digitorum brevis muscle)에서 근전도검사를 한다.

압박은 보통 종아리뼈머리에서 생기기 때문에, 종아리뼈머리를 지나는 운동NCV가 느려지고 얕은종아리신경의 비정상적인 감각신경전도가 정형적인 소견이다. 종아리신경을 다리오금에서 자극할 때는 엄지발가락의 움직임을 자세히 관찰해야 하는데, 이것이 머리쪽(발등쪽)으로 움직이면 종아리신경을 제대로 자극한 것이고, 반대방향으로 움직이면 뒤정강신경을 자극한 것이다.

그 외의 국소신경병증에 대한 검사

신체 대부분 신경에 대해서 신경전도검사방법이 개발되어 있기 때문에, 특정 신경의 국소신경병증을 진단하기 위해서는 검사가 필요한 신경에서 필요한 검사를 시행한 다음에, 정상치와 비교해서 해석하면 된다. 그러나 일부 신경은 아직 신경전도검사법이 없기 때문에, 이런 경우에는 침범되지 않은 쪽에서의 검사 결과와 비교해서 국소신경병증 여부를 판단한다.

증례 1 목수술 5일 후 발생한 심한 통증과 팔의 마비

증례보고 59세 남자로서 우리가 진찰하기 3개월 전에 갑자기 목 부위에서 격심한 통증이 발생해서 왼쪽 손으로 뻗어 내려왔고, 그 다음 위팔두갈래근육(biceps muscle)이 약간 위축되어서 병원에 입원하였다. 자기공명영상검사에서 목디스크 질환으로 진단한 다음, 목뼈융합수술을 시행하여 통증과 근력약화는 좋아졌다. 그러나 수술 5일 후 오른쪽 팔이 참을 수 없을 정도로 심하게 아프기 시작하였고, 며칠 후에는 오른쪽 팔 전체에서 근력약화가 나타났다. 몇 주 후 통증은 약간 좋아지는 듯하였지만, 근력약화는 지속되어서 손가락을 굽히는 것 외에는 거의 팔을 움직이지 못하였다. 목척수조영검사에서 척추굳음변화(spondylotic change)가 보였으나, 이것으로 심한 통증이 설명되지는 않았다. 왼쪽 팔 진찰에서는 가시아래근육(infraspinatus muscle)과 위팔두갈래근육에서 MRC 5-의 근력약화가 있었다. 오른쪽 팔에서는 가시아래근육, 가시위근육(supraspinatus), 어깨세모근육. 위팔두갈래근육 및 위팔세갈래근육에서 MRC 0, 손목 펴기 1, 손목 굽힘 3-; 손꽉쥐기 2, 끝 2개 손가락 굽힘 4의 근력약화가 있었다. 또한 오른쪽 C5-7 피부분절(dermatome)에서 바늘찌름감각(pinprick sense)이 감소되었고 근육긴장이완(flaccid tone), 어깨이음근육(shoulder girdle muscles)의 위축과 함께 양팔의 반사가 소실되었다. 과거력에서 대장암이 있었으며 입원했을 때 한번 스테로이드 치료를 받은 적이 있다.

증례분석 이 환자의 병력과 진찰소견은 급성 위팔신경얼기신경병증(acute brachial plexus neuropathy; ABPN)의 정형적인 소견이다. 현재로서는 왼편이 먼저 침범되고 오른쪽 위팔신경얼기신경병증이 나타난 것인지는 알 수가 없지만, 수술이 오른쪽 ABPN의 선행조건이었음은 확실하다. 한 가지 특이한 점은 환자에서의 ABPN이 일반적인 경우보다 침범범위가 광범위하다는 것이다.

검사계획
1. 신경전도검사: 오른쪽 정중신경, 노신경 그리고 자신경을 반드시 포함한다.
2. 침근전도검사: 오른쪽 위팔신경얼기에서 나오는 각 신경의 지배를 받는 1~2개 이상의 근육과 오른쪽의 척추옆근육을 포함해야 한다.
3. 오른쪽 위팔신경얼기의 자기공명영상검사.

전기생리검사와 소견

신경전도검사(표 7.2)

1. 오른쪽 정중신경에서 CMAP와 감각신경 및 복합신경 CNAPs가 검출되지 않음.
2. 오른쪽 자신경은 감각CNAP가 검출되지 않고 아래팔 분절에서 혼합신경NCV가 느리고 혼합신경CNAPs가 작음. 말단잠복기(terminal latency)의 경미한 증가와 느린 온둥NCV가 관찰됨.
3. 오른쪽 노신경은 느린 운동NCV, 작은 CNAP 진폭 그리고 느린 감각 NCV 소견을 보임.

침근전도검사(표 7.3)

1. 오른쪽 목 C5 척추옆근육에서 양성예파(PSW)
2. 오른쪽 가시아래근육, 어깨세모근육, 위팔두갈래근육, 위팔세갈래근육, 엄지벌림근육(abductor pollicis brevis)에서 잔떨림전위(fibrillation), PSW. 그리고 MUP는 관찰되지 않음.
3. 오른쪽 첫째등쪽뼈사이근육(FDI)에서 잔떨림전위, 양성예파 그리고 간섭양상의 감소(reduced interference pattern; RIP)

기타 검사 소견 오른쪽 위팔신경얼기의 MRI 검사에서 특별한 조영증강이나 종양소견이 보이지 않아서 종양에 의한 위팔신경얼기병증은 제외할 수 있었다.

최종 진단 급성위팔신경얼기신경병증.

치료와 경과 그후 1년 동안 서서히 회복되는 경과를 보였지만, 아직 오른쪽 팔과 손에 상당한 근력약화는 지속되고 있다.

설명(comments) 급성위팔신경얼기신경병증[ABPN; 신경통근육위축증(neuralgic amyotrophy), Parsonage and Turner 증후군, 마비위팔신경염(paralytic brachial neuritis)]은 어깨 부위에서 갑자기 심한 통증이 나타난 다음, 위팔신경얼기의 지배를 받는 근육에서 근력약화가 발생하는 것이 특징이다. 팔과 어깨이음의 몸쪽 근육들이 가장 잘 침범된다. 환자의 65%는 한쪽만 침범하고 45%에서는 선행 감염질환이나 다른 사건이 있다. 임상양상은 해부구조와 완전히 일치하지 않게 띄엄띄엄 부분적으로 나타나는데, 그 이유는 이 병의 병리소견에서 염증이 여기저기 부분적으로 생기기 때문이다. 보통 ABPN은 Guillain-Barre 증후군의 국소 변형처럼 행동한다. 이 병은 앞뼈사이신경병증(anterior interosseous neuropathy) 같은 먼쪽홑신경병증으로 나타날 수도 있고, 다양한 조합으로 나타나기도 한다. 최종 예후는 좋은 편으로서 80%에서 2년 안에 회복된다.

현재로는 침근전도검사가 ABPN을 진단하는 가장 좋은 검사법으로 해부학적 침범부위와 질병의 생리적 중증도를 알 수 있다. 침근전도검사에서는 침범된 근육의 탈신경에 합

표 7.2 증례 1의 신경전도 자료

Right	Latent/NCV (ms/m/s)	Amplitude (mV/μV)		Latent/NCV (ms/m/s)	Amplitude (mV/μV)
	Median	**Motor N**		**Median**	**Sens/Mixed N**
TL	NP		F-W	NP	
E-W	NP		W-E	NP	
AX-E	NP		E-AX	NP	
F-wave	NP				
	Ulnar	**Motor N**		**Ulnar**	**Sens/Mixed N**
TL	3.0	6.0	F-W	NP	
BE-W	47.2	5.0	W-E	42.2	5
AE-BE	71.4	4.5	E-AX	71.4	4.5
AX-AE	60.7	4.3	AX-EB	60.7	4.3
EB-AX	62.4	4.0			
F-wave	31.2				
	Radial	**Motor N**		**Radial**	**Sens N**
TL	3.4	4.0	W-F	38.0	4.6
BE-AE	43.4	3.8			
AE-SG	56.7	3.6			

키: 175 cm.

표 7.3 증례 1의 침근전도 자료

Muscle	Root	Nerve	Insertion Activity	Spontaneous Potentials: Fib	PSW	Fasc	CRD
Rt C5 PS			+	−	+	−	−
C6-8 PS			N	−	−	−	−
Infraspinatus	C5,6	Suprascapular	+	++	+++	−	−
Deltoid	C5,6	Axillary	+	++	+++	−	−
Biceps	C5,6	Musc cut	+	++	+++	−	−
Triceps	C7,8	Radial	+	++	++	−	−
APB	C8, T1	Median	+	++	++++	−	−
FDI	C8, T1	Ulnar	+	+	++	−	−

Muscle	Motor Unit Potential: Amplitude (mV)	Duration (ms)	Polyphasic Potential	HA MUP	Interference: Pattern	Mean Amplitude (mV)
Rt C5 PS						
C6-8 PS						
Infraspinatus	No	MUP				
Deltoid	No	MUP				
Biceps	No	MUP				
Triceps	No	MUP				
APB	No	MUP				
FDI	1–5	6–15	+	−	RIP	3

APB, 짧은엄지벌림근(abductor pollicis brevis).

당한 잔떨림전위(fibrillation)와 양성예파, 그리고/또는 MUP의 변화를 보인다. 척추옆근육은 대부분 정상이지만 소수의 환자에서 잔떨림전위나 양성예파를 보인다. 임상에서 한쪽만 침범된 것으로 생각된 환자 중 약 50%는 침근전도검사에서 양쪽 모두 이상소견을 보였다.

보편적으로 일반(routine) 운동 및 감각신경전도검사는 아래줄기(lower trunk)가 침범되지 않으면 별로 도움이 되지 않는다. 어깨이음근육의 잠복기검사와 Erb점에서 위팔신경얼기를 경유하는 감각신경전도검사가 가장 유용하겠지만, 이 역시 이 병에서는 제한적이다. Erb점부터 어깨이음근육까지의 잠복기가 모든 환자에서 비정상이라는 연구가 하나 있지만, 다른 연구에서는 50%라고 하였다. 위팔신경얼기를 경유하는 감각신경전도검사에서는 약 2/3에서 비정상이라는 하나의 연구가 있다.

종양에 의한 위팔신경얼기병증은 아급성으로 진행하는 통증성(painful) 신경얼기병증이 특징인데, 흔히 아래줄기(C8-T1 신경뿌리)를 침범하고 Horner 증후군도 자주 동반한다. 이런 경우 가장 흔한 원인은 폐와 유방의 암이다. 방사선치료에 의한 위팔신경얼기병증은 통증이 심하지 않고 주로 위줄기(C5-C7 신경뿌리)를 침범하며, 진행성 림프부종과 근육다발수축(fasciculation) 혹은 근육잔떨림(myokymia)을 보인다. 이 병의 가장 정형적인 침근전도소견은 근육다발수축과 근육잔떨림이다.

새김말(maxims)

1. 침근전도검사가 ABPN의 진단에 있어서 가장 좋은 방법이다.

2. 방사선치료에 의한 위팔신경얼기병증의 가장 정형적인 침근전도소견은 근육다발수축과 근육잔떨림이다.

참고문헌

1. Flaggman P, Kelly JJ. Brachial plexus neuropathy: an electrophysiological evaluation. *Arch Neurol* 1980; 37:160~164

2. Lederman RJ, Wilbourn AJ. Brachial plexopathy: recurrent cancer or radiation? *Neurology* 1988;38:546~550

증례 2 손의 무감각증(Hand numbness)이 손목굴증후군 때문인가 혹은 말초신경병증 때문인가?

증례보고 글루코트롤(Glucotrol)로 혈당이 잘 조절되는 71세 여자 당뇨환자가 4년 동안 지속되는 손의 무감각증과 손발이 타는 듯한 감각(burning of the feet and hands)이 있어서 내원했다. 최근 1년 동안 손 통증이 악화되었는데 특히 밤에 더 심했다. 비정상 신경학적 진찰 소견은 발의 먼쪽 1/2 부위에서 바늘찌름감각이 둔하였고 진동감각은 발가락에서는 거의 소실, 발목에서는 저하되었으며 무반사(areflexia)였다. 양쪽 정중신경 손목에서 Tinel과 Phalen 징후가 양성이었다.

증례분석 이 환자가 당뇨병감각신경병증이라는 점에는 아무런 의심의 여지가 없다. 문제는 최근 심해진 손의 통증이 감각신경병증의 악화 때문인지 손목굴증후군 때문인지의 구별이다. 손목에 Phalen와 Tinel 징후가 있는 것은 강력하게 손목굴증후군을 시사하지만, 감압수술 이전에 NCS로 이를 확인해야 한다.

검사계획
1. 신경전도검사: 말초신경병증과 손목굴증후군을 확인하기 위한 검사.
2. 침근전도검사: 엄지벌림근육을 포함한 말초신경병증을 확인하기 위한 검사.

전기생리검사와 소견

신경전도검사 소견(표 7.4; 그림 7.1)

1. 검사한 거의 모든 신경에서 경미한 말단잠복기의 지연과 느린 운동NCV.
2. 자신경과 정중신경에서 약간 느린 감각 및 혼합NCV 그리고 모든 감각신경과 손목-팔꿈치분절 혼합신경에서 CNAPs 진폭의 감소.
3. 오른쪽 정중신경에서 현저한 말단잠복기의 지연, 작은 CMAP, 손가락-손목분절의 감각CNAP의 소실.
4. 왼쪽 정중신경에서 경미한 말단잠복기의 지연과 약간 느린 손가락-손목분절의 감각NCV.

앞정강근육, 장딴지근육 및 APB에서의 침근전도 검사

1. 장딴지근육에서 소수의 고진폭(high amplitude; HA) MUPs.
2. 오른쪽 APB에서 잔떨림전위, PSWs 그리고 소수의 HA MUPs와 RIP.

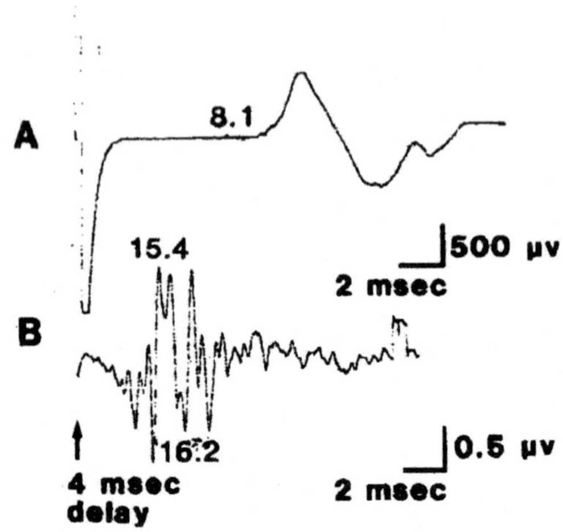

그림 7.1 손목굴증후군에서의 운동 및 감각신경전도. A. 말단잠복기의 지연(8.1 ms)과 작은 CMAP 진폭(1.5 mV). B. 침전극으로 기록한 감각CNAP; 최고NCV는 16.2 m/s; 음성정점 NCV는 15.4 m/s; 뚜렷한 분산현상. 표면전극으로는 감각CNAP를 기록할 수 없음.

표 7.4 증례 2의 신경전도 자료

	Latenct/NCV (ms/m/s)	Amplitude (mV/μV)		Latenct/NCV (ms/m/s)	Amplitude (mV/μV)	Shape
Right	**Median**	**Motor N**	Right	**Median**	**Sensory***	**Nerve**
TL	**8.1**	**1.25**	Maximum	**20.6**	2.5	D
E-W	**45.2**	**1.0**	Neg Peak NCV	**15.4**		
Ax-E	68.1	**1.0**	Minimum	**6.55**		
F-wave	**34.7**					
	Ulnar	**Motor N**				
TL	3.0	13.9				
BE-W	48.3	13.0				
AE-BE	59.4	12.5				
Ax-AE	56.3	12.0				
F-wave	30.0					
	Median	**Sens/mixed N**				
F-W	**NP**					
W-E	**46.2**	**8.0**				
E-Ax	56.7	20				
	Ulnar	**Sens/mixed N**				
F-W	**38.2**	**5.0**				
W-E	51.8	10				
E-Ax	60.4	25.0				

키: 165.2 cm. *손가락-손목분절의 신경근접감각신경 전도.

전기생리검사 결과의 해석 경미한 감각-운동 신경병증에 첨가된 양쪽 손목굴증후군, 오른쪽이 더 현저함.

최종 진단 당뇨병감각신경병증과 동반된 양쪽 손목굴증후군.

치료와 경과 이 환자는 비록 당뇨병감각신경병증을 가지고 있었지만 손목굴증후군이 추가된 것이 명확하게 확인되었다. 손목굴 내시경감압술을 시행하였고 통증은 완전히 사라졌다.

설 명 NCS는 CTS 진단에 있어서 가장 중요한 검사로서 임상에서 증상과 징후를 근거로 CTS로 진단된 환자의 91~98%에서 양성이다. NCS에서는 국소수초탈락을 보인다. 가장 예민한 진단검사는 감각신경전도검사로서 63~98%에서 양성이다. 운동신경전도는 덜 민감해서 64~82%에서 양성이다. 손바닥-손목분절 감각NCS로 CTS의 진단 감수성이 올라갔기 때문에, 많은 검사실에서는 이 방법을 기준검사에 포함한다. CTS로 진단하기 위해서는 전통적으로 (1) 손가락-손목분절의 비정상 감각신경전도, (2) 손바닥-손목분절의 비정상 감각신경전도, (3) 말단잠복기 지연의 세 가지 기준 중에서 한 가지 이상을 만족해야 한다. CTS의 진단 감수성을 높이기 위해서 다양한 비교 기술들이 시도되었지만 결코 100%가 될 수는 없는데, 왜냐하면 아주 드물지만 소수의 CTS에서는 C 섬유만 침범한다는 단순한 이유 때문이다.

근전도검사 의사에게 가장 힘든 과제는 광범위한 말초신경병증으로부터 추가된 CTS를 구별하는 것이다. 왜냐하면 광범위한 여러신경병증이 동반되었더라도 CTS를 치료하기 위해서는 감압수술을 시행할 수 있기 때문이다. 따라서 축돌기- 또는 수초탈락신경병증이 있다고 하더라도 죄임신경병증을 확인하는 것이 중요한데, 이때 가장 중요한 기준은 죄임분절과 다른 말초신경분절을 비교하는 것이다. 만약 손가락-손목의 말단잠복기와 감각신경전도가 몸쪽분절보다 불균형하게 비정상적이거나, 손바닥-손목분절의 감각NCF가 손가락-손목 분절의 감각NCV보다 불균형하게 느린 경우는 CTS가 추가되어 있다고 결론을 내릴 수 있다.

새김말
1. CTS의 진단에서 가장 예민한 전기생리검사는 정중신경 손가락-손목분절의 감각NCS이다.
2. 말초신경병증에 추가된 CTS의 진단기준은 정중신경의 말단잠복기가 불균형하게 지연되거나, 손가락-손목분절의 감각NCS가 몸쪽분절과 비교해서 불균형하게 이상을 보이는 것이다.

참고문헌
1. Oh SJ. Clinical Electromyography. *Nerve Conduction Studies*. 3rd edition. Lippincott, Williams & Wilkins, Philadelphia 2003. pp 623~633.
2. Morgenlander JC, Lynch JR, Sanders DB. Surgical treatment of carpal tunnel syndrome in patients with peripheral neuropathy. 1997; *Neurology* 49: 1159~1163.

증례 3 수술에서 깨어나면서 알게 된 손의 무감각증

증례보고 지방 간호학교의 교수인 47세 백인 여자가 1995년 2월 매우 무거운 책가방을 옮기다가 넘어져서 오른쪽 회전근개(rotator cuff)가 파열되었다. 그녀는 어깨에 심한 통증이 있었지만 처음에는 보존 치료를 하였는데 당시 근력약화나 무감각증은 없었다. 그러나 심한 통증 때문에 1995년 11월 전신마취로 회전근개 수술을 받았고, 회복실에서 통증을 줄이기 위해 Erb점에 신경차단술을 받았다. 환자는 수시간 후 자기 방에서 깨어났는데, 이때 오른손 전체가 무감각함을 알게 되었다. 그 후 12~16시간이 지나면서 감각은 다소 회복되었지만, 오른손에서 자신경 분포부위의 아주 심한 무감각증과 근력약화가 남았는데 특히 엄지손가락 힘이 약했다. 그 후 3개월 동안 물리치료를 하였으나 증상은 전혀 좋아지지 않았고 검사받기 전 몇 주 동안은 아래팔, 팔꿈치 그리고 위팔에서 아주 심한 통증이 있었다. 오른쪽 위팔신경얼기 MRI에서는 특별한 이상소견이 없었으나, 환자는 신경차단술 때문에 이런 증상이 생겼다고 생각하고 있었다. 그 지역 신경과 의사들은 법의학적으로 연루될 가능성 때문에 누구도 이 환자를 진찰하고 근전도검사를 시행하고 싶어하지 않았다. 그녀는 집으로부터 500 마일이나 떨어진 곳에서 근전도검사를 받았는데, 오른쪽 자신경병증으로서 손상 부위는 위팔신경얼기의 안쪽다발(medial cord)과 팔꿈치 사이라고 진단되었다.

비정상 신경학적 소견들은 오른팔에 국한되어 있었다. 어깨세모근육과 위팔세갈래근육에 5- 근력약화가 있었지만, 이것은 아마 어깨 통증 때문인 것으로 생각되었다. 위팔두갈래근육의 힘은 5로 정상이었다. 손목 폄근육과 굽힘근육, 손가락의 폄근육, 엄지벌림근육의 힘은 모두 5-였고 손 뼈사이근육은 1, 주먹쥐기는 4였다. 손의 내재근육과 아래팔의 굽힘근육은 위축되었다. 감각 기능은 오른손 자신경 분포 부위에서 바늘찌름감각이 둔한 것 이외 모두 정상이었는데, 이 감각이상은 아래팔 안쪽으로 어느 정도 확장되어 있었다. 반사는 정상이었다.

증례분석 이 환자는 병력과 진찰소견으로 볼 때 손상부위가 오른쪽 위팔신경얼기로서 주로 자신경을 침범했던 것인데, 이것은 과거의 신경차단과 관련이 있다고 생각되었다. 환자의 소견은 그녀의 의학지식에 의한 궤변과 법의학 문제와의 연루 가능성들이 얽히면서 복잡하게 꼬였지만, 현재 가장 중요한 것은 정확한 손상부위의 위치를 찾는 것이다.

검사계획 1. NCS: 이 검사에는 Erb점까지의 자신경, 안쪽아래팔피부신경(medial antebrachial cutaneous nerve)과 노신경의 감각신경전도검사를 포함하여야 한다.

2. 침근전도검사: 병변의 범위를 확인하기 위해서 어깨이음근육, 아래팔근육 그리고 손의 근육들을 포함하여야 한다.

전기생리검사와 소견

NCS 소견(표 7.5; 그림 7.2)

1. 오른쪽 자신경의 팔꿈치분절에서 현저하게 느린 운동NCV와 전도차단 그리고 아래팔 분절에서 혼합CNAP의 소실.
2. 오른쪽 자신경 등쪽피부가지(dorsal cutaneous branch)에서 CNAP의 소실.
3. 오른쪽 자신경의 겨드랑이-Erb점에서 정상 운동과 혼합NCS.

표 7.5 증례 3의 신경전도 자료

	Latent/NCV (ms/m/s)	Amplitude (mV/μV)	Others
Right	**Median**	**Motor**	**Nerve**
TL	3.2	10	
E-W	55.6	9.6	
AX-E	68.1	10.6	
F-wave	26.4		
	Ulnar	**Motor**	**Nerve**
TL	2.4	10.8	
BE-W	67.1	10.6	
AE-BE	24.4	1.42	CB
AX-AE	85.8	1.2	
EB-AX	64.7	0.9	
F-wave	NP		
	Median	**Sens/Mixed**	**Nerve**
F-W	44.7	20	
W-E	56.9	62	
E-AX	60.3	57	
	Ulnar	**Sens/Mixed**	**Nerve**
F-W	43.9	18	
W-E	NP		
E-AX	52.5	26.4	
AX-EB	59.1	11.6	
	Dorsal Cut	**Ulnar Sens**	**Nerve**
W-F	NP		
	Medial	**Antebrachial**	**Nerve**
Forearm	58.9	9.6	
	Superficial	**Radial**	**Nerve**
W-F	50.0	16	

키: 180.3 cm.

CB, 전도차단(conduction block).

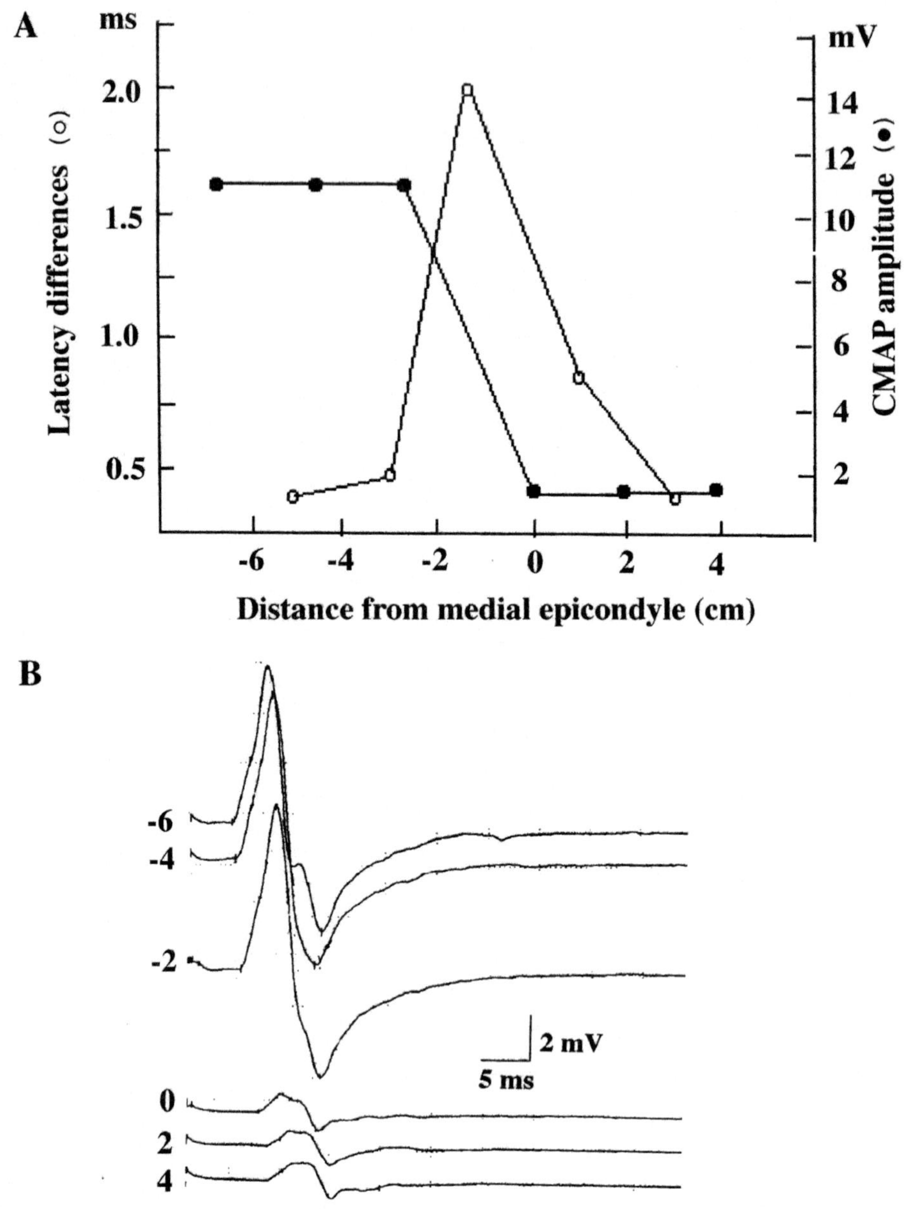

그림 7.2 A. 자신경을 팔꿈치 고랑을 따라 5군데 다른 부분을 자극하면서 기록한 CMAP의 잠복기(A)와 CMAPs의 실제 모양(B). 전도차단(CMAP 진폭의 89% 감소)과 잠복기의 지연(2 ms)이 안쪽 위관절융기 0과 먼쪽 2 cm(−2) 사이에서 관찰됨.

4. 안쪽아래팔피부신경의 정상 NCS.

5. Inching검사에서 안쪽위관절융기(medial epicodyle) 먼쪽 0~2 cm 사이의 국소화.

침근전도검사

1. 오른쪽 첫째등쪽뼈사이근육(FDI)과 자쪽손목굽힘근(FCU)에서 잔떨림전위, PSWs 그리고 간섭양상의 감소.

2. 오른쪽 자쪽손목굽힘근(FCU)에서 고진폭(HA) MUPs.

3. 다른 근육들에서는 정상 EMG 소견.

전기생리검사 결과의 해석 오른쪽 팔꿈치에서의 자신경병증. 오른쪽 위팔신경얼기병증 증거는 없음.

최종 진단 수술기주위(perioperative) 팔꿈치에서 오른쪽 자신경 압박.

치료와 경과 오른쪽 위팔신경얼기의 MRI는 정상이었다. 팔꿈치에 현저한 Tinel 징후가 있었고 환자는 신경차단술이 그녀의 신경장애에 대해 책임이 없다는 사실을 믿게 되었다. 이 환자가 오해를 한 요인 중 하나는 위팔신경얼기병증에 관한 그녀의 지식 때문이라고 생각되며, 또한 이것이 진료 과정을 복잡하게 만들었다. 환자의 자신경병증은 수술기주위에 발생한 팔꿈치의 급성 압박신경병증일 것이다. 물리치료로 느리기는 하지만 꾸준한 회복을 보이고 있다.

설 명 자신경의 압박은 팔꿈치에서 가장 흔히 발생하는데, 그 이유는 팔꿈치고랑에서 자신경이 표면에 얕게 위치하기 때문이다. 자신경의 급성압박은 이 환자처럼 수술 동안 신경에 계속해서 압력이 가해지기 때문에 나타나는데, 전신마취 수술에서 드물지만 잘 알려진 후유증이다. 이것은 자신경의 급성압박에 의한 것이기 때문에 수술 치료가 최선의 선택은 아니다.

위팔신경얼기 아래줄기(lower trunk)의 병을 팔꿈치 부위의 병과 구별하기 위해서는 자신경의 Erb점-겨드랑이분절 검사가 필수이다. 아래가슴문(thoracic outlet)을 건너는 분절에서의 운동신경전도는 기술적 오류가 발생하기 쉬운데, 그 이유는 자극하는 동안 전극과 신경줄기 사이의 거리가 변화하기 때문으로서, 특히 비만이 있는 사람들에서 흔하다. 이 분절에서의 전도차단을 입증하기 위해서는 초최대(supramaximal)로 자극을 하고, 반복해서 일정하게 같은 결과를 얻어야 하며, 또한 반대쪽의 검사 결과와 비교하는 것이 중요하다. 저자들의 견해로는 아래가슴문을 건너는 분절의 혼합NCS가 훨씬 더 신뢰할 수 있는 검사였다. 또한 아래줄기(lower trunk)의 병에서 자주 침범하는 안쪽아래팔피부신경의 NCS를 추가하는 것도 중요하다.

새김말

1. 침근전도검사에서 FCU와 FDP(IV와 V)가 정상이라고 꼭 손목이 손상 부위라고는 할 수 없다.
2. 수술기주위 팔꿈치 압박 자신경병증에서는 감압이나 위치이동 등의 수술 치료가 권장되지 않는다.

참고문헌

1. Steward JD. The variable clinical manifestations of ulner neuropathies at the elbow. *J Neurol Neurosurg Psychiatry* 1987; 50-: 252~258.
2. Miller RG, Camp PE. Postoperative ulnar neuropathy. *JAMA* 1979; 246: 1636~1639.

증례 4 관절경 수술 4주 후에 발생한 깊은 종아리신경병증

증례보고 34세 남자가 오른쪽 무릎관절의 연골손상으로 관절경 수술을 3번 받았다. 수술 4주 후 처음으로 오른쪽 다리에 힘이 약해진 것을 알게 되었고, 그 후 2달 동안 점점 더 진행하는 경과를 보였다. 그러나 통증이나 무감각증은 동반되지 않았다. 진찰상 오른쪽 긴엄지폄근육(extensor hallucis longus muscle; EHL)에서 경미한 근력약화가 있었고, 짧은발가락폄근육(extensor digitorum brevis muscle; EDB)은 중등도의 위축을 보였다. 그러나 앞정강근육과 긴종아리근육(peroneus longus muscle)은 정상이었다. 감각이상이나 종아리뼈머리에서 Tinel 징후는 나타나지 않았다. 오른쪽 무릎과 발목의 반사도 정상이었다.

증례분석 여러 소견들을 종합하면 부분 종아리신경병증에 부합한다. 이 환자는 관절경 수술과 관련된 온종아리신경병증을 검사하기 위해서 근전도검사가 의뢰되었다. 그러나 병력으로 보아서는 환자의 문제가 수술과는 연관이 없다는 점이 명확하다. 또한 지난 2개월 동안 서서히 진행하였기 때문에 종아리뼈머리에서의 압박종아리신경병증 가능성도 작아 보였다.

검사계획
1. 신경전도검사: 종아리신경병증을 확인하고 손상부위를 국소화하기 위한 검사.
2. 침근전도검사: 깊은종아리신경병(DPN) 부분 손상을 확인하기 위한 검사.

전기생리검사와 소견

신경전도검사 소견(표 7.6; 그림 7.3)

1. 오른쪽 종아리신경 발목-종아리뼈머리 분절에서 전도차단과 시간분산을 동반하는 진폭이 작은 CNAP.
2. 오른쪽 종아리신경의 종아리뼈머리-발목분절에서 현저하게 느린 운동NCV.
3. 오른쪽 얕은종아리신경의 감각신경전도는 정상.

침근전도검사 소견

1. 오른쪽 짧은발가락폄근육(EDB)에서 잔떨림전위와 PSWs.
2. 오른쪽 앞정강근육과 짧은발가락폄근육에서 HA MUPs.
3. 오른쪽 긴종아리근육은 정상 근전도 소견.

표 7.6 증례 4의 신경전도 자료

	Latent/NCV (ms/m/s)	Amplitude (mV/μV)	Shape		Latent/NCV (ms/m/s)	Amplitude (mV/μV)
Right	**Peroneal**	**Motor**	**Nerve**	**Left**	**Peroneal**	**Motor N**
TL	8.2	3.5			4.4	19
FH-A	23.2	0.5	D		46.7	17
PF-FH	?				50.0	16
F-wave	NP					
Right	**Posterior tibial**	**Motor**	**Nerve**	**Right**	**Peroneal**[a]	**Motor N**[a]
TL	4.0	25.6		TL	4.8	5
PF-A	46.9	19.0		PF-FH	50.0	5
F-wave	56.8					
H-reflex	31.6					
	Sural	**Sensory**	**Nerve**	**Right**	**Superficial peroneal**	**Sensory N**
MC-A	38.8	18.4		MS-A/P	36.6	20.8
				MS-A/O	50.0	20.8

키: 183 cm. A/P, 음성정점 잠복기의 신경전도속도; A/O, 시작잠복기의 신경전도속도.
[a]기록전극을 앞정강근육(anterior tibial muscle)에 부착.

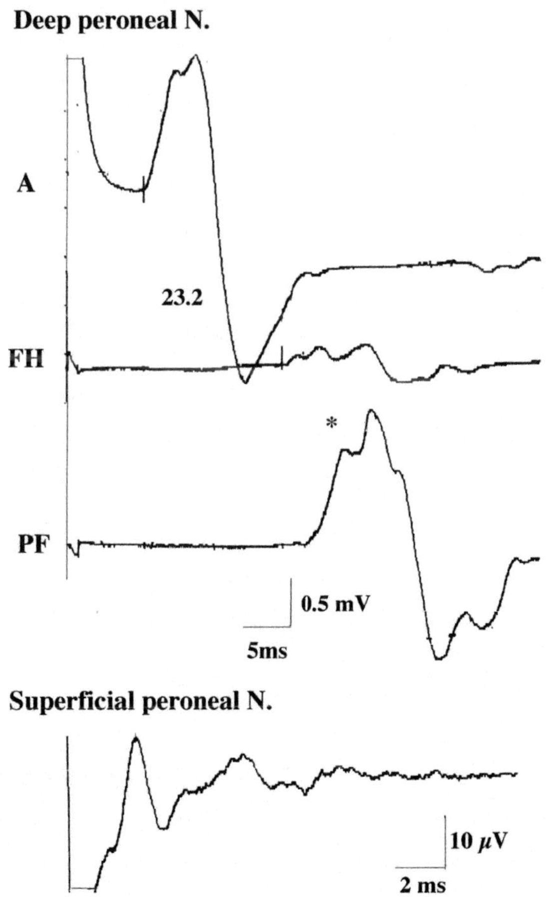

그림 7.3 오른쪽 깊은- 그리고 얕은-종아리신경의 신경전도. A, 발목; FH, 종아리뼈머리; PF, 오금, A와 FH 사이의 숫자는 NCV. *는 후정강신경에서의 반응.

전기생리검사 결과의 해석 오른쪽 종아리뼈머리와 발목 사이의 깊은종아리신경병증. 오른쪽 종아리뼈머리와 오금 사이의 온종아리신경병증의 전기생리학적 증거는 없었다.

최종 진단 오른쪽 깊은종아리신경병증.

치료와 경과 종아리뼈머리 아래에서 국소신경병증이 진행되기 때문에 깊은종아리신경을 열어서 조사하기로 하였다. 종아리뼈머리 먼쪽 5 cm 부위에서 국소 종양이 발견되었는데, 이것은 신경집(neurolemma)으로 판명되었다.

설 명 이 환자는 무릎의 관절경 수술 병력 때문에 종아리뼈머리와 오금 사이의 온종아리신경병증을 충분히 의심할 수 있었다. 그렇지만 전기생리검사에서는 종아리뼈머리 부위에서는 어떠한 병이나 압박소견이 보이지 않았고, 대신 종아리뼈머리 아래와 발목 사이의 분절로 손상부위가 국소화되었다.

온종아리신경은 궁둥신경 가쪽 가지의 연장으로 오금 위쪽에서 궁둥신경으로부터 분리되며, 아래로 내려와 오금의 바깥쪽으로 돌면서 종아리뼈머리 뒤쪽으로 지나간다. 이 신경은 다시 두 개의 가지로 나뉘어져서 얕은-과 깊은-종아리신경이 된다. 온종아리신경병증은 임상적으로 앞정강근육과 종아리근육의 근력약화와 얕은종아리신경 분포(장딴지 가쪽 아래) 부분에 감각 장애를 나타낸다. 다리교차마비(crossed-leg palsy)는 장시간 다리를 꼬고 있거나 쪼그리고 앉아 있거나(squatting), 또는 잘못된 다리 자세를 유지할 때 종아리뼈머리를 지나가는 종아리신경이 압박되어서 발생하는 급성 압박신경병증이다. 이 경우에는 갑자기 발처짐(footdrop)과 함께 발의 가쪽번짐(eversion) 근력의 약화가 나타난다. L5 신경뿌리병증과는 달리 뒤정강근육(posterior tibial muscle)의 기능인 발의 안쪽번짐(inversion) 근육의 힘은 정상인데, 이 근육은 뒤정강신경에 의해서 지배되기 때문이다.

다리교차마비는 운동신경전도검사로 64%의 증례에서 흔히 확인된다. 이 과정에서 기억해야 할 가장 중요한 점은 종아리뼈머리의 아래와 위쪽의 종아리신경을 자극하여서 가장 흔한 압박 부위인 종아리뼈머리 분절을 찾는 것이다. 종아리뼈머리분절에서 선택적으로 느린 NCV, 전도차단 그리고 비정상적 시간분산 등이 종아리뼈머리 부위 종아리압박신경병증의 정형적인 소견이다. 그러나 이 검사는 흔히 EDB에서 CMAP를 검출하기 어렵기 때문에 심각하게 제한될 수 있는데, 이럴 때는 대신 앞정강근육과 긴종아리근육에서 CMAP를 기록한다.

깊은종아리신경은 온종아리신경의 주된 분지로서 앞정강근육, 긴엄지 및 발가락폄근, 그리고 셋째종아리근육(peroneus tertius muscle)을 지배한다. 깊은종아리신경병증은 종아리근육을 침범하지 않고 발처짐만 나타나는 드문 질환이다.

새김말

1. 깊은종아리신경은 앞정강근육, 긴엄지폄근육, 그리고 짧은발가락폄근육을 지배한다.
2. 얕은종아리신경은 긴종아리근육과 짧은종아리근육을 지배한다.

참고문헌

1. Oh SJ. Clinical Electromyography. *Nerve Conduction Studies*. Williams and Wilkins. Baltimore 1933; pp 227~228.
2. Sourkes M, Steward JD. Common peroneal neuropathy: a selective motor and sensory involvement. *Neurology* 1991; 41: 1029~1033.

제 8 장

역자: 조효근
(인제의대 신경과)

신경뿌리병증

신경뿌리병증의 임상 양상

신경뿌리병증(radiculopathy)은 침근전도검사실로 보내오는 환자 중에서 가장 흔한 질환의 하나로서, 발병 부위에 따라 목(cervical)과 가슴(thoracic) 그리고 허리엉치(lumbosacral)의 신경뿌리병증으로 나눌 수 있다. 신경뿌리병증의 원인으로 목 및 허리엉치에서는 추간판탈출증이나 돌출증(disc herniation or protrusion) 그리고/혹은 추간판퇴화에 동반되는 골인대비후로 인한 신경뿌리 압박이 가장 흔한 반면, 가슴에서는 당뇨병신경뿌리병증이 가장 흔하다. 일반적으로 허리엉치신경뿌리병증의 원인으로는 추간판탈출증이, 목신경뿌리병증의 원인에는 골인대비후가 많기 때문에, 급성 신경뿌리병증은 허리엉치 부위가 목에 비해서 더 흔하다. 많이 생기는 빈도가 목에서는 C7, C8, C6, C5 신경뿌리의 순이며 허리엉치 부위에서는 L5, S1, L4 신경뿌리의 순서이다. 추간판탈출증으로 인한 목과 허리엉치신경뿌리병증의 임상양상은 표 8.1에 제시하였다.

신경뿌리통증(radicular pain)은 다른 질환의 통증과 구별되는 다음과 같은 3가지 특징이 있다: (1) 침범된 척수신경 피부분절(dermatome)을 따라서 방사되고, (2) 척수내압을 증가시키는 행동에 의해서 통증이 심해지며, (3) 침범된 신경뿌리를 잡아당길 수 있는 행동(maneuver)에 의해서 통증이 심해진다. 즉 기침이나 긴장으로 복압이 증가하면 척수내압이 올라가서 신경뿌리통증이 심해진다. 또한 L5와 S1 신경뿌리병증에서 다리펴들기검사(straight leg rising maneuver)를 하면 L5와 S1 신경뿌리가 당겨져서 양성반응을 보이고, L4 신경뿌리병증에서는 넙다리펴기검사(femoral stretch maneuver)에 의해 L4 신경뿌리가 당겨져서 양성으로 나타난다. 불행하게도 목신경뿌리를 잡아당기기 위한 특별한 진찰 방법은 없다.

전형적인 신경뿌리통증을 호소하는 환자에서 임상적으로 침범된 신경뿌리가 분포하는 피부분절의 감각장애와 지배 받는 근육에서 근력약화를 객관적으로 확인할 수 있으면, 신경뿌리병증으로 확진할 수 있다(표 8.1). 이와 같은 진단을 위한 임상 양상이 일반적인 원칙이라고 여기고 있지만, 피부분절은 인접한 신경뿌리가 서로 겹치고 많은 근육은 여러 신경뿌리에 의해서 동시에 지배 받기 때문에 전형적인 양상으로 나타나지 않을 수도 있다.

표 8.1 목과 허리엉치신경뿌리병증에서의 임상 소견

Root	Involved Disc Space	Pain Distribution	Sensory Deficit	Main Motor Weakness	Reflex Others
Cervical radiculopathy					
C5[a]	C4–5	Neck pain radiating down to anterior arm (above elbow)	C5 dermatome over anterior upper arm	Rhomboids infra- and supraspinatus, deltoids	Biceps
C6	C5–6	Neck pain radiating along arm and dorsum of forearm to thumb	C6 dermatome over radial forearm and thumb	Biceps, and brachioradialis	Biceps
C7	C6–7	Neck pain radiating along lateral arm and dorsum of forearm to middle finger	C7 dermatome over midportion of forearm and middle finger	Triceps, and pronator teres	Triceps
C8	C7–8	Neck pain radiating along ulnar side of arm and forearm to ring and little finger	C8 dermatome over ulnar portion of forearm and little finger	Intrinsic hand muscles Extensor indicis proprius	Triceps
Lumbosacral radiculopathy					
L4[b]	L3–4	Low back pain (LBP) radiating over the anterior-medial thigh and lower leg (above ankle)	L4 dermatome	Quadriceps Iliopsoas	Knee reflex Femoral stretch test: positive
L5	L4–5	LBP radiating along the posterior thigh to the big toe	L5 dermatome involving medial aspect of foot and big toe	Peroneus Posterior tibial Extensor hallucis longus	Straight leg raising test: positive
S1	L5–S1	LBP radiating along the posterior thigh to the little toe	S1 dermatome involving lateral aspect of foot and little toe	Gastrocnemius	Ankle reflex Straight leg raising test: positive

[a] 목의 신경뿌리는 해당 척추뼈 위쪽에 있지만 C8 신경뿌리는 C7 척추뼈 아래에 위치함. 따라서 목 척추뼈보다 신경뿌리의 수가 더 많다.
[b] 허리엉치 신경뿌리는 해당 척추의 아래쪽에서 나옴.

자기공명영상 시대에서 침근전도검사의 역할

자기공명영상(MRI)검사가 광범위하게 사용됨에 따라 침근전도검사의 역할도 현저하게 변하였다. MRI검사가 개발되기 이전에는 침근전도검사가 단순척수조영술이나 CT척수조영술을 시행하기 위한 선별검사(screening test)였지만, MRI 개발 이후에는 통증이 없다는 장점 때문에 신경뿌리병증의 진단에 있어서 MRI가 첫 번째 선택검사가 되었다. 실제, 미국에서 대부분의 목과 아래등의 통증 환자는 목과 허리신경뿌리병증의 임상양상에 부합하고 MRI에서 확실한 이상소견을 보이면, 침근전도검사를 시행하지 않고 수술감압술을 시행한다. 이 과정이 어떤 환자에서는 옳다. 그렇지만 불행하게도 많은 환자에서는 임상소견을 고려하지 않고, MRI에서의 경미한 추간판돌출이나 후관절협착(facet narrowing)을

"과잉 판독"함으로써 불필요한 수술을 시행하게 된다. 그 이유는 아무 증상이 없는 데도 허리MRI 검사에서 경미한 이상소견이 나타나는 경우가 흔하기 때문이다. 최근 연구에 의하면 증상이 없는 성인의 33~52%에서 경미한 MRI검사 이상소견이 관찰된다고 하여 MRI검사의 과잉 감수성을 지적하였다. MRI검사의 다른 문제점은 일부 신경뿌리병증, 즉 당뇨병, 염증, 그리고 신생물딸림신경뿌리병증(paraneoplastic radiculopathies)은 진단이 불가능하다는 사실이다. MRI검사는 신경뿌리병증에서 구조적인 이상소견만 발견할 수 있는 한계가 있는 반면, 침근전도검사는 MRI에서 찾아낼 수 없는 신경생리학적 이상소견을 찾아내는 데 있어서 확실한 역할을 한다. 그러므로 MRI와 침근전도검사는 신경뿌리병증의 진단에 있어서 상호 배타적인 검사라기보다 보완적인 검사라고 할 수 있으며, MRI시대에서도 합리적으로 시행한 침근전도검사는 확실한 자리 매김을 하고 있다.

침근전도검사는 아래의 경우에 확실히 도움이 된다.

1. 신경뿌리병증이 임상적으로 의심은 되지만 MRI검사에서 보이지 않을 때. 대사 및 염증신경뿌리병증이 여기에 포함되는데, 대사신경뿌리병증의 가장 확실한 예는 당뇨병이고 염증신경뿌리병증의 대표적인 예가 대상포진이다. 이런 경우 침근전도검사 외에는 진단을 확인할 방법이 없다.
2. MRI검사와 임상소견이 일치하지 않아서 신경뿌리병증을 확인할 수 있는 추가 검사가 필요할 때. 이미 지적한 것처럼 MRI검사는 감수성이 지나치게 예민한 측면이 있어서 이로 인한 진단오류 때문에 불필요한 수술을 할 가능성이 있는 경우, 침근전도검사가 필수 대안이 될 수 있다.
3. 신경뿌리병증이 임상적으로 신경얼기병증이나 홑신경병증과 구별되지 않을 때, 침근전도검사와 신경전도검사로 신경얼기병증, 홑신경병증 그리고 여러신경병증을 규명할 수 있다.

개발도상국가처럼 신경영상검사를 할 여건이 못 되는 경우에는 침근전도검사가 신경뿌리병증에서 첫 번째의 객관적인 검사가 된다.

신경뿌리병증에서 전기생리 소견

침근전도 침근전도검사는 신경뿌리병증의 진단에 있어서 가장 중요한 검사인데, 그 이유는 신경뿌리의 생리상태나 정상여부를 판단할 수 있는 감수성이 높기 때문으로서, 신경뿌리병증 환자의 85%에서 양성으로 나타난다. 신경뿌리병증에서의 침근전도검사는 척추옆근육과 팔다리 근육 둘 다 포함해야 한다. 침근전도검사의 여러가지 이상소견 중 잔떨림전위(fibrillation) 및 양성예파(positive sharp wave)가 신경뿌리병증의 진단에서 가장 신뢰할 수 있는 지표인데, 다른 지표로는 만성 탈신경에 의한 고진폭-긴시간(high amplitude long duration; HALD) 운동단위전위(motor unit potential; MUP)도 있다. 반면에 다상(polyphasic) MUPs나 근육다발수축(fasciculation)은 단독으로는 신경뿌리병증의 증거가 되지 않는다. 그리고 잔떨림전위와 양성예파의 발생시기도 중요하다: (1) 손상이 발생한 후 2주 이내에는 잔떨림전위나 양성예파가 발견되지 않을 수 있으며, (2) 손상된 신경이 분포하는 근육 중 몸쪽 근육에서 이상소견이 빨리 나타나고, (3) 양성예파가 잔떨림전위보다 1주 정도 먼저 나타난다. 그러므로 급성 추간판탈출증에서는 급성 탈신경 근전도소견이 완전히 나타난다고 생각되는 3~4주 후에 침근전도검사를 실시하는 것이 바람직하다.

신경전도검사 신경뿌리병증에서 감각신경전도는 예외 없이 정상인데, 그 이유는 등쪽뿌리신경절(dorsal root ganglion)이 신경뿌리보다 먼쪽에 위치해서 침범되지 않기 때문이다. 따라서 만일 등쪽뿌리신경절에 이상이 있으면 말초신경이 침범된 말초신경병증이 확실하고, 따라서 이것은 신경뿌리병증과 신경얼기병증을 구분하는 기본 규칙이다. 신경뿌리병증 환자에서 감각신경전도검사가 이상소견을 보이면 신경뿌리병증과 말초신경병증이 같이 있는 경우로서, 신경뿌리신경병증(radiculoneuropathy)이라는 용어가 더 적합하다. 반면에 운동신경전도검사에서는 신경뿌리병증이 심한 환자에서 운동신경병증(motor neuronopathy) 소견이 나타날 수 있다. 그 이유는 몸쪽 신경뿌리의 병변이 먼쪽 운동신경 축돌기의 Waller변성을 초래하기 때문으로서, 복합운동활동전위(compound motor action potential; CMAP) 진폭이 작아지고 운동NCV가 경미하게 느려진다. 그렇지만 실제 비정상 NCS는 드물어서 허리신경뿌리병증 환자의 약 29%에서만 이상소견이 발견된다. 여기서 기억할 만한 중요한 것은 운동NCS가 신경뿌리병증에서 진단 가치가 별로 없다는 사실이다.

후기반응 F파는 신경뿌리를 포함한 몸쪽 운동신경을 통과하므로 이론적으로는 신경뿌리병증에서 이상소견이 나와야 마땅하다. 그러나 말초신경은 여러 개의 신경뿌리에 의해서 형성되기 때문에, F파에서 이상소견이 나오는 경우가 드물어서 허리신경뿌리병증의 13%에서만 이상소견을 보인다. 초기연구에서는 신경뿌리병증 환자의 높은 빈도에서 F파의 이상소견을 보고했으나, 추가 연구에서는 이를 확인할 수 없었다. 다시 말하지만 심한 신경뿌리병증의 경우에는 F파가 소실되거나 잠복기가 약간 지연될 수 있지만, F파 단독으로는 신경뿌리병증의 진단적 가치가 없다. H반사는 감각 및 운동신경을 포함한 홑시납스반사(monosynaptic reflex)이기 때문에 F파보다 이상소견에 대한 감수성이 높다. 여러 부위의 H반사 중에서 유일하게 S1 신경뿌리를 검사하는 장딴지-가자미근육(gastrocnemius-soleus muscle)의 H반사가 간단하고 믿을 수 있다. 잠복기가 신장을 고려한 정상치보다 지연되거나 좌우 잠복기를 비교해서 1.5 ms 이상 차이가 있으면 S1 신경뿌리병증으로 진단하는데, 허리신경뿌리병증 환자의 32%에서 이상소견이 나타난다. 하지만 위와 같은 이유로 H반사도 그 하나 만으로는 S1 신경뿌리병증으로 진단하지는 않는다.

척추옆근육 침근전도

척추옆근육 근전도는 신경뿌리병증에서 필수적으로 시행하는 검사이다. 척추옆근육은 신경뿌리의 뒤쪽 일차가지(primary rami)가, 팔다리근육은 앞쪽 일차가지가 분포한다. 그러므로 척추옆근육에서 잔떨림전위와 양성예파가 발견되는 것은 운동신경섬유 몸쪽 부위의 질병임을 나타내는데, 이 소견과 함께 감각신경전도가 정상이면 등쪽신경뿌리신경절보다 몸쪽 즉, 신경뿌리나 앞뿔세포의 병이라는 절대적인 증거가 된다. 척추옆근육 근전도의 또다른 장점은 잔떨림전위와 양성예파가 팔다리근육에서보다 일주일 먼저 나타나기 때문에, 신경뿌리병증에서는 척수옆근육에서만 이상소견이 검출될 수도 있다. 우리들이 연구한 바로는 허리엉치신경뿌리병증으로 임상진단된 환자 중에서 82%가 척추옆근육에서 잔떨림전위와 양성예파가 나타났는데, 그 중 20%는 척추옆근육에서만 이상소견이 관찰된 경우였다.

척추옆근육에서 표면근육층의 신경분포는 여러 신경뿌리 분절이 겹쳐지기 때문에, 표면층의 근전도검사로 특정 신경뿌리의 병변을 확인하는 데는 무리가 있다. 그 반면에 허리 부위에서 심층척추옆근육의, 특히 뭇갈래척추근육(multifidus spinae), 분절 표현은 명확하므로 특정한 뿌리 부위를 확인하는 표지로서 적합하다. 따라서 가능한 정확하게 뭇갈래척추근육에 근전도침을 삽입해야 하는데, 이를 위해서는 침을 해부학적 지침에 따라 중심선에서 2~3 cm 떨어진 부위에 최소한 2.5 cm 이상 깊게 척추돌기에 가까운 안쪽으로 찔러 넣어야 한다(그림 8.1, 8.2).

신경뿌리병증의 진단에 필요한 잔떨림전위와 양성예파를 관찰하기 위해서는 척추옆근육을 충분히 이완시키는 것이 중요한데, 사람의 척추옆근육은 본질적으로 이완시키기가 매우 어렵다. 이를 위해서 Johnson은 허리척추옆근육의 근전도검사를 위해서 환자를 엎드리게 한 다음, 복부와 발목 아래에 베개를 집어넣을 것을 추천하였다. 우리 검사실에서는 한쪽 허리 침근전도검사를 위해서는 환자에게 검사부위를 위쪽으로 옆으로 눕게 한 다음, 아래쪽 다리는 펴고 위쪽 다리는 구부리게 한다. 만일 양쪽을 검사할 때는 엎드린 자세에서 검사할 쪽의 엉덩이를 약간 들어올리게 한다. 척추옆근육에서는 탈신경 MUPs 변화와 같은 다른 소견의 관찰을 추천하지 않는다. 가슴척추옆근육(thoracic paraspinal muscles)을 검사하기 위해서는 옆으로 누워서 양 다리를 충분히 굽힌 상태에서 아래쪽 척추옆근육을 검사하는데, 이 방법은 놀랄 만큼 좋은 효과를 보였다. 목척추옆근육(cervical paraspinal muscles) 근전도검사를 위해서는 옆으로 눕힌 상태에서 환자의 다리를 굽히고 환자의 턱 밑에 의사나 보조자의 주먹을 집어넣은 다음, 환자에게 턱으로 약간 누르게 하면서 위쪽 척추옆근육을 검사한다. 신경뿌리병증의 척추옆근육 침근전도검사에서 가장 중요한 조건이 근육이완이기 때문에, 저자 등의 검사실에서는 보통 여기에서 MUPs를 관찰하지 않는다.

비정상 자발전위를 해석하는 데는 몇 가지 문제점을 생각해야 한다. 척추옆근육에서 나타나는 복합연속방전(continuous repetitive discharges; CRD)은 그 자체 단독으로는

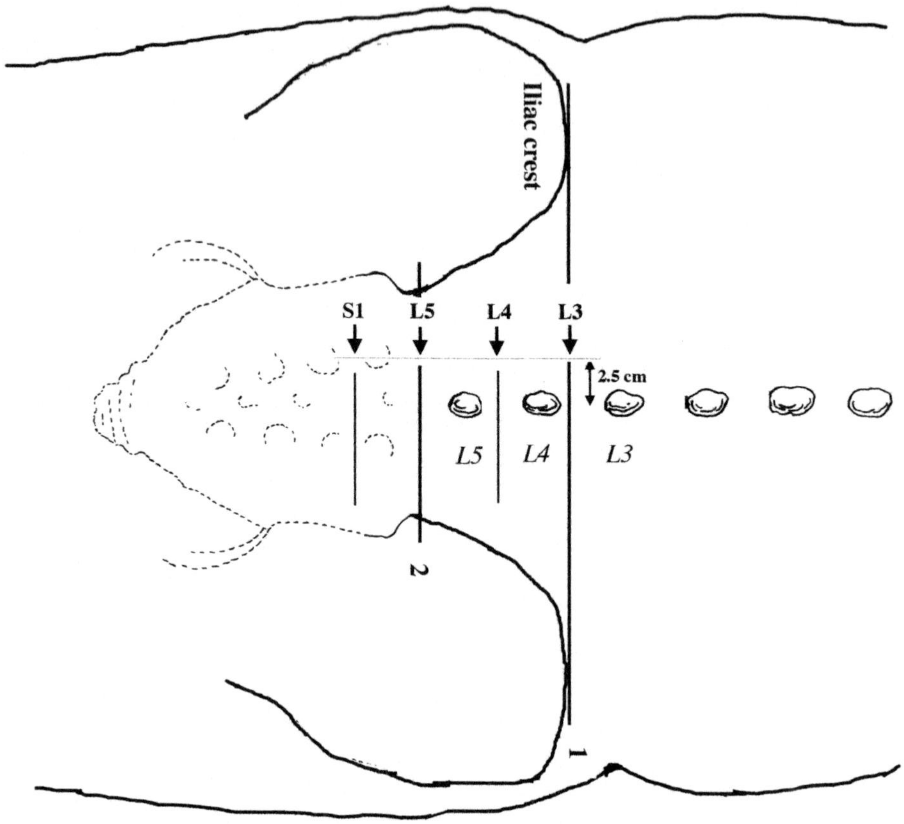

그림 8.1 허리척추옆근육에서의 근전도침 삽입부위. 1. 엉덩능선(iliac crest)를 연결하는 선은 L3-4 척추뼈 사이를 지남. 2. 아래쪽 마지막으로 촉진되는 척추뼈 사이는 L5-S1임. **L3, 4, 5**는 해당 척추뼈 가시돌기(spinous processes). L3, 4, 5 그리고 **S1**는 해당 분절에서의 근전도침 삽입부위를 나타냄.

비정상이라고 할 수 없다. 척추옆근육은 사람 몸에서 CRD가 정상근육에서도 나타나는 3개의 근육 중 하나로서, 나머지 두 근육은 엉덩허리근육(iliopsoas muscle)과 조임근육(sphincter muscles)이다. 따라서 CRD는 잔떨림전위와 양성예파가 동반된 경우에만 임상적 의미를 갖는다. 또다른 문제로 최근 보고에 의하면, 자발 비정상전위가 40세 이상 아무 증상이 없는 정상인의 상당수에서 발견된다는 사실이다. 30세 이전에는 아무 증상이 없는 사람의 척추옆근육에서 잔떨림전위와 양성예파가 발견될 가능성이 거의 없지만, 40세 이후에는 약 32%에서 발견되므로 임상적으로 합당한 증상이 있는 경우에만 의미를 두어야 마땅할 것이다. 세 번째 문제는 침범 신경뿌리의 국소화이다. 침근전도검사를 실시할 때 해부학적 및 기술적 요인 때문에 척추옆근육의 잔떨림전위와 양성예파의 출현부위에서 척추 한 개 정도의 오차는 있을 수 있고, 따라서 이 정도는 정상 변이로 해석해야 한다.

팔다리 근육에서 "신경뿌리의 탐색"

팔다리 근육은 C5 신경뿌리에 의해서 지배되는 마름근육(rhomboid muscle)을 제외

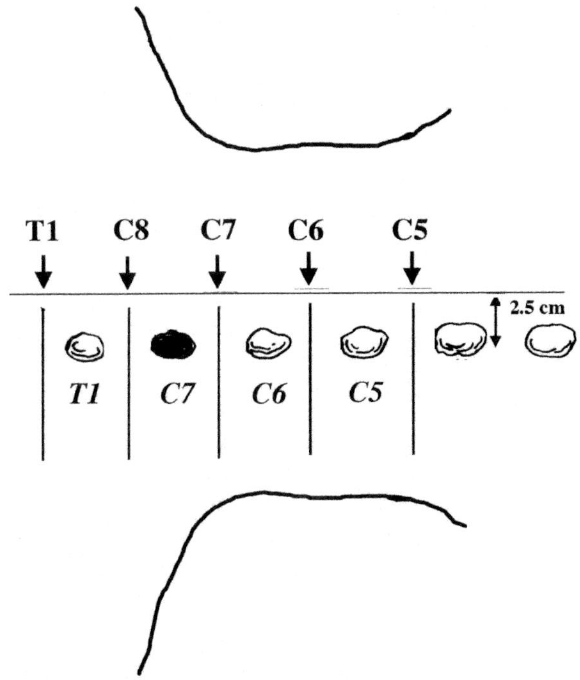

그림 8.2 목척추옆근육에서의 근전도침 삽입부위. C7척추뼈가시돌기는 가장 아래쪽에서 잘 만져지는 척추뼈가시들기임. **C5, 6, 7, T1**은 해당 척추뼈가시돌기. C5, 6, 7, 8 T1은 해당 분절에서의 근전도침 삽입부위를 나타냄.

하면, 한 개의 신경뿌리에 의해서 지배되는 근육이 거의 없고 이웃 여러 신경뿌리에 의해서 지배된다. 그렇기 때문에 근전도검사에서 침범된 신경뿌리의 위치를 찾기 위해서는 원칙적으로 하나의 그 신경뿌리에 의해서 지배되는 근육군 혹은 근육분절(myotome)에서 이상소견을 찾아야 한다. 팔다리 근육의 "신경뿌리 탐색"에 있어서 가장 중요한 원칙은 같은 신경뿌리에 의해 지배되면서 다른 신경에 의해 지배되는 2~3개의 근육을 검사하는 것으로서, 이렇게 해야만 신경뿌리병증을 말초신경병증으로 오인하는 함정에서 벗어날 수 있다. 가장 좋은 예가 발처짐(foot drop)으로서, 이때는 침근전도검사를 뒤정강근육(L5; 뒤정강신경)과 긴종아리근육(L5; 종아리신경)에서 둘 다 시행해야 한다. 발처짐의 원인이 L5 신경뿌리병증이면 두 근육 모두 이상소견이 나타나는 반면, 종아리신경이 원인이면 긴종아리근육(peroneus longus muscle)에서는 이상소견이 검출되지만 뒤정강근육(posterior tibial muscle)은 정상이다. 이 법칙은 임상 진찰에서도 적용할 수 있는데, 뒤정강근육은 발의 안쪽번짐근육(inverter)이고 종아리근육은 바깥번짐근육(everter)이다.

불행하게도 임상 및 근전도 근육분절에 대해서 단일화된 표준은 아직 없다. 더욱 혼동스러운 것은 각 교과서마다 동일 근육분절에 대해서 다른 근육군을 나타내는 표를 제시하고 있다는 사실이다. 우리 검사실에서는 Haymaker 근육분절을 기준 참고로 채택하고, 팔다리 근육에서 신경뿌리 탐색을 위한 지침으로 표 8.2를 사용하는데, 우리 경험에 의하면 이것이 신경뿌리의 위치 측정에 실용적이고 유용하다고 판단되었다. 신경뿌리 탐색에 있어서 일정한 법칙은 없고 임상 병력과 소견에 많이 의존한다. 만일 임상 양상이 신경뿌

표 8.2 신경뿌리병 검사를 위한 근육의 선택

Root	First Choice	Second Choice	Third Choice
Cervical roots			
C5	Rhomboids (C5) (dorsal scapular)	Supraspinatus (C5 and 6) (suprascapular)	Deltoids (C5 and 6) (axillary)
C6	Biceps (C5 and 6) (musculocutaneous)	Brachioradialis (C5 and 6) (radial)	Pronator teres (C6 and 7) (median)
C7	Triceps (C6 and 7) (radial)	Pronator teres (C6 and 7) (median)	Flexor carpi ulnaris (C7 and 8) (ulnar)
C8	FDI (C8 and T1) (ulnar)	Extensor indicis proprius (C8) (radial)	APB (C8 and T1) (median)
Lumbosacral roots			
L4	Vastus lateralis (L3 and 4) (femoral)	Adductor brevis (L3 and 4) (obturator)	Anterior tibialis (L4 and 5) (peroneal)
L5	Peroneus longus (L5 and S1) (peroneal)	Gluteus medius (L5 and S1) (superior gluteal)	Posterior tibial (L5 and S1) (posterior tibial)
S1	Gastrocnemius med (S1 and 2) (posterior tibial)	Gluteus maximus (L5 and S1) (inferior gluteal)	Soleus (S1 and 2)[a] (posterior tibial)

[a] 세 번째 말초신경은 가능하지 않음.

리병증을 강력하게 시사하면, 침근전도검사를 하나의 근육분절에 속하는 2개 이상의 근육에서 시행해야 하는 반면에, 임상 양상이 신경뿌리병증에 부합하지 않는 데도 검사가 의뢰된 경우에는 신경뿌리병증에 대한 기본 검사만 실시하면 충분할 것이다. 목신경뿌리병증의 기본 검사에 포함되는 근육은 C5-8의 척추옆근육, 어깨세모근육(deltoid), 위팔두갈래근육(biceps), 위팔세갈래근육(triceps), 첫째등쪽사이근육(1st dorsal interossei; FDI) 이다. 저자의 검사실에서 C8근육으로 FDI를 선택한 이유는 환자가 다른 근육에 비해서 이 근육에서의 통증을 잘 참을 수 있었기 때문이다. 허리신경뿌리병증에서 기본 검사에 포함되는 근육은 L3-5와 S1의 척추옆근육과, 중간볼기근육(gluteus medialis), 큰볼기근육(gluteus maximus), 가쪽넓은근육(vastus lateralis), 앞정강근육(anterior tibialis), 긴종아리근육(peroneus longus), 안쪽종아리근육(medial gastrocnemius)인데, 기본 검사에서 이상 소견이 없으면 검사를 중단하고, 만약 이상소견이 발견되면 해당 근육분절에 속한 다른 근육을 한두 개 선택해서 추가로 검사를 시행한다.

고리판절제술후(Post-laminectomy)의 근전도검사

현실적으로 근전도검사가 의뢰되는 환자 중에는 이전에 고리판절제술을 시행했던 경우가 자주 있는데, 이런 경우 근전도검사의 판독을 포함해서 몇 가지 특별한 문제점이 있다. 고리판절제술을 하였던 환자로서 다시 근전도검사를 시행하는 이유는 (1) 고리판절제술이 실패한 환자이거나, (2) 증상 소실 일정 기간 후에 다시 재발한 경우의 두 가지로 나누어진다. 첫째 군에서는 임상의사가 수술 실패의 원인이 수술 전부터 있었던 추간판 질환이 계속 있기 때문인지, 아니면 경질막밖(epidural)이나 거미막밑(subarachnoid) 신경뿌리의 부착(adhesion)이 원인인지 알고 싶어서인데 흔히 수술 수개월 후에 의뢰 된다. 둘째 군의 검사 목적은 재발한 증상이 이전 추간판질환의 재발 때문인지, 새로운 추간판질환 때문인지, 혹은 경질막밖이나 거미막밑 부착 때문인지 알기 위해서이며 보통 수술 수년 뒤에 의뢰 된다.

고리판절제술 후 근전도검사에서는 따라야 할 몇 가지 일반 규칙이 있다. 첫째는 수술 전에 시행했던 근전도검사가 검사의 판독에 있어서 매우 중요하다는 사실로서, 특히 앞의 첫째 군 환자에서는 문제를 해결할 수 있는 유일한 방법이다. 그러나 불행하게도 수술 전에 근전도검사를 하지 않았거나 비교할 만한 자료를 얻을 수 없는 경우가 자주 있다. 둘째는 척추옆근육의 근전도소견이 고리판절제술 후에는 진단 가치가 별로 없다는 것이다. 고리판절제술 후 척추옆근육에서 나타나는 잔떨림전위와 양성예파는 수술 과정에서의 말단신경 축돌기 손상에 의한 탈신경의 결과이다. 일반적으로 근육 손상에 의한 잔떨림전위나 양성예파는 여러 신경뿌리 부위에서 나타나며 표면근육에 위치한다. 그러므로 이런 경우에는 좀더 광범위하게 팔다리 근육에서 검사를 시행해야 한다. 일부 저자들은 고리판절제술 후 척추옆근육에서 근전도검사를 시행할 때는 수정한 검사방법을 추천하지만, 이 고민을 완전히 피할 수 있는 안전한 방법은 없어 보인다.

위의 첫째 군에서 특히 의료분쟁의 가능성이 있는 경우에는 근전도검사를 수술 후 5일 이내에 시행하는 것이 필수적이다. 신경손상 후 잔떨림전위와 양성예파가 근전도검사에서 나타나려면 최소한 7~10일은 경과하여야 하므로, 수술 후 5일 이내 실시한 근전도검사에서 잔떨림전위와 양성예파가 관찰되면, 이 소견은 수술도중의 신경뿌리의 손상에 의한 것일 수가 없고 최소한 수술 이전에 병이 존재하였다는 확실한 증거가 된다. 수술 후 신경뿌리 압박의 호전 여부는 수술 직후의 침근전도검사로는 알 수 없는데, 그 이유는 근전도검사에서 이상소견의 변화를 관찰하기 위해서는 수주 내지 수개월이 필요하기 때문이다. 여러 가지 근전도검사 지표 중에서 잔떨림전위나 양성예파의 호전이 가장 믿을 수 있는 소견이다.

고리판절제술을 시행한 둘째 군에서의 일반 원칙은 다른 부위 신경뿌리병증의 발생을 확인할 수는 있지만, 이것이 새로운 추간판질환에 의한 것인지 아니면 경질막밖 혹은 거미막밑 부착에 의한 것인지는 알 수가 없다는 것이다. 보통 수술 후 시간이 오래 지난 다음에는 이전 수술과 같은 신경뿌리라도 이상소견이 발견되면 "새로운" 질병으로 판단하는 것이 더 타당하다. 여하튼 고리판절제술 후 근전도검사는 본질적인 한계가 있고, 따라서 고리판절제술을 시행한 환자에서는 MRI 검사가 문제 해결에 있어서 확실히 장점이 있다.

증례 1 3년 동안 머리를 기울이면 나타나는 간헐적인 왼쪽 팔의 감각이상

증례보고 50세 남자가 3년간 지속된 왼쪽 팔의 간헐적 감각이상으로 방문하였다. 간헐적 감각이상은 목부터 아래팔 등쪽을 타고 왼손 가운데 두 손가락까지 뻗어 내려왔다. 방문 1년 전부터는 왼쪽 팔에서 근력약화도 느꼈다. 신경학적진찰에서 왼쪽 위팔세갈래근육의 힘이 4+ MRC로 약했고 왼쪽 위팔세갈래근육 힘줄반사도 소실되었으며, 머리를 왼쪽으로 아주 많이 기울이면 위에서 지적한 감각이상이 재현되었다.

증례분석 이 환자는 전형적인 C7신경뿌리병증의 증상인 가운데 손가락으로 뻗어 내려오는 감각증상(C7 피부분절)을 보였다. 신경학적진찰에서도 위팔세갈래근육의 근력약화와 반사 소실의 뚜렷한 C7신경뿌리병증을 나타내었다.

검사계획
1. 신경전도검사: 손목굴증후군의 동반을 배제하기 위한 검사.
2. 침근전도검사: 목신경뿌리병증을 진단하기 위한 검사.
3. 기타 검사: 목척추 MRI 검사.

전기생리검사와 소견

신경전도검사: 왼쪽 정중신경과 척골신경에서 정상 운동 및 감각신경전도.

침근전도(표 8.3; 그림 8.3)

1. 왼쪽 위팔두갈래근육에서 삽입전위 증가, 드문 양성예파, 그리고 다상MUPs의 증가.
2. 왼쪽 위팔세갈래근육에서 삽입전위 증가와 양성예파, 다상MUPs의 증가, 소수의 고진폭(HA)MUPs.
3. 왼쪽 척골쪽손목굽힘근(flexor carpi ulnaris; FCU)에서 삽입활동 증가, 현저한 양성예파, 드물게 보이는 HA MUPs.
4. 왼쪽 C7 척추옆근육에서 현저한 잔떨림전위, 양성예파 그리고 CRD.

전기생리검사 결과의 해석 왼쪽 C7신경뿌리병증.

표 8.3 증례 1의 침근전도검사 자료

Muscle	Root	Nerve	Insertion Activity	Spontaneous Potentials: Fib	PSW	Fasc	Myotonia CRD
Lt C5, 6 paraspinal	C5,6		N	−	−	−	−
C7 paraspinal	C7		+	−	++	−	−
C8 paraspinal	C8, T1		−	−	−	−	−
Deltoid	C5	Axillary	−	−	−	−	−
Biceps	C5,6	Musc cut	+	−	±	−	−
Brachioradialis	C6	Radial	−	−	−	−	−
Triceps	C7,8	Radial	+	−	+	−	−
Pron teres	C6,7	Median	+	++	+	−	−
FDI	C8, T1	Ulnaris	−	−	−	−	−

Muscle	Motor Unit Potential: Amplitude (K)	Duration (ms)	Polyphasic Potential	HA MUP	Interference: Pattern	Mean Amplitude (K)
Lt C5, 6 paraspinal						
C7 paraspinal						
C8 paraspinal						
Deltoid	0.5–3	6–15	−	−	FIP	1.8
Biceps	0.5–3	6–12	+	−	FIP	2
Brachioradialis	0.5–3	6–15	−	−	FIP	1.5
Triceps	0.5–6	8–15	+	+	RIP	6
Pron teres	0.5–5.5	6–12	N	+	FIP	3
FDI	0.5–3	6–14	N	−	FIP	3

fib, 잔떨림(fibrillaion); PSW, 양성예파(positive sharp wave); Fasc, 근육다발수축(fasciculation); CRD, 복합반복방전(complex repetitive discharge; HA, 고진폭(high amplitude); N, 정상(normal); −, 없음(absent); +, 있음 혹은 증가함(present or increased); FIP, 완전간섭양상(full interference pattern); RIP, 감소한 간섭양상(reduced interference).

기타 검사 소견 목척추 MRI검사에서 C6–7 추간판탈출에 의해서 신경구멍이 없어지고 C3–4 추간판중앙돌출에 의해서 목척수가 경미하게 납작해 짐.

최종 진단 C6~7추간판탈출에 의한 왼쪽 C7목신경뿌리병증.

치료와 경과 환자는 탈출된 추간판을 수술로 제거한 다음, 감각이상은 완전 회복되었고 왼쪽 위팔세갈래근육의 근력도 약간 증가 됨.

설명(Comment) 신경뿌리병증에서 침근전도검사를 시행할 때 우리는 두 가지 중요한 원칙을 염두에 두어야 한다: (1) 척추옆근육과 (2) 같은 신경뿌리에서 나오면서 다른 말초신경에 의해 지배되는 최소한 둘 이상의 근육에서 근전도검사를 하여야 한다. 척추옆근육이 침근전도검사에서 비정상 소견을 보이면, 신경뿌리나 앞뿔세포의 손상을 명확하게 알 수 있기 때문에 매우 중요하다. 특히 신경뿌리병증과 신경얼기병증의 감별진단에 있어서 결정적이다. 신

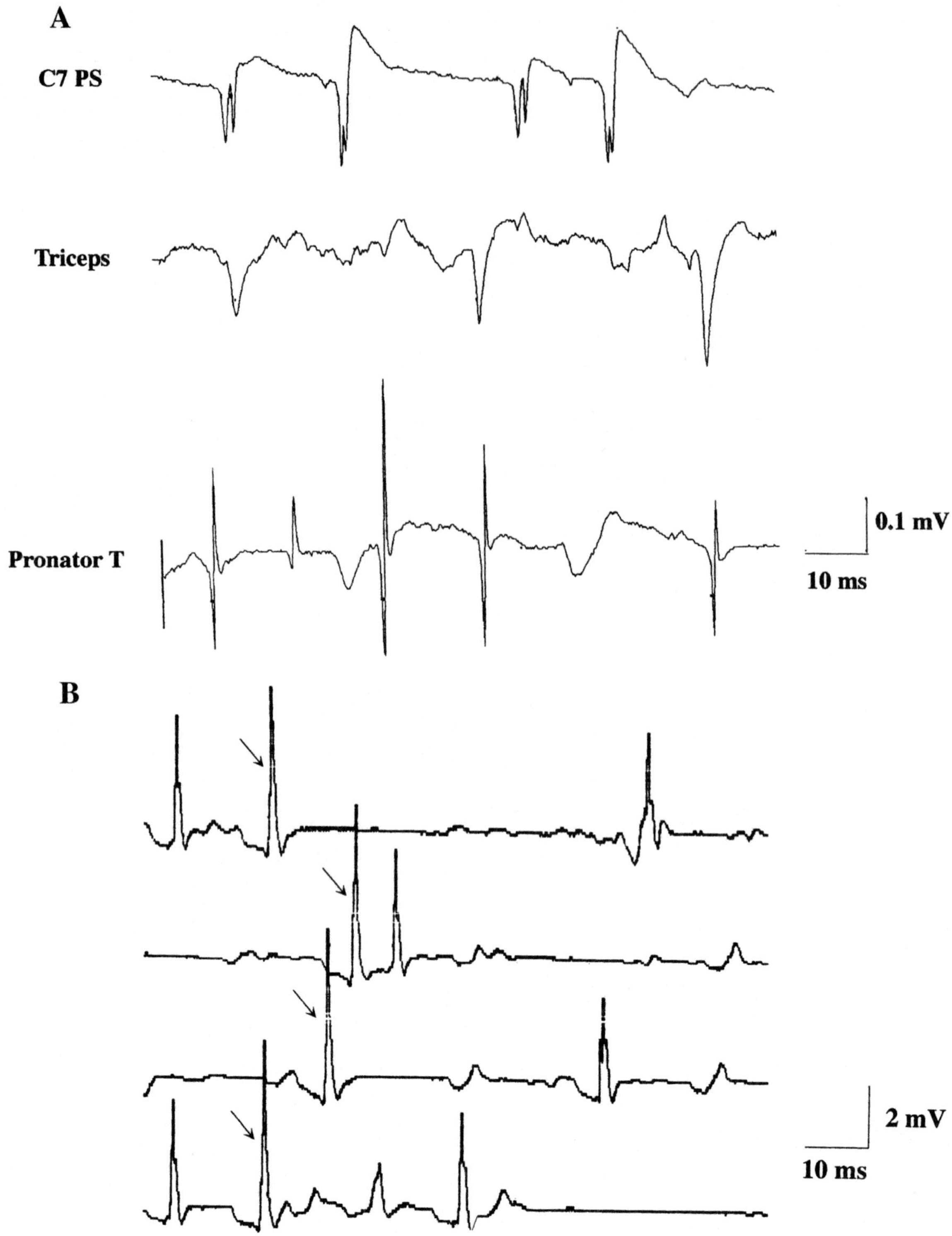

그림 8.3 A. 척추옆근육(PS), 위팔세갈래근(Triceps)과 엎침근(Pronator T)에서의 잔떨림(fibrillaion)과 양성예파(PSWs). B. 위팔세갈래근에서의 고진폭(HA) 운동단위전위(MUPs).

경얼기병증에서는 척추옆근육의 침근전도가 정상이어야만 한다. 척추옆근육은 임상적으로 확인된 신경뿌리병증 환자의 82%와 근전도검사에서 이상이 있는 환자의 95%에서 이상소견을 보인다. 팔다리근육에 있어서 만일 같은 신경뿌리이지만 서로 다른 말초신경이 분포된 두 근육에서 탈신경 소견이 나타나면, 병변이 말초신경보다 신경뿌리병증일 가능성이 크다고 예상할 수 있다. 신경뿌리병증 환자로 침근전도검사에서 팔다리근육에만 이상소견이 나타난 경우는 4% 정도에 지나지 않는다. 목신경뿌리병증은 C7신경뿌리병증이 약 70%로 가장 흔하고 그 외 C6 20%, C8 8% C5 2% 순이다.

팔근육의 신경뿌리 분포는 광범위하게 겹치므로 임상 판단 만으로 침범 부위가 하나의 병변인지 판단이 어려운 경우가 많지만, 침범된 신경뿌리의 부위 결정에 몇 가지 유용한 임상소견이 있다: (1) 마름근육(rhomboid msucle)의 근력약화는 항상 C5신경뿌리병증을 의미한다. 그렇지만 불행하게도 마름근육 이상을 진찰에서 찾아내기란 그리 쉽지 않다. (2) 임상적으로 C5-6신경뿌리병증이 의심되면 통계학적으로 볼 때 C6신경뿌리병증으로 진단하는 것이 안전하다. 그 이유는 C5신경뿌리병증은 극히 드물기 때문이다. (3) 감각증상이 방사한다는 주관적 표현과 특정 손가락에서의 객관적인 감각소실(C6는 엄지, C7은 가운데 손가락, C8은 새끼손가락)은 신경뿌리의 침범 부위에 대한 확실한 지침이 된다. (4) 위팔두갈래근육 근력과 위팔두갈래근육 반사는 항상 C6신경뿌리병증과 관련된다. (5) 위팔세갈래근육 근력과 위팔세갈래근육 반사는 항상 C7신경뿌리병증과 관계가 있다. (6) 손 내재근육(intrinsic muscle)은 항상 C8신경뿌리병증과 관련된다. 목신경뿌리병증에서 근전도검사로 활용할 수 있는 몇 가지 유용한 지침은 다음과 같다: (1) 한 개의 신경뿌리병증은 위팔신경얼기병증과 유사하다. 예를 들면 C6신경뿌리병증은 위신경줄기(upper trunk)의 위팔신경얼기병증과 비슷하고, C8신경뿌리병증은 아래신경줄기(lower trunk)의 신경얼기병증과 유사하다. 이런 경우의 감별에는 다음 두 가지 검사소견이 유용한데, 척추옆근육 침근전도검사의 잔떨림전위 및 양성예파는 신경뿌리병증을 시사하고, 적절한 부위의 감각신경전도검사에서 감각신경활동전위의 진폭이 감소하거나 소실되면, 신경뿌리병증보다도 신경얼기병증의 강력한 증거가 된다. 즉 C6신경뿌리병증에서는 가쪽아래팔피부(lateral antebrachial cutaneous; musculoscutaneous; 근육피부)신경과 얕은노신경(superficial radial sensory nerve)의 감각NCS, 그리고 C8신경뿌리병증이 의심되면, 정중신경과 자신경의 감각NCS가 도움이 된다. (2) C6와 C7신경뿌리병증에서는 손목굴증후군과 유사한데, 이런 경우 신경전도검사에 의해 쉽게 감별될 수 있다. 따라서 목신경뿌리병증이 의심되는 경우에는 항상 NCS를 시행해야 한다. 실제 임상에서 목신경뿌리병증으로 의심했던 환자 중에는 손목굴증후군으로 진단된 경우가 허다하다. (3) 여러 개의 목신경뿌리병증으로 진단되면 침근전도검사를 반대쪽 팔에서도 시행해야 하는데, 그 이유는 이 병증이 목협착증(목경화척수병증)에 의해서 발생하였을 가능성이 매우 높기 때문이다. 또한 운동신경세포병의 가능성도 있기 때문에, 다리 근육에도 침근전도검사를 시행하여야 한다.

새김말(maxim) **1.** 척추옆근육의 침근전도 검사는 신경뿌리병증의 진단에 있어서 필수적인 검사이다.

2. 신경뿌리병증의 진단을 위해서 침근전도검사는 같은 뿌리이지만 다른 말초신경에 의해서 지배 받는 두 개 이상의 팔다리 근육에서 시행하여야 한다.

참고문헌

1. Wilbourn AJ, Aminoff MJ. AAEE Minimonograph #32. The electrophysiological examination in patients with radiculopathies[Review][147 ref]. *Muscle Nerve* 1998; 21(12):1612~31.
2. Levin KH, Maggiono HJ, Wilbourn AJ. Cervical radiculopathies: comparison of surgical and EMG localization of single root lesions. *Neurology* 1996; 46:1022~1025.

증례 2 오토바이 사고 후 발생한 도리깨팔(Flail arm)

증례보고 16세 소년으로서 내원 7주 전에 심한 오토바이 사고가 있었다. 환자는 머리에 부상을 입고 2시간가량 정신을 잃은 후 회복되었으나, 오른쪽 팔에 마비가 있다는 것을 알게 되었는데 처음에는 뇌 타박상 때문이라고 생각하였다. 그러나 머리 CT 검사에서 뇌혈종이나 타박상 소견은 관찰되지 않았다. 신체 여러 부위에 심한 근육 타박상들이 있었는데, 그 후로도 오른쪽 팔의 마비는 전혀 호전되지 않았다. 신경학적진찰에서는 손을 포함한 오른쪽 팔 전체의 이완마비, 위팔두갈래근육과 위팔세갈래근육 힘줄반사의 소실, 팔꿈치 아래의 모든 감각 소실, 위팔세갈래근육 부위에서 감각저하가 관찰되었다. 어깨세모근육 부위의 감각은 정상이었다. Horner증후군은 발견되지 않았고, 다른 팔다리 기능은 정상이었다.

증례분석 처음에는 오른쪽 팔의 마비가 뇌타박상에 의한 것으로 의심하였지만, 위운동신경세포손상(upper motor neuron lesion) 소견은 없었다. 모든 운동기능장애는 C5-T1 신경뿌리가 지배하는 근육을 침범하는 아래운동신경세포(lower motor neuron)의 손상 소견이었다. 그 반면에 감각기능 진찰에서는 C6-C8과 T1신경뿌리가 분포하는 피부분절에서 심한 감각 소실이 있었고, C5 피부분절에서는 부분적인 감각 소실이 관찰되었다. 본 예에서는 T1신경뿌리병증을 나타내는 Horner증후군이 없기 때문에 신경뿌리병증이라고 확실하게 진단할 수 없었지만, 임상적으로 심한 감각소실을 동반한 도리깨팔은 목신경뿌리의 찢김(avulsion)을 강력하게 시사한다. 이런 경우 전기생리검사가 목신경뿌리찢김과 위팔신경얼기 손상의 감별에 결정적인 역할을 하게 된다.

검사계획
1. 신경전도검사: 위팔신경얼기가 손상되었는지 알기 위한 검사.
2. 침근전도검사: 목신경뿌리병증의 범위를 알기 위한 검사.
3. 기타 검사: 몸감각유발전위검사(somatosensory evoked potential study; SEP). 목척수조영술.

전기생리검사와 소견

신경전도검사 소견

1. 오른쪽 정중신경과 척골신경의 CMAP 소실.

2. 오른쪽 정중신경과 척골신경의 정상 감각 NCS.

침근전도검사 소견(표 8.4, 그림 8.4)

1. 검사한 모든 근육에서 현저한 잔떨림전위와 양성예파가 관찰되고 아무리 노력해도 MUPs는 전혀 관찰되지 않음.

2. 오른쪽 C5-C8 및 T1척추옆근육에서 현저한 잔떨림전위와 양성예파.

오른쪽 정중신경 SEP 검사 소견(그림 8.5)

1. Erb점에서의 전위는 환자의 신장과 비교할 때 정상이지만 목과 대뇌피질에서의 전위는 검출되지 않음.

표 8.4 증례 2의 침근전도검사 자료

Muscle	Root	Nerve	Insertion Activity	Spontaneous Potentials: Fib	PSW	Fasc	Myotonia CRD
Rt C5-8, T1			+	+ + +	+ + +	−	−
Infra-spinatus	C5	Supra-scapular	+	+ + +	+ + +	−	−
Supra-spinatus	C5	Supra-scapular	+	+ + +	+ + +	−	−
Deltoid	C5,6	Axillary	+	+ + +	+ + +	−	−
Biceps	C5,6	Musc cut	+	+ + +	+ + +	−	−
Triceps	C7	Radial	+	+ + +	+ + +	−	−
Extensor digitorum communis	C7	Radial	+	+ + +	+ + +	−	−
Flexor carpi radialis	C7	Median	+	+ + +	+ + +	−	−
Flexor carpi ulnaris	C8, T1	Ulnar	+	+ + +	+ + +	−	−
Pron teres	C6,7	Median	+	+ + +	+ + +	−	−

Muscle	Motor Unit Potential: Amplitude (K)	Duration (ms)	Polyphasic Potential	HA MUP	Interference: Pattern	Mean Amplitude (K)
Rt C5-8, T1						
Infra-spinatus	No	MUP	on	maximal	attempt	
Supra-spinatus	No	MUP				
Deltoid	No	MUP				
Biceps	No	MUP				
Triceps	No	MUP				
Extensor digitorum communis	No	MUP				
Flexor carpi radialis	No	MUP				
Flexor carpi ulnaris	No	MUP				
Pron teres	No	MUP				

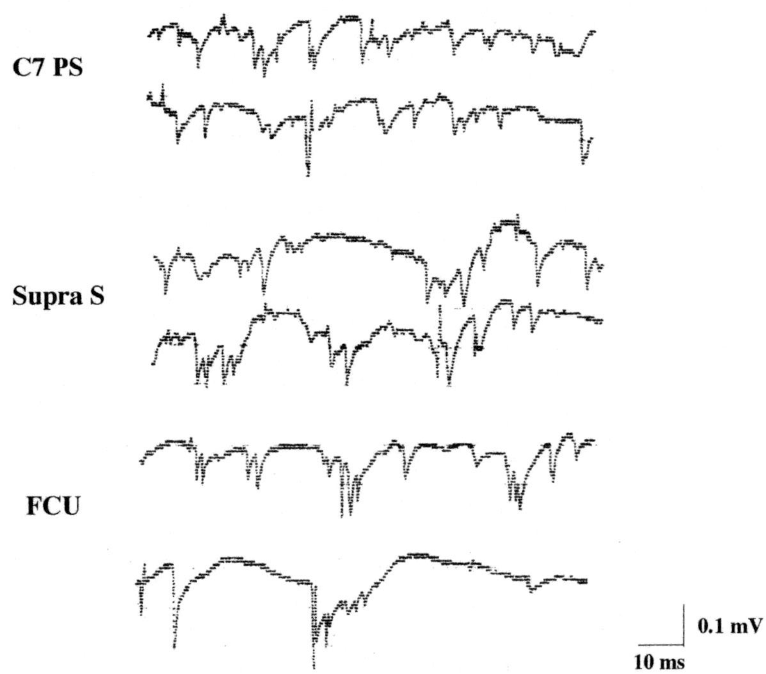

그림 8.4 현저한 양성예파와 소수의 잔떨림전위가 관찰되는 C7, 가시위근육, 그리고 자쪽손목굽힘근(FCU).

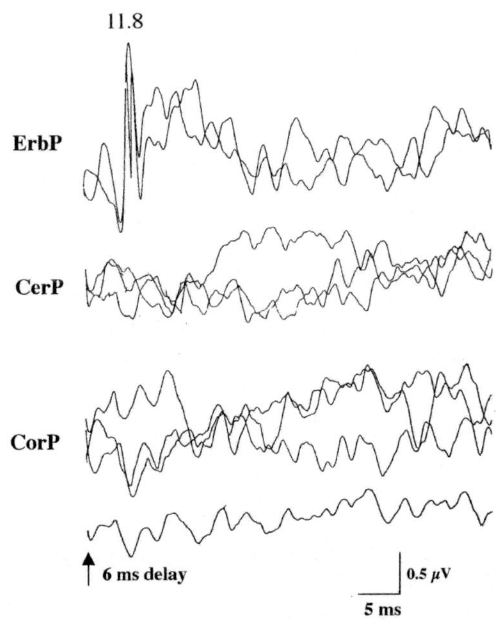

그림 8.5 목신경뿌리찢김에서의 전형적인 정중신경 유발 SEP. 정상 Erb점 SEP(ErbP)로 잠복기는 11.8 msec. 목(CerP)과 뇌피질(CorP) SEP는 검출되지 않음.

전기생리검사 결과의 해석 전형적인 목신경뿌리찢김에 의한 오른쪽 C5-C8 및 T1신경뿌리병증.

기타 검사 소견 목척수조영술에서 C6, 7, 8의 신경뿌리찢김이 확인됨.

최종 진단 외상에 의한 오른쪽 C6, 7, 8 신경뿌리찢김.

치료와 경과 3개월 후 실시한 근전도검사에서 전혀 호전이 없기 때문에 목신경뿌리 부위를 수술하였고, C5와 T1 신경뿌리의 부분 찢김과 C6, 7, 8 신경뿌리의 완전 찢김을 확인하였다. 수술 도중 C5신경뿌리 잘린 끝을 자극한 몸감각유발전위검사에서 진폭이 작기는 하지만, 확실한 뇌피질반응이 관찰되어서 위팔신경얼기의 위줄기를 C5신경뿌리 잘린 끝에 접합하였다. 3년 후 가시위근육(supraspinatus)에서 약간이기는 하지만 확실한 기능 회복을 보였다.

설 명 목신경뿌리찢김은 예후가 매우 나쁘기 때문에 환자의 치료방침 결정을 위해서 위팔신경얼기병증과의 감별 진단이 매우 중요하다. 이런 관점에서 신경전도검사, 침근전도검사, 그리고 몸감각유발전위검사 등이 크게 도움이 된다.

신경뿌리찢김 환자에서 근전도와 임상 소견은 극적으로 판이해서 침범된 피부분절의 감각은 완전 소실되는 데 반해, 감각NCS는 정상 소견을 보인다. 이 현상은 신경뿌리가 찢어져서 객관적인 감각소실이 있더라도 등쪽뿌리신경절은 손상되지 않았기 때문이다. 만약 신경뿌리찢김에서 감각신경전도검사가 비정상이면 위팔신경얼기의 추가 손상인 증거로 해석해야 한다. 신경뿌리찢김에서 운동신경전도는 전형적인 축돌기신경병증 양상인 CMAP 진폭의 감소, 약간 느린 NCV 소견을 보인다. 침근전도검사에서는 척추옆근육의 잔떨림전위와 양성예파가 결정적이며, 다른 모든 침범 근육에서도 심한 탈신경 소견이 관찰된다. 이 환자는 목신경뿌리찢김의 모든 특징적인 소견을 보였다.

몸감각유발전위검사(SEP)는 신경뿌리찢김의 진단에 필수적이다. 특징적인 소견은 임상적으로 감각장애가 있는 쪽에서 Erb점 감각복합신경활동전위(compound nerve action potential; CNAP)는 정상이고, 목과 대뇌피질의 SEPs는 현저하게 비정상이라는 것이다. 1970년대 초, Zalis 등과 Warren 등은 신경뿌리찢김 환자의 감각이 완전히 소실된 피부분절 SEP검사에서 감각CNAP는 정상이면서 대뇌피질 SEPs가 소실되는 것을 보고하였고, 1977년 Rosen 등은 정상 감각CNAP와 비정상 목SEPs를 보고하였다. 그 후 위팔신경얼기 손상환자의 연구에서 역방향 감각CNAP는 정상이고, 목과 대뇌피질의 SEPs는 소실되는 것이 등쪽뿌리신경절보다 몸쪽의 신경뿌리 손상에서 신뢰할 수 있는 지표로 인정받게 되었다. 예상하였겠지만 만일 Erb점 전위의 잠복기가 지연되면, 이것은 추가적인 위팔신경얼기 병변이 있음을 보여주는 것이다.

새김말

1. 신경뿌리찢김 환자는 해당 피부분절에서 감각이 모두 소실되더라도 감각NCS는 완전히 정상이다.
2. 임상적으로 감각장애가 있으면서 Erb점 SEP는 정상이고, 목과 대뇌피질 SEP에서 현저하게 비정상 소견을 보이는 것이 목신경뿌리찢김의 질병특징적 소견이다.

참고문헌

1. Jones SJ. Investigation of brachial plexus lesions by peripheral and spinal

somatosensory evoked potentials. *J Neurol Neurosurg Psychiatry* 1979; 49:107~116.

2. Trojaborg W. Clinical, electrophysiological, and myelographic studies of 9 patients with cervical spinal root avulsions: discrepancies between EMG and X-ray findings. *Muscle Nerve* 1994;17:913~922.

증례 3 갑자기 발생한 아래등 통증이 발로 뻗음

증례보고 1개월 전만 해도 건강했던 38세 남자 환자가 집에서 가구를 들다가 아래등 통증(low back pain)이 갑자기 발생하였는데, 그 다음부터 가끔 왼쪽 엉덩이 쪽으로 찌르는 듯한 통증이 주기적으로 나타났다. 통증은 점점 더 심해져서 등에서 왼쪽 다리 쪽으로 내려가는 지속적인 통증이 있게 되었고 왼쪽 가쪽 발에 무감각 증상도 나타났다. 통증은 기침할 때나 앉을 때 악화되었고 메틸-프레드니손을 한번 복용하여 보았지만 증상은 호전되지 않았다. 허리MRI 검사를 시행하였는데 화질이 좋진 않았지만, 추간판탈출이나 돌출 소견은 보이지 않았다. 신경학적진찰에서 왼쪽 발목반사가 소실되었고 다리펴들기검사에서는 30도에서 양성이었다.

증례분석 병력상 이 환자는 전형적인 신경뿌리통증을 동반한 급성 허리추간판탈출증으로 판단된다. 왼쪽 엉덩이와 다리로 뻗는 방사통, 왼쪽 발 가쪽의 무감각, 왼쪽 발목반사 소실 등의 증상 및 진찰 소견은 왼쪽 S1신경뿌리병증을 시사한다. 그러나 S1신경뿌리병증의 특징적인 운동이나 감각 장애는 발견되지 않았다.

검사계획
1. 운동(종아리와 뒤정강신경) 및 감각(장딴지신경) 신경전도검사.
2. 검사하는 운동신경에서의 F파 검사.
3. 양쪽 다리의 장딴지근육-가자미근육 H반사.
4. 허리 척추옆근육, 가쪽넓은근육, 앞정강근육, 긴종아리근육 및 장딴지근육의 침근전도검사.

전기생리검사와 소견

신경전도검사 소견(그림 8.6)
1. F파 잠복기의 지연: 왼쪽 종아리신경(55.7 ms) 및 뒤정강신경(60.0 ms).
2. 장딴지근육-가자미근육 H반사: 오른쪽(32.9 ms)에 비해 왼쪽(36.5 ms) 잠복기의 지연.
3. 왼쪽 종아리신경: 경미한 잠복기의 지연(4.9 ms).
4. 왼쪽 뒤정강 및 장딴지신경: 정상 NCS.

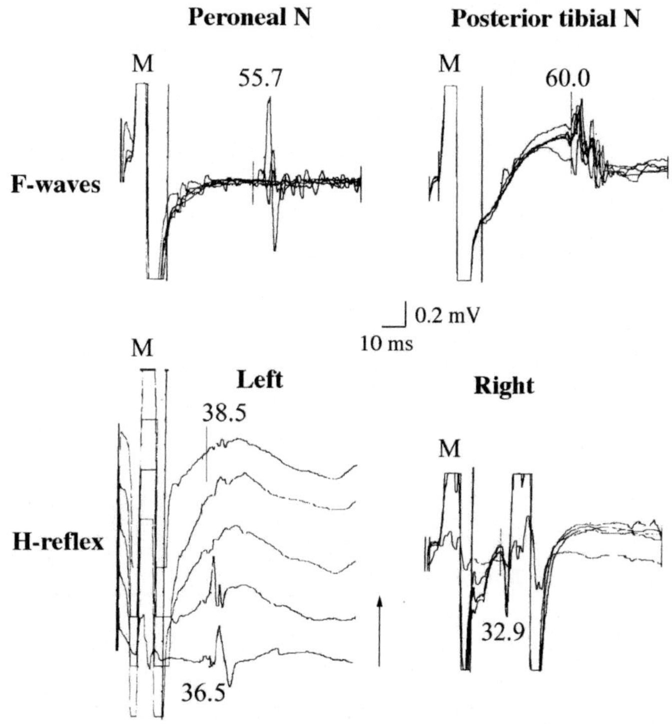

그림 8.6 나누어진 화면에서 뒤정강신경의 F파와 H반사 잠복기의 지연이 관찰됨. 전위 위의 숫자는 H반사의 잠복기임. M은 CMAP. 화살표는 자극강도의 증가를 나타냄.

침근전도검사 소견(표 8.5, 그림 8.7)

1. 왼쪽 L5와 S1 척추옆근육에서 삽입전위 증가, 잔떨림전위와 양성예파.

2. 왼쪽 큰볼기근육에서 삽입전위 증가와 잔떨림전위.

3. 왼쪽 안쪽종아리근육에서 삽입전위 증가와 양성예파.

4. 왼쪽 앞정강근육과 가쪽넓은근육은 정상 근전도소견.

전기생리검사 결과의 해석 왼쪽 S1신경뿌리병증.

기타 검사 소견 개선된 영상 소견을 위하여 허리MRI 검사를 요청하였지만 의료보험회사(HMO)에서 거절하였다. 수술 소견은 왼쪽 L5-S1 사이의 추간판이 가쪽으로 탈출해서 신경뿌리를 압박하고 있었고 경질막주머니의 변형은 없었다.

최종 진단 왼쪽 S1신경뿌리병증.

치료와 경과 보존적 치료로 통증 완화에 실패한 뒤, 허리뼈 고리판절제술을 시행함으로써 통증이 완전히 없어졌다.

설 명 이 증례는 "MRI 시대"에서도 허리신경뿌리병증에서 전기생리검사의 가치를 명확하게 보

표 8.5 증례 3의 침근전도검사 자료

Muscle	Root	Nerve	Insertion Activity	Spontaneous Potentials: Fib	PSW	Fasc	Myotonia CRD
Lt L3, 4			N	–	–	–	–
L5, S1			+	+	+ +	–	–
Glut med	L5	Sup glut	+	–	±	–	–
Glut max	S1	Inf glut	+	+	+ +	–	–
Vast lat	L3,4	Femoral	N	–	–	–	–
Ant tibial	L4,5	Peroneal	N	–	–	–	–
Peroneus	L5	Peroneal	N	–	–	–	–
Gastroc med	S1	Post tibial	+	+	+ +	–	–

Muscle	Motor Unit Potential: Amplitude (K)	Duration (ms)	Polyphasic Potential	HA MUP	Interference: Pattern	Mean Amplitude (K)
Lt L3, 4						
L5, S1						
Glut med						
Glut max	0.5–4	6–12	N	0	RIP[a]	2
Vast lat	0.5–4	6–12	N	0	FIP	3
Ant tibial	0.5–3	6–12	N	0	FIP	4
Peroneus	0.5–3	6–13	N	0	FIP	3
Gastroc med	0.5–3	6–12	N	0	RIP*	2

[a] 빠른 발화(rapid firing).

여준다. 근전도검사에서 척추옆근육과 S1신경뿌리가 분포하는 안쪽장딴지근육(medial gastrocnemius)과 큰볼기근육(gluteus maximus)에서 잔떨림전위와 양성예파가 관찰되었고, F파와 H반사 잠복기의 지연과 같은 전형적인 S1신경뿌리병증의 소견을 보였다. L5 척추옆근육 근전도검사에서 관찰된 잔떨림전위와 양성예파는 척추옆근육검사의 신경뿌리병 국소화에서, 분절 한 개 정도의 오차는 정상이기 때문에 허용될 수 있다. 신경뿌리병증을 확실히 입증할 수 있는 가장 중요한 소견은 척추옆근육의 근전도검사에서 발견되는 잔떨림전위 및 양성예파다. 드물게 관찰되지만 뒤정강신경의 F파와 H반사의 잠복기 지연도 S1신경뿌리병증을 나타내는 소견이다. H반사의 해석에 있어 간단하고 실용적인 방법은 병변 부위와 정상 부위의 비교로서, 병변 부위의 잠복기가 정상보다 1.5 ms 이상 지연되는 것이 S1신경뿌리병증의 객관적 지표이다.

허리엉치신경뿌리병증의 가장 흔한 원인은 추간판탈출증이다. 허리신경뿌리병증이 목신경뿌리병증과 크게 다른 차이는 한 부위의 추간판탈출에 의해서도 탈출된 장소에 따라서 여러 신경뿌리가 압박될 수 있다는 점이다. 전형적인 L5신경뿌리병증은 L4-5추간판의 가쪽 탈출에 의해서 L5신경뿌리가 압박되어서 나타나지만, 만약 탈출이 중앙선 쪽으로 치우치면 S1신경뿌리도 같이 압박된다. 해부학적으로 말총(cauda equina)부위에는 신경뿌리가 각기 해당 구멍으로 나가기 전에 여러 신경뿌리섬유가 좁은 공간 속에 같이

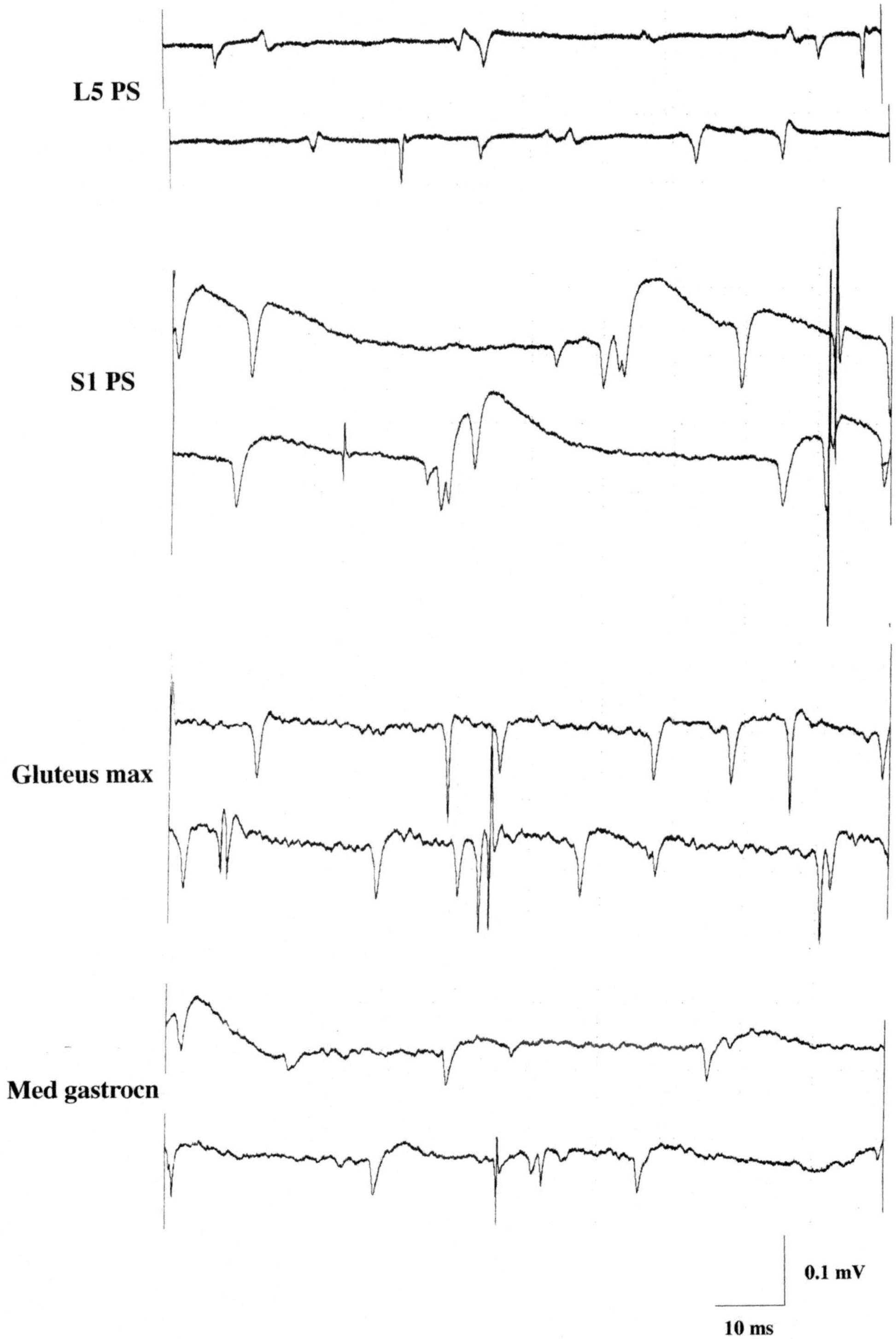

그림 8.7 왼쪽 L5와 S1 척추옆근육, 큰볼기근육, 안쪽장딴지근육에서의 잔떨림전위와 양성예파로서 왼쪽 S1신경뿌리병증을 보여줌.

위치하기 때문에, 허리엉치신경뿌리병증에서는 한 부위의 추간판탈출이 한 개 이상 여러 신경뿌리에 병변을 일으킬 수 있다.

L4신경뿌리병증이 단독으로 발생하는 경우는 아주 드물다. L4신경뿌리병증의 임상적

특징은 엉덩허리근육(ileopsoas muscle), 넙다리네갈래근육(quadriceps muscle)의 근력 약화와 무릎반사의 저하 혹은 소실이다. 이와 비슷한 임상 소견은 허리신경얼기병증이나 넙다리신경병증(femoral neuropathy)에서도 나타나는데, 임상 소견만으로는 그 감별진단이 쉽지 않다. 이론적으로 넙적다리의 모음(L3, 4; obturator nerve 폐쇄신경)이 약하면 넙다리신경병증으로부터 L4신경뿌리병증을 구별할 수 있지만, 실제 이를 확인하기란 매우 어렵다. 그 이유는 넙적다리모음근육 중에서 가장 강한 큰모음근육(adductor magnus)은 폐쇄신경과 함께 궁둥신경(sciatic nerve)도 같이 분포하기 때문이다. 보통 L4신경뿌리병증보다 넙다리신경병증이나 당뇨병근육위축증이 더 흔하기 때문에, 그 병증을 감별하는 데는 넙다리신경전도검사(femoral nerve conduction study)와 척추옆근육 침근전도검사가 중요한 검사이다. L4신경뿌리병증에서는 척추옆근육 근전도에서 이상소견이 보이고 넙다리신경병증에서는 넙다리신경의 잠복기가 지연된다. 두렁신경(saphenous nerve) 전도검사는 정상인에서도 기술적으로 검사하기가 어려워서 별로 도움이 되지 않는다. 새로 소개된 안쪽넙다리피부신경(medial femoral cutaneous nerve) 전도검사는 허리신경얼기병증(lumbar plexopathy)이나 넙다리신경병증(femoral neuropathy)에서 이상소견을 보이기 때문에, 감별진단에 유용할 가능성이 있다. 당뇨병근육위축증의 전형적인 소견은 근전도검사에서 넙다리신경병증과 함께 여러 허리엉치신경뿌리병증이 나타나는 것이다. 따라서 당뇨병근육위축증을 입증하기 위해서는 넙다리신경전도검사가 필수적이다.

L5신경뿌리병증의 대표적인 증상은 발처짐(foot drop)인데, 이 증상은 종아리신경과 궁둥신경병증에서도 나타난다. L4신경뿌리도 앞정강근육에 분포하지만 앞정강근육 마비로 인한 발처짐은 L5신경뿌리병증을 시사한다. L5신경뿌리병증에 의한 발처짐에서는 발의 가쪽번짐(eversion: 종아리근육)과 안쪽번짐(inversion: 뒤정강근육) 둘 다 근력약화를 보이는 반면, 종아리신경병증에서는 안쪽번짐 근력약화가 나타나지 않는다. L5신경뿌리병증에서는 L5신경뿌리에 의해 지배되는 중간볼기근육(위볼기신경: superior gluteal nerve), 긴발가락굽힘근육(flexor digitorum longus) 그리고 뒤정강근육(뒤정강신경)에서의 근전도검사가 필수적이다. 만약 상기한 모든 근육에서 이상소견이 나타나면, 종아리신경병증이 아니고 L5신경뿌리병증이 확실하다. 종아리신경마비에서는 종아리운동신경전도검사의 종아리뼈머리 분절에서 국소적으로 느린 전도속도와 전도차단, 그리고 얕은종아리감각신경(superficial peroneal sensory nerve) 전도검사에서 이상소견이 나타난다. 반면에 L5신경뿌리병증은 얕은종아리감각신경전도검사가 정상이다. 궁둥신경병증에 의한 발처짐에서는 넙다리두갈래근육(biceps femoris) 짧은갈래(short head)의 근전도에서 이상소견이 나타나지만, 종아리신경병증에서는 정상이다. 장딴지신경전도검사는 L5신경뿌리병증에서는 정상이지만, 궁둥신경병증에서는 이상소견을 보이기 때문에 감별진단에 중요하다.

S1신경뿌리병증의 특징은 장딴지근육의 근력약화와 발목반사의 감소 혹은 소실인데, 임상적으로 뒤정강신경병증과의 감별이 거의 불가능하다. 이런 경우에는 볼기근육의 침근전도검사가 크게 도움이 된다. 뒤정강신경병증에서는 큰볼기근육 근전도검사는 정상이

고 장딴지신경과 발바닥신경 전도검사에서 이상소견을 보인다. 그렇지만 60세 이상에서는 정상인에서도 장딴지신경과 발바닥신경 전도검사에 반응이 나타나지 않을 수 있다는 문제점이 있다. S2, 3, 4 신경뿌리병증은 흔히 허리협착증과 관련되어서 나타나는데, S2 신경뿌리의 지배를 받는 바깥항문조임근육(external anal sphincter)과 S2척추옆근육과 함께 가자미근육과 가쪽장딴지근육에서도 근전도검사를 꼭 시행해야 한다. 따라서 아래 운동신경세포 질환에 의한 장과 방광 기능장애가 있는 모든 환자에서는 상기와 같은 검사가 필요할 것으로 생각된다.

새김말

1. 장딴지-가자미근육의 H반사는 S1신경뿌리병증이 있는 쪽에서 잠복기가 지연되거나 소실된다. H반사가 정상 다리와 비교해서 1.5 ms 이상 차이가 있으면 S1신경뿌리병증을 시사한다.
2. 전통적인 신경뿌리병증에서는 감각신경전도가 항상 정상이다. 운동신경전도는 정상일 수도 있지만, 신경뿌리병증이 현저하거나 여러 개의 신경뿌리가 침범된 경우에는 운동신경병증의 양상(작은 CMAP 진폭; F파 잠복기의 지연)이 나타난다.

참고 문헌

1. Braddom RI, Johnson EW. Standardization of H reflex and diagnostic use in S1 radiculopathy. *Arch Phys Med Rehabil* 1974;55:161~166.
2. Kuruoglu R, Oh SJ, Thompson B. Clinical and electromyographic correlations of lumbosacral radiculopathy[letter]. *Muscle Nerve* 1994;17:250~251.

증례 4 고리판절제술 후 허리신경뿌리병증의 재발 여부

증례보고 56세 남자 환자가 1985년에 아래등 통증이 양쪽 발로 뻗어내려가더니, 그후 3개월 동안 왼쪽 다리가 점차 약해져서 검사를 받게 되었는데 소변절박증도 있었다. 신경학적진찰상 이상 소견은 다음과 같았다. 근력검사에서 왼쪽 뒤정강근육, 앞정강근육, 종아리근육의 힘은 MRC 1, 왼쪽 넙다리네갈래근, 볼기근육, 및 오른쪽 긴종아리근육, 장딴지근육은 MRC 4, 양쪽 발목반사는 소실, 무릎반사는 저하되었고 다리펴들기검사는 양쪽 모두 양성이었다. 감각기능은 정상이었다. 근전도검사에서 양쪽 L4, 5, S1 신경뿌리병증 소견을 보였다(표 8.6). CT척수조영검사에서 심한 허리협착증이 세 군데나 보여서 허리 감압수술을 시행하였는데, 그 후 근력 회복과 함께 증상이 호전되었다. 1990년 환자는 2개월 전부터 아래등 통증이 다시 나타나면서 왼쪽다리 뒤쪽과 가쪽 발로 뻗어 내려와서 다른 병원 근전도검사실에 검사를 의뢰하였다. 신경학적진찰에서는 왼쪽 넙다리네갈래근육, 앞정강근육, 장딴지근육의 근력이 MRC 4로 약했고, 양쪽 무릎반사의 저하와 발목반사의 소실이 있었다.

증례분석 본 환자는 고리판절제술을 시행하고 상당 기간 후에 왼쪽 L4, 5 그리고 S1 신경뿌리가 분포하는 근육에서 아급성으로 진행하는 근력약화 증상이 나타났다. 진찰상 무릎반사가 저하된 것으로 볼 때 L4 신경뿌리도 침범되었다고 생각된다. 환자는 비록 이전보다 증상이 확실히 좋아지긴 하였지만, 과거의 "나쁜" 경험 때문에 허리협착증의 재발 여부를 정확하게 알고 싶다고 하였다. 가장 가능성이 많은 것은 수술경력으로 볼 때, 여러 허리엉치신경뿌리의 경질막밖 혹은 거미막밑 부착(adhesion)(흉터변화) 때문이라고 생각되었다.

검사계획
1. 신경전도검사: 이전 소견과 비교하기 위한 검사.
2. 근전도검사: 이전 소견과 비교하기 위한 검사.

전기생리검사와 소견

신경전도검사(표 8.7)

1. 왼쪽 종아리신경, 뒤정강신경, 장딴지신경에서의 정상 NCS.
2. 왼쪽 H반사의 소실.

표 8.6 증례 4의 침근전도검사 자료

Muscle	Root	Nerve	Insertion Activity	Spontaneous Potentials: Fib	PSW	Fasc	Myotonia CRD
Lt and rt L4-5, S1	L3,4 5, S1		+	+	+ +	−	+
Lt L3 paraspinal	L3		+	+	−	−	−
Lt gluteus med and max	L5, S1	Sup and inf glut	N	−	−	−	−
Rt gluteus med and max	L5, S1	Sup and inf glut	+	+ +	+	−	−
Lt vast lat	L3,4	Femoral	+	−	+ +	−	−
Rt vast lat	L3,4	Femoral	+	+ +	+ +	−	−
Lt ant tibial	L4,5	Peroneal	+	+ +	+ +	−	−
Rt ant tibial	L4,5	Peroneal	+	+ +	+ +	−	−
Lt peroneus longus	L5, S1	Peroneal	+	+ +	+ +	−	−
Lt med gastroc	S1,2	Post tibial	+	+ +	+ +	−	−
Rt med gastroc	S1,2	Post tibial	+	+	+	−	−
Lt posterior tibial	L5	Post tibial	+	+ + +	+ + +	−	−

Muscle	Motor Unit Potential: Amplitude (K)	Duration (ms)	Polyphasic Potential	HA MUP	Interference: Pattern	Mean Amplitude (K)
Lt and rt L4-5, S1						
Lt L3 paraspinal						
Lt gluteus med and max	0.5–2	7–14	N	−	RIP	1.5
Rt gluteus med and max	0.5–1.5	8–15	N	−	RIP	1
Lt vast lat	1–2	10–16	N	−	RIP	2
Rt vast lat	1–6	12–15	N	+	RIP	3
Lt ant tibial	No MUP					
Rt ant tibial	1–14	16–22	N	HALD	DA	6
Lt peroneus longus	No MUP					
Lt med gastroc	1–4	10–15	N	−	RIP	3
Rt med gastroc	1–7	10–16	N	HA	RIP	3
Lt posterior tibial	1–4	10–20	N	−	DA	4

[a] 오른쪽 L3 척추옆근육: 잔떨림(fibrillation)이나 양성예파(PSWs)가 없음.
HALD, 고진폭 긴 지속시간(high-amplitude long-duration).

표 8.7 증례 4의 신경전도검사 자료

	9/25/85			
	Latent/NCV (ms/m/s)	**Amplitude (mV/μV)**	**Latent/NCV (ms/m/s)**	**Amplitude (mV/μV)**
	Rt Peroneal	**Motor N**	**Lt Peroneal**	**Motor N**
TL	4.3	8.0	6.1	3.5
FH-A	49.2	8.0	36.0	3.0
PF-FH			59.2	
F-wave	53.9		61.6	
	Rt Posterior Tibial	**Motor N**	**Lt Posterior Tibial**	**Motor N**
TL	44	6.2	4.8	10.5
PF-A	45.1	6.0	39.0	10.5
F-wave	53.6		63.0	
H-reflex	NP		NP	
	Rt Sural	**Sensory N**	**Lt Sural**	**Sensory N**
MC-A	38.8	10	40.0	10

	2/13/90	
	Latent/NCV (ms/m/s)	**Amplitude (mV/μV)**
	Lt Peroneal	**Motor N**
TL	4.8	5.0
FH-A	43.9	4.0
PF-FH		
F-wave	50.8	
	Lt Posterior Tibial	**Motor N**
TL	4.6	12.0
PF-A	42.2	12.0
F-wave	52.8	
H-reflex	NP	
	Sural	**Sensory N**
MC-A	48.0	30

키; 173 cm. TL, 말단잠복기; FH, 종아리뼈머리; A, 발목; PF, 오금(popliteal fossa); MC, 장딴지중간(mid-calf); NP, 전위없음(no potential).

침근전도검사(표 8.8, 그림 8.8)

1. 왼쪽 L3-5 척추옆근육에서 현저한 잔떨림전위와 양성예파.

2. 앞정강근육, 긴종아리근육 및 장딴지근육에서 잔떨림전위와 양성예파.

3. 왼쪽 다리에서 검사한 모든 근육에서 고진폭-긴지속시간(HALD) 및 고진폭(HA) MUPs 그리고 감소된 섭양상(reduced interference pattern; RIP).

전기생리검사 결과의 해석 왼쪽 L5 그리고 S1 신경뿌리병증으로서 1985년 9월 25일의 이전 검사와 비교할 때 확실히 호전됨.

표 8.8 증례 4의 90년 2월 13일 침근전도검사 자료

Muscle	Root	Nerve	Insertion Activity	Spontaneous Potentials: Fib	PSW	Fasc	Myotonia CRD
Lt L3-5 PS	L3-5		+	+ + +	+ + +	−	+
S1 PS	S1		N	−	−	−	−
Glut med	L5	Sup glut	N	−	−	−	−
Glut max	S1	Inf glut	N	−	−	−	−
Vast lat	L3,4	Femoral	N	−	−	−	−
Ant tibial	L4,5	Peroneal	+	−	+	−	−
Peroneus longus	L5, S1	Peroneal	+	+	+	−	−
Med gastroc	S1,2	Post tibial	+	+	+ +	−	−

Muscle	Motor Unit Potential: Amplitude (K)	Duration (ms)	Polyphasic Potential	HA MUP	Interference: Pattern	Mean Amplitude (K)
Lt L3-5 PS						
S1 PS						
Glut med	1–10	7–14	N	+	RIP	2
Glut max	1–8	8–15	N	+	RIP	2
Vast lat	1–12	7–15	N	+	RIP	4
Ant tibial	2–20	6–20	+	HALD	DA	5
Peroneus longus	2–10	8–24	+	HALD	DA	6
Med gastroc	2–16	8–16	N	+ +	DA	4

PS, 척추옆근육(paraspinal muscle).

최종 진단 이전의 허리협착증은 호전된 상태이며 허리협착 재발 증거는 없음.

치료와 경과 최근 근전도소견에서 확실하게 호전이 있기 때문에 의사는 허리협착증 재발의 증거가 없다고 환자에게 확신을 주었으며, 환자의 허리통증은 비스테로이드 항염증제의 투여만으로 호전되었다.

설 명 이 증례에서 보는 것처럼, 고리판절제술을 실시한 신경뿌리병증 환자의 근전도검사 평가에서 가장 중요한 것은 이전 근전도 소견과의 비교이다. 실제로 이전에 실시한 근전도검사 소견이 없으면 현재의 증상이 질병의 호전, 재발, 지속, 혹은 악화 중 어디에 속하는지 거의 판단할 수가 없다. 불행하게도 많은 환자가 이전 근전도검사 소견이 없는 상태에서 고리판절제술 후에 검사가 의뢰되는데, 이 문제에 적응하기 위해서 우리는 신경뿌리병증으로 의심되는 환자의 침근전도검사를 판독함에 있어서 다음과 같은 지침을 사용한다.

1. 이전에 고리판절제술을 실시하지 않은 환자:

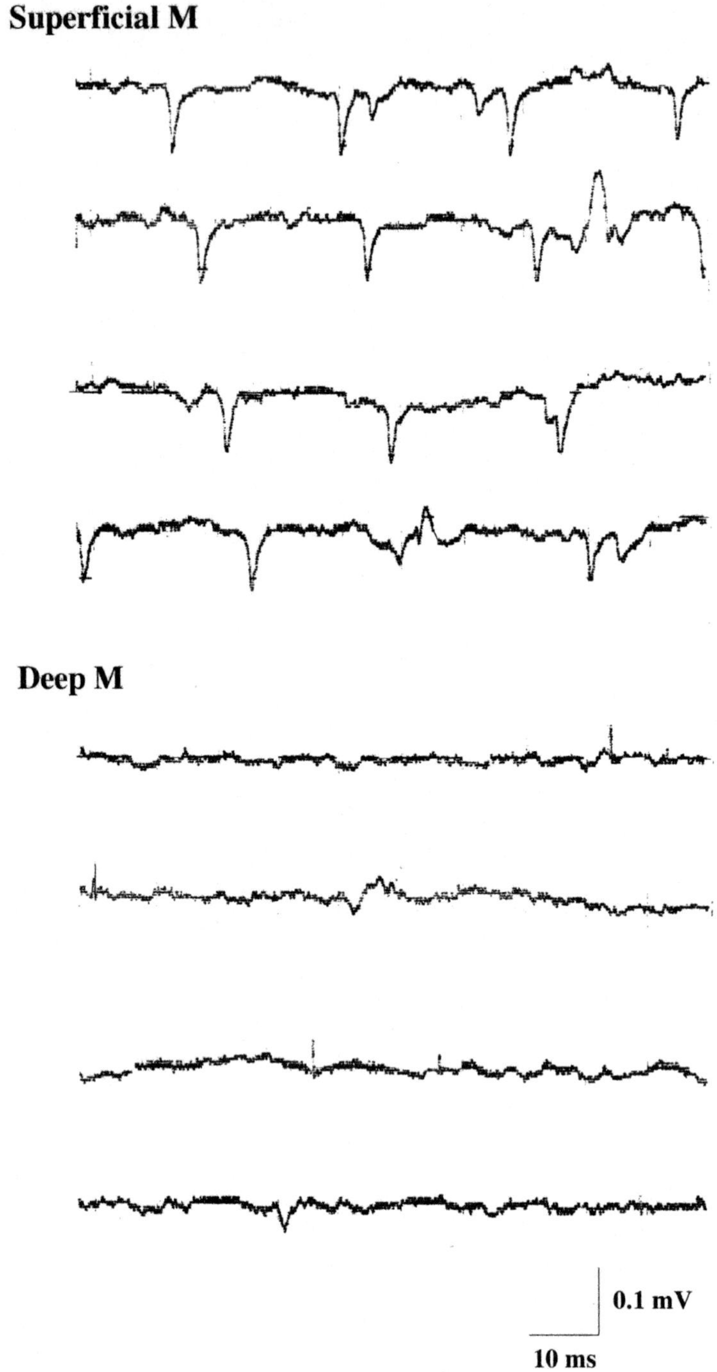

그림 8.8 근육 손상에 의한 얕은- 그리고 깊은척추옆근육에서의 잔떨림전위와 양성예파. 보통 근육 손상에 의한 잔떨림전위와 양성예파는 얕은척추옆근육에서 더 현저함. 그러나 이 소견만으로는 잔떨림전위와 양성예파의 원인이 신경뿌리병증인지 근육손상에 의한 것인지를 감별할 수 없음.

a. 척추옆근육에 잔떨림전위와 양성예파가 출현하는 경우: 신경뿌리병증이 확실한(indicative) 것으로 사료됨.

b. 팔다리 근육에만 잔떨림전위와 양성예파 그리고 탈신경 패턴을 보이는 경우: 신경뿌리병증에 합당한(compatible) 것으로 사료됨.

2. 이전에 고리판절제술을 실시한 환자:

a. 척추옆근육에 잔떨림전위와 양성예파가 있고 팔다리근육에서도 이에 상응하는 근전도검사 이상소견이 있는 경우: 신경뿌리병증이 확실하지만(indicative) 신경뿌리병증의 재발이나 지속 혹은 거미막밑 부착(adhesion)을 감별할 수 없으므로, 임상 상관관계가 필요할 것으로 사료됨.

b. 팔다리근육에는 이상소견 없이 척추옆근육에만 잔떨림전위와 양성예파가 관찰되는 경우: 수술 시 발생한 근육 외상으로 인한 가능성이 가장 크지만, 신경뿌리병증을 완전히 배제할 수 없으므로 임상 상관관계가 필요할 것으로 사료됨.

c. 척추옆근육에서는 이상소견 없이 팔다리근육에만 양성예파, 잔떨림전위, HA와 HALD MUPs가 관찰되는 경우: 신경뿌리병증에 합당한(compatible) 것으로 사료되지만, 신경뿌리병증의 재발이나 지속 혹은 거미막밑 부착을 감별할 수 없으므로 임상 상관관계(clinical correlation)가 필요할 것으로 사료됨.

새김말

1. 고리판절제술을 한 환자에서는 척추옆근육 근전도검사에서 잔떨림전위와 양성예파와 같은 이상소견이 발견되더라도, 대부분 수술할 때의 근육손상이 원인이기 때문에 진단적 가치가 극히 제한된다.

2. 고리판절제술을 한 환자에서 수술전 근전도검사 소견이 없을 때는 수술 후 시행한 근전도검사 소견만으로, 신경뿌리병증의 재발이나 지속 혹은 거미막밑 부착을 감별할 수 없다.

참고문헌

1. Wilbourn AJ. The value and limitation of electromyographic examination in the diagnosis of lumbosacral radiculopathy. In: Hardy RW, ed. *Lumbar disc diseases*. New York: Raven Press, 1982: 65 ~ 109.

제 9 장

역자: 박규현
(부산의대 신경과)

여러신경병증

말초신경병증은 말초신경을 침범하는 질병인데 임상증상에는 이완근력약화(flaccid weakness). 감각장애(impairment of sensation), 근육뻗침반사(muscle stretch reflex)의 소실 그리고 근육위축(atrophy)이 있다.

말초신경병증의 분류

말초신경은 크게 축돌기(axon)와 수초(myelin)의 2가지 해부학적 성분으로 구성되어 있다. 이 두 가지 성분 중에서 활동전위의 전도에 가장 효율적인 것은 수초인데, 그것은 수초섬유(myelinated fibers)에서의 도약전도(saltatory conduction) 때문이다.

말초신경의 어느 구성성분이 더 침범되었는가에 따라서 병리 과정은 축돌기변성(axonal degeneration)과 분절수초탈락(segmental demyelination)으로 크게 분류할 수 있다(표 9.1). 축돌기변성과 분절수초탈락은 표 3.5에서 보았던 것처럼 병태생리학적으로 차이가 명확하다. 따라서 말초신경병증은 축돌기변성이 현저한 축돌기신경병증(axonal neuropathy)과 분절수초탈락이 현저한 수초탈락신경병증(demyelinating neuropathy)의 두 가지 유형으로 분류하는 것이 논리적이다.

말초신경병증의 원인

미국에서는 말초신경병증의 가장 흔한 원인이 당뇨병이고, 그 다음이 만성 알코올중독증이다. 그러나 세계 전체로 보아서는 나병(leprosy)이 가장 많다. 신경과 환자로는 Guillain-Barre증후군(GBS)이 가장 흔한 말초신경병증의 원인이다. 말초신경병증은 광범위하고 많은 비용이 드는 검사를 시행하더라도 상당수의 환자에서 정확한 원인이 확인되지 않는다. 근래 1980년대에 두 연구에서 원인이 밝혀지지 않은 경우가 13~24% 정도

표 9.1 말초신경병증의 병리학적 분류

Axonal Degeneration	Segmental Demyelination
Hereditary neuropathies	
CMT 2; neuronal CMT (HMSN type II)	CMT1A; hypertrophic CMT (HMSN type I)
Giant axonal sensory neuropathy	Refsum's disease (HMSN type IV)
Hereditary sensory autonomic neuropathy	Roussy-Levy disease
Fabry's disease	Metachromatic leukodystrophy
Infantile neuroaxonal dystrophy	Krabbe's disease
Cerebral lipofuchsinosis	HNPP
Mucopolysaccharidosis	Cockayne's syndrome
Pelizeus-Merzbacher disease	Adrenomyeloneuropathy
	Cerebroxanthomatosis
Autoimmune neuropathies	
Fisher's syndrome	GBS
Chronic ataxic sensory neuropathy	CIDP
Neuropathy with serum autoantibody to sulfide	Multifocal motor neuropathy
Neuropathy with anti-Hu antibody	Multifocal motor sensory demyelinating neuropathy
Sarcoid neuropathy	Chronic sensory demyelinating neuropathy
Vasculitic neuropathy	Anti-GM1 ganglioside autoantibody neuropathy
	Myelin-associated glycoprotein-positive neuropathy
Paraneoplastic neuropathies	
Carcinoma	Lymphoma
Neuropathy with anti-Hu antibody	
Neuropathies with infectious disease	
AIDS (late)	AIDS (early)
Lyme disease	Diphtheric neuropathy
Neuropathy associated with tetanus	Leprosy
Hepatitis C	
Dysproteinemic neuropathies	
Multiple myeloma	MGUS neuropathy (IgM)
MGUS neuropathy (IgG or IgA)	Osteosclerotic myeloma
Cryoglobulinemia	Waldenstom's macroglobulinemia
Amyloidosis	Angiofollicular lymph node hyperplasia
	POEMS syndrome
Metabolic neuropathies	
Uremia	Acromegaly
Diabetes mellitus	
Hypothyroidism	
Vitamin deficiency, including vitamin B12	
Pyridoxin toxicity	
Acute porphyria	
Critical illness polyneuropathy	
Toxic neuropathies	
Lead (human)	Lead (animal)
Alcoholism	Tetrodotoxin, saxitoxin
Almost all drugs(except perhexiline, amiodarone)	Perhexiline, amiodarone
Almost all solvents, including hexane	
Arsenic	
Thallium	
Gold	
Cisplatinum	
Spanish toxic oil neuropathy	

AIDS=acquired immunodeficiency syndrome; CIDP=chronic inflammatory demyelinating polyneuropathy; CMT=Charcot-Marie-Tooth disease; HMSN=hereditary motor and sensory neuropathy; HNPP= hereditary neuropathy with liability to pressure palsy; Ig=immunoglobulin; MGUS=monoclonal gammopathy of undetermined significance; POEMS = polyneuropathy, organomegaly; endocrinopathy, M protein, skin changes

에 불과하다고 하였는데, 이들은 말초신경병증의 원인을 찾기 위해서 장딴지신경 생검(sural nerve biopsy)을 적극적으로 시행하는 연구기관에서 발표한 것이다. 이 결과는 1960년대에 원인이 규명되지 못한 경우가 70~52%였다는 것과 비교할 때 진단율이 현저하게 증가였음을 나타내는데, 그 이유는 주로 다음의 4가지 요인 때문이다: (1) 축돌기신경병증과 수초탈락신경병증의 감별에 있어서 전기생리학 검사이론이 발전하였으며, (2) Guillain-Barre 증후군과 같은 염증신경병증(inflammatory neuropathy)을 "알려진(known)" 원인으로 분류하였고, (3) 단세포군감마병증(monoclonal gammopathy)과 신생물딸림신경병증(paraneoplastic neuropathy)이 이제는 일부 신경병증의 원인으로 알려지게 되었고 (4) 말초신경병증의 진단 과정에서 신경생검 활용이 증가하였기 때문이다.

말초신경병증의 진단

말초신경병증의 진단에 있어서 첫 단계는 11장 표 11.1의 안내대로 다른 아래운동신경질환(lower motor neuron disease)을 감별하는 것이다. 신경병증에서 주로 나타나는 임상양상은 근력약화, 모든 종류의 감각소실(sensory loss in all modalities), 반사의 저하 혹은 소실 그리고 영양변화(trophic change)인데, 그 중 가장 중요한 단서가 감각장애(sensory impairment)이다.

두 번째 단계는 환자가 여러신경병증(polyneuropathy), 다발홑신경병증(mononeuropathy multiplex), 또는 홑신경병증(mononeuropathy) 중에서 어떤 종류의 신경병증을 가지고 있는지 결정하는 단계이다. 어떤 신경병증인가가 중요한 이유는 그것이 질병의 원인과 관련이 있기 때문이다.

(1) 여러신경병증(polyneuropathy): 신경의 먼쪽가지(distal branches)가 침범되어서 대칭적으로 먼쪽 증상이 먼저 나타나고 점점 위로 올라오는 신경병증인데, "양말-장갑 감각장애(stocking-glove dysthesia)"는 감각장애의 분포를 나타내는 고전적인 용어이다. "발목처짐(foot drop)"도 흔하다. 혼합감각운동여러신경병(mixed sensory motor polyneuropathy)은 알코올중독증, 각기(beriberi), 비타민 B 결핍증, 악성빈혈과 같은 영양신경병증(nutrional neuropathy)이나 당뇨 또는 요독증 같은 대사성신경병증(metabolic neuroapthy)을 시사하고, 감각여러신경병증(sensory polyneuropathy)은 비소 또는 암종여러신경병증(carcinomatous polyneuropathy)을 시사한다. 운동여러신경병증(motor polyneuropathy)은 GBS나 만성염증수초탈락여러신경병증(chrnoic inflammatory demyelinative polyneuropathy; CIDP), 혹은 다초점운동신경병증(multifocal motor neuropathy; MMN)을 시사한다.

(2) 다발홑신경병증(mononeuropathy multiplex): 하나 이상의 팔다리에서 둘 혹은 그 이상 신경이 침범(예; 좌측 자신경병증과 우측 종아리신경병증)되는 것을 말한다. 이것

표 9.2 말초신경병증의 원인 진단에 도움이 되는 팁들

1. Family history, pes cavus, "stork-leg"	Charcot-Marie-Tooth disease
2. Relapse	Chronic inflammatory demyelinating neuropathy HNPP
3. Acute	GBS, acute intermittent porphyria, diphtheric neuropathy
4. Alopecia, sensory neuropathy	Thallium neuropathy
5. Painful opthalmoplegia with sparing of pupil	Diabetes mellitus
6. Gum lead line, wrist drop	Lead neuropathy
7. Anesthetic depigmented skin	Leprosy
8. Angiokeratoma, sensory neuropathy	Fabry's disease
9. Mee's line, sensory neuropathy, hyperkeratosis of skin	Arsenic neuropathy
10. Femoral neuropathy	Diabetes mellitus
11. Palpable thick nerves	Leprosy, Charcot-Marie-Tooth disease Dejerinne-Sottas disease
12. Charcot-Joint	Diabetes mellitus, leprosy
13. Trophic ulcer, insensitivity to pain	Diabetes mellitus, amyloidosis, leprosy, hereditary sensory neuropathy
14. Dysautonomia	Diabetes mellitus, amyloidosis
15. Kaposi sarcoma, lymphadenopathy	AIDS neuropathy
16. Erythema chronicum migrans, facial palsy	Lyme disease

은 전형적으로 혈관염신경병증(vasculitic neuropathy)에서 나타나는데, 또다른 원인으로는 나병과 당뇨병이 있다. 드문 원인으로는 다초점운동신경병증(MMN)과 다초점운동감각수초탈락신경병증(multifocal motor sensory demyelining neuropathy; MMSDN)이 있다.

(3) 홑신경병증(mononeuropathy): 가장 흔한 원인은 해부학적으로 좁은 부위에 있는 신경이 압박되어서 발병하는 죄임신경병증(entrapment neuropathy)으로서, 가장 좋은 예가 손목굴증후군(carpal tunnel syndome)이다. 특정 홑신경병증은 특정 질환에서 흔히 나타나는데, 당뇨병에서는 넙다리신경병증 혹은 동공반사가 유지되는 눈근육마비 신경병증(ophthalmoplegic neuropathy)이, 사르코이드증(sarcoidosis)과 라임병(Lyme disease)에서는 재발- 혹은 양측안면신경병증(facial neuropathy)이 그리고 납신경병증(lead neuropathy)에서는 노신경마비(radial palsy)가 나타난다.

세 번째 단계는 말초신경병증의 원인을 찾는 것이다. 원인을 밝히기 위해서는 약물사용이나 독물질노출 경력 등을 포함한 완전한 병력 조사와 철저한 일반 및 신경학적 진찰이 가장 중요하다. 일부 검사실 검사에 대한 지침을 표 9.2에 제시하였는데, 이 지침은 추가로 어떤 특수 검사가 필요한지를 보여준다.

신경전도검사와 침근전도검사

여러신경병증에서 가장 중요한 검사는 신경전도검사(NCS)인데, 이 검사는 말초신경병을 확인하고 홑신경병을 찾아내며 압박신경병에서 죄임부위를 결정할 수 있는 객관적인 방법이다. 신경전도는 말초신경병증에서는 비정상이지만 근육병증(myopathy)이나 앞뿔세포병(anterior horn cell disease)에서는 정상이다. 또한 이 검사는 축돌기신경병증과 수초탈락신경병증의 감별에도 도움이 된다. 축돌기신경병증에서 비정상 신경전도의 특징(hallmarks)은 복합운동활동전위(CMAP)와 복합신경활동전위(CNAP)의 진폭만 감소되고, 최대신경전도속도(NCVs)는 정상이거나 거의 정상에 가까운 것이다. 이와는 달리 수초탈락신경병증에서의 비정상 신경전도의 특징은 전도차단(conduction block), 비정상 시간분산[abnormal temporal dispersion; 분산현상(dispersion phenomenon)] 그리고 현저하게 느린 NCV이다. 또 NCS는 3장에서 자세히 기술하였듯이, 신경 특정부위 손상의 국소화와 말초신경병증의 성격을 충분히 시사할 정도의 가치가 있는 특정 패턴(specific patterns)도 보여준다. 가장 좋은 예가 운동신경전도는 완전히 정상이면서 감각신경전도에서만 현저한 비정상소견이 보이는 순수 감각신경병증 패턴으로서, 이것은 뒤뿌리감각신경절(posterior root sensory ganglia)을 침범하는 감각신경병증에 있어서 진단적(pathognomonic) 소견이다.

침근전도검사는 근육병을 감별하고 탈신경과정(denervation process)을 확인하는 데 있어서 아주 가치가 있다. 근육병증에서는 작고 짧은(small in amplitude and short in duration; SASD) 운동단위전위(MUPs)가 나타나고, 탈신경과정에서는 MUPs가 정상이거나 높은진폭 긴지속시간(high in amplitude and long in duration; HALD)의 MUPs가 나타난다. 또 침근전도검사는 신경병증의 "활동성(activity)"을 확인하는 데에도 도움이 되는데, 활동성(현재 진행중인) 탈신경에서는 현저한 잔떨림전위(fibrillaion), 양성예파(positive sharp wave; PSW)와 함께 다상(polyphasic) MUPs가 많아지고 MUPs의 동원이 감소한다. 이에 비해서 비활동성(보통 만성) 탈신경에서는 잔떨림전위나 PSW가 적으면서 HALD MUPs가 나타난다. 침근전도검사는 수초탈락신경병과 축돌기신경병의 감별에도 도움이 된다. 축돌기변성의 전기생리학적 특징(hallmark)이라고 할 수 있는 잔떨림전위와 PSW는 축돌기신경병증에서 현저한 반면, 수초탈락신경병에서는 거의 관찰되지 않는다. 근육다발수축(fasciculation)이나 근육잔떨림(myokymia)은 수초탈락신경병증에서 더 현저하다.

검사실 검사

말초신경병증의 원인을 찾기 위해서는 검사실검사가 가장 중요하다(표 9.3).

일차(first-line)검사는 말초신경병증이 의심되는 모든 환자에서 시행하여야 하며, 이차(second-line)검사는 임상자료 및 전기생리검사 그리고 검사실검사 결과를 기반으로 임상의사가 추정한 진단에 따라서 선별적으로 시행한다. 예를 들어 환자의 혈청에서 단세포군감마병증(monoclonal gammopathy)이 발견되면 이것이 양성인지 악성인지를 감별하

표 9.3 말초신경병에서 기본적인 검사실 검사

Test	Diagnostic Possibilities
First-line tests	
CBC, sedimentation rate	Collagen disease, leukemia, vasculitis
Renal and liver functions	Uremic and hepatic neuropathy
Rheumatoid profiles	Collagen disease, vasculitis
Blood sugar, HbA1C, GTT	Diabetes
Serum B12 and folate level, Schilling test	Neuropathy with macrocytosis
Thyroid functions	Hypothyroid neuropathy
Immunoelectrophoresis of serum protein by immunofixation test	Dysproteinemias, monoclonal gammopathy lymphoma, amyloidosis
Second-line tests	
Porphobilinogen in urine	Acute porphyria
Heavy metals in urine	Lead, arsenic, thallium, mercury
Arsenic in hair and nails	Arsenic neuropathy
Hepatitis B antigen	Polyarteritis nodosa
Antineutrophile cytoplasmic antibody	Wegener's granulomatosis
CT scan of chest, cancer survey	Carcinomatous neuropathy
High CSF protein	GBS, CIDP
Increase cell in CSF	Lyme disease; AIDS, paraneoplastic neuropathy
Serum HIV antibody	AIDS neuropathy
Serum Borellia Burgdoferri antibody	Lyme disease
Metastatic bone survey	Sclerotic multiple myeloma
Anti-Hu antibody	Paraneoplastic neuropathy
GM_1 and MAG antibody	Autoimmune neuropathy
CMT1A DNA duplication test	CMT 1A disease
HNPP DNA deletion test	HNPP

기 위하여 전이골병변(metastatic bone lesion)에 대한 검사와 24시간 소변에서 면역고정에 의한 면역전기영동검사(immunoeletrophoresis by immuno-fixation)를 의뢰한다.

신경조직 검사

조직검사에서 가장 흔히 선택하는 신경은 장딴지신경(sural nerve)이다. 그러나 장딴지신경 NCS가 정상일 때는 얕은종아리신경(superficial peroneal nerve)이나 드물게는 노신경을 검사하기도 한다. 장딴지신경 생검으로 원인 진단이 가능한 질환에는 혈관염(vasculitis), 아밀로이드병증(amyloidosis), 나병(leprosy), 사르코이드병증(sarcoidosis), 비대성(hypertrophic), 염증성(inflammatory), 순대모양(tomaculous) 신경병증 등이 있다. 신경조직검사가 꼭 필요한 경우는 혈관염이 의심되는 경우와 임상적으로는 말초신경병증이 확실시 되지만, 원인을 모르는 경우인 두 종류의 환자 군이다. 장딴지신경 조직검사가 가장 필요한 경우는 임상적으로 신경병증 소견이 있건 없건 관계없이 혈관염이 의심되는 환자이다. 그 이유는 말초신경은 피부나 근육 등 쉽게 조직검사를 할 수 있는 다른 장기보다 혈관염이 더 흔히 침범되기 때문에, 장딴지신경 조직검사의 진단율이 높아서이다. 혈관염 환자의 52~60%에서 말초신경병이 보고되었다. 이들 환자에서는 신경전도검사가 매우 중요하다. 그 이유는 증상이 없는 환자에서도 이 검사에서 신경병증을 발견할 수 있고, 또한 검사에서 이상을 보이는 장딴지신경에서는 거의 예외 없이 혈관염이 확인되기 때문이다. 원인이 뚜렷하지 않은 신경병증 환자에서 장딴지신경 조직검사를 하는 이유는 일부 환자에서 명확한 진단이나 임상 진단에 도움이 될 만한 다른 정보를 제공하기 때문이다. 우리들은 장딴지신경 조직검사 385개를 분석한 결과 45%에서 임상적으로 유용한 정보를 얻을 수 있었고 24%에서 특정 진단이 가능하였는데, 12%에서는 아급성 혹은 만성염증신경병증이 확인되었고, 9%는 유전신경병증(hereditary neuropathy)으로 진단되었다. 특정 진단으로는 혈관염신경병증이 가장 흔한 형태로서 385 조직 중 12%였다. 일단 특정 진단이 결정되면 질병 관리에도 도움이 된다. 가장 대표적인 예가 혈관염신경병증으로서, 이 병은 스테로이드와 세포독성제(cytotoxic agents) 치료로 완화(remission)가 가능하다. 또한 아급성이나 만성염증신경병증에서는 수년간의 장기 스테로이드 치료가 필요하기 때문에, 스테로이드 치료를 시작하기 전에 신경조직검사로 정확한 진단을 확인하는 것이 중요하다. 유전신경병증의 진단은 질병 경과의 예측과 유전 상담에 도움이 되는데, 최근에는 CMT1A와 HNPP에 대한 DNA 검사를 쉽게 할 수 있게 되면서 조직검사가 필요하지 않은 경우도 많아졌다. 신경조직검사는 55% 환자에서 임상적으로 도움이 되지 않았다.

다시 말하지만, 신경조직검사로 특정 진단이 가능한 것은 24%에 불과하다는 사실을 정확하게 알아야 한다. 신경조직검사의 55%에서는 수초탈락 혹은 축돌기신경병증의 구분만 가능할 뿐 어떤 특정 원인을 밝히지는 못한다. 이런 환자에서는 신경조직검사를 임상정보와 비교 검토해서 최종 진단에 도달하여야 하는데, 그러자면 신경병증에 대한 검사(workup)과정에서 최선을 다한 자세한 임상 진찰이 중요하다.

증례 1 5일 전부터 양쪽 다리에서 급성 근력약화가 나타난 2살 반의 남자아이

증례보고 입원 5일 전까지 건강하였던 2살 반의 남자아이가 화씨 100도(38°C)의 발열과 함께 걷지 않으려고 해서, 이 환자의 소아과의사는 중이염(otitis media)으로 생각하고 amoxacillin을 투여하였다. 내원 당일 환아는 "전신이 아프다(hurting all over)"고 하면서 매우 신경질적(very irritable)이었고 혼자 서지도 못하였다. 활력 징후는 정상이었다. 진찰에서 환아의 의식은 명료하였지만 도움이 없이는 앉거나 서지를 못하였고, 경미한 좌측 안면마비(facial droop), 경부 강직(neck stiffness), 근긴장 저하(decreased tone), 반사 소실(absent reflexes), 머리가눔장애(poor head control), 쉰 목소리(hoarse voice)가 있었다. 통각 반응(pin-prick response)은 정상이었다. 뇌척수액(cerebrospinal fluid; CSF) 검사에서는 백혈구 수가 26(대부분 임파구)/mm^3였고 단백치는 436 mg/dL, 당수치는 정상이었다.

증례분석 소아마비가 흔하던 시절이었다면, 이 환아의 첫 진단은 발열이 동반된 급성마비와 CSF검사에서의 세포증가증(pleocytosis)과 단백치의 증가 때문에 소아마비로 진단되었을 것이다. 그렇지만 현재 미국에서는 소아마비가 거의 사라졌기 때문에, 중증근육무력증(myasthenia gravis; MG), Guillain-Barre증후군, 보툴리누스중독(botulism)과 같은 다른 진단 가능성이 고려되어야 한다. 반사 소실은 명확하게 뒤의 두 질병의 가능성을 더 나타내지만, 눈-숨뇌징후(oculobulbar sign)가 없다는 사실은 botulism이 아니라는 것을 강력하게 시사한다. 따라서 GBS가 뚜렷하게 의심되지만 척수액검사에서의 경미한 세포증가(mild pleocytosis)는 비전형적이다. 따라서 CSF검사를 다시 시행하고 신경전도검사를 해서 GBS를 확인해야 한다.

검사계획 **1.** 신경전도검사: 이 검사는 GBS를 배제하거나 확진하는 데 있어서 절대적이다.
2. 다른 검사: CSF검사의 재시행.

전기생리검사와 소견

내원 7일째 시행한 신경전도검사(표 9.4; 그림 9.1).

표 9.4 증례 1의 신경전도검사 자료

	Latent/NCV (ms/m/s)	Amplitude (mV/μV)	Shape		Latent/NCV (ms/m/s)	Amplitude (mV/μV)	Shape
	Median	**Motor**	**Nerve**		**Peroneal**	**Motor**	**Nerve**
TL	17.2	0.6	D	TL	8.1	0.4	N
E-W	2.8	0.4	D	FH-A	21.2	0.09	CB
AX-E	10.0	0.1	D	PF-FH			
F-wave	NP			F-wave	NP		
	Ulnar	**Motor**	**Nerve**		**Post Tibial**	**Motor**	**Nerve**
TL	6.0	0.15	D	TL	12.2	0.3	D
BE-W	14.2	0.3	D	PF-A	20.4	0.12	CB
AE-BE	6.0	0.3	D				
F-wave	NP			F-wave	NP		
	Median	**Sens/Mixed**	**Nerve**		**Sural**	**Sens**	**Nerve**
F-W	NP			MC-A	NP		
	Ulnar	**Sens/Mixed**	**Nerve**		**Facial**	**Motor**	**Nerve**
F-W	NP			TL	16.3	0.8	

TL, terminal latency(말단잠복기); E. elbow(팔꿈치); W, wrist(손목); AX. axilla(겨드랑이); BE, below elbow(팔꿈치 아래); AE, above elbow(팔꿈치 위); F, finger(손가락); FH, fibular head(종아리뼈머리); A, ankle(발목); MC, mid-calf(장딴지가운데); NP, no potentials(전위없음); Sens, sensory(감각); N, normal(정상); D, dispersion(분산); CB, conduction block(전도차단)

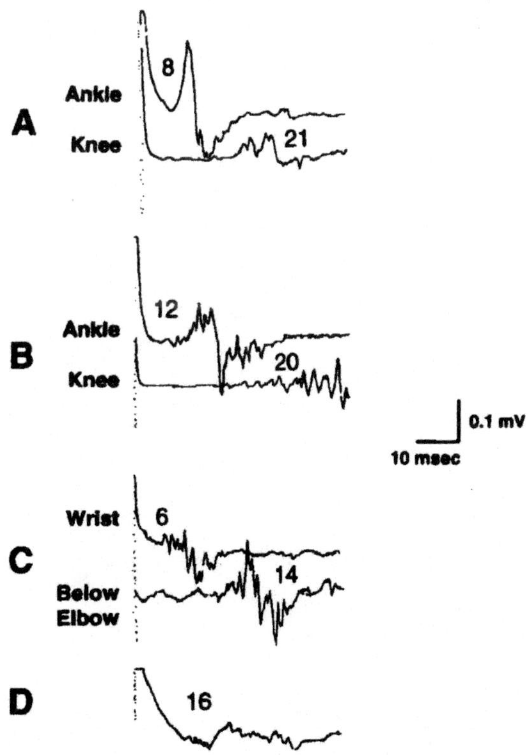

그림 9.1 전도차단. A와 B. 비정상 시간분산과 느린 NCVs는 GBS와 같은 후천수초탈락신경병증의 전형적인 양상으로서 CMAPs의 감소도 뚜렷하다. A. 종아리신경(peroneal nerve). B. 뒤정강신경(posterior tibial nerve). C. 자신경(ulnar nerve). D. 안면신경(facial nerve). 좌측의 숫자는 TL을 ms 단위로, 우측 숫자는 NCV를 m/s로 표시함.

1. 모든 검사신경에서 현저한 말단잠복기(TL)의 현저한 지연과 아주 느린 NCV.
2. 전도차단(conduction block)과 현저한 시간분산(temporal dispersion).
3. 안면신경에서 현저하게 지연된 말단잠복기.
4. 정중신경과 자신경 그리고 장딴지신경에서 감각CNAP가 검출되지 않음.

전기생리검사 결과의 해석 GBS의 전형적인 수초탈락신경병증.

기타 검사 소견 내원 5일째 시행한 CSF검사에서 백혈구 수는 6 WBC/mm^3, 단백치는 400 mg/dL로 확인됨.

최종 진단 Guillain-Barre증후군.

치료와 경과 이 아이의 근력약화는 더 이상 진행되지 않았고 호흡마비도 없어서 지지요법(supportive treatment)만 하였다. 환아는 입원 17일에 퇴원하였는데 목소리는 회복되었고 머리 움직임도 호전되었으며 다리도 약간 움직일 수 있었다. 그 후 6개월 동안 환아는 근육힘도 서서히 회복되었다.

설명(Comments) GBS는 급성 반사소실(areflexia)과 보통 대칭적으로 나타나는 신경병증으로서 흔히 감염 증상이 선행되며 CSF 단백치가 증가하는데, 발병 4주 이내에 최고도로 심해지고 더 이상은 진행하지 않는다. GBS의 필수 진단조건은 하나 이상의 팔다리에서 진행하는 근력약화와 반사소실(areflexia) 그리고 질병경과에서 4주 이내의 진행 중단이다. 진단 지지조건(supportive criteria)은 CSF에서의 단백치 증가와 10 cells/mm^3 미만의 세포, 그리고 수초탈락의 신경전도소견이다. 환자의 70%에서 발병 전 한 달 이내에 감염증상이 있었다고 하는데, 대부분 상기도감염이나 위장관염이다. 또한 GBS는 AIDS, Lyme병, Hodgkin's병 그리고 비호즈킨임파종(non-Hodgkin's lymphoma)과 동반되어서 나타나기도 한다. GBS에서 말초신경의 병리변화는 원발(primary) 수초탈락과 신경내막의 염증세포(endoneurial inflammatory cells)이다. 최근 GBS의 개념이 급성운동축돌기신경병증(acute motor axonal neuropathy; AMAN)과 급성운동감각축돌기신경병증(acute motor sensory axonal neuropathy; AMSAN)까지 포함하는 쪽으로 확장되면서, 현재 GBS는 수초탈락형과 축돌기형(demyeiinating and axonal form)의 2가지 소군으로 분류한다. 두 가지 중에서 전형적이고 가장 흔한 GBS형태가 수초탈락형이기 때문에, 우리는 GBS가 전형적인 수초탈락신경병을 대표하는 것으로 생각한다. 이런 관점에서 NCS에서 수초탈락의 증거는 GBS의 진단에 있어서 지지진단기준(supportive diagnostic criteria)으로 매우 중요한 소견이다. 최근 연구에서는 거의 모든 GBS 환자가 비정상 신경전도를 보이며 GBS의 80%에서는 수초탈락의 증거가 나타난다. 일부 환자에서는 발병 첫 주의 NCS가 정상일 수 있는데, 이 경우에는 수초탈락을 확인하기 위해서 몇 주 후에 재검사를 시행하는 것이 중요하다. GBS에서 수초탈락은 현저하게 느린 NCV와 시간분산 혹은 전도차단으로 나타난다.

축돌기 GBS는 발병 2~5주 안에 전형적인 운동신경섬유의 비흥분(inexcitability)과 광범위하게 관찰되는 잔떨림전위를 기반으로 진단하는데, 고전적인 GBS에 비해서 예후가 많이 나쁘다. 사망한 환자 한 명의 병리조직검사에서 급성축돌기신경병의 소견이 확인되었다. 한 가지 기억해야 될 것은 운동신경의 비흥분성이 극심한 먼쪽 신경에서의 전도차단에 의해서도 나타난다는 사실이다. 최근 연구에서 초기 2주 안에 운동신경의 비흥분성이 있던 GBS 환자가 재검사 결과, 호전을 보이면 예후도 좋은 것으로 보고되면서 연속 검사(serial tests)가 예후 판정에 있어서 중요하다고 하였다. 그러므로 저자들은 GBS에서는 먼쪽 전도차단이 드물지 않으며 이런 환자에서 관찰되는 "축돌기변화(axonal changes)"는 먼쪽 전도차단 때문이라고 결론을 내렸다. 이 사실을 근거로 그들은 운동신경의 비흥분성과 CMAP의 감소가 축돌기변성을 의미한다는 통설이 항상 옳은 것은 아니며, 질병 초기에서 보이는 이와 같은 변화가 축돌기변성의 뚜렷한 증거라고는 할 수 없다고 하였다. 최근 연구에서 GBS 환자의 18~42%에서 혈청 IgG GM1 항체가 나타난다고 보고되었다. 혈청 IgG GM1 항체를 보이는 GBS의 특징은 주로 운동신경병증(motor neuropahty)으로서 NCS에서 축돌기신경병 소견을 보이며, 예후가 나쁘고 *Camphylobacter jejuni* 감염과 동반된 경우가 많다. AMAN 역시 GM1 항체와 *C. jejuni*와 동반된 경우가 많은 것으로 알려져 있다.

새김말(Maxims)

1. GBS의 전형적인 신경전도 이상소견은 수초탈락신경병증의 특징인 현저하게 느린 NCV와 시간분산 및 전도차단이다.

2. 운동신경의 비흥분성은 축돌기신경병증뿐 아니라 극심한 먼쪽전도차단에 의해서도 나타난다.

참고문헌

1. Albers JW, Kelly JJ. Acquired inflammatory demyelinating polyneuropathies: Clinical and electrodiagnostic features. *Muscle Nerve* 1989;12:435~451.

2. Dyck PJ. Is there an axonal variety of GBS? *Neurology* 1993;43:177~1280.

증례 2 4개월 동안 진행하는 팔과 다리에서의 대칭적인 근력약화

증례보고 1973년 24세의 여자 환자로서 진료받기 4개월 전부터 근력약화가 양측 팔에서 다리로 진행하는 것을 알게 되었다. 환자는 근력약화가 나타나기 약 3주 전에 바이러스 감염증상이 있었다고 하였다. 내원 당시 환자는 걸음걸이가 느리고 혼자서는 의자에서 일어날 수도 계단을 오를 수도 없었으며, 옷의 단추를 채우지도 못하고 머리 빗질도 할 수 없었다. CSF 검사에서의 단백치 증가(173 mg/dL)와 비정상 신경전도 소견으로 만성 Guillain-Barre 증후군이라는 이야기를 들었다고 하며, 2개월 동안의 고용량 스테로이드 치료로 증상은 거의 완전히 회복하였다. 그러나 스테로이드를 감량하면서 2개월 후 근력약화가 재발되었고, 다시 3개월 동안의 고용량 스테로이드 치료로 임상 호전이 있었지만 4개월 후 다시 재발하였다. 이 시점에서 좀더 자세히 평가받기 위해서 우리에게 진료 의뢰되었다. 비정상 신경학적소견은 MRC(Medical research council) 근력검사에서 손꽉쥐기(hand grip). 손목폄근육과 굽힘근육(wrist extensors and flexors), 위팔두갈래근육(biceps muscles)이 2; 위팔세갈래근육(triceps muscles), 어깨삼각근육(deltoid muscles), 엉덩허리근육(ileopsoas muscles), 장딴지근육(gastrocnemius muscles)이 3; 넙다리네갈래근육(quadriceps muscles), 뒤넙다리근육(hamstring muscles)은 4; 앞정강근육(anterior tibial muscles)은 0이었다. 반사는 모두 소실되었고 환자는 발처짐(footdrop) 걸음을 보였다. 가끔 근육다발수축(fasciculation)이 가쪽넓은근육(vastus lateralis muscles)과 어깨삼각근육에서 관찰되었다. 감각기능은 완전히 정상이었다.

증례분석 환자의 아급성(4개월)으로 진행하는 대칭적인 운동신경병증과 CSF 검사에서의 높은 단백치 그리고 수초탈락신경병증은 현재의 진단 기준으로 본다면, 어느 정도 전형적인 만성염증수초탈락여러신경병증(CIDP)의 병력이다. 그렇지만 1973년은 CIDP 개념이 완전히 이해되지 않은 시점이었다. 단지 Austin의 "재발신경병증(relapsing neuropathy)"에서의 스테로이드 치료효과에 대한 고전적인 보고에 의해서, 스테로이드 장기 투여가 "재발신경병증"에서 적용된다고 생각되고 있었다. 이 환자는 만성 GBS라고 생각하고 스테로이드가 사용되었다. GBS라는 진단은 바이러스 감염 3주 후에 발병한 운동신경병증이라는 것과 뇌척수액에서의 높은 단백치에 의해서였고, "만성"이라는 용어은 4개월 이상 신경병증이 진행되었기 때문에 사용되었다. 따라서 당시로서는 이 환자가 스테로이드 치료에 2회 효과가 있는 "재발신경병증"으로서 스테로이드 치료를 계속하는 것이 합당하였다.

검사계획

1. NCS: 수초탈락신경병증의 확인.
2. 침근전도검사: 2차적인 축돌기변화가 발생하였는지를 알기 위한 검사.
3. CSF 검사와 신경 조직 검사.

전기생리검사와 소견

NCS 소견(표 9.5; 그림 9.2)

1. 많은 운동신경에서 수초탈락 조건에 부합하는 말단잠복기와 F파 잠복기의 지연 그리고 느린 운동NCV.
2. 검사한 4개의 운동신경 중 3개에서 관찰되는 전도차단과 분산현상.
3. 정중신경과 자신경에서 경미하게 느린 감각 및 혼합신경 NCV와 감각NCS에서의 작은 CNAP 진폭.

침근전도 검사(표 9.6; 그림 9.3).

대부분의 검사근육에서 잔떨림과 PSWs가 드물게 관찰되고 근육다발수축과 많은 HALD MUPs(10~28 ms, 1~12 mV) 그리고 분리활동(discrete activity)을 보임.

표 9.5 증례 2의 신경전도검사 자료

	Latent/NCV (ms/m/s)	Amplitude (mV/μV)	Shape		Latent/NCV (ms/m/s)	Amplitude (mV/μV)	Shape
	Median	**Motor**	**Nerve**		**Peroneal**	**Motor**	**Nerve**
TL	5.0	7.2		TL	11.5	2.8	
E-W	34.6	2.8	CB	FH-A	18.3	2.0	
AX-E	50.0	2.1	D	PF-FH	19.7	1.4	
F-wave	45.0			F-wave	7.0		
	Ulnar	**Motor**	**Nerve**		**Post Tibial**	**Motor**	**Nerve**
TL	5.5	5.0		TL	7.0	2.0	D
BE-W	24.7	1.4	CB	PF-A	24.6	0.6	CB/D
AE-BE	22.2	1.0	D				
AX-AE	38.7	1.2	D				
F-wave	45.6			F-wave	75		
	Median	**Sens/Mixed**	**Nerve**		**Sural**	**Sens**	**Nerve**
F-W	33.6	15		MC-A	37.4	10	
W-E	42.8	25					
E-AX	48.3	2.5					
	Ulnar	**Sens/Mixed**	**Nerve**		**Plantar**	**Sens**	**Nerve**
F-W	30.3	7.5		Medial			
W-E	35.3	10		Lateral			
E-AX	48.0	5					

키: 167.6 cm.

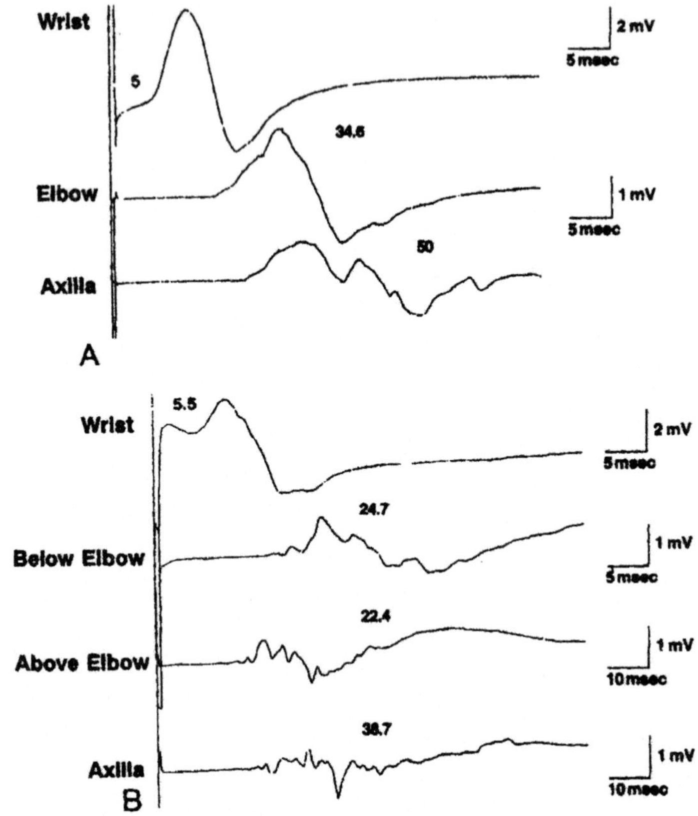

그림 9.2 전도차단, 비정상 시간분산, 그리고 NCV가 일정하지 않게 느린 것은 CIDP와 같은 후천성 수초탈락신경병증의 전형적인 소견임. A. 정중신경, B. 자신경.

표 9.6 증례 2의 침근전도검사 자료

Muscle	Root	Nerve	Insertion Activity	Spontaneous Potentials Fib	PSW	Fasc	CRD
Rt biceps	C6,7	Musc cut	+	−	+	+	−
FDI	C8, T1	Ulnar	+	±	−	+	−
Vast lat	L3, 4	Femoral	+	−	−	+ +	−
Ant tibial	L4, 5	Peroneal	+	+	+	+	−
Gastroc	S1, 2	Post tibial	+	±	+	+	−

Motor Unit Potential Amplitude (mV)	Duration (ms)	Polyphasic Potential	HALD MUP	Interference Pattern	Mean Amplitude (mV)
1–6	10–18	N	+	RIP	4
1–7	10–21	N	+	DA	5
1–10	8–28	N	+ +	DA	7
1–8	8–24	N	+ +	DA	6
1–12	8–20	N	+ +	DA	7

Fib, fibrillation; PSW, positive sharp wave; Fas, fasciculation; CRD, complex repetitive discharge; HALD, high-amplitude long-duration; RIP; reduced interference pattern; DA, discrete activity; -, absent; +, present or increased; N, normal.

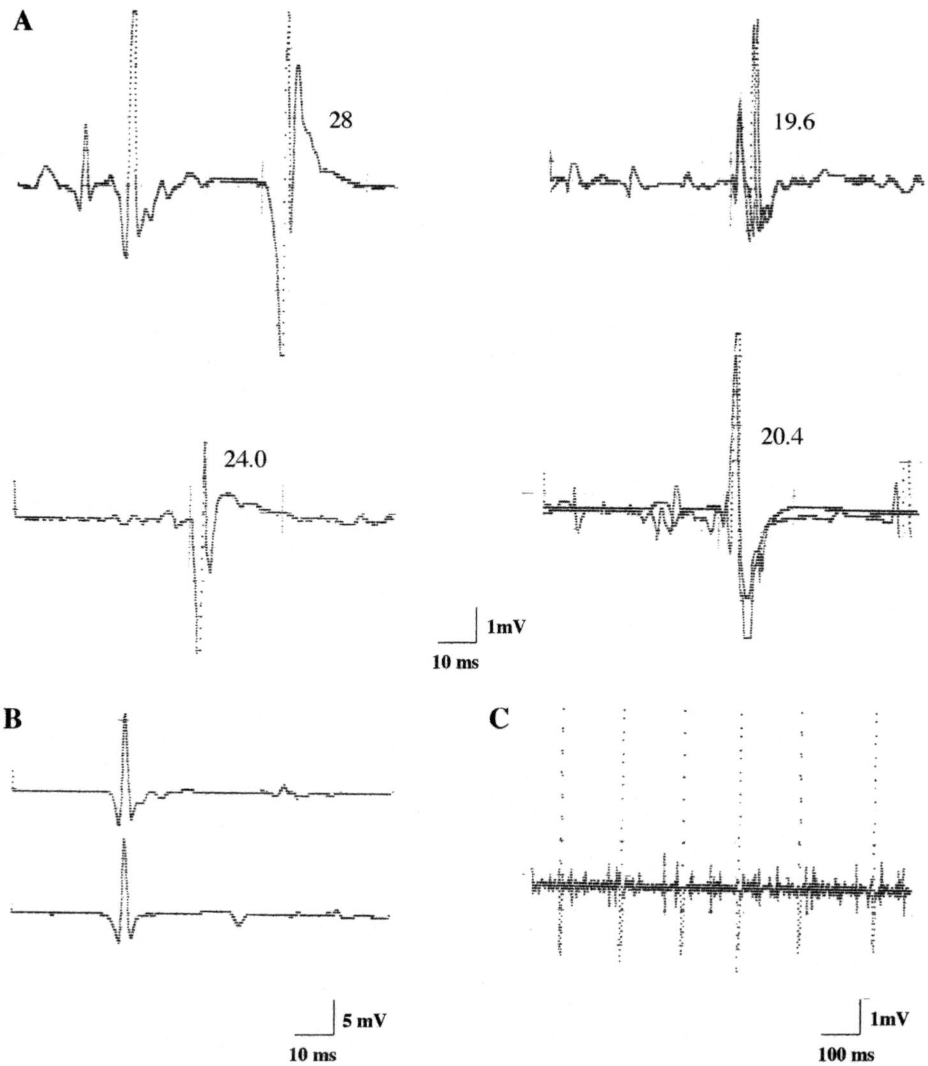

그림 9.3 여러 검사 근육에서의 MUPs. A. HALD MUPs. B. HA MUP. C. 분리활동(discrete activity). MUPs의 위에 있는 숫자는 MUP의 지속시간을 msec 단위로 표시함.

전기생리검사 결과의 해석 CIDP의 전형적인 수초탈락신경병증.

기타 검사 소견 CSF 단백치, 240 mg/dL. 신경조직검사에서는 수초탈락신경병증 소견과 함께 소수의 신경내피 염증세포(endoneurial inflammatory cells)가 관찰됨.

최종 진단 CIDP.

치료와 경과 이 환자는 스테로이드 치료를 계속하면서 20년 이상 경과를 관찰하였다. 여러 번 스테로이드를 감량할 때 마다 증상이 재발하였는데 가장 오랜 완화(remission) 기간은 1년이었다. 2회의 체액교환술(plasma exchange)과 1회의 정맥 면역글로불린(IVIG) 투여로 재발이 호전되었다. 현재 2년 동안은 별다른 약물을 복용하지 않고도 재발이 없고 다행히 환자의 CIDP는 완치되었다. 스테로이드 장기 치료에 의한 별다른 큰 부작용은 없었다.

설 명 CIDP는 만성으로 진행하거나 재발하는 신경병증으로서 급성염증수초탈락여러신경병증(acute inflammatory demyelinating polyneuropathy; AIDP) 즉 GBS와 유사하다. 병리학적으로는 수초탈락신경병증과 함께 일부 환자에서 GBS처럼 신경내피에서 염증세포(endoneurial inflammatory cells)가 관찰되는 것이 특징이다. 그러나 CIDP는 아급성으로 진행하는 여러신경병증(polyneuropathy)으로서 높은 재발률과 스테로이드 치료에 좋은 반응을 보인다는 점에서 GBS와는 차이가 있다(표 9.7). CIDP는 아급성으로 진행하는 미만여러신경병증(diffuse polyneuropathy), CSF 단백치의 증가, 후천수초탈락신경병에 합당한 현저한 신경전도장애 등의 전형적인 임상 특징을 기반으로 진단한다. CIDP는 AIDS, 이상단백혈증(dysproteinemia), 전신홍반루푸스증(systemic lupus erythematosus; SLE), 림프종(lymphoma)과 같은 다른 질병들과 동반되어서 나타나기도 한다.

가장 도움이 되는 객관적이고 진단적인 소견은 균일하지 않은(nonuniform) 수초탈락신경의 전형적인 패턴으로서, 이런 패턴이 없으면 CIDP로 진단할 수 없다. 이 질환에서의 전형적인 신경전도검사 소견은 현저하게 느린 NCV와 전도차단 및 분산현상의 심한 분절수초탈락(segmental demyelination)이다. 비정상 신경전도 소견은 미만성(diffuse)으로서 신경 먼쪽분절과 몸쪽분절에서 모두 나타나며, 신경에 따라 정도에 있어서 차이는 있지만 모든 신경들이 침범된다. CIDP에서는 보편적으로 운동신경전도에서 수초탈락의 증거를 보이는 비정상 소견이 나타난다. 감각신경전도에서도 현저한 비정상 이상 소견을 보이는데, 감각CNAP가 소실되거나 진폭 크기가 작다. F파와 H반사도 소실되거나 잠복기간이 현저하게 지연된다. GBS와 비교할 때 CIDP에서 좀더 뚜렷한 수초탈락소견이 나타난다. 이 증례는 전형적인 CIDP와는 달리 감각신경전도가 비교적 덜 침범되었는데 소수의 GBS와 CIDP 환자에서는 운동신경이 더 현저하게 침범되기도 한다. 이 환자의 침근전도검사에서 잔떨림과 PSWs는 없거나 드물게 나타나고, 근육다발수축과 HALD MUPs가 보이는 것 역시 만성 수초탈락신경병의 전형적인 소견이었다.

표 9.7 GBS과 CIDP의 비교

Features	GBS	CIDP
Onset	Acute: maximum deficit < 4 weeks	Subacute; maximum debit in 1–12 mo
Antecedent infection	Present in 70%	Absent
Cranial nerve deficit	Facial palsy common	Rare
Respiratory muscle	Commonly involved	Rare
Nerve conduction study	Markedly slow in 50% of cases Mildly slow in 42% of cases	Markedly slow
Relapse	Rare	Common
Response to steroids	None	Yes
Plasma exchange, IVIg	Effective	Effective

CIDP는 AIDS 환자에서 먼쪽감각축돌기신경병증(distal sensory axonal neuropathy) 다음, 두 번째로 흔히 나타나는 신경병증이다[Dalakas 1988]. 말초신경병증은 AIDS 환자에서 가장 흔한 신경과 증상 중의 하나이다. AIDS 감염 전체 과정에 걸쳐서 환자의 약 20%까지 말초신경병증이 발생하는데, 여기에는 (1) 가장 흔하게 나타나는 주로 감각신경을 침범한 감각신경병증, (2) 급성 혹은 만성 염증수초탈락신경병증, (3) 혈관염에 의한 다발홑신경병증(mononeuritis multiplex), 그리고 (4) CMV 감염에 의한 허리엉치 여러신경뿌리병증(lumbosacral polyradiculopathy)의 4가지 유형이 있다. 먼쪽동통감각신경병증(distal painful sensory neuropathy)은 보통 AIDS 말기 환자에서 나타나는 축돌기신경병증이다. AIDS에서의 염증신경병증에서는 전형적인 GBS와 CIDP와는 달리 뇌척수액 세포증가증(pleocytosis)이 보편적으로 나타난다. AIDS 염증신경병증은 보통 AIDS 초기에 나타나는데, 다른 전형적인 염증신경병증과 마찬가지로 면역치료에 좋은 반응을 보인다.

새김말

1. GBS와 CIDP에서 가장 큰 차이점은 최대로 악화될 때까지의 질병 기간으로서 CIDP는 4주 이상이고 GBS은 4주 이내이다. AIDS 환자에서의 CIDP는 CSF 세포증가증(pleocytosis)이 나타난다는 점에서 전형적인 CIDP와 다르다.
2. CIDP의 신경전도검사에서는 현저하게 느린 NCV와 비정상 시간분산 및 전도차단의 전형적인 후천 수초탈락신경병 소견을 보인다.

참고문헌

1. Oh SJ. Subacute demyelinating polyneuropathy responding to corticosteroid treatment. *Arch Neurol* 1978;35:519~516.
2. Dalakas MC, Pezeschkpour G. Neuromuscular diseases associated with human immunodeficiency virus infection. *Ann Neurol* 1988;23(suppl):S38~S48.

증례 3 신경성식욕부진의 가능성을 동반한 19세 여자의 아급성 신경병증

증례보고 19세 여자가 Guillain-Barre 증후군의 진단으로 야간 응급실을 통해 UAB 병원에 입원하였다. 환자는 최근 5개월 동안 두 차례 짧은 기간의 메스꺼움과 구토 때문에 위장관염(gastroenteritis)으로 생각하고 지역병원에 입원하였다. 병원에서의 치료로 증상은 호전되었지만, 그 후 환자는 식욕부진 때문에 몸무게가 감소되었다. 신경성식욕부진(anorexia nervosa)으로 진단하고 이를 치료하기 위해 다른 병원 정신과로 전원 되어서 여러 가지 정신과 약물을 복용하였는데, 입원 일주일 후부터 다리에 근력약화가 나타나서 병실에서 여러 번 넘어졌다고 한다. 입원도중 이유는 모르지만 골수검사도 시행되었다. 환자의 의붓어머니는 환자와 같이 병실에 있는 것이 허용하지 않는 병원의 방침을 받아들일 수 없어 의사의 권유를 거절하고 내원 당일 환자를 데리고 한밤중에 UAB 응급실을 방문하였다.

신경학적 비정상 소견은 다음과 같다. MRC 근력검사 4- 손꽉쥐기(hand grip), 몸쪽다리와 볼기근육(proximal leg and gluteal muscles); 3- 뒤넙다리근육(hamstrings), 앞정강근육, 종아리근육(peroneus muslces); 손과 발에서 양말-장갑분포의 감각장애(dysthesia) 및 발가락의 진동(vibration)과 위치(position) 감각소실, 손가락과 발목에서 중등도의 감각장애; 경도의 앞정강근육 위축; 깊은힘줄반사(DTRs)의 소실이 관찰되었고, 환자는 걸을 때 발처짐(foot drop)이 있었다.

증례분석 신경과 당직 전공의는 위장관병 이후 3주 동안 진행하는 신경병증이라는 것 때문에 Guillain-Barre 증후군으로 생각하고 병원에 입원시켰다. 입원 당일 야간에 시행한 CSF 검사는 정상이었고 CSF 단백치도 32 mg/dL이어서 일반적인 GBS와는 달랐다. 또한 GBS에서는 보통 위장관 증상이 신경병증이 나타나기 전 4주 이내에 있지만, 이 환자에서는 지난 5개월 사이에 2회 위장관 증상이 있었다. GBS에서는 림프종이 의심되는 경우가 아니라면 골수검사를 시행하지 않기 때문에, 이 환자에서는 신경병증의 다른 원인을 찾아야만 한다.

검사 계획
1. 신경전도검사: 신경병증의 확인과 비정상 소견의 성격을 규명하기 위한 검사.
2. 침근전도검사: 탈신경 진행(denervation process)을 확인하기 위한 검사.

3. 다른 검사: 상세한 의학적 진찰(medical examination)과 신경병증에 대한 완전한 검사(complete workups).

전기생리검사와 소견

신경전도검사 소견(표 9.8; 그림 9.4)

1. 종아리신경(peroneal nerve)과 뒤정강신경(posterior tibial nerve)에서 작은 CMAPs 진폭.
2. 모든 감각 신경에서 감각CNAP의 소실.
3. 정중신경과 자신경의 혼합신경전도의 팔꿈치아래 분절에서 CNAP 진폭의 저하 또는 소실.
4. 검사한 대부분의 운동신경에서 경미하게 느린 NCV와 말단잠복기의 경미한 지연.
5. 정중신경과 자신경 F파의 경미한 잠복기 지연 그리고 종아리신경과 뒤정강신경에서의 F파 소실.

침근전도검사 소견

1. 양쪽 앞정강근육과 장딴지근육에서 현저한 잔떨림전위, 양성예파와 함께 다상(polyphasic) MUPs가 증가하고 간섭양상(interference pattern)의 감소가 관찰됨.

표 9.8 증례 3의 신경전도검사 자료

	Latent/NCV (ms/m/s)	Amplitude (mV/μV)		Latent/NCV (ms/m/s)	Amplitude (mV/μV)
	Median	**Motor N**		**Peroneal**	**Motor N**
TL	3.9	5.0	TL	6.2	0.8
E-W	43.1	5.2	FH-A	36.2	0.8
AX-E	40.4	5.5	PF-FH	38.5	
F-wave	33.5		F-wave	NP	
	Ulnar	**Motor N**		**Post Tibial**	**Motor N**
TL	2.7	10.2	TL	3.2	0.5
BE-W	47.3	10.5	PF-A	32.0	0.5
AX-AE	52.4	10.6			
F-wave	34.2		F-wave	NP	
	Median	**Sens/Mixed N**		**Sural**	**Sens N**
F-W	NP		MC-A	NP	
W-E	NP				
E-AX	46.0	20			
	Ulnar	**Sens/Mixed N**		**Plantar**	**Sens N**
F-W	NP		Medial	NP	
W-E	38.6	5	Lateral		
E-AX	44.7	20			
	Super Radial	**Sens N**			
W-F	NP				

키: 155 cm.

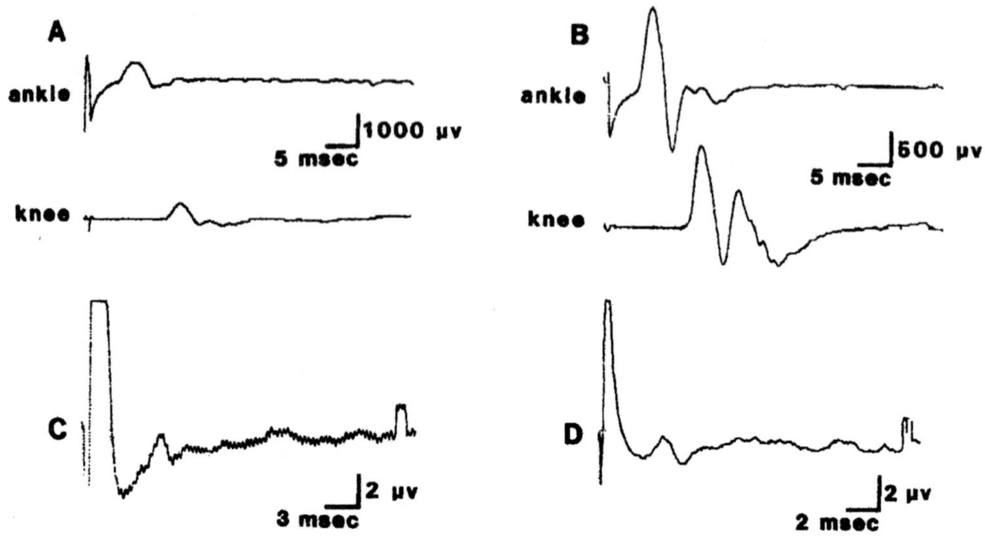

그림 9.4 비소신경병증(arsenic neuropathy)에서의 운동과 감각신경전도. A. 종아리신경에서의 CMAP 진폭이 현저하게 작고 말단잠복기의 지연과 운동NCV의 느림은 경미하다. B. 2년 후 호전된 종아리신경의 CMAP 진폭. C. 정중신경 손가락-손목 분절에서 관찰된 현저하게 작은 CNAP 진폭과 약간 느린 감각NCV(34.3 m/s). D. 자신경 손가락-손목 분절에서의 작은 CNAP와 약간 느린 감각NCV(33.3 m/s). C와 D는 2년 전 소실되었던 CNAP가 호전된 것을 나타낸 그림이다.

전기생리검사 결과의 해석 주로 감각신경전도 장애를 보이는 급성축돌기신경병증.

기타 검사 소견 24시간 소변검사에서 비소치가 정상보다 1.5배 증가되었고 손톱과 음모(pubic hair)에서도 비소치의 증가가 있었다.

최종 진단 비소여러신경병증(arsenic polyneuropathy).

치료와 경과 신경과 주치의가 아침 회진 도중 환자의 손톱을 진찰하면서 Mee선(Mee's line)을 발견하여 비소신경병증을 의심하게 되었다. 24시간 소변검사와 손톱, 모발검사로 비소신경병증을 확인하였는데, 그 후 환자는 2년 동안 서서히 회복되었다. 경찰은 환자의 의붓어머니를 용의자로 의심하고 수사한 결과 이전에도 두 명의 남편을 독살한 전과가 드러났다. 사실 이 의붓어머니는 다른 병원에서 이 환자에게 두 차례 "약물"을 주사하였다고 하며, 1년 전에 사망한 환자의 아버지와 그 전 첫 남편도 비소중독으로 밝혀져서 살인죄로 처벌받았다.

설 명 우리 환자는 비소신경병증의 전형적인 임상양상(아급성혼합감각운동여러신경병증)을 보였다. 비소중독의 다른 신체 증상으로는 심한 위장관장애 병력, 다발장기부전(multiple organ failure), 피부변화(dermatologic lesion) 그리고 Mee's line 등이 있다. 비소에 의한 여러신경병증의 진단에 있어서 가장 도움이 되는 소견은 손톱과 발톱에서 나타나는

Mee's line으로서 약 80%의 환자에서 관찰된다[Jenkins 1966]. Mee's line은 중독 4~6주 후에 나타나기 때문에 신경병증 초기에는 보이지 않을 수 있다. 미국에서의 비소신경병증은 우리 환자처럼 살인목적인 경우가 가장 많은데 급성기에는 24시간 소변검사로, 만성기에는 손톱, 발톱, 그리고 모발 분석으로 비소중독을 확인할 수 있다.

가장 뚜렷한 전기생리소견은 현저한 비정상 감각 및 혼합신경전도 소견으로서 중등도의 비정상 운동신경전도 소견이 동반된다[Oh 1991]. 거의 대부분 증례에서 CNAP가 검출되지 않는데, 이 소견은 신경병증의 초기는 물론 회복기에서도 보인다. 우리 증례 중 한 명에서는 노출 9년 후에도 비정상 감각신경전도 소견을 보였다. 우리는 이것이 비소신경병증의 특징으로서 감각신경을 더 심하게 침범하기 때문이라고 믿고 있다. 감각신경전도에서의 현저한 비정상 소견에 비해서 운동신경전도의 이상은 중등도인데, 가장 뚜렷한 변화는 축돌기신경병증의 전형적인 소견인 CMAP 진폭의 감소와 약간 느린 NCV이다. 침근전도검사 역시 전형적인 축돌기신경병증을 보이는데, 이 전기생리학적 비정상 소견은 장딴지신경 조직검사에서 관찰되는 현저한 축돌기변성과 잘 부합한다. 모든 환자의 침근전도검사에서 활동 탈신경 진행 소견이 관찰된다. 현저한 잔떨림전위와 양성예파가 정상 혹은 지속시간이 긴 MUPs와 같이 나타나면 축돌기변성을 의미한다.

다른 중금속신경병증으로는 납(lead), 탈륨(thallium), 금(gold) 그리고 백금(platinum)에 의한 신경병증이 있다. 납신경병증은 납과 관련된 일을 하는 사람들에게서 드물게 발생하는 운동여러신경병증으로서, 운동신경세포병(motor neuron disease)과 임상증상이 비슷하다. 주로 손목처짐(wrist drop)이 동반되는데 가끔 발처짐(foot drop)을 보이는 경우도 있다. 말초혈액에서는 빈혈과 호염기반점(basophilic stippling)을 보인다. 성인에서는 콩팥병증(nephropathy)이 어린아이에서는 뇌병증(encephalopathy)이 나타나기도 한다. 동물에서 납신경병증은 분절수초탈락의 전통적인 실례로 간주되지만, 사람에서는 주로 축돌기변성이 나타난다. 탈륨신경병증은 주로 감각신경병증인데, 이 경우에서도 비소신경병증처럼 각화과다증(hyperkeratosis)과 Mee's line이 나타날 수 있다. 탈륨중독증의 대표적인 특징은 탈모증(alopecia)인데, 탈륨에 중독된 2~4주까지는 거의 나타나지 않는다. 탈륨신경병증은 축돌기변성에 의한 여러신경병증이 확실하다. 금염(gold salt)은 가끔 류마티스관절염의 치료약으로 사용되는데, 금신경병증(gold neuropathy)은 금치료(gold therapy)의 드문 합병증으로 나타난다. 주로 감각신경을 침범하며 축돌기변성이 더 현저한 병리 소견이다. 드물게 금치료와 관련된 전신 근육잔떨림증후군(generalized myokymia syndrome)이 보고되었는데, 이 증후군에서는 운동 및 감각신경전도는 정상이고 침근전도검사에서 전형적인 근육잔떨림방전(myokymic discharges)을 보인다. 암 치료에 사용하는 시스플라틴(cisplatin)은 백금을 포함하고 있는 항암치료제인데, 이 약물의 흔한 합병증이 감각신경병증이다. 이 신경병증은 약물 투여량과 관계(dose dependent)가 있으며 NCS에서 뚜렷하게 신경병증 패턴을 보인다.

새김말 **1.** Mee's line은 비소신경병증의 특징이지만 탈륨신경병증에서도 나타난다. 탈륨신경병증의 또 다른 특징은 탈모증이다.

2. 비소신경병증에서 가장 뚜렷한 신경생리검사 소견은 감각 및 혼합신경전도검사에서의 현저한 비정상 소견과 중등도의 운동신경전도 비정상 소견이다.

참고문헌

1. Oh SJ. Electrophysiological profile in arsenic neurpathy. *J Neurol Neurosurg Psychiatry* 1991;54:1103~1105.
2. Jenkins R. Inorganic arsenic and the nervous system. *Brain* 1966;89:479~498.

증례 4 유전신경병 초기 증상으로서의 손떨림

증례보고 현재 25세인 여자 환자는 14세 때 처음 손과 발이 떨리는 것을 알게 되었다. 환자의 발달과정(developmental history)은 정상이었다. 18세부터는 떨림(tremor)이 더 심해지고 엄지발가락과 종아리근육에서 경련(cramp)도 나타나기 시작하였다. 일년 전부터 발가락 감각이 둔해지고 양쪽 다리에서 근력약화가 나타났는데, 특히 발목등쪽굽힘근육(ankle dorsiflexors)이 뚜렷하게 약해졌다. 환자는 지난 2년 동안 두 번 발에서 뼈돌기를 제거하는 수술을 받았다. 떨림 증상은 스트레스를 받거나 글을 쓰려고 할 때 심해지는 경향이었다. 가족력에서 그녀의 어머니가 "갈퀴손(claw hand)"과 발 근력약화를 보이는 장애인이었고 이모도 비슷한 증상이 있는 것 같다고 하며, 22세인 남동생도 발에서 떨림과 근력약화가 있었다. 신경학적 검사에서의 비정상 소견은 손내재근육(intrinsic hand muscles)의 위축; 망치발가락(hammer toes)을 보이지 않는 휜발(pes cavus); MRC 근력검사 4- 앞정강근육, 종아리근육(peroneus muscles), 뒤정강근육; 무릎과 발목 깊은힘줄반사(DTRs)의 소실; 종아리와 아래팔 중간보다 먼쪽 바늘찌름(pin-prick)감각의 저하; 손을 펼 때 작은 떨림(fine tremor) 등이었다. 진동과 위치감각은 정상이었고 두꺼운 신경이 만져지지도 않았다.

증례분석 이 환자의 신경병증은 본태떨림(essential tremor)이 초기 증상으로 나타났다는 점이 흥미롭다. 신경병증이 있으면서 본태떨림을 보이고 있다는 것은 유전성이건 후천성이건 모두 수초탈락신경병 때문이다. 이 환자에서는 본태떨림 다음에 다리 근력약화가 나타났는데, 진찰에서 만성신경병증의 전형적인 소견(휜발과 다리에서의 근력약화)이 있었다. 뚜렷한 가족력은 이 환자의 신경병증이 유전이라는 것을 명확하게 나타내었고, 휜발과 상염색체 우성의 가족력은 HMSN(CMT)을 강력하게 시사한다. 우리는 본태떨림이 뚜렷한 점 때문에 HMSN type 1(hypertrophic type CMT 또는 CMT 1)의 Roussy-Levy 증후군으로 생각하였으며, 본태떨림은 HMSN type 2(neuronal type of CMT 또는 CMT 2)에서는 나타되지 않는다.

검사계획 **1.** 신경전도검사: 말초신경병을 확인하고 그 성격을 명확하게 하기 위한 검사.

2. 침근전도검사: 신경병이 축돌기형인지 혹은 수초탈락형인지 알기 위한 검사.
3. 기타 검사: HMSN type 1을 확인하기 위한 신경조직 검사. 이 환자의 신경병증이 유전질환인지 확인하기 위해 다른 가족 한 명을 검사할 것.

전기생리검사와 소견

NCS 소견(표 9.9; 그림 9.5)

1. 검사한 대부분 신경에서 감각 및 복합CNAPs의 소실.
2. 정중신경과 자신경에서 현저하게 느린 감각 및 복합NCV.
3. 모든 검사신경 모든 분절에서 현저하게 지연된 말단잠복기와 아주 느린 운동NCV.
4. 전도차단이나 분산현상은 어떤 신경에서도 관찰 안됨.
5. 자신경, 종아리신경 및 뒤정강신경에서 작은 CMAP 진폭.
6. 소실되었거나 잠복기가 현저하게 지연된 F파.

오른쪽 앞정강근육과 장딴지근육에서의 침근전도검사 자료

1. 두 근육 모두에서 근육다발수축(fasciculation)과 분리활동(discrete activity)이 관찰됨.
2. 많은 HALD MUPs(진폭, 1~7 K: 지속시간, 8~25 ms)가 정상 MUPs와 혼합되어 나타남.
3. MUPs의 빠른 발화(Rapid firing MUPs); 두 근육에서 모두 최대로 근육을 수축할 때

표 9.9 증례 4의 신경전도 자료

	Latent/NCV (ms/m/s)	Amplitude (mV/μV)		Latent/NCV (ms/m/s)	Amplitude (mV/μV)
	Median	**Motor N**		**Peroneal**	**Motor N**
TL	9.8	8.4	TL	9.9	0.5
E-W	24.2	7.6	FH-A	14.3	0.4
AX-E	38.4	7.4	PF-FH	21.6	0.4
F-wave	48.2		F-wave	NP	
	Ulnar	**Motor N**		**Post Tibial**	**Motor N**
TL	5.1	2.2	TL	11.9	1.2
BE-W	20.3	2.2	PF-A	15.6	1.1
AE-BE	24.2	2.2			
AX-AE	29.4	2.2			
F-wave	56.5		F-wave	NP	
	Median	**Sens/Mixed N**		**Sural**	**Sens N**
F-W	16.7	2.2	MC-A	NP	
W-E	NP				
E-AX	NP				
	Ulnar	**Sens/Mixed N**		**Plantar**	**Sens N**
F-W	NP	6.4	Medial		
W-E	21.9	3.2	Lateral		
E-AX	NP				

키: 165.5 cm.

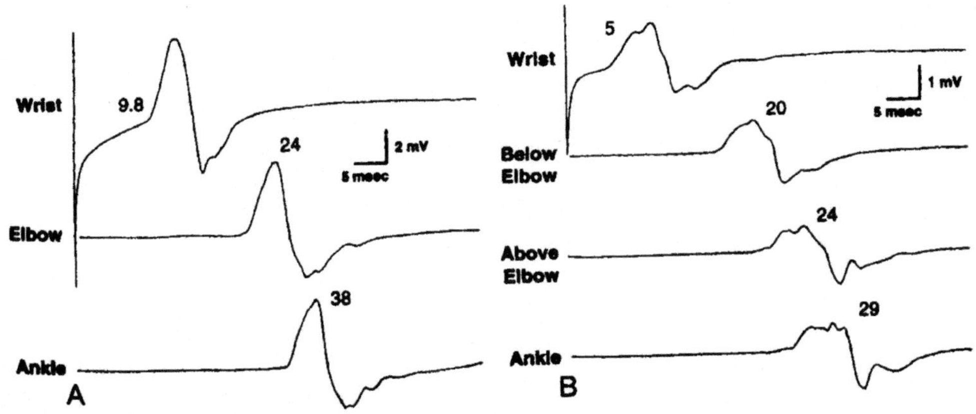

그림 9.5 HMSN type 1의 전형적인 "균일하게 느린(uniform slowing)" NCV. 1. 전도차단과 비정상 시간분산은 없음. A. 정중신경: 분절간 NCVs가 "균일하지 않게 느림(not uniformly slow)." B. 자신경: 분절간 NCVs가 "균일하게 느림(uniformly slow)". 각 그림 왼쪽 숫자는 말단잠복기의 ms 단위이고 오른쪽 숫자는 NCVs를 나타냄.

분리활동(discrete activity; 평균진폭, 5 mV)을 보임.

전기생리검사 결과의 해석 HMSN type 1(CMT 1A)의 전형적인 양상인 균일한 수초탈락운동감각 여러 신경병.

가타 검사 소견 신경조직검사에서 양파망울형성(onion-bulb formation)을 보이는 비대신경병(hypertrophic neuropathy)이 나타남.

최종 진단 HMSN type 1(CMT 1A); Roussey-Levy 증후군.

치료와 경과 다른 가족 두 명을 평가할 수 있었는데 둘 다 균일한 수초탈락 신경병을 동반한 HMSN type 1 소견을 보였기 때문에, 이 신경병증이 유전 성격의 질환임을 확인하였다. 10년 이상 추적 관찰한 결과 양쪽 다리의 근력약화와 떨림증상은 더 이상 특별히 악화되지 않았고, 떨림 증상은 인데랄(propranolol)과 바리움(diazepam)으로 잘 조절되었다.

설 명 Charcot-Marie-Tooth(CMT)병은 가장 흔한 유전신경병증이다. 이 병은 상염색체 우성으로 유전되고 휜발(pes cavus; high arched foot)과 발과 다리근육의 현저한 위축이 특징적으로 나타나서 결국 "황새다리(stork-leg)" 또는 "뒤집어진 샴페인병 다리(inverted champagne bottle leg)"로 표현되는 특징적인 다리 형태를 보인다. 근력약화가 주로 정강근육군(peroneal muscle group)에서 현저하기 때문에, 이 병을 다른 말로 "정강근육위축증(peroneal muscular atrophy)"이라고도 한다. CMT병은 서서히 진행한다.

CMT병은 비대성(양파망울형성)과 신경세포성의 두 가지 유형으로 분류된다. 각 환자의 유형 분류에 있어서 임상적으로는 비록 정확하게 분류할 수 없더라도 NCS는 결정적으로 도움이 된다. 정중신경 운동NCV에서 40 m/s라는 전달속도는 큰 의미를 가진 숫자(magic number)로서 비대형(hypertrophic) < 40 m/s, 신경세포형(neuronal) > 40 m/s이다. NCV 변화의 패턴은 가족 안에서는 일정하다.

HMSN type 1(CMT type 1; hypertrophic type CMT)의 전형적인 NCS 소견은 현저하고 균일하게 느린 운동NCV와 뚜렷한 비정상 감각신경전도 소견이다. 운동NCV는 정상 범위의 60% 미만이고 평균 말단잠복기는 정상의 거의 3배이며, CNAP와 CMAP 진폭은 정상의 50% 이하이다. 운동NCV가 극단적으로 느린 경우(11.2 m/s)도 이 질환에서 보고되었다. 감각신경전도에서는 CNAP가 나타나지 않거나 감각NCV가 현저하게 느리다. 이 질환에서 NCV가 현저하게 느린 것은 신경의 양파망울형성(onion bulb formation)이라는 특징을 보이는 분절수초탈락 때문이다. HMSN type 2(CMT type 2; neuronal CMT)에서는 운동NCV가 정상이거나 거의 정상에 가깝고 감각신경전도도 정상이거나 아주 경미한 비정상 소견만 보였는데, 이런 신경전도의 변화는 신경의 축돌기변성 때문이라고 생각되고 있다.

HMSN type 1에서는 느린 NCV가 임상 진찰에서 정상이거나 증상이 아주 경미한 가족에서도 관찰되기 때문에, NCS는 임상증상이 없는 보인자를 발견하는 데 도움이 된다. 또한 느린 NCV는 임상증상이 나타나기 전부터 보이고 출생할 때부터 관찰될 수 있기 때문에 발병 전의 선별검사(preclinical screening test)로서도 가치가 있다. 그러나 초기 어린아이 때는 NCV가 정상이었다가 시간이 지나면서 비정상으로 변하는 경우도 있다. 잠재적으로 이 병을 가진 어린아이를 발견하는 데 가장 적당한 나이는 여러 연구에서 3～5세라고 의견이 일치(consensus)되고 있다. 따라서 5세 이후 운동NCV가 정상이라면 HMSN type 1의 가능성을 안전하게 배제할 수 있다.

후천적인 만성수초탈락신경병증과 HMSN type 1을 감별하기 위한 많은 노력이 있었다. 이 감별의 중요성은 후천만성수초탈락신경병증 환자에서는 스테로이드 치료나 면역억제요법에 반응을 보이기 때문인데, 신경전도검사로 이 감별이 가능하다. HMSN type 1(특히 CMT1A)에서는 신경전도속도가 모든 신경 모든 분절에서 균일하게 느리고 신경차단(nerve block)이 보이지 않는 데 비해서 후천만성수초탈락신경병증에서는 특징적으로 신경전도가 다초점(multifocal)으로 느려지고 신경차단이 나타난다. 그러나 이 견해가 일반적으로 옳기는 하지만 HMSN type 1에서 드물게 예외가 있으며, 또한 드물지만 후천적인 CIDP에서도 균일하게 NCV가 느려진다는 연구보고가 있어서 항상 정확한 것은 아니다.

Roussy-Levy 증후군은 (1) 가족력, (2) 흔한 조막발(clubfoot), (3) 먼쪽 팔다리근육에서의 근력약화와 경미한 근육위축, (4) 약간 저하된 먼쪽 감각기능 등의 소견으로 보아서는 CMT와 유사하다. CMT와의 차이점은 손에서 휴식떨림(static tremor)이 있다는 것뿐이다. Dick과 Lambert(1968)는 Roussy-Levy 증후군을 type 1 HMSN으로 분류하였는데, 그 이유는 이 증후군이 CMT에 본태떨림(essential tremor)이 더해진 것 외에는 별 의미가 없다고 생각하였기 때문이었다. 신경조직검사에서는 비대신경병(많은 양파

표 9.10 CMT1A와 HNPP의 비교

	CMT1A	HNPP
Clinical features	Slowly progressive symmetrical polyneuropathy, pes cavus with hammer toes	Recurrent mononeuropathy or plexopathy; asymmetrical
Antecedent events	None	Minor nerve compression or trauma
NCS	Uniform demyelinating neuropathy with markedly slow NCV	Non-uniform demyelinating neuropathy with conduction block and dispersion phenomenon
Nerve biopsy findings	Onion bulb formation	Tomacula
Inheritance	Autosomal dominance	Autosomal dominance
Genetic marker	Duplication of 17p11.2-p12	Deletion in 17p11.2-p12

망울형성) 소견을 보였는데, 이런 경우 운동NCV가 현저하게 느리다고 보고되었다. 우리는 이 질병을 가진 환자의 대부분에서 감각 및 혼합CNAP가 검출되지 않는다는 것을 발견하였다.

최근 CMT병의 유전이질성(genetic heterogeneity)에 대한 연구들이 많다. 예로 HMSN type 1은 현재 세 가지 유형으로 분류한다(CMT1A, CMT1B, CMT1C). CMT1A는 HMSN type 1의 가장 흔한 형태로서 17p11.2-p1.12의 1.5-Mb 복제가 유전자 결함으로 알려졌는데 이 부위는 HNPP 환자에서 보이는 DNA 결손과 같은 자리이다(표 9.10). CMT1A 복제는 CMT1 환자의 70% 이상에서 확인되는데, 이 높은 빈도는 CMT1A 복제가 생물학적 표식자(biological marker)로서 분자검사(molecular tests)가 유전적이거나, 원인을 모르는 산발적인 말초신경병증(sporadic peripheral neuropathy) 환자에서 유용하다는 것을 보여준다. 또한 이 검사는 CMT1A에서 출생하기 전이나 증상이 나타나기 전에 진단하고 보인자를 찾아내기 위해서도 이용될 수 있다.

새김말

1. 균일한 수초탈락신경병 패턴이 CMT1A의 전형적인 신경전도 소견이다.
2. CMT1A 복제검사가 CMT1A의 생물학적 표식자이다. 따라서 이 검사는 증상이 있는 CMT1A에서는 물론, 출생하기 전(prenatal)이나 증상이 나타나기 전(preclinical)의 진단을 위해서도 사용할 수 있다.

참고 문헌

1. Kuku DA, Parry GJ, Malamut R, Lupski JR, Ggaricia CA. Uniform slowing of conduction velocities in Charcot-Marie-Tooth polyneuropathy type 1. *Neurology* 1993;43:2664~2667.
2. Murakami T, Garcoa CA, Teiter LT, Lupski JR. Charcot-Marie-Tooth disease and related inherited neuropathy. *Medicine* 1996;75:233~250.

제 10 장

역자: 하정상
(영남의대 신경과)

앞뿔세포질환

운동신경세포병(motor neuron disease; MND)이란 앞뿔세포와 피라미드로의 병변에 의해 발생하는 다양한 종류의 질환들을 말한다. 따라서 MND의 특징적 징후는 감각계나 소뇌의 기능장애는 없이 단지 근력저하와 근육위축만 나타나는 것이다. MND는 병변의 부위에 따라 첫째 앞뿔세포(anterior horn cell)와 피라미드로(pyramidal tracts)를 침범하는 복합적인 질환 양상을 띠는 근육위축가쪽경화증(amyotrophic lateral sclerosis; ALS)과, 둘째 앞뿔세포만 침범하는 진행- 또는 척수근육위축(progressive or spinal muscular atrophy; PMA, SMA), 그리고 셋째 양측 피라미드로의 병변에 의한 원발가쪽경화증(primary lateral sclerosis; PLS)으로 구분된다.

근육위축가쪽경화증(Amyotrophic lateral sclerosis; ALS)

미국에서 루게릭병(Lou Gehrig's disease)으로 더 알려진 ALS는 MND의 가장 흔한 형태이다. 이것은 비대칭적인 근력약화와 근육위축을 보이는 노인들에게 주로 생기는 병으로, 초기에는 손의 근육에서 가장 흔히 나타난다. 이 병은 서서히 진행하지만 사정없이 진행해서 몇 달 또는 몇 년 안에 다른 팔다리와 숨뇌의 근육에까지 퍼진다. MND의 한 유형인 이 병에서 의사를 찾는 주 원인은 전통적으로 통증이 없는 근력약화 때문이다. 중요한 탈락징후(negative signs)로서 통증이나 감각장애 그리고 조임근(sphincter)이나 눈근육을 침범하는 증상 등은 전혀 없어야 한다. 그러나 환자는 드물지 않게 운동할 때의 근육경련을 호소한다.

일반적으로 발병 5년 이내에 환자의 80%가 죽지만 일부 환자는 발병 후 10년 이상 살 수 있다. 나는 환자에게 이 병의 자연경과(natural course)에 대해서 이야기할 때 주로 후자의 경우를 강조하면서 희망을 주려고 한다.

ALS가 아래 그리고 위 운동신경세포(lower and upper motor neurons; LMN, UMN)를 둘 다 침범하기 때문에, 환자는 반드시 복합적인 위-아래 운동신경세포(UMN and LMN)의 징후를 보여야 한다. 생존하는 앞뿔세포와 그것의 축돌기(axon)들의 자극

(irritation)에 의한 근육다발수축(fasciculation)은 ALS의 가장 특징적인 징후로서 일찍 나타나지만, 신경이 모두 탈락한 근육에서는 사라진다. ALS는 광범위한 근육다발수축으로 근육병증이나 말초신경병증과 감별된다. 따라서 임상적으로나 또는 근전도검사에서 근육다발수축의 증거가 없으면 ALS를 진단하는 것이 매우 어렵다. ALS의 또다른 특징적인 징후는 아래운동신경세포병변으로 인한 뚜렷한 근력약화감과 근육위축이 있는데도 불구하고, 반사(reflexes)가 항진되는 것이다. 그러나 이 조합은 목척추굳음척수병(cervical spondylotic myelopathy; CSM)의 팔에서도 관찰된다. 비록 ALS에서는 UMN 징후가 흔하지만 바빈스키징후는 50%에서만 관찰되는데, 이것은 긴엄지발가락폄근육(extensor hallucis longus muscles)의 근력약화 때문에 나타난다. ALS를 진단할 수 있는 또다른 징후는 숨뇌의 LMN과 UMN 침범으로 인하여 생기는 강직발음곤란("spastic" dysarthria)이다. 전통적으로 숨뇌마비에서 관찰되는 콧소리(nasal phonation)와는 달리 ALS의 발음곤란은 마치 혀가 입바닥에 단단하게 붙어 있는 것처럼 힘들고, 분명치 못한 목구멍소리(forced guttural slurring)를 낸다. 이것을 정확하게 기술할 수는 없기 때문에 ALS 발음곤란은 직접 들어보는 것이 가장 좋은 방법이다.

El Escorial의 ALS 진단기준은 ALS를 진단하기 위한 일정한 가이드라인을 위해서 1994년에 만들어졌고 2000년에 수정되었다[1,2]. El Escorial 진단기준에 의하면 중추와 말초신경계는 숨뇌, 목, 가슴 그리고 허리엉치의 4부위로 나누고 ALS 진단은 다음 3가지 조건을 만족하여야 한다. (1) 6개월 이상 질병이 악화되며(여기에서는 6개월 이상 시간 간격을 두고 2회 진찰을 해야 하지만 다른 진단 방법이 있기 때문에 드물게 적용됨), (2) 임상 혹은 전기생리검사에서의 LMN 변성 징후와 임상진찰에서의 UMN 변성 징후가 상기 4부위 중 2부위(probable ALS) 혹은 3부위(definite ALS)에서 확인되고, (3) 적절한 전기진단검사와 신경영상학적 기술로 UMN과 LMN을 침범할 수 있는 다른 질병이 없어야 한다. 때문에 전기생리검사와 MRI 검사는 ALS를 진단하는 과정에서 필수 부분이 되었다.

ALS는 계속 악화되는 성향과 효과적인 치료방법이 없다는 사실을 고려할 때 치료가능한 질병(표 10.1)을 감별하는 것이 중요하다. ALS와 비슷한 질병에는 중증근무력증

표 10.1 ALS와 유사한 질환

Diseases	Definitive Tests for Exclusion
Cervical spondylotic myelopathy	MRI, CT myelogram
Myasthenia gravis	AChR antibody, repetitive nerve stimulation test
Multifocal motor neuropathy	Conduction block in NCS, GM1 antibody
CIDP (motor form)	Demyelination in NCS, high CSF protein
Inclusion body myopathy	Muscle biopsy, needle EMG
Thyroid myopathy	Thyroid profile, needle EMG
Parathyroid myopathy	Parathyroid hormone assay, needle EMG
Tandem cervical and lumbar stenosis	MRI, CT myelogram
Lymphoma	Serum protein immunoelectrophoresis by immunofixation high CSF protein, bone marrow study
Kennedy syndrome (X-linked bulbospinal muscular atrophy)	CAG repeat in androgen receptor antibody
HTLV 1 myelopathy	HTLV 1 antibody, CSF protein
Hexosaminidase-A deficiency (adult form)	Hexosaminidase-A enzyme assay

(myasthenia gravis; MG), 포함체근육병증(inclusion body myopathy; IBM), 목신경뿌리병증(cervical radiculopathy) 혹은 목척추굳음척수병증(cervical spondylotic myelopathy), 허리협착증(lumbar stenosis), 다초점운동신경병증(multifocal motor neuropathy; MMN), 만성염증수초탈락여러신경병증(chronic inflammatory demyelinating polyneuropathy; CIDP), 갑상샘기능항진 혹은 부갑상샘근육병증(hyperthyroid or parathyroid myopathy), 신생물딸림운동신경계증후군(paraneoplastic MNS syndrome), hexosaminidase-A 결핍(어른형) 등이 포함된다.

진행(척수)근육위축증 (Progressive[spinal] muscular atrophy; PMA, SMA)

진행근육위축증(progressive muscular atrophy; PMA)은 LMN을 침범하는 MND의 한 형태로서 전체의 약 8%를 차지하는데, 여기에는 어떤 UMN 징후도 있어서는 안 된다. PMA는 남자에게서 조금 더 많으며 ALS의 평균 나이보다 일찍 발병하는데 ALS와는 달리 숨뇌나 호흡기 침범은 드물다. ALS와 가장 중요한 차이점은 진행 속도가 느리다는 사실로서 PMA 환자의 대부분은 팔다리의 근력약화가 서서히 나빠지면서 장기간(many years) 생존한다.

이 병의 진단에서는 다음의 임상적으로 중요한 점 두 가지를 기억해야 한다. (1) 순수한 LMN 증상은 ALS의 초기 증상일 수 있는데, UMN 징후가 나타나고 빠르게 진행하는 것이 ALS를 예고하는 징후이다. 어떤 연구에서는 ALS 환자 중 20%에서 초기 증상으로 LMN 증상이 나타난다고 하였다. (2) PMA는 임상적으로 ALS보다 MMN, IBM, hexosaminidase-A 결핍과 같은 질병과 더 유사하기 때문에, PMA의 진단을 위해서는 질병들을 반드시 배제하여야 한다. 이런 관계로 전기진단검사는 다른 질병을 감별하기 위한 열쇠와 같은 검사이다. PMA는 가족력이 없다는 점이 어른에서 발병하는(adult-onset) 척수근육위축증(SMA)과 다르다는 것 외에는 차이가 없다.

진행숨뇌마비

진행숨뇌마비(progressive bulbar palsy; PBP)는 MND의 분리된 유형이라기보다 보통 ALS의 초기 증상으로 나타나는데, 어떤 연구에서는 ALS 환자의 15%에서 발생한다고 하였다. 초기증상으로 숨뇌마비만 있을 경우 일부 환자에서는 임상적으로나 전기생리검사는 물론 근육생검에서조차 팔다리의 근육 침범이 확인되지 않아서 ALS를 확진하는 것이 불가능하다. 이런 경우 ALS를 확진할 때까지 PBP가 독립적인 진단일 수가 있다. 임상적으로 PBP의 특징은 거짓숨뇌마비(pseudobulbar palsy)와 숨뇌마비의 조합인데,

앞서 기술한 ALS 환자의 전형적인 발음곤란이 중요한 증상과 징후이다. 입내밀기반사(snout reflex), 턱반사(jaw jerk), 구역반사(gag reflex)의 항진이 UMN 증후를 확인할 수 있는 소견이다. 언어장애 다음에는 항상 삼킴곤란(swallowing)이 뒤따르게 되기 때문에, 빈번한 숨막힘(choking)과 입에서 침을 처리하기가 어렵게 된다. 흡인성폐렴과 체중감소의 위험 때문에 경피위절개수술(percutaneous gastrostomy)과 조기 기관절개술(tracheostomy)이 PBP에서 생명을 유지하는 장치가 된다. 숨뇌마비는 사지에서 시작된 ALS와 비교해서 생존기간이 더 짧기 때문에 일반적으로 예후가 나쁜 징후로 여겨진다. PBP로 확진하기 위해서는 진행핵상마비(progressive supranuclear palsy)나 양측 다발경색혈관질환을 배제하기 위해서 뇌 MRI 검사를 필수적으로 시행하여야 한다. 이 질환에서는 뇌신경이 지배하는 근육들의 침근전도검사가 필수적이며, 또한 근전도검사로 팔다리 근육의 침범을 확인할 필요가 있다.

원발가쪽경화증

원발가쪽경화증(primary lateral sclerosis; PLS)은 순수하게 UMN 증상만 보이는 MND의 극단적인 한 유형으로서, 근전도검사나 임상적으로 어떤 LMN 증상도 나타나서는 안 된다. PLS는 전형적으로 서서히 진행하며 다른 긴길징후(long tract sign)가 없이 UMN 증상과 징후만 나타나는 것이 특징이다. Swash(1999)는 PLS의 진단조건 중 하나로서 3년 이상의 유병기간을 권유하였다. 많은 중추신경계질환에서는 발병 초기에 피라미드로만 침범하기 때문에 PLS를 진단하기 위해서는 반드시 이런 질병들을 배제하여야 한다. 또한 일부 ALS 환자에서는 처음에 강직하반신마비(spastic paraplegia)와 같은 피라미드로 증상이 나타나는 사실을 기억하는 것이 중요하다. 이런 경우에는 침근전도검사를 첫 검진에서는 물론 질병 경과 도중에 시행해서 LMN 징후를 확인하는 것이 ALS의 확진에 있어서 필수적이다. PLS는 서서히 진행되는 질병이지만 많은 환자들은 정상적인 평균수명을 가질 수도 있다. 이 질병에서는 (1) PLS는 다른 중추신경계질환의 초기증상일 수 있고, (2) 예후에 있어서 ALS와는 많은 차이가 있다는 두 가지 점을 기억해야 한다. 이런 면에서 볼 때 환자들은 가끔 MND와 ALS를 같은 병이라고 생각하기 때문에, 이 질병을 MND라고 얘기하는 것은 좋은 생각이 아니다.

가족성 척수근육위축증

가족성 척수근육위축증(spinal muscular atrophy; SMA)에는 다섯 가지 군이 있다는 사실은 이미 잘 알려져 있다. 이들의 임상과 검사실검사 그리고 유전학적 소견은 표 10.2에 요약되어 있다. 각 질환에 대해서는 개별 증례에서 설명할 것이다.

표 10.2 가족성 척수근육위축(Familial Spinal Muscular Atrophy)의 임상양상과 침근전도 소견

Type	Onset	Unsupported Sitting	Clinical Feature	Fasciculation	CPK	Needle EMG	Survival	Inherit	Gene Defects
Type I (infantile) (Werdnig-Hoffman)	<6 mo	Never	Generalized "frog-leg position"	±[a]	Normal	Widespread fib and PSW Common spontaneous MUP discharge Normal MUP	<18 mo	AR	Deletion in SMN gene Prenatal carrier detection is extremely accurate
Type II (intermediate)	6–24 mo	+ in 25%	Usually generalized	+ in 33%[b]	Usually normal	Often fib and PSW Rare spontaneous MUPs Often HALD MUPs	>2 yr	AR	Deletion in SMN
Type III (juvenile) (Kugelberg-Welander)	>2–20 yr	Always	Usually proximal	+ in 50%	Often raised	Often fib, PSW, and fasciculation; HALD MUPs	Adulthood	AR	Deletion in SMN
Adult	>20 yr	Always	Usually proximal	+ +	Often raised	Often fib, PSW, and fasciculation; HALD MUPs	Adulthood	Usually AD	?
Kennedy disease	>30 yr	Always	Bulbospinal gynecomastia testicular atrophy impotence	+ + perioral/ facial tremor[a]	Usually high	Often fib, PSW, and fasciculation HALD MUPs Abnormal sensory nerve conduction	Adulthood	Sex-linked recessive	Androgen, receptor gene CAG repeat >40

[a]근육다발수축이 위축된 혀(wasted tongue)에서 나타나기도 함.
[b]손가락 떨림(미세다발근육간대경련; minipolymyoclonus)이 3예 중 한 예에서 나타남. 혀의 근육다발수축이 보이기도 함.
[c]얼굴 특히 입 주위의 근육다발수축이 이 병에서 진단적이라고 할 수 없지만 특징적으로 나타남.
AR, 보통염색체열성(autosomal recessive); AD, 보통염색체우성(autosomal dominant); SMN, survival motor neuron; CAG, nucleotide cytosin-adenine-guanine; fib, 잔떨림전위(fibrillation).

증례 1 6개월 동안의 통증없는 양쪽 팔의 근력약화

증례보고 50세 오른손잡이 여자가 5~6개월 전부터 양팔에 힘이 없어진 것을 알게 되었는데 오른쪽보다 왼쪽이 더 심하였고 무딘감이나 저린감, 그리고 통증 같은 감각증상은 호소하지 않았다. 다리, 목 또는 아래 등(low back)에서는 이상이 없다 하였고 겹보임(diplopia)이나 삼킴, 씹기곤란도 없었고 음성변화도 없었다. 증상은 6개월 동안 서서히 악화되고 있었다. 근육의 경련(cramping)이나 비정상 움직임은 없다고 하였다. 목 MRI와 목 CT 척수조영술(myelogram)은 정상이었고 척수액 단백질도 정상이었다.

신경학적 이상소견은 별로 없었다. 환자의 오른쪽 어깨세모근(deltoid muscle) 근력은 4 MRC였고 왼쪽 어깨세모근은 4−, 양쪽 위팔두갈래근은 4+였다. 반사는 위팔두갈래근에서 1+, 무릎과 발목은 3+였다. 양쪽 어깨세모근육에서 근육다발수축(fasciculation)이 관찰되었다. 근긴장도, 감각, 소뇌 기능은 정상이었고 다리 근육에서는 어떤 위축이나 근육다발수축이 관찰되지 않았다. 발바닥 반응은 굽힘 쪽이었다.

증례분석 환자는 6개월 동안의 C5와 C6 근육분절에 국한된 통증이 없는 근력약화의 병력으로 C5와 C6의 아래운동신경세포병변(lower motor neuron lesion)이 의심되었다. 양쪽 다리에서의 과다반사(hyperreflexia)와 피라미드로 징후를 함께 고려하면 C5와 C6 근육분절의 근력약화는 당연히 목척수압박(cervical cord compression)의 가능성을 떠오르게 하지만, 정상 MRI와 CT 척수조영술로 쉽게 배제되었다. 팔에 국한된 근육병증도 확실히 가능성은 있지만, 일반적으로 근육병증의 경우에는 다리이음(pelvic girdle) 근육도 같이 침범된다. MMN나 국소적으로 발현된 MND도 감별해야만 한다.

검사계획

1. 신경전도검사(NCS): 만성염증수초탈락여러신경병증(chronic demyelinating neuropathy)과 다초점운동신경병증(mulitifocal motor neuropathy)을 감별하기 위한 검사.
2. 침근전도검사: 탈신경 과정을 확인하기 위한 검사. 다리 근육도 반드시 포함해야 한다.
3. 기타 검사: CPK와 근육 생검: 근육병증이나 혹은 ALS와 유사한 다른 질환을 감별하기 위한 검사.

전기생리검사와 소견

신경전도검사 소견

1. 양쪽 정중신경과 왼쪽 자신경에서 작은 복합근육활동전위(CMAP) 진폭.

2. 양쪽 정중신경의 일부 구간에서 조금 느려진 운동신경전도속도(NCV)와 말단잠복기의 지연.

3. 오른쪽 종아리신경에서 작은 CMAP 진폭.

4. 검사한 모든 신경의 감각과 혼합신경NCS는 정상.

침근전도검사 소견(표 10.3과 그림 10.1)

1. 양쪽 팔의 거의 모든 검사한 근육에서 삽입활동(insertion activity) 증가, 잔떨림전위(fibrillation)와 근육다발수축(fasciculation).

표 10.3 증례 1의 침근전도검사 자료

Muscle	Root	Nerve	Insertion Activity	Spontaneous Potentials: Fib	PSW	Fasc	Myotonia CRD
Lt C6–8	C6-8		+	+	+	+	−
Deltoids	C5,6	Axillary	+	+	+ + +	+	−
Biceps	C6,7	Musc cut	+	+	+ +	+	−
FDI	C7, T1	Ulnar	+	+ +	+ +	+ +	−
Rt Deltoids	C5,6	Axillary	+	+	+ +	+	−
Biceps	C6,7	Musc cut	+	+	+ +	+	−
Triceps	C7	Radial	+	+	+ +	+	−
APB	C8, T1	Median	+	+	+ +	−	−
Lt Ant Tibial	L4,5	Peroneal	+	+	+	+	−
Gastroc	S1,2	Post tibial	+	−	−	+	−
Vast lat	L3,4	Femoral	+	−	−	+	−
Rt Ant Tibial	L4,5	Peroneal	+	+	+	+	−

Muscle	Motor Unit Potential: Amplitude (K)	Duration (ms)	Polyphasic Potential	HA MUP	Interference: Pattern	Mean Amplitude (K)
Lt C6–8						
Deltoids	1–7	6–12	+	+	FIP	2
Biceps	1–10	7–14	N	+ +	RIP	4
FDI	1–4	10–14	N	−	DA	4
Rt Deltoids	1–6	10–15	N	+	RIP	3
Biceps	1–4	10–18	+	−	RIP	2
Triceps	1–5.5	8–12	N	+	RIP	2
APB	1–5	9–12	+	−	DA	1
Lt Ant Tibial	0.5–3	8–13	N	−	RIP	2
Gastroc	1–6	5–15	N	+	RIP	2
Vast lat	1–7	10–15	N	+	RIP	2
Rt Ant Tibial	0.5–3	10–15	N	−	RIP	2

Fib, fibrillaion; PSW, positive sharp wave; Fasc, fasciculation; HA, high amplitude; FIP, full interference pattern; Musc cut, musculocutenous; N, normal; RIP, reduced interference pattern; DA, discrete acitivity; APB, abductor pollicis brevis; +, present 혹은 increased; −, absent.

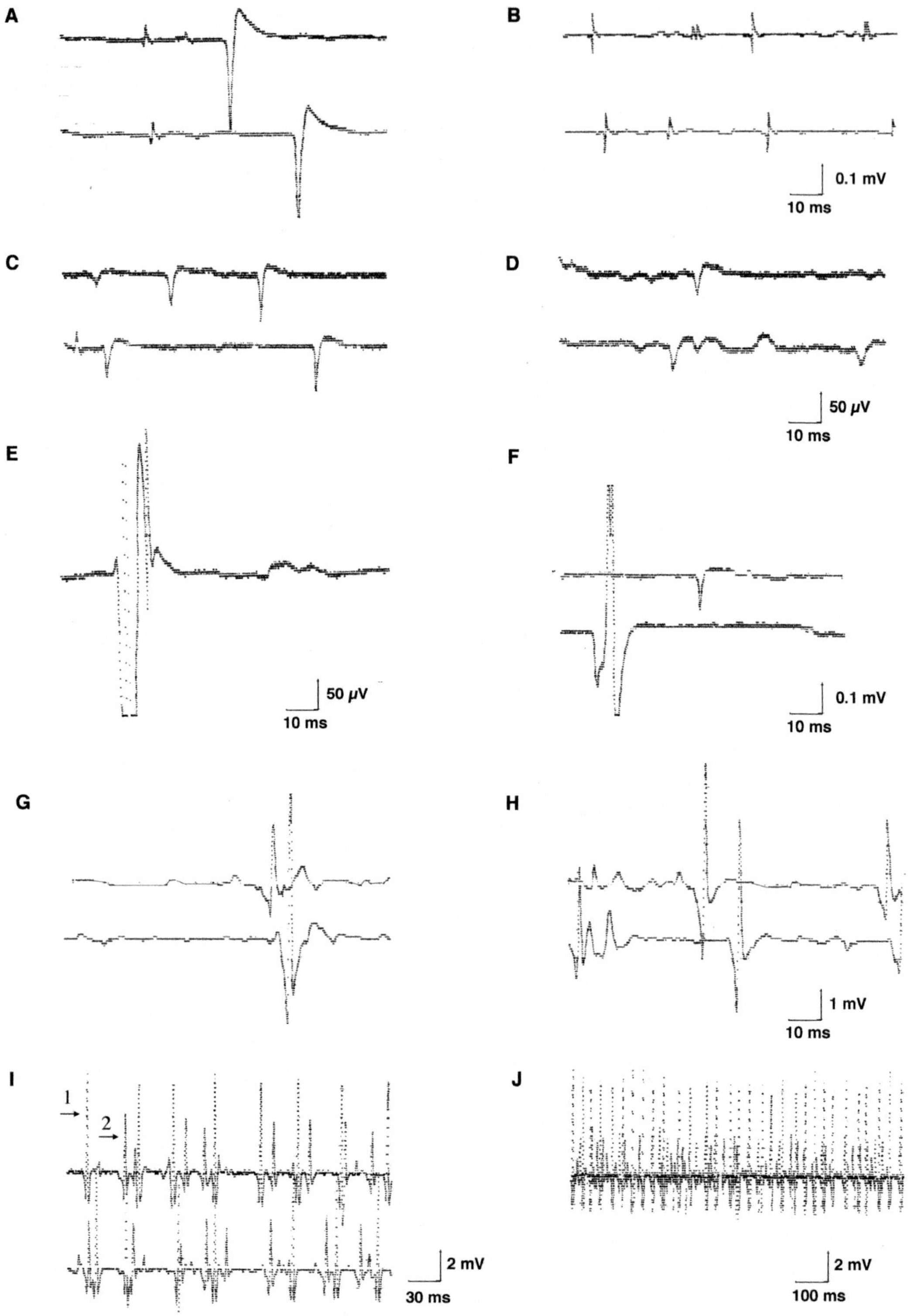

그림 10.1 침근전도검사에서의 광범위한 탈신경변화. A. 왼쪽 어깨세모근에서의 잔떨림전위와 양성예파. B. 오른쪽 위팔두갈래근에서의 잔떨림전위. C. 왼쪽 앞정강근에서의 잔떨림전위와 양성예파. D. 오른쪽 앞정강근에서의 양성예파. E. 왼쪽 어깨세모근에서의 근육다발수축. F. 오른쪽 위팔두갈래근에서의 근육다발수축과 양성예파. G와 H. 오른쪽 위팔두갈래근에서의 정상과 HA MUPs. I. 정상적인 동원발화속도(recruitment firing rate) (27Hz). 1은 MUP 1을, 2는 MUP 2를 시사. J. 감소된 간섭양상(reduced interference pattern).

2. 검사한 거의 모든 근육에서 정상 또는 높은 진폭의 운동단위활동전위(HA MUPs)와 동원감소(reduced recruitment).
3. 목척추옆근육(cervical paraspinal muscle)에서 잔떨림전위와 양성예파 그리고 근육다발수축.
4. 양쪽 앞정강근육(anterior tibial muscle)에서 잔떨림전위와 양성예파 그리고 근육다발수축이 나타나고, 정상 MUP 및 감소한 간섭양상(interference pattern).
5. 좌측 장딴지근과 가쪽넓은근에서 근육다발수축과, HA MUPs 그리고 동원감소.

전기생리검사 결과의 해석 앞뿔신경세포질환에서 특징적인 넓게 분포된 활동성 및 만성 탈신경 소견.

기타 검사 소견 근육생검에서 ALS의 전형적인 두드러진 근육다발위축(fascicular atrophy)이 관찰되었고, CPK는 정상이었다.

최종 진단 근육위축가쪽경화증(amyotrophic lateral sclerosis).

치료와 경과 환자는 Riluzole의 경계선 효과(marginal effects)에 대해 토론한 다음, 이를 복용하기로 결정하였다. 양팔에서 느리지만 점진적인 근력약화가 진행되었는데, 다음해까지도 다리나 삼키는 근육까지는 진행하지 않았다. 환자는 주로 무력감(lack of energy)을 호소하여 Cylert로 가끔 도움을 받고 있다.

설명(Comments) 근육다발수축 하나만으로는 병적소견이 아니고 정상인에서도 관찰될 수 있다(양성 근육다발수축)[Belaxud 1993]. 양성 근육다발수축이 있다는 대부분의 환자들은 ALS에서 근육다발수축의 악성 의미가 얼마나 되는지 어느 정도 알고 있는 의학전문가이다. 전통적으로 이런 환자들은 두드러진 근력약화나 근육위축 없이 몇 개의 근육에서 근육다발수축이 있다고 호소한다. 양성 근육다발수축은 짧은 검사시간 도중에는 관찰하기 힘들다. 반면에 근력이 약해지고 위축된 근육에서의 근육다발수축은 병적 근육다발수축의 진단적 소견이다. 이것은 ALS에서 흔히 관찰되며 전형적으로 광범위하게 나타난다. 그래서 혹자는 근육다발수축이 없으면 ALS로 진단하기를 꺼려한다. 근육다발수축은 신경뿌리병증(radiculopathy), MMN, CIDP 그리고 과다흥분말초신경질환(hyperexcitable peripheral disorder)에서도 관찰된다.

병리학적으로 ALS에서는 앞뿔신경세포와 피라미드로가 전형적으로 침범된다. 그래서 ALS의 진단은 통증이 없는 근력약화와 근육위축, 그리고 근육다발수축과 반사항진 등 UMN과 LMN 징후들이 침범된 신체부위에서 같이 나타나는 증상에 의존한다. ALS에서 가장 먼저 침범되는 곳은 목척수 부위이다. 따라서 감별해야 될 첫 번째 질환은 노인들에서 흔히 발생하는 목척추굳음척수병증(CSM)이다. 목척추굳음척수병증은 ALS와 비슷할 수 있는데, 그 이유는 목척수의 여러 군데가 침범되면 양쪽 팔에서 UMN과 LMN

징후가 모두 나타나기 때문이다. 목척추굳음척수병증에서 중요한 소견은 ALS에서는 나타나지 않는 감각장애와 조임근(sphincter) 기능상실이다. ALS에 더욱 부합하는 소견은 뇌신경 침범과 다리 근육에서의 근육다발수축이다. CSM은 목척수 MRI로 쉽게 배제할 수 있다.

침근전도검사는 ALS진단에 있어서 필수 도구인데, 활동적으로 진행하는(active ongoing) 만성 탈신경 소견이 침범된 근육에서는 물론 신체 전반의 증상이 없는 많은 근육에서도 확인하여야 한다[Daube 2000]. 본 증례에서는 UMN 징후 때문에 기대하지는 않았던 양쪽 앞정강근육에서의 활동성 탈신경소견과 다른 다리 근육에서의 만성 탈신경소견으로 운동신경세포병(MND)이라고 진단하였다. 전형적인 경우에서는 흔히 활동성 만성 탈신경 패턴의 신경생리소견이 비대칭적으로 여러 군데에서 관찰된다. ALS에서의 전형적인 광범위한 탈신경이라고 하기 위해서는 세 팔다리(머리도 하나로 계산함)에서 최소한 다른 신경과 다른 신경뿌리의 지배를 받는 세 개의 근육에서 비정상 소견이 있어야 한다. 따라서 증상이 없는 근육이나 UMN 징후를 보이는 근육에서의 침근전도검사는 ALS 확진에 다다르는 데 있어서 아주 결정적이다. 본 증례와 같은 경우 탈신경소견이 팔에만 국한되어 있을 때는 CSM이나 목척수압박과 ALS의 감별이 특히 더 중요하다. 그러나 환자가 목과 허리협착증이 동시에 있으면, 신경생리검사 하나만으로는 ALS와 감별하는 것이 거의 불가능한데 다행히 이런 경우는 드물다.

ALS가 의심되는 환자에서 어떤 근육을 검사할지 선택하는 것은 검사해야 할 근육이 매우 많기 때문에 매우 중요하다. 그 선택 요령은 다음과 같다: (1) Fibrillation과 PSW는 약화되고 위축된 근육에서 가장 잘 나타나기 때문에, 임상적으로 침범된 팔다리의 근육을 먼저 선택해서 각각 다른 신경뿌리와 말초신경의 지배를 받는 몸쪽과 먼쪽 근육을 검사한다. (2) ALS에서는 손의 내재근육(intrinsic hand muscle)과 앞정강근육이 가장 먼저 침범되기 때문에 가장 먼저 검사한다. (3) 임상적으로 증상이 없는 팔다리나 UMN 징후를 보이는 팔다리를 검사하는 것이 매우 중요하다. (4) 비정상 소견이 어떤 하나의 말초신경이나 신경뿌리의 병변인지 판단하기 위해서 너무 많은 시간을 보내서는 안 된다. 검사는 한쪽 팔 혹은 다리에서 서로 다른 신경의 지배를 받는 세 군데의 근육에서 이상소견을 확인한 다음, 다른 팔다리 또는 뇌신경근육으로 진행하여야 한다.

ALS에서 가장 중요하고 바로 알 수 있는 근전도 이상소견은 잔떨림전위와 양성예파이다. 이것이 없이는 가장 빠른 진행을 보이는 MND 형태라 할지라도 ALS를 진단하는 것이 거의 불가능하다. 근육다발수축전위(fasciculation potentials)는 ALS에서 특별한 의미가 있는데, 그것은 근육다발수축이 이 질환의 특징적인 신체징후(physical signs)의 하나이고, 또한 대부분의 ALS 환자에서 특히 현저하기 때문이다. 침근전도검사는 육안으로는 도저히 보기 힘든 깊은 근육에서의 근육다발수축을 관찰할 수 있는 유일한 도구이다. 근육다발수축은 원래 아직 살아 있는 운동단위(motor unit)의 먼쪽 축돌기에서 발생하기 때문에, 모든 신경의 지배가 없어진 근육에서는 나타나지 않는다. 복합연속방전(complex repetitive discharges; CRD)은 ALS에서도 나타나기는 하지만 SMA에서 더 흔하다. 다상(polyphasic) MUPs는 ALS에서 확실히 증가하며, 그들의 진폭 또는 지속시간은 질병의 기간에 따라 정상일 수도 있고 증가할 수도 있다.

ALS에서는 현재 퇴행과 재생이 진행되고 있어서 종판(end plates)이 불안정하기 때문에 MUP 진폭변동(varing MUP amplitudes)이 나타나기도 하는데, 이 소견은 진행 중에 있는 질환을 표출하는 나쁜 예후의 징후이다. 최대 수축시 MUP들은 확실히 감소된다. 요약하면, ALS에서의 침근전도검사는 전신의 광범위한 부위에서의 활동성과 만성 탈신경소견들의 조합이 특징이다.

새김말(Maxims)

1. 침근전도검사에서 다른 탈신경의 증거가 없는 근육다발수축전위는 병적소견이 아니다.
2. 최소한 세 군데의 팔다리(혀도 하나로 계산) 근육에서 보이는 광범위한 탈신경소견과 운동신경세포병증(motor neuronopathy)이 ALS의 특징이다.

참고문헌

1. Daube JR. Electrodiagnostic studies in amyotrophic lateral sclerosis and other motor neuron disorders.[Review][144 refs]. *Muscle & Nerve* 2000;23(10):1488~1502.
2. Belxrud MD, Winderbank AJ, Daube JR. Long-term follow-up of 121 patients with benign fasciculations. *Ann Neurol* 1993;34:622~625.

증례 2 20년간 진행하는 몸쪽 근력약화

증례보고 83세 여자 환자로서 지난 20년간 몸쪽 근력약화(proximal muscle weakness)가 특히 다리에서 서서히 진행하였다. 자주 넘어졌기 때문에 신경과 진료를 원했는데, 이 환자는 의자에서 일어서거나 계단을 오르기가 힘들며 왼쪽 손도 지난 몇 년간 점점 약해져서 물건을 자주 떨어트렸다고 하였다. 그녀는 이상감각이나 대변이나 요실금(bowel or urinary incontinence)은 호소하지 않았다. 15년 전에 시행한 EMG에서는 신경병증이나 근육병증 증거는 없었고, 단지 경미한 탈신경을 시사하는 소견만 보였다고 한다. CPK는 정상이었다. 3년 전 시행한 근육생검에서는 말기 근육위축을 보였다. 허리엉치척추 MRI는 정상이었고 뇌척수액 검사도 정상이었다.

신경학적 진찰에서의 비정상 소견은 양쪽 짧은엄지벌림근(APB)과 손의 내재근 그리고 넙다리네갈래근(quadriceps)의 근육위축이 있었고 어깨세모근(deltoid)은 MRC 3+, 손의 내재근은 4+, 엉덩허리근(iliopsoas)과 넙다리네갈래근은 4였으며, 뒤넙다리근(hamstrings)은 5-의 근력약화가 있었다. 환자는 엄지발가락에서 진동감각이 감소되었고 전반적인 무반사가 있어지만, 혀와 팔다리에서 근육다발수축은 관찰되지 않았다. 불안정한 걸음으로 인해 4발 지팡이를 사용하고 있었다.

증례분석 20년 동안 감각장애나 통증 없이 몸쪽 근력약화가 있던 환자로서 비교적 몸쪽의 근력약화는 근육병증을 시사한다. 만성 근육병증에서는 근육자체의 섬유화로 인하여 무반사가 보기 드문 소견은 아니다. 이 나이에서 엄지발가락의 진동감각 저하는 정상적이다. 그러나 CPK는 정상이었다. 다른 진단 가능성으로는 CIDP나 SMA와 같은 만성 탈신경질환을 생각하였다.

검사계획

1. NCS: CIDP를 감별하기 위한 검사.

2. 침근전도: 근육병증이나 만성 탈신경을 결정하기 위한 검사.

3. 반복신경자극검사(RNST): LEMS을 감별하기 위한 검사.

4. 기타 검사: CPK, 근육생검, 혈청자가항체 검사.

전기생리검사와 소견

NCS 소견

1. 정상 감각 및 혼합신경 NCS.

2. 정중신경과 종아리신경 그리고 정강신경의 작은 CMAP 진폭. 그 외는 정상.
3. 전도차단은 보이지 않음.

침근전도검사(표 10.4와 그림 10.2)

1. 검사한 대부분의 근육에서 약간의 잔떨림전위, 양성예파와 근육다발수축이 보임.
2. 몇몇 근육에서 복합연속방전(complex repetitive discharge)이 보임.
3. 검사한 대부분의 근육에서 HALD MUPs(high-ampulitude long-duration motor unit potentials)와 감소된 간섭양상이 관찰됨.

반복신경자극검사(RNST); 새끼벌림근(ADQ)과 자쪽팔목굽힘근(FCU)에서 정상.

전기생리검사 결과의 해석 앞뿔세포질환의 특징적인 광범위한 만성 탈신경소견.

기타 검사 소견 정상 CPK. 근육생검에서 심한 탈신경화와 섬유화. Asialo GM1 항체검사 양성 (6,400 titer). 다른 자가항체검사는 정상.

최종 진단 성인에서 발생한 몸쪽 척수근육위축증(SMA).

표 10.4 증례 2의 침근전도검사 자료

Muscle	Root	Nerve	Insertion Activity	Spontaneous Potentials: Fib	PSW	Fasc	CRD
Lt Ant Tibial	L4,5	Peroneal	+	−	−	+ +	−
Gastroc	S1,2	Post tibial	+	+	+	+ +	+
Vast lat	L3,4	Femoral	+	+	+	+ +	−
Rt Vast Lat	L3,4	Femoral	+	+	+	+ +	+
Ant tibial	L4,5	Peroneal	+	+	+	+ +	−
Rt L3-5, S1	L3-5S1		+	+	+	+	+
Deltoid	C5,6	Axillary	+	+	+	+	−
APB	C8	Median	+	+	−	+	−

Muscle	Motor Unit Potential: Amplitude (K)	Duration (ms)	Polyphasic Potential	HALD MUP	Interference: Pattern	Mean Amplitude (K)
Lt Ant Tibial	2–8	16–28	N	+ +	DA	6
Gastroc	2–10	12–35	N	+ +	DA	4
Vast lat	2–20	14–24	N	+ +	DA	6
Rt Vast Lat	1–3	10–15	N	−	DA	4
Ant tibial	2–10	14–22	N	+ +	RIP	4
Rt L3-5, S1						
Deltoid	1–6	10–20	N	+	RIP	3
APB	1–6	10–20	N	+	DA	3

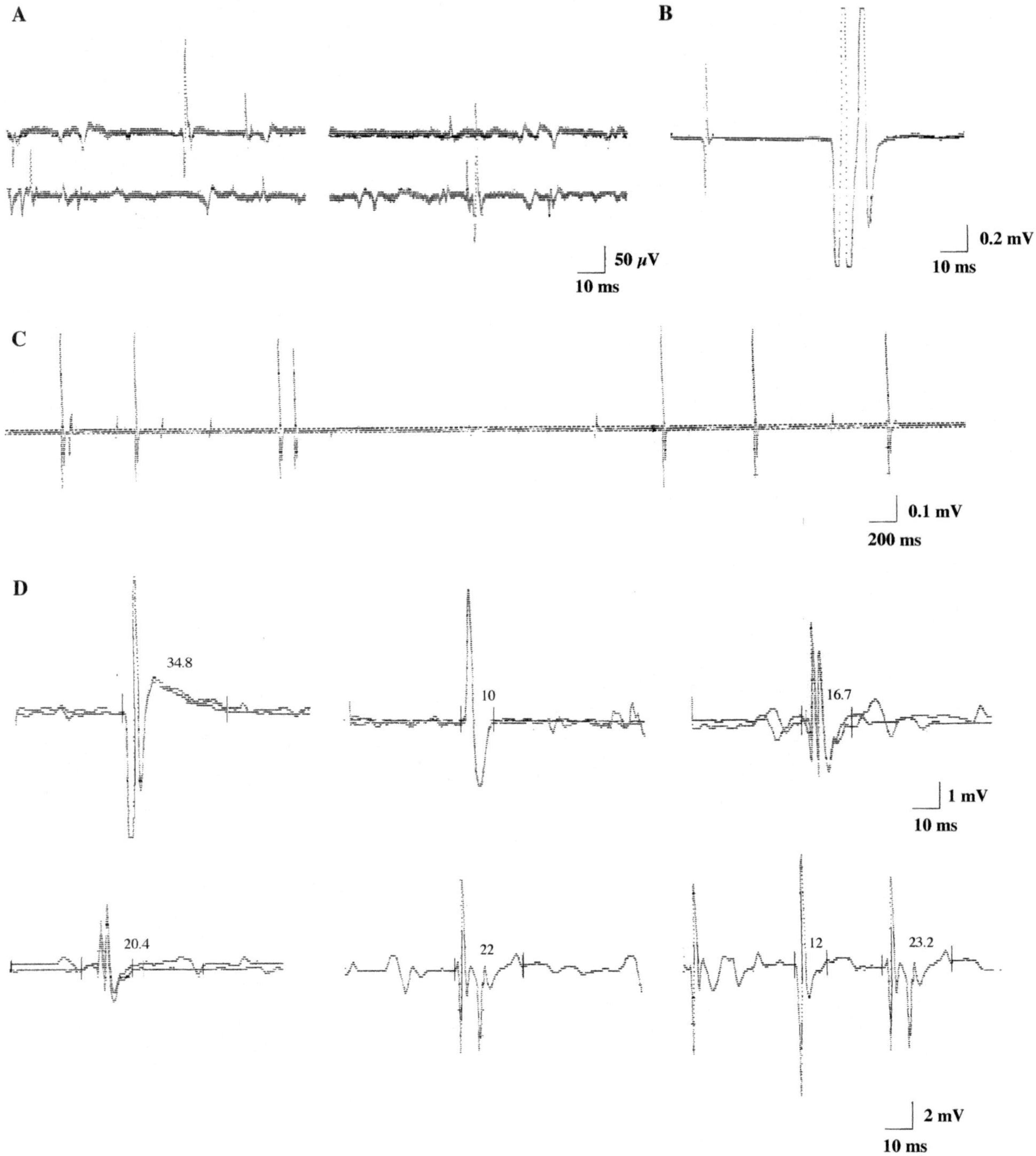

그림 10.2 A. 잔떨림전위와 양성예파. B. 근육다발수축. C. 불규칙하게 발화하는 근육다발수축. D. HALD MUPs와 HA MUPs. MUPs 위의 숫자는 MUP의 지속시간을 나타냄.

치료와 경과 Asialo GM1 항체검사가 양성이기 때문에 환자는 azathioprine 치료와 함께 IVIg 치료를 받았지만 아무 도움도 되지 않았고 병은 계속 서서히 진행하고 있다.

설 명 성인에서 발병하는 SMA는 다양한 유형을 포함하는 병이다. 모든 환자가 ALS보다 양호한 경과를 보여서 어른에서 발병한 다음 20년 또는 그 이상 생존이 가능하다. 성염색체 척수숨뇌근육위축증(X-linked spinobulbar muscular atrophy)만 제외하고 어른에서 발병한 SMA의 모든 경우에서 숨뇌근육은 침범되지 않는다. 이런 이유 때문에 SMA는 MND의 한 형태로 논의할 때 반드시 ALS와 구분되어야 한다. 성인에서 발병한 SMA의 대부분은 산발성 혹은 보통염색체열성유전(autosomal recessive)이지만, 드물게 보통염색체우성(autosomal dominant)도 보고되었다. SMA는 만성 몸쪽 SMA, 먼쪽 SMA, 어깨종아리(scapuloperoneal) SMA 그리고 척수숨뇌근육위축증(spinal bulbar muscular atrophy)의 4가지 유형이 주로 알려져 있다. 만성 몸쪽 SMA는 팔다리이음근육디스트로피(limb girdle muscular dystrophy)와 비슷하다. 발병 나이는 15에서 60세 범위로서 근력약화가 천천히 진행되며 주로 몸쪽 팔과 다리를 침범한다. 결국에는 먼쪽 근력약화도 나타나지만 보통 숨뇌근육은 침범하지 않는다. 일부 보통염색체열성 SMA에서는 유전자 5q에 지도화(mapped) 되었다. 아주 드물게 65세 이후에 발병하는 보통염색체우성 SMA도 보고되었다. 먼쪽 SMA는 현저한 먼쪽 근력약화와 위축이 특징이고 Charcot-Marie-Tooth병의 신경세포형(neuronal form)과 비슷하다. 어깨종아리(scapuloperoneal) 부위를 침범하는 또다른 형태의 보통염색체우성 SMA가 70세에 발생한 환자도 보고되었다. 성염색체 척수숨뇌근육위축증은 안드로젠 수용체(androgen receptor) 유전자의 돌연변이에 의해서 발생하는데(표 10.2 참조), 근력약화는 20대에서 60대 사이에 시작된다. X-염색체로 유전되는 안드로젠부족증상(여성유방증, 무정자증, 불임)과 LMN의 이상소견이 동반되면 정확하게 진단할 수 있다. 얼굴과 특히 입 주위에서의 근육다발떨림은 비록 진단에 결정적인 소견은 아니지만 매우 특징적이며 환자의 90% 이상에서 발견된다. CPK는 흔히 증가한다. 이 질병에서의 돌연변이는 안드로젠 수용체 유전자의 첫 번째 엑손(exon) 안에서 다형성 CAG 반복(polymorphic tandem CAG repeat) 크기가 증가하는 것이 특징으로서, 현재는 이 검사를 정확한 진단과 보인자 검출에 사용한다. 이 병에서는 감각 증상이 없어도 흔히 감각SNAP의 진폭이 작아지거나 소실되는데 환자의 95%에서 이 소견이 관찰된다[Ferrante 1997]. 이 전기신경생리현상이 다른 운동신경세포병(motor neuron disease)과의 감별점이다.

침근전도검사도 성인 SMA 진단에 역시 중요한데 만성 탈신경소견이 특징적이다. 사실 SMA는 침근전도검사에서 전형적인 만성탈신경 변화를 보이는 대표적인 질병이다. 비록 ALS에서 보이는 모든 전기신경생리 비정상소견이 SMA에서도 관찰되지만 중요한 차이가 있다. SMA에서는 근육다발수축이 ALS보다는 덜 뚜렷하지만 CRDs는 더 흔히 나타난다. SMA의 침근전도검사에서는 만일 HALD MUPs가 관찰되지 않으면 진단이 불가능할 정도로 중요한 소견이다. 때로는 HALD MUPs가 SASD MUPs와 혼합되어 나타나서 이차적인 근육병증 변화를 보이기도 한다. 이 혼합 패턴의 근전도소견과 서서히 진행하는 근력약화, 근육위축 그리고 무반사로 인해 가끔 SMA를 포함체근육병(IBM)과 혼동하기도 한다. 일반적으로 IBM에서는 잔떨림전위와 양성예파가 훨씬 더 뚜렷하다. SMA에서는 다상(polyphasic) MUPs가 ALS보다 덜 흔하고, “위성(satellite)”이라고

하는 분리되고 시간제한(time-locked)된 파형 요소가 포함되기도 한다. MUP 진폭의 변동(variation of MUP amplitude)은 종판 상태가 성숙하기 때문에 관찰되지 않는다. 운동 또는 감각신경전도검사는 정상이고 CMAPs도 ALS에서 보이는 것만큼 작지 않고 때로는 정상이다.

새김말

1. 성염색체 척수숨뇌근육위축증(X-linked spinobulbar muscular atrophy)에서는 감각 CNAPs의 진폭이 작거나 검출되지 않는다. 이 전기신경생리적 양상이 다른 운동신경세포병과의 감별점이다.
2. SMA에서는 HALD MUPs가 결정적인 EMG 소견이다. 잔떨림전위와 양성예파 그리고 근육다발수축은 비교적 현저하지 않다.

참고문헌

1. Bromberg MB, Smith AG, Forshew DA. Motor neuron disease. In Purmand R, ed. Neuromuscular diseases. *Expert Clinician's View*. Butterworth Heinemann, Boston, 2001. pp 67~103.
2. Ferrante MA, Wilbourn AJ. The characteristic electrodiagnostic features of Kennedy's disease. *Muscle Nerve* 1997;20:323~329.

증례 3 목척추고리판절제술 후에도 호전되지 않는 3년 동안의 왼쪽 팔 근력약화가 있는 27세 남자

증례보고 27세 남자가 3년 전에 왼쪽 팔의 근력약화와 근육위축을 알게 되었다. 1년 전 CT 척수조영술을 근거로 C5-6과 C6-7에 추간판절제술과 locking-plate internal fixation을 시행받았다. 수술 후 왼쪽 팔의 근력이 일시적으로 호전되었지만, 6주 후부터 근력약화와 위축이 다시 진행되었다. 환자는 통증이나 다른 신경학적 증상은 없었다.

신경학적 이상소견은 왼쪽 위팔과 아래팔의 근육과 손의 작은 근육이 위축되었는데, 특히 위팔세갈래근(triceps)에서 가장 뚜렷하였고 왼쪽 위팔세갈래근과 위팔노근(brachioradialis)에서 근육다발수축이 관찰되었다. 근력검사에서는 왼쪽 위팔세갈래근은 MRC 4-, 왼쪽 아래팔의 굽힘과 폄근이 4, 왼쪽 손 내재근은 3이었다. 왼쪽 위팔두갈래근과 위팔세갈래근의 반사는 나오지 않았고, 오른쪽 위팔두갈래근과 위팔세갈래근의 반사는 감소되어 있었다. 왼쪽 위팔신경얼기에서 만져지는 덩어리는 없었다.

증례분석 이 환자는 3년 전부터 왼쪽 팔에서 C6, 7, 8, T1 근육분절에 통증 없이 서서히 진행하는 국소적인 근력약화와 위축이 있었다. 가능한 진단으로는 다발목신경뿌리병증(multiple cervical radiculopathies), 목척추굳음척수병증(CSM), 다초점운동신경병증(MMN), 아래 위팔신경얼기병증, 양성 국소근육위축증과 앞뿔세포병의 국소적 발현들이 있다. UMN 징후가 없다는 점에서 마지막 질환일 가능성은 거의 없고, 같은 이유로 앞뿔세포병이나 목척추굳음척수병은 배제할 수 있다.

검사계획

1. NCS: 위팔신경얼기신경병증이나 다초점운동신경병증을 감별하기 위한 검사.
2. 침근전도검사: 침범된 팔에서의 탈신경 과정을 확인하기 위한 검사인데, 이 검사는 반대편 팔과 한쪽 다리에서도 검사해야 한다.
3. 수술 전에 시행한 목척수와 위팔신경얼기의 MRI를 확인.

전기생리검사와 소견

NCS 소견(표 10.5와 그림 10.3)

1. 왼쪽 자신경에서 작은 CMAP 진폭과 F파 잠복기의 지연이 관찰됨.
2. 오른쪽 자신경에서 Martin-Gruber 연결 때문에 거짓전도차단(pseudo-conduction block)이 관찰됨.

표 10.5 증례 3의 신경전도 자료

	Latent/NCV (ms/m/s)	Amplitude (mV/μV)		Latent/NCV (ms/m/s)	Amplitude (mV/μV)	Others
Left	**Ulnar**	**Motor N**	**Right**	**Ulnar**	**Motor**	**Nerve**
TL	3.2	**4.1**		2.1	11.0	
BE-W	52.2	**3.8**		54.7	**3.3**	**PCB**
AE-BE	45.8	**3.8**		41.6	**3.3**	
AX-AE	62.5	**3.8**		63.8	**3.3**	
EB-AX	89.5	**3.4**				
F-wave	**32.0**			24.8		
	Ulnar	**Sens/Mixed N**		**Ulnar**	**Sens/Mixed**	**Nerve**
F-W	44.2	10		42.5	26.4	
W-E	52.0	18		58.0	10	
E-AX	53.3	17.2		54.7	13.0	
AX-EB	60.0	18.0				

키: 162 cm.

PCB, pseudo-conduction block due to Martin-Grüber anastomosis; SG, spiral-groove; W-F, wrist-forearm.

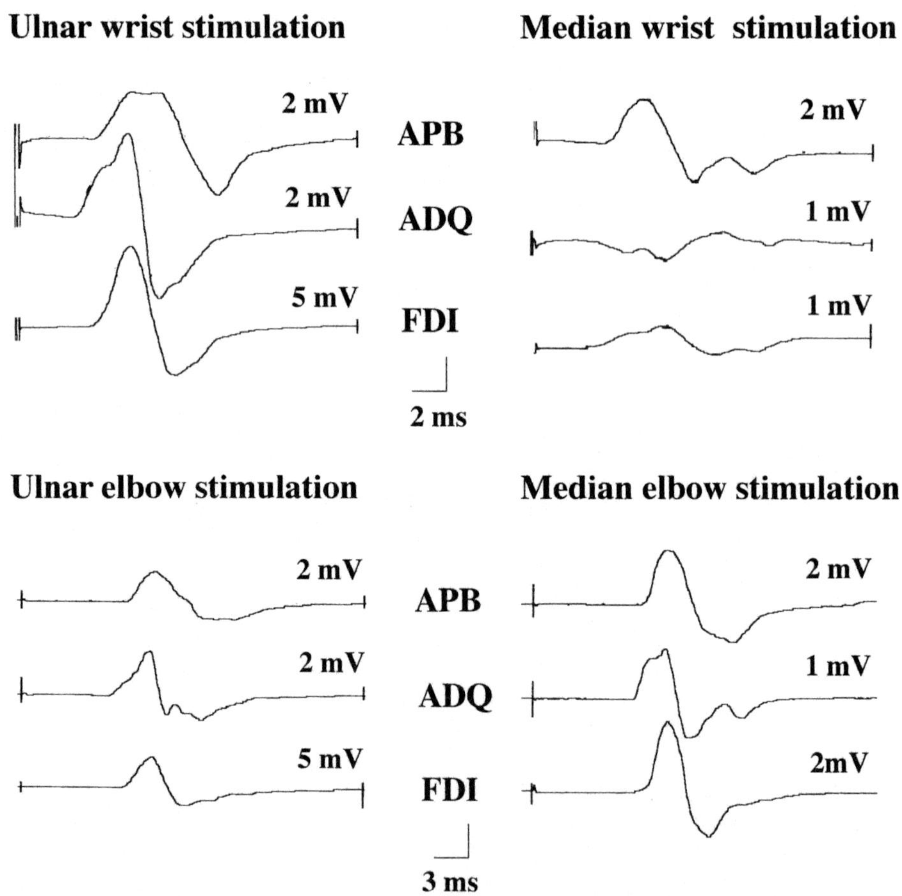

그림 10.3 이 그림에서는 ADQ와 FDI로의 Martin-Gruber 연결(MGA)에 의한 오른쪽 자신경(ulnar nerve)의 팔꿈치와 손목 사이 분절에서 전도차단 소견을 볼 수 있음. 반면에 APB로의 MGA는 명확하지 않음.

표 10.6 증례 3의 침근전도 자료

Muscle	Root	Nerve	Insertion Activity	Spontaneous Potentials			
				Fib	PSW	Fasc	Myotonia CRD
Lt C5-8 Paraspinal	C-8		N	–	–	–	–
Biceps	C6	Musc cut	N	–	–	–	–
Deltoids	C5,6	Axillary	+	–	–	+	–
Triceps	C7	Radial	+	++	++	–	–
ECR	C6	Radial	+	+	+	+	–
FCR	C7	Median	+	–	++	–	–
APB	C8, T1	Median	+	+	+	+	–
FDI	C8, T1	Ulnar	+	+	–	+	–
Rt Biceps	C6	Musc cut	N	–	–	–	–
Triceps	C7	Radial	N	–	–	–	–
FDI	C8, T1	Ulnar	N	–	–	+	–
APB	C8, T1	Median	N	–	–	+	–

Muscle	Motor Unit Potential				Interference	
	Amplitude (K)	Duration (ms)	Polyphasic Potential	HA MUP	Pattern	Mean amplitude (K)
Lt C5-8 Paraspinal						
Biceps	1.5–6	6–10	N	+	FIP	3
Deltoids	1–6	10–16	+	++	RIP	3
Triceps	2–8	6–16	N	++	DA	4
ECR	2–8	8–20	N	++[b]	DA	6
FCR	1–7	6–15	N	+	DA	4
APB	1–8	7–13	N	+	RIP	6
FDI	10–13	5–10	N	+	DA	5
Rt Biceps	0.5–6	6–18	+	+[b]	FIP	2.5
Triceps	0.5–7	6–15	N	+	FIP	2.5
FDI	0.5–8	6–16	N	+	FIP	3
APB	0.5–6	6–18	N	+[b]	FIP	3

[a] 정상침근전도소견: 왼쪽 가쪽넓은근(vastus lateralis), 앞정강근(anterior tibialis)과 장딴지근(gastrocnemius).
[b] HALD MUP.

3. 양쪽 정중신경의 운동, 감각, 혼합신경전도검사는 정상임.
4. 양쪽 노신경의 운동, 감각신경전도검사는 정상임.

침근전도검사(표 10.6)

1. 왼쪽 위팔세갈래근, 노쪽손목폄근(ECR), 노쪽손목굽힘근(FCR), 짧은엄지벌림근(APB), 첫째등쪽뼈사이근(FDI)에서 잔떨림전위와 양성예파가 관찰됨.
2. 왼쪽 어깨근세모근(deltoid)과 노쪽손목폄근, 양쪽 FDI와 APB 근육에서 근육다발수축이 관찰됨.
3. HALD 또는 HA MUPs가 검사한 모든 상지 근육에서 관찰됨.
4. 왼쪽 가쪽넓은근(vastus lateralis), 앞정강근, 장딴지근은 모두 정상 침근전도 소견.

전기생리검사 결과의 해석

1. 양쪽 C6−C8과 T1신경이 지배하는 근육분절에서 만성 탈신경 소견과 왼쪽 C6−C8, T1신경이 지배하는 근육들에서의 활동성 탈신경 소견이 보임.
2. 오른쪽 아래팔에서의 Martin-Gruber 연결.

기타 검사 소견 목 MRI에서 C6와 C7 부위 척수가 왼쪽 반위축(hemiatrophy) 소견이 관찰되었다. 명확한 디스크나 척수 압박은 관찰되지 않았고 왼쪽 위팔신경얼기의 MRI는 정상이었다.

최종 진단 양성 국소근육위축증(benign focal amyotrophy).

치료와 경과 그 후 5년 동안 왼쪽 팔에 더 이상의 뚜렷한 근육위축증의 진행은 없었다.

설 명 이 증례에서 임상적으로는 MMN과 감별이 어려웠는데 이런 경우 신경전도검사가 필수적이다. 오른쪽 자신경의 아래팔 분절에서 명백하게 전도차단을 시사하는 70%의 CMAP 진폭감소가 있었다. 증상이 없는 팔이라고 하더라도 진짜 전도차단은 MMN을 진단하는 데 있어서 중요한 소견이기 때문에, 우리는 이 소견이 전도차단의 확실한 증거라고 해석하기 전에 이 분절에서의 Martin-Gruber 연결(MGA)을 감별해야 하였다. 그 이유는 MGA가 전도차단과 유사할 수 있기 때문이다. MGA는 체계적으로 3개의 근육(APB, ADQ와 FDI)에 기록전극을 부착하고 자신경과 정중신경을 손목과 팔꿈치에서 자극해서 검사한다. 손목과 팔꿈치를 자극하고 검출한 자신경과 정중신경에서의 CMAP 진폭을 계산하면 정중신경−자신경 연결을 통한 신경섬유의 기여도를 예측할 수 있다. 이 방법으로 우리는 ADQ와 FDI 근육에 있어서의 MGA를 확인할 수 있었다. 정중신경을 팔꿈치에서 자극했을 때의 ADQ CMAP는 2.5 mV, FDI CMAP는 7 mV인데 손목에서 자극할 때는 이들 근육에서 CMAP가 나타나지 않는데, 이 소견은 이들 근육에서 MGA가 있다는 것을 보여주는 결정적인 소견이다. 이러한 뚜렷한 전도장애를 **거짓전도차단**(pseudo-conduction block)이라고 한다.

양성 국소근육위축증[benign focal amyotrophy(monomelic amyotrophy)]은 앞뿔신경세포의 양성질환으로서, 특징적으로 한쪽 팔다리를 비대칭적으로 더 심하게 침범하며 근력약화와 근육위축이 서서히 진행하는데 보통 팔을 주로 침범한다. 발병나이는 2세에서 30세 사이이지만, 대부분이 18에서 22세 사이에 발병하며 여자보다 남자에서 흔하다. 이 병은 한쪽 팔에서 서서히 근력약화와 근육위축 그리고 근육다발수축이 나타나는데, 몸쪽 근육보다는 아래팔의 굽힘이나 폄근육과 손의 내재근을 잘 침범한다. 반사는 정상이거나 감소한다. NCS는 심한 경우에 운동신경세포병증의 양상(작은 CMAP, 운동신경과 F파 잠복기의 지연, 약간 느린 NCV)을 보이는 것 말고는 정상이다. 침근전도검사에서는 침범된 근육에서 만성 그리고 활동성 탈신경 소견이 보인다. 가장 흔한 MRI 이상 소견은 우리 증례에서처럼 아래 목척수에서의 국소적인 한쪽 위축(unilateral atrophy)이다[Biondi 1989]. 이 병의 임상경과는 증상이 1~2년 동안 진행되다가 그 후에는 비교적 안정된다. 한 부검 증례에서 앞뿔신경세포의 위축과 괴사, 크고 작은 신경세포의 변성(degeneration), C5와 T1 사이 척수분절 특히 C7, 8 부위에서의 경미한 척수 신경아교증(gliosis)이 보고되었다. 이 질환에서는 UMN 징후와는 아무 상관이 없다.

새김말

1. 양성 국소근육위축증은 주로 아래 목척수의 한쪽을 침범하는 질병인데, 단일사지근육위축증(monomelic amyotrophy)과 양성 국소척수근육위축증(benign focal spinal muscular atrophy)이라고도 한다.
2. 양성 국소근육위축증의 전형적인 신경전도양상은 침범된 팔다리에서의 운동신경세포병 소견이다.

참고문헌

1. Donofrio PD. Monomelic amyotrophy. *Muscle Nerve* 1994;17:1129~1134.
2. Biondi A, Dormont D, Weitzner I, Bouche P, Chaine P, Bories J. MR imaging of the cervical cord in juvenile amyotrophy of distal extremity. *AJNR* 1989;10:264~268.

증례 4 소아마비가 있던 환자에서 새로 발생한 근력약화와 피로감 그리고 근육통증

증례보고 40세 남자 환자로서 5살 때 회색질척수염(poliomyelitis)으로 6개월 동안 인공호흡기에 의존할 정도로 심한 사지 마비가 있다가 점점 호전되어서 15세부터는 왼쪽 다리만 약간 불편하였다고 한다. 그 후 정상적인 삶을 살아오다가 약 1년 전부터 왼쪽 장딴지근육에 극도의 피로감과 통증이 나타났다. 또한 지난 몇 달 동안에는 왼쪽 다리의 근력 약화도 느꼈다. 신경학적 이상소견으로는 왼쪽 장딴지의 근육위축, 왼쪽 발목처짐, 오른쪽 위팔세갈래근 반사와 왼쪽 무릎 반사의 소실이 있었고 근력검사에서는 오른쪽 어깨세모근과 아래팔 폄근육은 MRC 4, 오른쪽 아래팔굽힘근육 3, 왼쪽 앞정강근 0, 왼쪽 장딴지근육 4의 근력을 보이면서 왼쪽 다리가 더 짧았다. 감각은 정상이었고 근육다발수축은 없었다. 다리펴들기징후(straight leg raising sign)는 없었다.

증례분석 이 환자는 회색질척수염 병력이 있으며 과거 침범된 근육들에서 아급성의 근력약화와 피로감 그리고 통증이 나타났고 신경학적 진찰에서 순수한 아래운동신경세포의 징후들이 있었다. 이 임상 병력은 왼쪽 다리에서의 신경학적 악화를 시사했고, 따라서 의사는 허리디스크나 협착과 같은 새로운 다른 국소질환들을 반드시 감별해야 한다. 감각 소실이 전혀 없다는 것과 극도의 피로감은 국소질환의 가능성을 떨어지게 하는 2가지 소견이다. 반면, 극도의 피로감과 근육통증은 소아마비후증후군(post-polio syndrome)의 2가지 결정적인 증상이다.

검사계획

1. NCS: 국소 죄임신경병증(focal entrapment neuropathy)을 감별하기 위한 검사.
2. 침근전도검사: 왼쪽 척추옆근육과 다리 근육들에서 만성 탈신경을 확인하고 급성 탈신경을 찾기 위한 검사.

전기생리검사와 소견

NCS 소견

1. 왼쪽 종아리신경에서 작은 CMAP 진폭.
2. 오른쪽 정중신경과 자신경 그리고 왼쪽 종아리신경, 뒤정강신경 및 장딴지 신경은 정상 NCS.

침근전도검사소견(표 10.7과 그림 10.4)

1. HA MUPs가 오른쪽 어깨세모근과 왼쪽 안쪽 장딴지근육을 제외한 오른쪽 팔과 왼쪽 다리의 모든 근육에서 관찰됨.
2. 오른쪽 위팔세갈래근과 왼쪽 안쪽 장딴지근에서 긴 지속시간(long duration)의 MUPs.
3. 오른쪽 앞정강근을 제외하고 검사한 모든 근육에서 RIP 또는 DA.
4. 어떤 근육에서도 잔떨림전위나 양성예파는 없음.

전기생리검사 결과의 해석 다초점 만성 탈신경 소견은 소아마비후증후군이나 회복된 소아마비에 합당함. 급성 탈신경의 전기생리학적 증거는 없음.

기타 검사 소견 허리엉치척수 MRI는 정상.

최종 진단 소아마비후증후군(postpolio syndrome).

표 10.7 증례 4의 침근전도검사 자료

Muscle	Root	Nerve	Insertion Activity	Spontaneous Potentials: Fib	PSW	Fasc	Myotonia CRD
Rt Deltoid	C5,6	Axillary	N	–	–	–	–
Triceps	C7	Radial	N	–	–	–	–
EDC	C7	Radial	N	–	–	–	–
FDI	C8, T1	Ulnar	N	–	–	–	–
Vast lat	L3,4	Femoral	N	–	–	–	–
Ant tibial	L4,5	Peroneal	N	–	–	–	–
Lt Vast Lat	L3,4	Femoral	N	–	–	–	–
Ant tibial	L4,5	Peroneal	N	–	–	–	–
Med gastroc	S1,2	Post tibial	N	–	–	–	–

Muscle	Motor Unit Potential: Amplitude (K)	Duration (ms)	Polyphasic Potential	HA MUP	Interference: Pattern	Mean Amplitude (K)
Rt Deltoid	1–3	10–15	N	–	RIP	1.5
Triceps	5–8	10–19	N	+	DA	6
EDC	2–12	10–15	N	+ +	RIP	6
FDI	2–8	10–14	N	+	RIP	4
Vast lat	4–14	10–17	N	+ +	RIP	8
Ant tibial	1–8	10–15	N	+	FIP	4
Lt Vast Lat	1–6	10–16	N	+	DA	3
Ant tibial	No	MUP				
Med gastroc	1–3	10–19	N	–	DA	2

EDC, 복합손가락폄근(extensor digitorum communis).

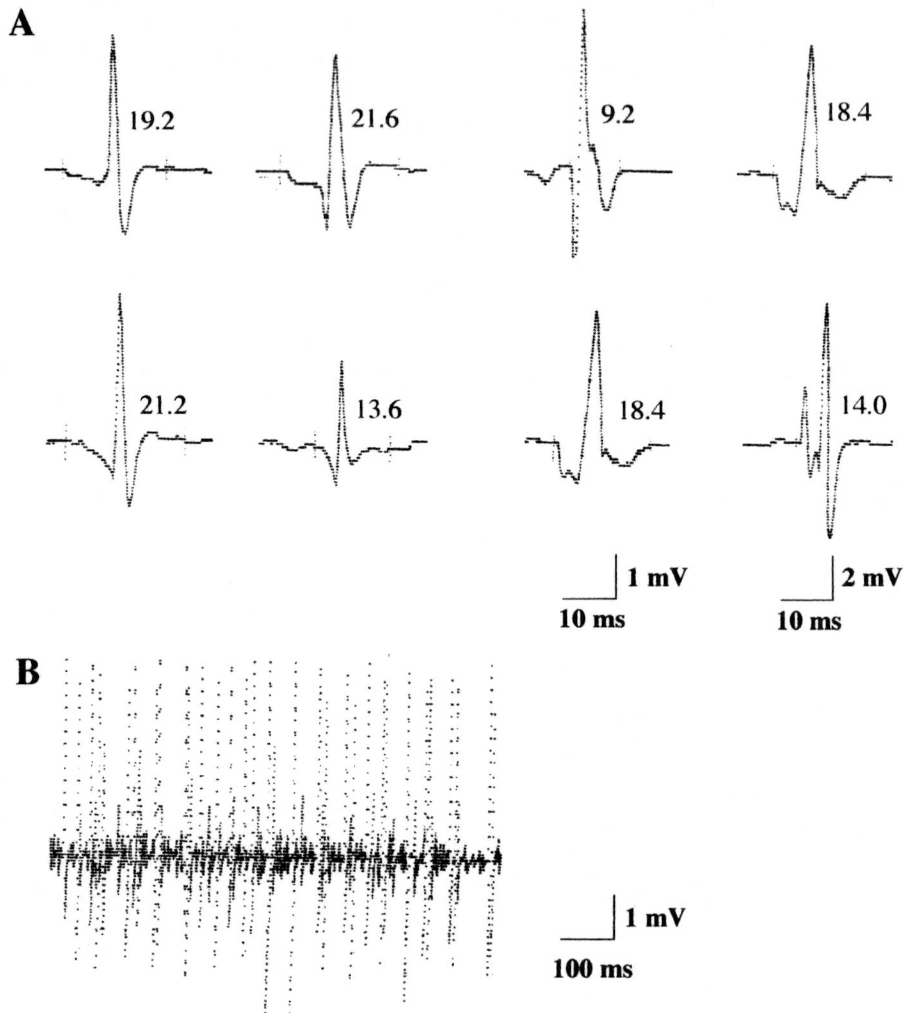

그림 10.4 A. HA와 HALD MUPs. B. 최대수축할 때의 분리활동(discrete activity). MUP 위의 숫자는 MUP의 지속시간을 나타냄.

치료와 경과 5년의 경과추적 기간 동안 왼쪽 다리의 근력 약화가 점점 더 진행되어서 발목-발 보조기(orthosis)가 필요하게 되었다. 환자의 피로감은 pyridostigmine 30 mg 하루 4번 복용으로 호전되었고 통증은 butarbital로 조절되었다. 현재는 강의를 할 때 자주 휠체어에 의지해야 한다.

설 명 소아마비후증후군(postpolio syndrome; PPS)은 이제 잘 알려진 병이다. PPS는 전적으로 임상소견을 근거로 유사한 다른 질병을 배제함으로서 진단된다. 이 환자들은 전형적으로 회색질척수염 후 20~40년 동안 별 증상 없이 잘 지내다가 근력약화와 위축, 피로감 그리고 근육통이 새로 나타난다. 새로 발생하는 근력약화는 이전에 침범된 뒤 완전 혹은 부분 회복된 근육들에서 나타나며 비대칭적이다. 피로감은 대개 근력약화보다 먼저 나타나는 보편적인 현상으로서 특징적인 에너지와 스테미나의 결핍을 보이는데 이 증상은 짧은 기간의 휴식으로 잘 회복된다. 근육통은 깊은 근육의 통증으로서 자주 관절통과 혼합해서 나타난다. 근육다발수축이 관찰되기도 하지만 ALS에서만큼 자주 보이지는 않는다. PPS에서 알려진 2가지의 위험인자는 10살 이후의 회색질척수염과 심한 회색질척수염(사지마비와 인공호흡기의 사용)이다. 비록 진단에 결정적인 검사는 없지만 PPS의 확인을 위해서는 반드시 과거 탈신경에 대한 근전도검사의 증거가 필수이다. 여러 연구에서 PPS와 PPS가 아닌 "회복된 소아마비환자" 사이에 신경전도검사나 침근전도검사, 그리고 단일섬유근전도검사(SFEMG)에서 차이점이 발견되지 않는다고 하였다[Cashman 1987]. 즉 PPS의 특징적인 전기생리학적 소견은 없다는 것이다. 그러나 NCS/EMG 검사는 과거 소아마비를 앓았던 환자에서 발생할 수 있는 죄임신경병증이나 신경뿌리병증과 같은 질환을 감별하는 데는 유용하다.

새김말

1. 소아마비후증후군을 진단할 수 있는 특징적인 근전도검사 소견은 없다. 침근전도검사에서는 만성 탈신경 패턴을 보인다.
2. PPS의 특징은 오래전에 소아마비를 앓았던 환자에서 새롭게 발생하는 근력약화, 극도의 전신피로감, 근육통이다.

참고문헌

1. Dalakas MC. The postpolio syndrome as an evolved clinical entity. Definition and clinical description. *Ann New York Acad Sci* 753;68~80, 1995.
2. Cashman NR, Maselli R, Wollman L, Roos R, Simon R, Antel JP. Late denervation in patients with antecedent paralytic poliomyelitis. *N Engl J Med* 1987;1317;7~12.

제 11 장

역자: 박경석
(서울의대 신경과)

근육병증

근육병증(myopathy)은 근육의 병으로, 대칭적인 근육 쇠약과 근위축 그리고 조직학적으로 근육섬유의 구조손상이 일반적인 임상적 특징이다. 성인 근육병증 환자의 2/3 정도는 치료 가능한 후천성 근육병증을 가진다. 다발근육염은 치료 가능한 성인 근육병증의 가장 흔한 형태이다. 소아에서는 그 반대로 1/3 정도가 치료 가능한 근육병증이고, 양성 선천성 근육병증(benign congenital myopathies)이 소아에서 근육병증의 주된 부류이다.

근육병증의 임상 양상

다른 아래운동신경세포질환과 마찬가지로, **근육 쇠약**(muscle weakness)이 **근육병증의 가장 중요한 임상 양상**이다. 그러므로, 근육병증 진단의 첫 단계는 다른 아래운동신경세포질환을 배제하는 것이다(표 11.1). 근육병증에서는 몸쪽 근육이 더 심하게 침범되기 때문에, 환자들은 어깨 이상으로 팔을 들거나, 의자에서 일어나거나, 계단을 오르거나, 무릎을 많이 구부리는 행동을 하는 데 어려움을 호소한다. 이러한 증상들이 몸쪽 근육 쇠약을 시사하는 가장 도움이 되는 것들이다. 다리이음 근육의 쇠약 때문에 근육병증 환자들은 Gowers 징후("누웠다 일어날 때 팔로 자기 자신의 몸을 짚고 일어나는 것")와 근육병증보행(waddling gait)을 보인다. 일관되게 감각장애나 건반사 변화는 나타나지 않는다. 이러한 것들이 근육병증을 신경병증이나 앞뿔세포질환과 감별하는 중요한 사항들이다.

근위축(atrophy of muscle)은 지속적인 근육 쇠약에 동반되는데 아래운동신경세포 병변을 가진 환자에서 훨씬 더 뚜렷이 나타난다. 근위축은 만성근육병증에서 흔히 관찰된다. "**거짓비대**"는 근육의 뚜렷한 섬유화로 인해 생긴 근육비대를 나타내는 용어이다. 종아리근육의 거짓비대는 Duchenne 또는 Becker 근육디스트로피와 흔히 연관된다. 근육 압통(muscle tenderness)은 근육병증에서 드물게 관찰되지만, 다발근육병증에서는 드문 소견이 아니다.

운동성 근육 쇠약 또는 쉽게 피로해지는 증상을 의미하는 **근무력증**(myasthenia)은 중증근무력증과 같은 신경근육전달 질환의 전형적인 임상증상이다.

표 11.1 여러 가지 신경근육질환의 감별양상

	Anterior Horn Cells	Peripheral Nerves	Neuromuscular Junctions	Muscles
Disease entity	Motor neuron diseases	Peripheral neuropathy	Myasthenia gravis	Myopathy
Predilected involvement	Widespread	Distal part	Proximal part/ oculobulbar area	Proximal part
Sensory involvement	Absent	Usually present	Absent	Absent
Reflexes	Weak/absent	Weak/absent	Normal	Normal
Other helpful signs	Fasciculation		Myasthenic symptoms	
Serum muscle enzymes	Normal	Normal	Normal	Increased
Nerve conduction study	Normal	Slow nerve conduction	Normal	Normal
Needle EMG findings	Duration of motor unit potentials (MUP) is increased. Fibrillation and PSWs in distal muscles over widespread areas. Similar findings in both anterior horn cells and peripheral nerve diseases.		Normal or decreased MUP duration	Decreased MUP duration
Repetitive nerve stimulation test	Normal	Normal	Decremental response	Normal
Muscle biopsy	Denervation process	Denervation process	Nonspecific	Myopathy

근육을 수축시킨 후 이완시키기 어려움을 의미하는 **근육긴장증(myotonia)**은 근육긴장증후군에 반드시 필요한 소견이다. 이 징후는 근육긴장증후군 환자에서 움켜잡기 또는 타진 근육긴장증으로 흔히 확인할 수 있는데, 환자들은 통상 근육이 "뻣뻣하다"고 호소한다. 근육긴장증은 전형적으로 저온에 의해 악화되고 "준비운동(warming up exercises)"에 의해 감소된다.

근육병증의 진단과 병인

가족력 가족력이 있는 것은 진행성 근육디스트로피, 근육긴장디스트로피(myotonic dystrophy), 그리고 가족성 주기마비의 진단에 매우 도움이 된다. 유전 양상은 유전 상담에 중요하다. 성연관 열성 유전은 Duchenne 또는 Becker 근육디스트로피에서, 보통염색체 우성 유전은 근긴장디스트로피와 가족성 주기마비에서 보이는 특징적 형태이다.

발병 연령 발병 연령은 병인을 시사하는 데 도움이 된다. 일반적인 법칙은 성인기에 발생한 근육병증은 후천성이고 치료 가능하나, 소아기에 발생한 근육병증은 비후천성이어서 치료 불가능하다는 것이다. 출생 시부터 나타나는 근육병증은 보통 진행성이 아니고 양성이다(예, 선천성 근육병증). 소아기 초기나 후기에 나타나는 근육병증은 흔히 진행성이다(예, 진행성 근육디스트로피).

비진행(nonprogression), 완화, 또는 진행의 병력 증상 완화는 흔히 중증근무력증, 주기마비, 그리고 다발근육염에서 관찰된다. 증상의 비진행은 많은 선천성 근육병증에서 전형적으로 관찰되기 때문에, **양성 선천성 근육병증**이라고 불린다. 여기에는 네말린근육병증, 중심핵병(central core disease), 섬유형불균형증후군(fiber-type disproportion syndrome), 근소관근육병증(myotubular myopathy), 그리고 사립체근육병증(mitochondrial myopathy)이 포함된다. 이러한 양상을 아는 것은 개별 환자의 향후 계획에 중요하다. 증상의 진행은 근육디스트로피의 전형적인 소견이다.

전신조사(system review) 전형적인 피부발진은 거의 피부근육염의 질병특유적인 소견이다. 류마티스 모양의 양상은 아교질혈관병과 다발근육염을 시사한다. 내분비 질환을 나타내는 징후들은 내분비 근육병증을 시사한다.

침범된 주요 신체 부위 이전에 설명했듯이 근육병증은 몸쪽 근육들을 주로 침범하는 것이 특징이다. 하지만 몇 가지 예외도 있다. 근육긴장디스트로피와 먼쪽디스트로피(distal dystrophy)는 주로 먼쪽 근육 쇠약과 근위축을 특징으로 한다. 전신적인 근육 쇠약은 저긴장아증후군(floppy infant syndrome), 주기마비, 그리고 선천성 근육긴장증에서 흔히 관찰된다.

진단 절차

검사실검사는 근육병증의 확진과 근육병증의 병인을 밝히는 데 필수적이다. 근육병증에서 중요한 주된 진단 절차는 검사실검사, 근전도검사, 그리고 근육생검이다.

검사실검사 Creatine phosphokinase(CK), SGOT, aldolase, 그리고 lactic dehydrogenase는 "**근육효소**"라고 불린다(표 11.2). 이 효소들의 증가는 활발한 근육섬유 괴사의 정도를 반영한다. 근육효소의 증가는 손상되거나 병에 걸린 근육 세포로부터 이 효소들의 투과성이 증가되기 때문이다. 이 효소들 중에서 가장 예민한 것이 CK이다. CK의 증가를 가져오는 근육병증 외의 원인이 많다는 것도 기억해야 한다: 단순한 근육타박상, 심근경색, 근육내 주사, 갑상선저하증, 그리고 만성알코올중독이 그 예이다. 그러므로, CK의 증가를 가져오는 이러한 흔한 원인에 대한 배제가 이루어져야 한다. 근육병증에서 MM 성분에 비하여 MB분획은 작은 부분을 차지하기 때문에 근육병증의 검사에서 CK 분획검사는 필요하지 않다. 근육효소의 연속적 검사는 근육병증 환자의 추적평가에 있어 중요한 객관적인 수단이다. 이것은 효소의 호전이 임상적 호전보다 수 주 앞서서 나타나기에 다발근육염에서 특히 적절하다고 할 수 있다. Duchenne 근육디스트로피에서는 많은 보인자가 경미한 CK 상승을 보이므로 CK 검사가 보인자를 찾는 데 이용되어 왔지만, 이 검사는 혈액을 이용한 더

표 11.2 원인이 불분명한 근육병증의 원인 규명을 위한 기본 검사실검사

Test	Diagnostic possiblities
Muscle enzymes	
CPK (isoenzyme CPK MM)	More specific for myopathy
SGOT, aldolase, LDH	Less specific for myopathy
Rheumatology	
ANA and rheumatoid factor	SLE, rheumatoid arthritis
Sjögren antibody	Sjögren disease
Anti-Jo antibody	Polymyositis with interstital lung disease
Antinuclear cytoplasmic antibody	Wegener's granulomatosis
CBC, sedimentation rate	Collagen vascular diseases, systemic diseases, dysproteinemia, leukemia, lymphoma
Renal functions	Myopathy associated with chronic renal failure
Immunoglobulins	Monoclonal gammapathy
Electrolytes	
Potassium	Hypokalemic myopathy; periodic paralysis; aldosteronism
Calcium, phosphorus	Hypophosphatemic myopathy; hyperparathyroid myopathy; tetany
Magnesium	Magnesium-induced myasthenia
Sodium	Corticosteroid myopathy
Endocrine tests	
T_3, T_4, and TSH	Hypo- or hyper-thyroid myopathy
Plasma cortisol in AM and PM	Myopathy due to corticosteroids
Parathyroid hormone	Parathyroid myopathy
Myoglobinuria	Massive necrosis of muscles, metabolic myopathy, paroxysmal myoglobinria or alcoholic myopathy
Acetylcholine receptor antibody	Myasthenia gravis
MuSK antibody	MuSK antibody positive MG
Voltage-gated calcium channel antibody	LEMS

특이적인 DNA 결손검사로 대치되고 있다. 또한 이 병에서는 CK가 임상 증상의 시작 훨씬 전부터 상승되는데, 질병의 초기에 가장 높다고 알려져 있다. 질병이 진행함에 따라 CK는 서서히 감소한다. 그러므로, CK는 확진된 환자의 형제 자매 중에서 무증상 환자를 찾아내는 데 유용하다. 다른 한편으로, 정상 CK를 보이는 근육병증도 있다. 여기에는 중증근무력증, 주기마비, 스테로이드근육병증, 그리고 많은 선천성 근육병증이 해당된다. 정상 CK는 다발근육염과 스테로이드근육병증을 구별하는 데 중요한 소견이다.

주기마비의 마비증상이 최고조일 때 혈청 포타슘 검사치는 주기마비의 형태를 결정하며, 가장 적절한 치료법을 제시한다. 주기마비에는 혈청 포타슘치가 감소되거나 증가, 또는 정상인 세 가지 형태가 존재한다.

헴색소에 대한 스틱검사(dipstick)에서 "붉은 소변"이 양성이면서 소변검사에서 적혈구가 검출되지 않으면 미오글로빈뇨를 의심할 수 있다. 미오글로빈뇨에서 혈청색깔은 정상이다. 이것은 압궤증후군(crush syndrome), 일부 약제, 바이러스감염, 알코올중독, 그리고 일부 대사근육병증과 관련된다. 이 경우에 CK는 항상 상당히 증가된다. 주기성 미오글로빈뇨가 있으면 대사근육병증을 의심할 수 있다. 미오글로빈뇨는 신장의 급성요세관괴사의 중요한 원인이며, 급성신부전을 유발한다.

아세틸콜린수용체 항체가 뚜렷이 양성인 경우 중증근무력증을 진단할 수 있다. 이것은

표 11.3 근육디스트로피 진단을 위한 DNA 유전자검사*

Calpainopathy LGMD2A	Calpain 3 DNA sequencing test
Calveolinopathy	Calveolin 3 DBA sequencing test
Dystrophinopathies Duchenne dystrophy Becker dystrophy	Deletion in dystrophin gene
Dysferlinopathy Miyoshi distal myopathy LGMD2B	Dysferlin blood test
Emery-Dreifuss dystrophy	Emery-Dreifuss sequencing test Lamin A/C DNA sequencing test
FSH dystrophy	Deletion in FSH DNA repeat
Sarcoglycanopathy Limb-girdle dystrophy	SGC A.B,D,G DNA sequencing
Myotonic dystrophy	
DM1	CTG trinucleotide repeat expansion
DM2	CCTG tetranucleoitide repeat expansion
Oculopharyngeal MD	OPMD DNA test

*이 검사들은 상업화되어 있다.

중증근무력증 증례의 85%에서 양성이다. 전압관문칼슘통로 항체는 램버트-이튼 근육무력증후군 증례의 90%에서 양성이다. 그러므로, 이 항체들은 병인이 분명하지 않은 모든 근육병증 환자에서 검사되어야 한다. 류마티스질환에 대한 혈청검사는 근육병증 검사에서 빠뜨릴 수 없는 부분이다. 1/3의 다발근육염 환자가 다른 아교질혈관병과 관련되기 때문에, 어떤 검사라도 양성이면 이것은 다발근육염의 가능성을 강하게 시사한다. 항Jo항체는 다발근육염과 사이질(interstitial)폐병을 가진 환자에서 흔히 양성이다. 근육병증은 갑상선저하증이나 갑상선과다증에서 관찰될 수 있다. 그러므로, 원인이 밝혀지지 않은 근육병증의 검사에 갑상선기능검사는 반드시 포함되어야 한다.

DNA 유전자검사가 시작되면서, 많은 형태의 근육디스트로피가 혈액검사로 진단이 가능해졌다. 이 DNA 유전자검사는 보인자의 진단에도 매우 유용하다(표 11.3).

근전도검사

침근전도검사는 근육병증의 진단과정에 가장 중요하다. 이 검사는 근육병증을 신경병증이나 근육긴장증과 감별함으로써 근육병증을 확진하는 데 필수적이다. 근육병증에서 전형적인 소견은 작은 진폭과 짧은 지속시간을 가진(SASD) 운동단위활동전위이다. 이것은 근섬유괴사로 인하여 하나의 운동단위에서 기능을 하는 근육섬유가 손실되기 때문에 생긴다. 이상성 극파(spikes)나 양성파의 고빈도 연속방전으로 인하여 침근전도검사에서 쉽게 발견되는 근육긴장반응은 특징적인 "급강하 폭격기 소리(dive-bomber sound)"와 연관된다. 근육긴장전위는 근육긴장증후군에서 필수적인 소견이다.

근무력증 반응은 반복신경자극검사(Jolly 검사)로 확인할 수 있는데, 다양한 빈도로 자극한 반복신경자극에 복합근육활동전위의 감쇠반응이 특징이다. 이러한 반응은 중증근무력증과 같은 신경근육전달 질환에서 전형적으로 관찰된다. 중증근무력증에서는 저빈도자극(2~5 Hz)에서 감쇠반응이 나타나지만, 고빈도자극(20~50 Hz)에서는 정상 또는 감쇠반응이 관찰되며 CMAP 진폭은 정상이다. 반면에 낮은 복합근육활동전위 진폭, 저빈도 자극에서 감쇠반응, 그리고 고빈도자극에서 증가반응은 램버트-이튼 근무력증후군을 진단할 수 있는 세 가지 특징이며, 이 병은 폐의 소세포암과 흔히 연관된다. 신경전도검사는 근육병증을 의심하는 환자의 검사에서 말초신경병증을 배제하는 데 필수적이다.

근육생검

근육생검은 근육병증의 진단에 필수적이다. 한 번의 근육생검으로 확진이 이루어져야만 하기 때문에 이 검사를 가볍게 여겨서는 안 된다. 근육병증이 몸쪽 근육들을 더 심하게 침범하기 때문에, 어깨세모근, 위팔두갈래근, 또는 넓적다리네갈래근과 같은 몸쪽 근육의 생검이 가장 적절하다. 근육을 자를 때 비접촉법(nontouch technique)을 써야만 한다. 통상적으로, 생검된 근육은 동결절단과 파라핀절단에서 조직학적 그리고 조직화학적 검사를 위하여 염색된다. 어떤 경우에는 전자현미경검사가 확진을 내리는 데 필수적이기도 하다.

사르코이드증, 혈관염(결절동맥주위염), 그리고 선모충증(trichinosis)에서는 근육생검에 의해 전신질환의 구체적인 진단이 내려질 수 있다. 근육은 사르코이드증에서 흔히 침범되기 때문에 생검을 하기에 중요한 조직이다. 혈관염은 근생검에서 이상이 있다면 진단을 내릴 수 있지만, 이 경우 신경을 더 흔히 침범하기 때문에 신경생검이 더 선호된다. 근육생검은 McArdle병, 다발근육염, 당원축적근육병증, 지질근육병증, 사립체근육병증, 네말린근육병증, 중심핵병, 그리고 섬유형불균형증후군과 같은 근육병증에서 조직학적으로 구체적인 확진을 할 수 있다. 근육디스트로피의 확진은 Duchenne 그리고 Becker 근육디스트로피에서 디스트로핀 분석과 같이 특정한 근육막 단백질의 결핍을 단클론항체(monoclonal antibody)를 이용한 면역조직염색으로 할 수 있다(표 11.4). 일부 근육병증에서는 생화학적 분석이 확진에 필요하기도 하다. 여기에는 Pompe병(산말타아제 결핍

표 11.4 근육디스트로피 분자유전학검사와 근육세포막 단백질이상

Muscular dystrophies	Gene locations	Protein defects
X-linked recessive:		
Duchenne dystrophy	Xp21	Dystrophin
Becker dystrophy	Xp21	Dystrophin
Emery-Dreifuss	Xq28	Emerin
Autosomal recessive:		
LGMD 2 A	15q15	Calpain
LGMD 2 B	2p13.1	Dysferlin
LGMD 2 C (SCARMD)*	13q12	Gamma sarcoglycan
LGMD 2 D	17q21	Alpha sarcoglycan (adhalin)
LGMD 2 E	4q12	Beta sarcoglycan
LGMD 2 F	5q33	Delta sarcoglycan
Congenital MD with leukodystrophy	6q 2	Merosin
Fukuyama congenital MD with CNS*	9q31-q33	Fukutin
Danon's disease	Xq 24	LAMP-2
Miyoshi's distal myopathy	2p13.1	Dysferlin

*LGMD, limb-girdle muscular dystrophy; SCARMD, severe childhood autosomal recessire muscular dystrophy; LAMP-2, lysosome-associated membrane protein-2; CNS, central nervous system involvement.

증)과 phosphofructokinase 결핍증이 포함된다. 또한 근육생검은, 근육병증이나 탈신경의 구체적 원인을 진단하지 못할 수는 있지만, 근육병증과 탈신경변화를 구별할 수 있다. 근육병증은 솜뭉치모양변화(floccular change), 포식작용, 그리고 재생과 함께 근육섬유의 괴사가 특징이다. 그 반면에, 탈신경은 근육다발위축, 각진 근육섬유, 표적 근육섬유(target fibers), 그리고 섬유형 집단화(fiber type grouping)가 특징이다. 근육생검은 또한 2형 근육섬유 위축과 같은 비특이적 이상을 확인할 수도 있다.

증례 1 1년 전에 넘어진 이후 보행장애가 나타난 당뇨병환자

증례보고 75세 된 여자 당뇨병환자가 진찰 1년 전부터 계단을 오르기 어려울 정도로 다리에 근육 쇠약이 시작되었다. 7개월 전에는 넘어진 후 생긴 우측 고관절골절로 수술을 받았다. 그 이후 환자의 근육 쇠약은 서서히 악화되었다. 지난 6개월 동안 환자는 휠체어에 의지했으며, 지난 2개월 동안 삼킴곤란과 함께 목이 졸리는 듯한 느낌이 생겼다. 환자는 지난 7개월 동안 45 kg의 체중감소가 있었다. 그녀의 내과주치의는 당뇨병근육위축증(diabetic amyotrophy)으로 진단하였다.

신경학적 검사상 이상소견은 목굽힘근의 MRC 근력이 4−, 어깨세모근과 위팔두갈래근이 1, 위팔세갈래근과 손목폄근 및 굽힘근이 3, 주먹쥐기가 4, 엉덩허리근이 1, 뒤넙적다리근과 앞정강근이 4였다. 그녀는 또한 위팔과 넙적다리에 경미한 근위축, 발목 이하와 손가락의 감각과민, 발가락의 진동각 소실과 발목의 진동각 감소, 그리고 건반사의 소실을 보였다.

증례분석 이 환자는 1년 동안 몸쪽에서 더 심한, 서서히 진행하는 전신적 근육 쇠약과 더불어 최근에 시작된 삼킴곤란을 보였다. 신경학적 검사에서는 경미한 말초신경병증과 몸쪽 근육 쇠약이 있었다. 환자가 당뇨병이 있었기 때문에 주치의는 그녀의 진단이 당뇨병신경병증과 동반된 당뇨병근육위축증이라고 생각했다. 환자는 뚜렷한 몸무게 감소가 있었는데, 이것은 당뇨병근육위축증의 한 특징일 수가 있다. 당뇨병근육위축증이라고 생각할 때, 이 환자에서 없는 소견은 통증이다. 어깨이음부의 근육 쇠약도 당뇨병근육위축증에서 알려진 바가 없다. 감별되어야 할 다른 질환은 CIDP와 당뇨병말초신경병증과 병발된 다발근육염이다.

검사계획

1. 신경전도검사: 말초신경병증을 확인하고 추가로 수초탈락성인지 여부를 확인하기 위한 검사.
2. 침근전도검사: 환자가 근육병증 또는 탈신경소견을 보이는지 확인하기 위한 검사.
3. CK와 근육생검: 침근전도에서 나타난 소견을 확인하기 위한 검사.
4. 암 검사.

표 11.5 증례 1의 신경전도검사 자료

	Latency/NCV (ms/m/s)	Amplitude (mV/μV)		Latency/NCV (ms/m/s)	Amplitude (mV/μV)
	Median	**Motor N**		**Peroneal**	**Motor N**
TL	4.8	1.8	TL	7.9	0.6
E-W	43.1	1.4	FH-A	37.2	0.6
AX-E			PF-FH	67.0	0.4
F-wave	NP		F-wave	NP	
	Ulnar	**Motor N**		**Post-Tibial**	**Motor N**
TL	3.9	3.1	TL	5.2	3.9
BE-W	42.0	2.8	PF-A	42.2	3.0
AE-BE	38.0	2.2			
F-wave	NP		F-wave	NP	
	Median	**Sens N**		**Sural**	**Sens N**
F-W	33.2	3.3	MC-A	32.2	2.2
	Ulnar	**Sens N**		**Plantar**	**Sens N**
F-W	27.2	1.4	Medial		

키, 167 cm.

TL, 말단잠복기; W, 손목; E, 팔꿈치; BE, 팔꿈치 아래; AE, 팔꿈치 위; F, 손가락; FH, 비골 머리; A, 발목; PF, 다리오금; MC, 종아리 중간; NP, 전위 없음(no potential).

전기생리검사와 소견

신경전도검사 소견 (표 11.5)

1. 검사한 모든 신경에서 말단잠복기 연장, 운동 신경전도속도의 경미한 감소, 그리고 복합근육활동전위 진폭의 감소.
2. 검사한 모든 신경에서 감각 복합신경활동전위 진폭의 감소와 감각 신경전도속도의 감소.
3. 검사한 모든 신경에서 F파 잠복기가 연장되거나 나타나지 않음.

침근전도검사(표 11.6; 그림 11.1)

1. 검사한 모든 근육에서 잔떨림전위와 양성예파 그리고 두 근육에서 복합연속방전.
2. 다수의 단순하고 다상성의 작은 진폭과 짧은 지속시간을 가진(SASD) 운동단위활동전위와 조기동원.

전기생리검사 결과의 해석

다발근육염에 전형적인 활동성 근육병증과 말초신경병증.

기타 검사 소견

근육생검은 다발근육염을 시사하는 소견[혈관주위와 근섬유막내에 염증세포침윤, 많은 근육섬유의 포식작용, 재생, 그리고 솜뭉치모양변화(floccular changes)]을 보였다. 검사소견에서 CK는 정상이었고, 적혈구침강속도는 증가되었으며(52 mm/hr), 류마티스 유사인자는 양성이었다. 암 검사는 음성이었다.

최종 진단

다발근육염.

표 11.6 증례 1의 침근전도검사 자료

Muscle	Root	Nerve	Insertion Activity	Spontaneous Potentials: Fib	PSW	Fasc	CRD
Left deltoids	C5,6	Axillary	+	+	+	−	−
Biceps	C6,7	Musc cut	+	++	++	−	+
Vast lat	L3,4	Femoral	+	+	+	−	+

Muscle	Motor Unit Potential: Amplitude (K)	Duration (ms)	Polyphasic Potential	Interference: Pattern	Mean Amplitude (K)
Left deltoids	0.3–0.6	2–8	++	FIP[a]	0.5
Biceps	0.2–0.5	2–6	++	FIP[a]	0.5
Vast lat	0.3–1.5	3–8	++	FIP	1.3

[a]조기 동원.

Fib, 잔떨림전위; PSW, 양성예파, Fasc, 근육다발수축전위; CRD, 복합연속방전; −, 없음; +, 있거나 증가함; FIP, 완전 간섭양상.

치료와 경과

이 환자는 IVIG와 고용량의 스테로이드를 투여받았다. 환자는 서서히 호전되어 3개월 후 부축 받으며 걸을 수 있었다. 하지만, 호전된 상태를 유지하기 위하여 고용량의 스테로이드가 필요하였기 때문에, 그녀의 당뇨병은 악화되었다.

설명(Comments)

이 환자는 정상 CK 수치와 일부 전신 증상 및 검사결과를 가진, 근육생검으로 확진된 다발근육염 환자이다. 다발근육염은 성인에서 가장 흔한 후천 근육병증이다. 성인에서 발생한 근육병증인 경우 다발근육염을 반드시 감별하여야 한다. 불행하게도 한 가지 검사만으로 다발근육염을 진단할 수는 없다. CK 수치가 가장 도움이 되는 검사인데, 환자의 95%에서 상승된다. 류마티스 검사는 약 1/3의 환자에서만 이상을 보인다. Jo 자가항체는 다발근육염 환자의 1/3에서 양성인데, 사이질(interstitial)폐병을 동반한 환자에서 더 흔히 양성을 보인다. 그러므로 다발근육염의 확진은 근육생검을 기준으로 하여야 하며, 이 검사에서 근육섬유의 괴사와 염증세포가 특징적으로 관찰된다.

다발근육염에서 운동과 감각신경전도검사는 대개 정상이다. 만약 말초신경병증이 동반되면, 아교질혈관병(collagen vascular diseases)을 가능한 진단으로 고려해야 한다. 다발근육염에서 근육은 흔히 국소적으로 침범된다. 몸쪽 근육들이 먼쪽 근육들보다 더 심하게 침범된다. 그러므로, 침근전도검사는 하나의 근육 안에서도 여러 곳에서 시행되어야 하고, 척추옆근육을 포함한 몸쪽 근육들에서 시행되어야 한다.

다발근육염의 중요한 침근전도검사 소견은 잔떨림전위, 양성예파, 복합연속방전, 그리고 작은 진폭과 짧은 지속시간을 가진 운동단위전위의 특징을 보이는 활동성 근육병증 양상이다. 잔떨림전위와 양성예파는 다발근육염/피부근육염의 60~100%에서 관찰되며, "근육병증성 운동단위전위 양상"은 89~100%에서 관찰된다. 다른 근육들과 비교하여 잔

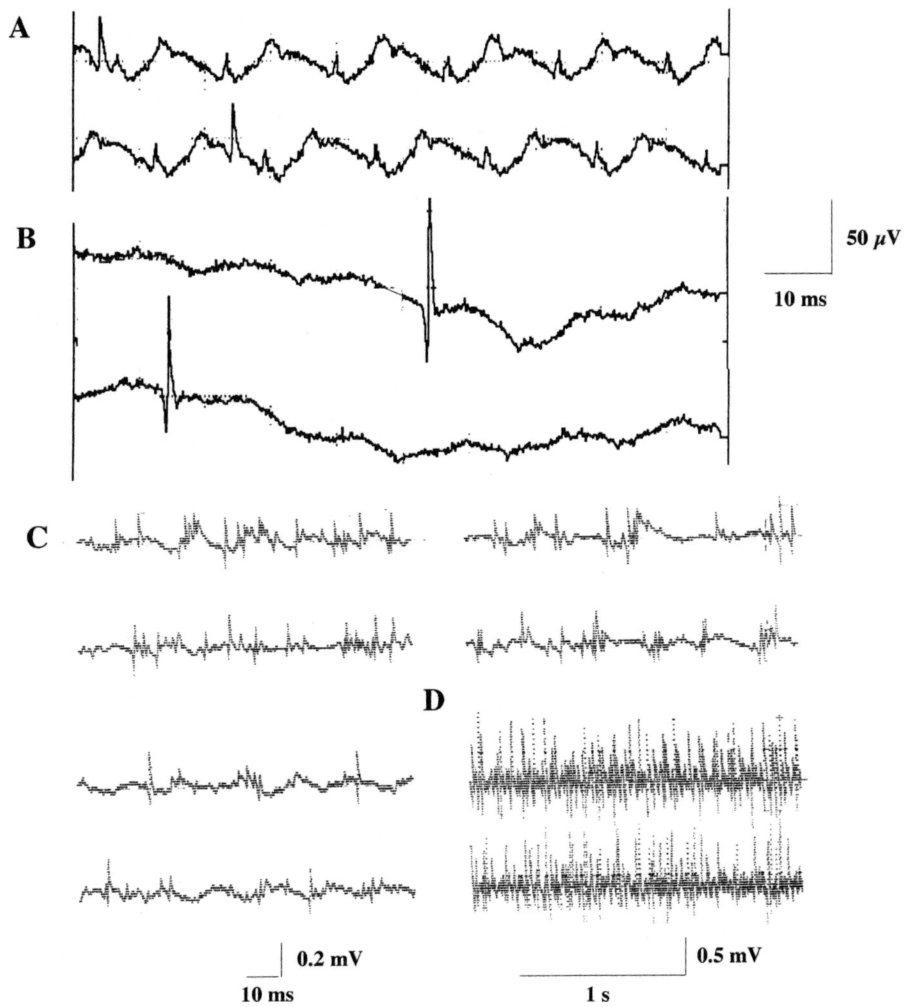

그림 11.1 A. 60 Hz 아티팩트를 동반한 잔떨림전위. B. 잔떨림전위. C. 다수의 분명한 SASD 운동단위전위. D. 정상 간섭양상.

떨림전위와 양성예파는 척추옆근육에서 가장 흔하고, 환자의 93%에서 관찰된다. 복합연속방전도 다발근육염에서 흔하다. 다발근육염에서 전형적인 운동단위전위는 단순하거나 다상성의 작은 진폭과 짧은 지속시간을 가진 운동단위전위이다. 이 운동단위전위는 조기에 동원되고 최소한의 노력에도 과도하게 동원된다.

비정상적인 자발전위가 흔히 관찰되는 것은 다발근육병의 뚜렷한 특징이다. 잔떨림전위와 양성예파는 탈신경된 근육에서도 흔히 관찰된다. 이 전위들은 다양한 원발성 근육병증(primary myopathy) 환자의 15~18%에서 보고되고 있으며, 활발한 근육섬유 괴사에 의한 "과민한 근육세포막" 때문에 발생한다. 그러므로 이 자발전위들은 질병의 활동기에 나타났다가 임상적으로 호전되면 사라진다. 질병의 만성적인 비활동기에 이 전위들은 나타나지 않는다. 그러므로 잔떨림전위와 양성예파의 유무는 질병의 활동성 지표로 이용될 수 있다. 작은 진폭과 짧은 지속시간을 가진 운동단위전위는 만성기에도 변하지 않고 남아 있다. 만성 다발근육염에서 큰 진폭과 긴 지속시간을 가진 운동단위전위의 비율이 증가된다고 Mechler(1974)가 보고하였다. 개인적으로 저자는 이런 현상을 관찰하지 못하였는데, 그러한 환자는 다발근육염보다는 포함체근육병증의 가능성이 있다고 사료한다.

새김말(Maxims)

1. 잔떨림전위와 양성예파는 다발근육염에서 흔히 관찰된다.

2. 잔떨림전위와 양성예파는 근육병증에서도 관찰되므로 "탈신경전위"라고 불러서는 안 된다.

참고문헌

1. Streib EW, Wilbourn AJ, Mitsumoto H. Spontaneous electrical muscle fiber activity in polymyositis and dermatomyositis. *Muscle Nerve* 1979;2:14~18.

2. Bucthal F, Rosenfalck P. Spontaneous electrical activity of human muscle. *EEG Clin Neurophysiol* 1966;20:321~336.

3. Pinelli P. Muscle action potentials in polymyostis. *Neurology* 1953;3:424~436.

증례 2 3년 동안 서서히 넙적다리 근육 쇠약이 발생한 67세 남자에서 운동신경세포병, 다발신경근병증, 또는 다발근육염

증례보고 이 67세 남자는 약 3년 전까지 매우 건강하였는데, 그 이후에 좌측 다리의 근육 쇠약을 발견하였다. 이 증상은 점차 심해지다가 우측 다리에도 발생하였다. 근육 쇠약에 통증이나, 저린감, 또는 감각감소는 동반되지 않았다. 환자는 소파에서 일어나기가 힘들었고, 근육 쇠약으로 가끔 넘어지기도 했지만, 통학버스 운전은 계속할 수는 있었다. 그는 삼킴곤란이나 목소리의 변화도 없었다.

그는 발병 3년 전에 요추추간판 파열로 수술을 받은 적이 있었다. 의뢰한 신경과의사의 근전도검사에서는 검사한 모든 근육에서 "활동성 탈신경"소견이 있었다. 다상성 운동단위전위가 증가되었고 최대수축에서 빈약한(poor) 동원현상이 관찰되었다. 예상진단은 앞뿔세포병, 여러신경뿌리병증, 또는 염증근육병증이었다. 혈액검사에서는 CK가 1892와 1299로 증가되어 있었다. 요추 CT 척수조영상에서는 척추추간판탈출이나 뚜렷한 척추강협착이 없이 척추후관절병(facet disease)과 추간판병(disc disease)으로 인한 심한 퇴행변화가 관찰되었다.

신경학적 검사상 양팔과 우측 엉덩허리근 그리고 넙적다리네갈래근, 양측 뒤넙적다리근, 그리고 장딴지근의 근력은 정상이었다. 좌측 엉덩허리근의 근력은 4(MRC scale), 좌측 넙적다리네갈래근은 2, 좌측 앞정강근은 3, 그리고 우측 앞정강근은 4였다. 발목과 무릎 반사는 양측 모두 없었다. 위팔두갈래근 반사는 1+였고, 위팔세갈래근 반사는 우측은 없었고 좌측은 1+였다. 좌측 넙적다리에서 중등도의 근육위축이 관찰되었다. 근육다발수축(fasciculation)은 관찰되지 않았다. 환자는 우측 발가락 끝으로는 걸을 수 있었으나, 좌측으로는 불가능했다. 그 외의 검사소견은 정상이었다.

증례분석 이 환자는 다리 근육의 아급성, 진행성, 비대칭성, 무통성 근육 쇠약과 근위축, 그리고 무반사의 소견을 보이고 있다. 감별진단에는 다초점운동신경병증, 양성국소근육위축증, 국소근육병증, 그리고 국소근육 쇠약과 근위축으로 시작한 근육위축가쪽경화증을 포함할 수 있다. 임상적으로 위운동신경세포 징후와 근육다발수축이 없음을 고려하면 근육위축가쪽경화증의 가능성은 낮다. 한편, CK의 증가는 빨리 진행하는 근육위축가쪽경화증에서 드문 소견은 아니다. 처음 근전도검사를 시행한 검사자는 아마도 혼합된 양상의 운동단위활동전위와 뚜렷한 비정상 자발전위 때문에 근육병증과 앞뿔세포병을 감별하지 못하였을 것이다.

검사계획

1. 신경전도검사: 다초점운동신경병증을 배제하기 위한 검사.
2. 침근전도검사: 앞뿔세포병인지 원발성 근육병증인지 평가하기 위한 검사.
3. 근육생검.

전기생리검사와 소견

신경전도검사 소견

왼쪽 종아리신경, 뒤정강신경, 그리고 장딴지신경의 신경전도검사는 모두 정상이었다.

침근전도검사(그림 5.25 참조; 표 11.7)

1. 양쪽 다리의 검사한 모든 근육에서 잔떨림전위, 양성예파와 다상성 운동단위전위.
2. 오른쪽과 왼쪽 앞정강근에서 복합연속방전.

표 11.7 증례 2의 침근전도검사 자료

Muscle	Root	Nerve	Insertion Activity	Spontaneous Potentials			
				Fib	PSW	Fasc	CRD
Lt ant tibial	L4,5	Peroneal	+	+ + +	+ + +	–	+
Gastroc	S1,2	Post tib	+	+	+	–	–
Vast lat	L3,4	Femoral	+	+≠	+≠	–	–
Deltoid	C5,6	Axillary	–	–	–	–	–
Rt ant tibial	L4,5	Peroneal	+ +	+ +	–	–	+
Lt L3-5, S1 paraspinal			N	–	–	–	–

Muscle	Motor Unit Potential				Interference	
	Amplitude (K)	Duration (ms)	Polyphasic Potential	HALD MUP	Pattern	Mean Amplitude (K)
Lt ant tibial	0.3–8	4–26	+ +	+	RIP	5
Gastroc	0.3–2	3–16	+ +	–	RIP	1
Vast lat	0.66 0.12–1.33	8.4[a] 3.4–20.0	45%	+[b]	RIP	0.5
Deltoid	0.5–2	6–12	N	–	FIP	1.5
Rt ant tibial	0.3–6	3–20	+	+	RIP	1
Lt L3-5, S1 paraspinal						

[a] 동심성 침으로 시행한 정량적 운동단위전위들. 다른 모든 검사들은 단극침으로 하였다. 정상 지속시간은 14.0 ms이다.

[b] 긴 지속시간의 운동단위전위들.

HALD, 큰 진폭과 긴 지속시간.

3. 오른쪽과 왼쪽 앞정강근에서 큰 진폭과 긴 지속시간을 가진(HALD) 운동단위전위와 섞인 작은 진폭과 짧은 지속시간을 가진(SASD) 운동단위전위.
4. 왼쪽 가쪽넓은근(lateral vastus muscle)에서 몇 개의 긴 지속시간을 가진 운동단위전위.
5. 왼쪽 가쪽넓은근에서 운동단위전위의 평균지속시간이 현저히 감소.
6. 어깨세모근에서 정상 침근전도소견.

전기생리검사 결과의 해석 몇 개의 긴 지속시간의 운동단위전위를 보이는, 포함체근육병증을 강하게 시사하는 활동성 근육병증.

기타 검사 소견 적혈구침강속도와 갑상선과 류마티스 검사는 정상이었다. CK는 800단위였다(정상의 4배). 왼쪽 가쪽넓은근에서 시행한 근육생검에서 많은 수의 테를 두른 공포(rimmed vacuole)를 가진 근육섬유, 약간의 근육섬유막 내 염증세포, 많은 수의 각진 근육섬유(angular fibers), 그리고 약간의 근육섬유막 내 결합조직의 증가가 관찰되었는데, 모두 포함체근육염의 전형적인 소견들이었다.

최종 진단 포함체근육병증.

치료와 경과 아자티오프린으로 치료를 했음에도, 왼쪽 다리의 증상은 점차 악화되었다. 처음 진단 후 7년이 지나서도, 환자는 팔 근육의 약화 없이 보행이 가능했다.

설 명 침근전도검사에서 혼합된 양상이 관찰되었기 때문에 환자가 근육병증인지 아닌지 분명하지 않았다. 그래서 우리는 정량적 운동단위활동전위 분석을 시행하였는데, 그 결과는 근육병증을 시사하였다. 그러므로, 정량적 침근전도검사는 이 환자에서 근육병증을 시사하는 결정적 검사였다고 할 수 있다.

포함체근육병증은 염증근육병증의 주된 세 가지 중 하나이다. 이것은 테를 두른 공포(rimmed vacuole), 실모양(filamentous) 포함체, 서서히 진행하는 몸쪽 그리고/또는 먼쪽 근육 쇠약, 뚜렷한 근육위축, 흔한 반사저하, 남성에 호발, 그리고 피질스테로이드에 효과를 보이지 않는 특징이 있다. 일부 연구자들은 이 병이 나이 든 환자에서 가장 흔한 염증근육병증이라고 주장한다. 최근의 연구에서는 테를 두른 공포(rimmed vacuole)에 콩고친화(congophilic) 아밀로이드물질이 포함되어 있음이 확인되었다. 가장 흔한 임상형태는 몸쪽 근육병증이지만, 전신 근육병증이나 먼쪽 근육병증, 어깨종아리 근육병증, 또는 국소 근육병증으로 나타날 수 있다. 그러므로 포함체근육염은 운동신경세포병, 다발근육염, 또는 중증근무력증과 유사할 수 있다. CK는 보통 약간만 상승된다. 만약 "다발근육염" 환자가 스테로이드에 반응을 보이지 않는다면 포함체근육병증을 의심해 보아야 한다. 근육병증에서 반사소실과 동반된 현저한 근육위축소견은 포함체근육병증을 강하게 시사한다.

침근전도검사에서 가장 뚜렷한 소견은 모든 경우에서 잔떨림전위와 양성예파가 관찰된다는 것이다. 큰 진폭과 긴 지속시간을 가진 운동단위활동전위("신경성 양상")와 비정상적인 자발전위를 동반한 작은 진폭과 짧은 지속시간을 가진 운동단위활동전위("근육병성 양상")의 혼합 양상은 포함체근육병증을 강하게 시사한다. 아쉽게도 이러한 양상은 1/3의 환자에서만 보이는데, 가장 흔한 형태는 다발근육염과 유사하게 잔떠림전위와 양성예파를 동반한 작은 진폭과 짧은 지속시간을 가진 운동단위전위이다.

새김말

1. 활동성 근육병증 양상이 신경성 양상과 혼합되어 나타나면, 포함체근육병증이 첫 번째 가능한 진단이다.

2. 근육생검에서 테를 두른 공포(rimmed vacuole)가 현저하게 나타나면 포함체근육병증을 진단할 수 있다.

참고문헌

1. Joy JL, Oh SJ, Baysal AL Electrophysiological spectrum of inclusion body myositis. *Muscle Nerve* 1990;13:949~951.

2. Lozt BP, Engel AG, Nishino H, Stevens JC, Litchy WJ. Inclusion body myositis: observations in 40 patients. *Brain* 1989;112:727~747.

증례 3 한가족 내에서 간대성근육경련발작, 청력소실, 실조(Ataxia), 그리고 근육 쇠약

증례보고 36세 여자 환자가 진찰 5년 전 디스코텍에서 번쩍이는 불빛에 의해 의식소실이 발생하였다. 뇌파검사에서 경련파가 관찰되었다. 이후 의식소실을 동반하지 않는, clonazepam으로 잘 조절되는, 움찔거림이 자주 발생하였다. 또한 환자는 점점 진행하는 사지와 목 근육의 근육 쇠약, 삼킴곤란, 콧소리, 청력저하를 느끼게 되었다. 과거력상 일생 동안 마른 체형인 것을 제외하고 특이 소견은 없었다. 가족력을 보면 환자의 어머니와 언니가 52세, 22세에 비슷한 질환으로 사망하였다. 여동생도 청력소실을 가지고 있었다.

진찰에서 측두근, 깨물근, 그리고 사지근육의 근위축이 관찰되었다. 신경학적 검사에서 콧소리, 신경성 청력소실, MRC 3의 몸쪽 근육 쇠약, MRC 4의 먼쪽 근육 쇠약, 바빈스키 징후가 없는 반사항진이 관찰되었다. 보행은 실조성이었고, 일자보행은 어려웠다.

증례분석 이 환자는 간대성근육경련발작, 청력소실, 소뇌실조, 그리고 몸쪽에 뚜렷한 근육 쇠약이 보였는데, 이는 간대성근육경련간질-불균일적색근육섬유(myoclonic epilepsy-ragged red fibers)로 진단할 수 있다. 환자의 어머니와 언니가 진찰을 받았을 당시는 MERRF가 알려져 있지 않았던 때라서 진단하기 쉽지 않았다. 어머니의 경우 임상소견을 근거로 갑상선과다근육병증을 의심했으나(그녀는 실제 경미한 갑상선과다증이 있었다), 근생검에서 사립체근육병증을 보였다. 몇 년 후 환자의 언니가 심한 간대성근육경련발작, 실조, 청력소실, 그리고 사립체근육병증을 보였다. 우리가 환자의 언니를 진찰한 지 몇 달 후 사립체뇌근육병증이라는 용어가 도입되었다.

검사계획
1. 침근전도검사: 근육병증을 확인하기 위한 검사.
2. 신경전도검사: 말초신경이 침범되었는지 알아보기 위한 검사.
3. 기타 검사: CK, 혈청 카르니틴 수치, 근육생검, 그리고 혈액 DNA 검사.

전기생리검사와 소견

신경전도검사: 정상 운동과 감각 신경전도검사.

침근전도검사(표 11.8; 그림 11.2)

표 11.8 증례 3의 침근전도검사 자료

Muscle	Root	Nerve	Insertion Activity	Spontaneous Potentials			
				Fib	PSW	Fasc	CRD
Rt biceps	C6	Musc cut	N	–	–	–	–
Deltoids	C5,6	Axillary	+	–	–	–	–

Muscle	Motor Unit Potential			Interference	
	Amplitude (mV)	Duration (ms)	Polyphasic Potential	Pattern	Mean Amplitude (mV)
Rt biceps	0.3–0.9	2.8–6	+	FIP[a]	0.75
Deltoids	0.32	7.5[b]	45%	FIP[a]	0.6

[a] 조기 동원과 함께.
[b] 동심침으로, 정상 지속시간, 11.1 ms.

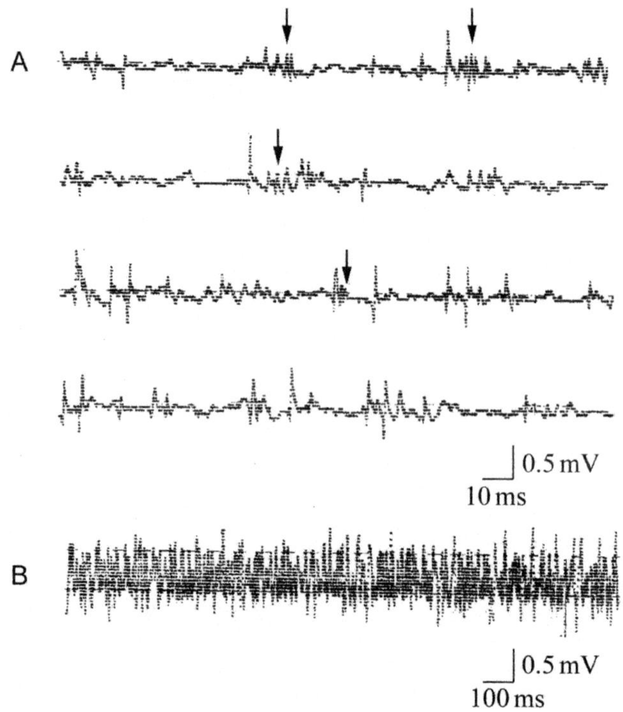

그림 11.2 A. 다수의 단순한 SASD 운동단위전위와 다상성 SASD 운동단위전위(화살표). B. 정상 간섭양상. A의 처음 두 줄의 화살표는 단순한 SASD 운동단위전위이고 그 다음 줄은 다상성 SASD 운동단위전위.

1. 조기에 동원되는 많은 작은 진폭과 짧은 지속시간을 가진 운동단위전위.
2. 어깨세모근에서 운동단위전위의 평균 지속시간의 뚜렷한 감소.

전기생리검사 결과의 해석 비활동성 근육병증.

기타 검사 소견 혈청 카르니틴 및 젖산 수치는 정상.

최종 진단 MERRF.

치료와 경과 환자의 경련은 clonazepam으로 잘 조절되었다. 환자는 47세에도 독립적으로 거동이 가능했지만, 그녀의 근육병증은 서서히 악화되었다. 그녀의 여동생도 몇 년 후에 간대성근육경련발작, 경미한 몸쪽 근육 쇠약, 신경성 청력소실로 병원에 내원하였다. 근육생검에서 사립체근육병증이 관찰되었다.

설 명 1966년에 거대사립체(megaconial) 그리고 과다사립체(pleoconial) 근육병증이라는 용어로 사립체 근육병증이 소개된 이후 몇 개 별개의 증후군들이 기술되었으며, 또한 그 근육병증들의 유전자결함이 밝혀졌다. 여기에는 Luft병, PEO, Kearns-Sayre 증후군, MERRF, MELAS, 그리고 MNGIES가 속한다(표 11.9). 이러한 증후군들은 하나의 공통점을 갖는데, 근육생검에서 "불균일적색근육섬유(ragged red fibers)"로 확인되는 사립체근육병증이다. 과활동 사립체 활동성으로 인한 대사항진상태가 특징인 Luft병을 제외하고는, 이 증후군들은 대사저하상태를 보인다. 다양한 증후군들의 진단은 우리의 증례에서와 같이 특징적인 소견으로 내려진다. DNA 검사로 각각의 증후군에 대해서 추가로 확인할 수 있다. MERRF의 경우 $tRNA^{Lys}$ 유전자의 보존영역(conserved region) 안에서 사립체 DNA의 8344 위치의 아데닌이 구아닌으로 바뀐 점돌연변이가 환자의 90%에서 관찰되는 특징적 소견으로 생각되고 있다. 본 증례에서는 새로운 점돌연변이가 발견되었다.

사립체근육병증에서 근전도검사는 작은 진폭과 짧은 지속시간을 가진 운동단위활동전위의 전형적인 소견을 보인다. 사립체근육병증을 가진 몇 명의 환자에서는 말초신경병증

표 11.9 다양한 사립체근육병증의 임상양상과 유전자 이상[a]

Syndromes	Cardinal Clinical Features	Genetic Defects
PEO	Progressive external opthalmoplegia; nonfluctuating; diplopia is lacking	Maternal inheritance
Kearns-Sayre syndrome	PEO, retinitis pigmentosa, heart block, high CSF protein	Single mtDNA deletions; family history lacking
MERRF	Myoclonus, ataxia, seizure, weakness	Point mutation of tRNA lysine; non-Mendelian maternal inheritance
MELAS	Stroke-like syndromes (hemiparesis, hemianopsia, and cortical blindness), episodic vomiting	Point mutation of tRNA leucine; family history (+)
MNGIE	Neuropathy, gastrointestinal dysautonomia with intestinal pseudo-obstruction, leukodystrophy	Not known

[a] 불균일적색근육섬유는 모든 경우에 있다. 작은 키, 치매, 뇌의 스폰지성 퇴행, 감각신경성 청력소실, 그리고 유산증(lactic acidosis)이 있을 수 있다.

의 보고도 있다. 이들 중 일부는 수초탈락신경병증을 보였다.

현재로서는 사립체근육병증에 대하여 효과적인 치료는 없다. 보조효소(coenzyme) Q 및 고용량의 비타민복합제(비타민 C, 리보플라빈, 티아민, 그리고 K1)가 시도되고 있으며, 치료결과는 개별 증례마다 다르다. 사립체근육병증에서 혈청 카르니틴이 낮다고 보고되었는데, 이 경우 경구 카르니틴이 처방된다.

새김말

1. 근육생검에서 불균일적색근육섬유의 존재는 사립체근육병증의 특징적인 것이다.
2. 사립체근육병증에서 침근전도검사는 전형적인 근육병증 양상을 보인다.

참고문헌

1. Dimauro S, Bonilla E, Zeviani M, Nakagawa M, De Vivo DC. Mitochondrial myopathies. *Ann Neurol* 1985;17:521~538.

2. Griggs RC, Mendell JR, Miller RG. Mitochondrial myopathies. In: Evaluation and treatment of myopathies. Philadelphia: FA Davis, 1995:294~317.

증례 4 증상이 없는 CK 혈증은 어떻게 해야 하는가?

증례보고 평소 건강하던 57세 여자 환자는 2년 전 헌혈을 하려다가 간 효소치가 상승되어 있는 것이 발견되었다. 그 당시에 그녀는 자각증상이 없었다. 약 1년 후 간헐적인 삼킴곤란이 발생하였는데, 그녀는 음식물이 목에 걸려 있는 느낌이 있어서 음식물을 내려가게 하려면 여러 번 삼켜야 한다고 했다. 환자는 이 문제로 몇 명의 의사에게 진찰받았으며 바륨삼킴검사는 정상이었다. 8개월 전 혈액검사에서 CK가 상승된 것이 발견되었을 때, 환자는 심장마비를 가지고 있으므로 병원에 입원할 필요가 있다고 들었다. 그 당시에도 그녀는 증상이 없었다. 그녀는 심혈관조영술을 받았으며 3개 혈관에서 30~50%의 부분협착이 발견되었다. 환자는 심전도가 정상이었으나 5주 동안 입원해 있었다. 퇴원할 때, 환자는 삼킴장애 때문에 위장병전문의에게 의뢰되었다. 혈액검사에서 CK 984(MB 분획 146.3), LDH 391, SGOT 60, SGPT 67, 그리고 빌리루빈은 정상이었다. 위장병전문의는 그녀가 근육병증이 있을 가능성이 있다고 판단하여 신경과로 진찰을 의뢰하였다. 환자는 다리의 힘이, 특히 계단을 오르려 할 때, 점차 약해 진다고 느꼈으며, 종종 넘어지곤 하였다. 혈액검사 결과, ASO 수치는 정상이었고, CRP와 류마티스유사인자는 음성이었으며, TSH 4.5(약간 상승), ESR 22, cholesterol 237, TG 17, SGOT 47, LDH 225, 그리고 CK는 두 번 검사에서 406(MB 분획 56)과 984(MB 분획 146.3)였다. 신경학적 검사는 우측 엉덩허리근(iliopsoas)에서 MRC 5-인 것을 제외하고 정상이었다.

증례 분석 이 증례는 특발성 CK 혈증 환자의 전형적인 병력이다. 증상이 없는 SGOT와 SGPT 증가로 인해 간염이 의심되었다. CK가 증가된 것이 발견되었을 때, 환자는 심전도가 정상임에도 "심근경색"으로 입원하였다. 노련한 내과전문의가 간헐적인 삼킴곤란, 약간의 하지 근육 쇠약, 그리고 CK 상승이 근육병증 때문일 수 있다고 의심하였다. 확실히 계단오르기가 힘든 것은 다리의 몸쪽 근육 쇠약을 시사하며, 우측 엉덩허리근의 약간의 근육 쇠약을 통해서 근육병증을 진단할 수 있었다.

검사계획 **1.** 침근전도검사: 근육병증을 확인하기 위한 검사.
2. 근육생검: 확진하기 위한 검사.

전기생리검사와 소견

침근전도검사(표 11.10; 그림 11.3 및 4)

1. 거의 모든 근육에서 삽입활동 증가, 잔떨림전위, 양성예파, 많은 작은 진폭과 짧은 지속시간을 가진 운동단위전위(일부는 다상성 운동단위활동전위).
2. 오른쪽 가쪽넓은근(vastus lateralis), 안쪽장딴지근육(medial gastrocnemius), 엉덩허리근육에서 복합연속방전.

전기생리검사 결과의 해석

다발근염에 전형적인 활동성 근육병증.

기타 검사 소견

가쪽넓은근에서 시행한 근육생검에서 다발근염이 확진되었다.

최종 진단

다발근육염.

치료와 경과

오른쪽 엉덩허리근육에서 약간의 근육 쇠약과 추가적인 증상에 근거하여, 환자에게 매일 프레드니손 40 mg이 처방되었다. 환자의 증상은 2개월 내에 완전 정상화되었다.

설 명

혈액화학검사의 하나로 CK가 널리 검사되고 있기 때문에, 요즈음은 증상이 없는 CK 증가가 흔히 발견된다. 이 환자에서처럼, 이러한 소견이 임상적으로 부적절한 진단과 더불어 불필요한 검사를 하게 할 수도 있다. 고CK 혈증은 진단검사에 착수하기 이전에 한 번 이상 확인되어야 한다. 증상이 없는 고CK 혈증 환자를 접했을 때, 증상이 없는 고CK 혈

표 11.10 증례 4의 침근전도검사 자료

Muscle	Root	Nerve	Insertion Activity	Spontaneous Potentials: Fib	PSW	Fasc	CRD
Rt vast lat	L3,4	Femoral	+	+ + +	+	–	+
Med gastroc	S1,2	Post tibial	+	+ + +	+ +	–	–
Iliopsoas	L2,3	Femoral	+	+ + +	+	–	+ +
Deltoid	C5,6	Axillary	N	–	–	–	–
Biceps	C6,7	Musc cut	+	+ +	+ +	–	–

Muscle	Motor Unit Potential: Amplitude (K)	Duration (ms)	Polyphasic Potential	Interference: Pattern	Mean Amplitude (K)
Rt vast lat	0.3–2.2	3–11	+	FIP	1.5
Med gastroc	0.3–2.5	5–10	N	RIP	2
Iliopsoas	0.3–1.5	2–10	+	FIP	1.5
Deltoid	0.6–1.5	2.8–10	N	FIP	1
Biceps	0.4–1	3–10	N	FIP	1

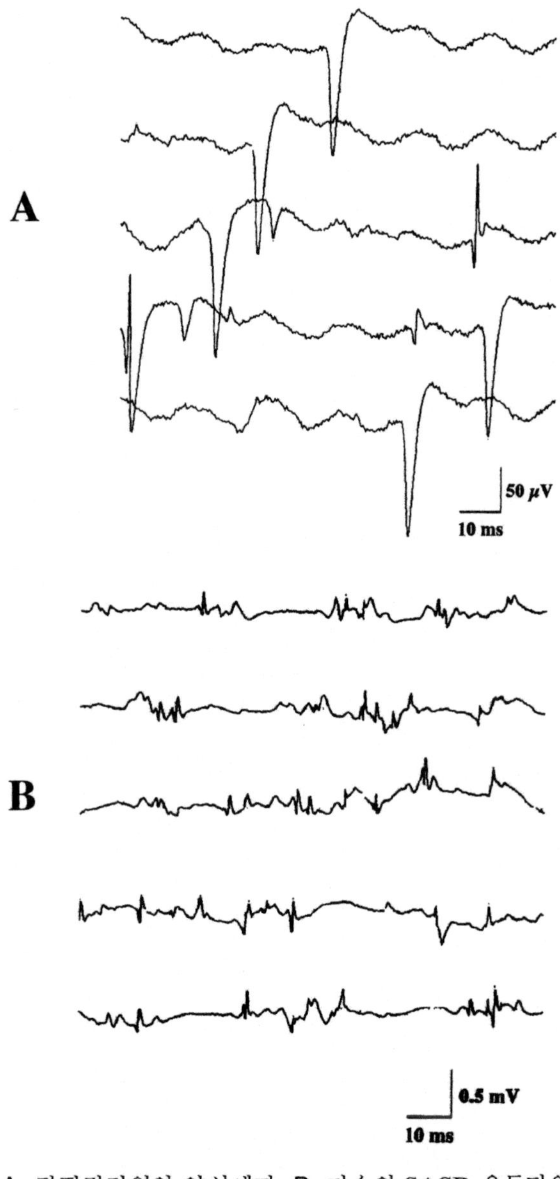

그림 11.3 A. 잔떨림전위와 양성예파. B. 다수의 SASD 운동단위활동전위.

증을 유발할 수 있는 많은 원인들(갑상선저하증, 만성 알코올중독, 진행성 근육디스트로피나 악성고열증의 보인자, 그리고 격한 운동)이 우선 배제되어야 한다(그림 11.4). 이런 원인들이 배제된 후, 자세한 발달병력을 얻어서 양성 선천성 근육병증의 가능성을 찾는 것이 중요하다. 이러한 발달병력은 흔히 임상의사에게 양성 선천성 근육병증에 대한 암시를 줄 수 있는데, 이 병은 증상이 없는 고CK 혈증의 가장 흔한 원인 중의 하나이다. 우리는 이 환자에서 보인 것과 같은 약간의 신경학적 이상을 찾아내기 위하여, 이러한 환자들에서 신경학적 검사를 주의 깊게 시행한다. 이때 침근전검사가 추천된다. 만일 침근전도검사가 비정상이면 근육생검을 시행해야 한다. 증상이 없는 고CK 혈증의 가장 흔한 두 가지 원인은 양성 선천근육병증과 다발근염이다. 만약 침근전도검사가 정상이면 추가적인 검사는 권장되지 않는다. 치료는 임상증상과 징후가 있을 때 시작하면 된다. 우연히

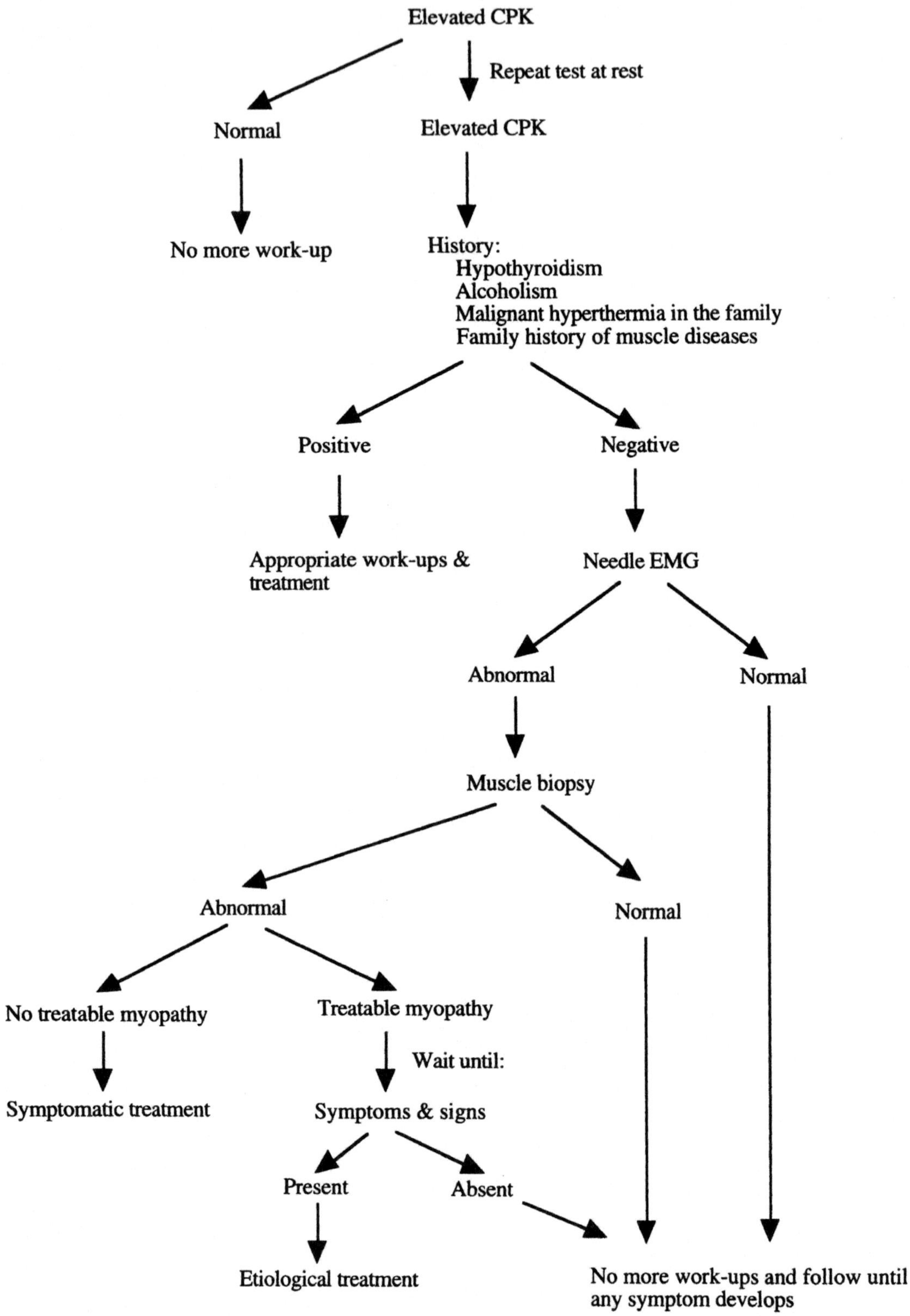

그림 11.4 증상이 없는 CK 혈증의 검사체계.

고CK 혈증이 발견된 114명의 증상이 없거나 또는 최소한의 증상만 가진 환자를 대상으로 한 최근 연구에서, Prelle 등(2002)은 근육생검을 통하여 18.4%의 환자에서 확진을 하였고, 38.6%의 환자에서 비특이성 근육병증을 진단하였으며, 31.6%의 환자에서 정상 소견임을 발견하였기 때문에, 근육생검이 고CK 혈증을 가진 증상이 없는 환자를 선별하기 위한 기본적인 검사수단이라고 결론 지었다.

새김말

1. 증상이 없는 고CK 혈증과 연관된 가장 흔한 두 가지 근육병증은 다발근염과 양성 선천근육병증이다.
2. 증상이 없는 고CK 혈증을 가진 환자에서 침근전도가 비정상이면, 근육생검에서 근육병증을 확진할 수 있을 가능성이 높아진다.

참고문헌

1. Joy JL, Oh SJ. Asymptomatic hyperCKemia: an electrophysiologic and histopathollgic study. *Muscle Nerve* 1989;12:206~209.
2. Joy JL, Riser JB, Oh SJ. Rational approach to asymptomatic creatine kinase elevation. *Ala J Med Sci* 1988;25:147~150.

제 12 장

근육긴장증을 보이는 질환

역자: 권기한
(한림의대 신경과)

근육긴장증(myotonia)은 근육이 수축 후에 이완이 잘 되지 않는 증상으로서 근육긴장질환의 필수조건이다. 근육긴장질환 환자에서는 흔히 활동근육긴장증의 하나인 움켜잡기근육긴장증(grasp myotonia)이나 타진근육긴장증(percussion myotonia)이 나타난다. 타진근육긴장증은 엄지두덩근육(thenar muscles)과 아래팔폄근(forearm extensor muscles) 혹은 혀를 반사망치(reflex hammer)로 타진하면 가장 잘 보인다. Napkin-ring sign은 두 개의 혀누르개 사이에 놓인 혀를 타진할 때 혀 가장자리가 움푹하게 함몰(dimpling)되는 현상으로서 고전적인 근육긴장증 징후이다. 환자들은 보통 근육긴장증을 경직(stiffness) 혹은 경련(cramp)으로 표현하는데, 전형적으로 추위에 노출되거나 장시간 일정한 자세를 유지한 다음 쉴 때 심해지고 운동하면 호전된다(warm-up exercise). 근육긴장증이 추위에 의해서만 나타나는 현상을 **이상근육긴장증**(paramyotonia)이라고 하고 운동에 의해서(warm-up exercise) 악화되는 것을 **모순근육긴장증**(paradoxical myotonia)이라고 한다. 모순근육긴장증은 눈을 5~6회 꽉 감게 하면 가장 잘 관찰되고 선천이상근육긴장증(congenital paramyotonia)에서 가장 현저하다.

근육긴장반응(mytonic responses)은 침근전도(needle electromyography; EMG)에서 쉽게 검출되는데, 빈도와 진폭이 변동하는 빠른 빈도로 반복되는 이상극파(biphasic spikes)나 양성파(positive waves)의 방전으로 나타나며 특징적인 폭격기 소리(dive-bomber sound)가 동반된다. 근육긴장전위(myotonic potentials)는 근육긴장잘환에 있어서 필수 조건이다.

근육긴장증은 근육 수축이 끝난 다음에도 근육 전위의 발사(firing)가 지속되기 때문인데, 근육긴장근섬유(myotonic fibers)의 주된 이상은 부분탈분극(partial depolarization)과 자발적으로 진동(oscillation)하는 막전위(transmembrane potentials)이다. 1970년대의 초기 연구에서 근육긴장증의 결함부위가 염소통로(chloride channels)라는데 초점이 모아졌고, 그 후 1990년대의 추가 연구에 의해서 톰슨선천근육긴장증(Thomsen's myotonia congenita)과 베커선천근육긴장증(Becker's myotonia congenita)이 염소통로 질병으로 확인되었다. 그러나 이후 연구에서 선천이상근육긴장증(paramyotonia congenita)과 칼륨에 의해서 악화되는 근육긴장증(potassium aggravated myotonia), 그리고 고칼륨주

표 12.1 여러근육긴장증후군의 임상 양상@

	Myotonic dystrophy		Chloride channel myotonic syndrome		Sodium channel myotonic syndrome		
	Type 1 (DM1)	Type 2 (DM2)# (PROMM)	Myotonia congenita of Thomsen	Myotonia congenita of Becker*	K aggravated myotonia	Paramyotonia congenita**	Hyperkalemic periodic paralysis
Age of onset	Late adolescence	Late: 20-40 yr	Infancy to early child	Late childhood	Childhood	First decade	Early teens
Autosomal inheritance	Dominant	Dominant	Dominant	Recessive	Dominant	Dominant	Dominant
Myopathy (weakness)	Face, eyes, distal limb muscles	Proximal leg muscles	None	Proximal, rare	None	Very rare	Rare
Muscle pain	None	Prominent	None	None	+ in some	None	None
Hypertrophy of muscle	None	None	Frequent	Frequent in legs	+ in some	None	None
Myotonia	Hands, forearm, tongue	Hands, thighs	Generalized	Generalized	Prox.distal	Face, eye, hands; paradoxical	+ often; milder; paradoxical eye lid
Periodic attack	None	None	None	None	None	Yes	Yes
Associated findings	Yes	Yes	None	None	None	None	None
Cataract	+	+					
Cardiac arrthymia	+	±					
Frontal balding	+	+					
Testicular atrophy	+	±					
Mental retardation	+	mild					
Congenital form	Yes	None					
Progression	Yes	Yes, milder	None	Rarely	No	No	Rare
Gene defect	Expansion of CTG repeat	Expansion of CCTG repeat	Cl channel mutation	Cl channel mutation	Na channel mutation	Na channel mutation	Na channel mutation
Chromosome	9q;	3q	7q	7q;	17q	17q	17q

* 상염색체 열성 전신근육긴장증

** 때로는 고칼륨주기마비가 동반됨.

@ Kleopa KA, Barchi RL. *Genetic disorders of neuromuscular ion channels*. Muscle Nerve 2002:26;299-325. # Day: Neurology 2003.

기마비(hyperkalemic periodic paralysis)는 나트륨통로 질병으로 밝혀졌다. 1992년 유전검사에서 근육긴장디스트로피 1형(myotonic dystrophy type I, DM1)은 삼뉴클레오티드 반복팽창질환[trinucleotide(CTG) repeat expansion disease]으로, 2003년 근육긴장디스트로피 2형(myotonic dystrophy type II, DM2)은 사뉴클레오티드 반복팽창질환[tetranucleotide(CCTG) repeat expansion disease]으로 알려졌다. DM2는 일반적으로 경미한 병이다. 따라서 현재는 DNA 혈액검사로 근육긴장디스크로피 1형과 2형을 진단할 수 있다.

유전 근육긴장증후군은 크게 염소통로병, 나트륨통로병 그리고 근육긴장디스트로피의 3가지로 나눈다(표 12.1). 선천근육긴장증은 비교적 양성, 비진행성 질병으로서 특징적으로 전신의 근육긴장증만 나타나기 때문에 근육긴장증에 대한 약물 치료에서도 가장 만족할 만한 반응을 보인다. 선천근육긴장증에서 가장 전형적인 것이 보통염색체 우성유전인 톰슨선천근육긴장증(Thomsen's myotonia congenita)이다. 베커선천근육긴장증(Becker's myotonia congenita)은 보통염색체 열성유전이기 때문에 **보통염색체열성 전신 근육긴장증**(autosomal recessive generalized myotonia)이라고 한다. 선천이상근육긴장증은 추위에 의해서 유발되는 지속근육긴장반응(prolonged myotonic response)과 이완마비가 특징인데, 가끔 칼륨민감(고칼륨)주기마비가 동반된다. 고칼륨주기마비는 저칼륨주기마비보다 드물며 간헐 마비발작의 정도와 기간이 짧다. 저칼륨주기마비와의 감별진단은 마비가 있을 당시 혈청 칼륨치가 증가하는 것인데, 염화칼륨(potassium chloride) 경구 투여에 의해서도 발작이 유발될 수 있다. 이 병은 보통염색체 우성유전이다.

고전적인 근육긴장디스트로피는 근육긴장증과 먼쪽근육병증(distal myopathy) 그리고 신체증상(systemic involvement)을 특징으로 하는 진행하는 질병으로서 현재는 **근육긴장디스트로피 1형**(DM1)이라고 한다. 여러 신체 부위를 침범하기 때문에 근육긴장디스트로피에서는 다른 장기의 증상이 먼저 나타나기도 한다. 이 질병에서는 근육긴장증보다도 근력약화를 주로 호소하기 때문에 근육긴장증에 대한 투약은 별로 만족스럽지 않다. 신생아 혹은 영아 근육긴장디스트로피(neonatal or infantile myotonic dystrophy)는 근육긴장디스트로피 여자에서 유전되며 흔히 긴장저하영아증후군(floppy infantile syndrome)으로 나타나는데, 이들 신생아나 영아에서는 임상에서나 전기생리검사로 근육긴장증을 확인하기가 어렵다. 따라서 환자의 어머니를 검사하는 것이 중요하며, 대부분 이런 환자의 어머니는 보통 근육긴장디스트로피의 거의 모든 임상증상을 다 보인다.

근육긴장디스트로피 2형(DM2)은 이전에 근위근육긴장근육병증(proximal myotonic myopathy; PROMM)이라고 하던 질병으로서 가장 최근에 규명되었다. 임상특징은 발병 연령이 늦고 보통염색체우성 유전이며 몸쪽근력약화와 함께 전신의 근육긴장증이 나타나고 임상 경과는 좋은 편이다. DM2 환자는 거의 모두 뚜렷한 신경행동학적 이상소견이 없고, 조기 사망도 아주 드물며 대물림악화(anticipation)가 있어 보이지만 경미한 편이고, 심한 선천형 DM2는 설령 있다고 하더라도 극히 드물다. 근육긴장디스트로피 1형(DM1)과는 달리 신체증상도 백내장을 제외하면 별로 현저하지 않다. DM1와 DM2의 가장 중요한 차이는 DM2에서는 선천형이 없다는 것이다.

근육긴장증은 흥분한 근육긴장근막(irritable myotonic membrane)을 안정시키는 quinine, quinidine, diphenylhydantoin(Dilantin), procainamide, tocainamide와 mexiletine이 효과가 있는데, 선천근육긴장증에서 가장 효과적이지만 근육긴장디스트로피에서는 그만 못하다. 이들 약물 중 가장 효과가 있고 흔히 사용하는 것이 mexiletine인데 diphenylhydantoin은 근육긴장 심장근육병증(myotonic cardiomyopathy)에서 심장에 미치는 나쁜 영향이 제일 적기 때문에, 근육긴장디스트로피에서의 근육긴장증에서 가장 안전한 약물이다.

근육긴장증 질환에서는 근육긴장증을 악화시킬 수 있는 항콜린에스터라제(anticholinesterase)는 피해야 한다. 근육긴장디스트로피에서는 악성고체온증(malignant hyperthermia)의 빈도가 높다고 알려져 있기 때문에, 전신마취가 필요할 때는 이 사실을 염두에 두고 가능한 국소마취를 하도록 한다. 또한 만일 전신 마취가 불가피하다면 악성고체온증에 대한 모든 주의사항에 따라서 succinylcholine, halothane 사용을 피하고 아산화질소/산소 혼합물과 enflurane 혹은 isoflurane을 사용하며, 만일 마취 도중에 근이완제를 사용할 때는 atracurium 혹은 vecuronium처럼 작용시간이 짧은 비탈분극 약물(nondepolarizing agent)을 투여한다.

후천근육긴장근육병증(myotonic myopathy)에는 예전에 콜레스테롤을 낮추기 위해서 사용하던 diazocholesterol 그리고 3-hydroxy-3 methylglutaryl coenzyme A (HMO-CoA) reductase inhibitor에 의한 근육병증 및 새로 개발된 콜레스테롤을 낮추는 약물과 동반된 근육병증이 있다. 이 경우에는 근육긴장의 임상 증상이 없이 침근전도에서 근육긴장전위(myotonic potentials)가 나타난다. 또 Clofibrate(이전에 사용하던 혈청 콜레스테롤을 낮추기 위한 다른 약물)와 새로 개발된 혈청 콜레스테롤을 낮추는 약물은 혈청 CPK치의 증가는 있지만 근육긴장증이 동반하지 않는 근육병증이 나타난다고 한다. 신생물딸림 효과(paraneoplastic effect)에 의한 근육긴장증 증례도 보고되었는데, 이 경우에서도 임상 근육긴장증 없이 침근전도에서만 근육긴장전위가 관찰된다. 암이 치료되면 근육긴장전위도 없어진다.

증례 1 12년 동안 진행하는 양측 발쳐짐(foot drop)

증례보고 28세 남자가 12년에 걸쳐 서서히 진행하는 양측 다리의 근력약화로 검사를 받게 되었다. 신경과 의사는 환자가 검사실에 들어올 때 바로 양측 발쳐짐(foot drop)에 의한 발쳐짐보행(steppage gait)을 관찰하였고, 추가 진찰에서 양측 손 근력약화와 함께 무릎과 발목의 깊은힘줄반사(deep tendon reflex)의 소실이 발견되었다. 감각과 소뇌기능에는 장애가 없었다. 잠정적으로 말초신경병증으로 진단하고 이를 확인하기 위해 근전도검사실로 보내졌다. 검사실 전공의는 상기 소견을 확인하고 신경전도검사를 시행하였는데 H반사가 나타나지 않는 것을 제외하면 정상 소견이었고, 앞정강근육(anterior tibial muscle)과 장딴지근육(gatrocnemius muscle)의 침근전도(needle EMG)에서는 잔떨림전위(fibrillaton), 양성예파(positive sharp wave; PSW), 지속적인 복합반복방전(continuous complex repetitive discharges; CCRD), 정상 운동단위활동전위(motor unit action potentials; MUPs)가 관찰되었다. 전공의는 축돌기 말초신경병증으로 진단된다고 하였다.

증례분석 전공의사의 견해를 듣고 상급 근전도검사 의사(senior electromyographer)는 근전도검사실을 방문하기 전까지 전공의의 결론을 수용하려고 하였다. 진찰에서 환자는 호리호리한 체격으로 약간 멍청한 표정이었으며, 얼굴이 길고 앞이마가 대머리(frontal balding)이면서 관자근육(temporal muscles) 위축이 있었다. 말은 콧소리였고 양측 눈꺼풀쳐짐과 얼굴마비가 있었다. 움켜잡기근육긴장증(grasp myotonia)과 엄지두덩근 및 혀에서 타진근육긴장증(percussion myotnia)이 관찰되었고 앞정강근육의 힘이 MRC grade 4+였다.

검사계획
1. 신경전도검사: 말초신경병증을 배제하기 위한 검사.
2. 침근전도검사: 근육긴장증과 근육병증을 확인하기 위한 검사.
3. CPK: 활동 근육괴사(active muscle necrosis)의 정도를 판단하기 위한 검사.
4. 심전도검사: 심각한 심장부정맥이 있는지를 알아보기 위한 검사.

전기생리검사와 소견

신경전도검사: 양측 H반사의 소실을 제외하고 정상 운동과 감각NCS.

침근전도검사(표 12.2):

1. 우측 짧은엄지벌림근(abductor pollicis brevis muscle)에서 뚜렷한 근육긴장전위(myotonic potentials) (그림 12.1과 12.2).
2. 우측 짧은엄지벌림근과 어깨세모근육(deltoid muscles)에서 삽입활동(insertional activities)의 증가와 양성예파 및 잔떨림전위.
3. 우측 어깨세모근육에서 많은 진폭이 작고 지속시간이 짧은 운동단위활동전위(small-short MUPs).

표 12.2 증례 1의 침근전도검사 자료

Muscle	Root	Nerve	Insertion Activity	Spontaneous Potentials: Fib	PSW	Fasc	Myotonic Potential
Rt ant tibial	L4,5	Peroneal	+ +	+	+	−	±
Gastroc	S1,2	Post tibial	+ +	+	+	−	±
APB	C8, T1	Median	+ + +	+	+	−	+ + + +
Deltoids	C5,6	Axillary	+ +	+	+	−	±

Muscle	Motor Unit Potential: Amplitude (K)	Duration (ms)	Polyphasic Potential	SASD MUP	Interference: Pattern	Mean Amplitude (K)
Rt ant tibial	0.5–2	6–15	N	−	RIP	1
Gastroc	0.5–2	8–16	N	−	RIP	1
APB	[a]					
Deltoids	0.3–2	4–10	+	+	RIP	2

[a]근육긴장증전위가 현저하여 운동단위활동전위를 분석하는 것이 불가능함.
Fib, 잔떨림전위(fibrillations); PSW, 양성예파(positive sharp waves); Fasc, 근육다발수축(fasciculations); +, 존재하거나 증가됨; −, 없음; N, 정상; RIP, 간섭형태의 감소(reduced interference pattern); APB, 짧은엄지벌림근(abductor pollicis brevis).

전기생리검사 결과의 해석 근육긴장디스트로피의 전형적인 근육긴장 근육병증.

기타 검사 소견 정상 CPK 및 심전도검사.

최종 진단 근육긴장디스트로피.

치료와 경과 앞정강근육의 근력약화가 수년에 걸쳐 서서히 진행.

설명(Comments) 근육병증은 몸쪽 근력약화가 특징이다. 그러나 근육긴장디스트로피나 먼쪽근육병증(distal myopathy)의 두 질환에서는 먼쪽 근력약화가 현저한데, 이들 질환에서는 전형적

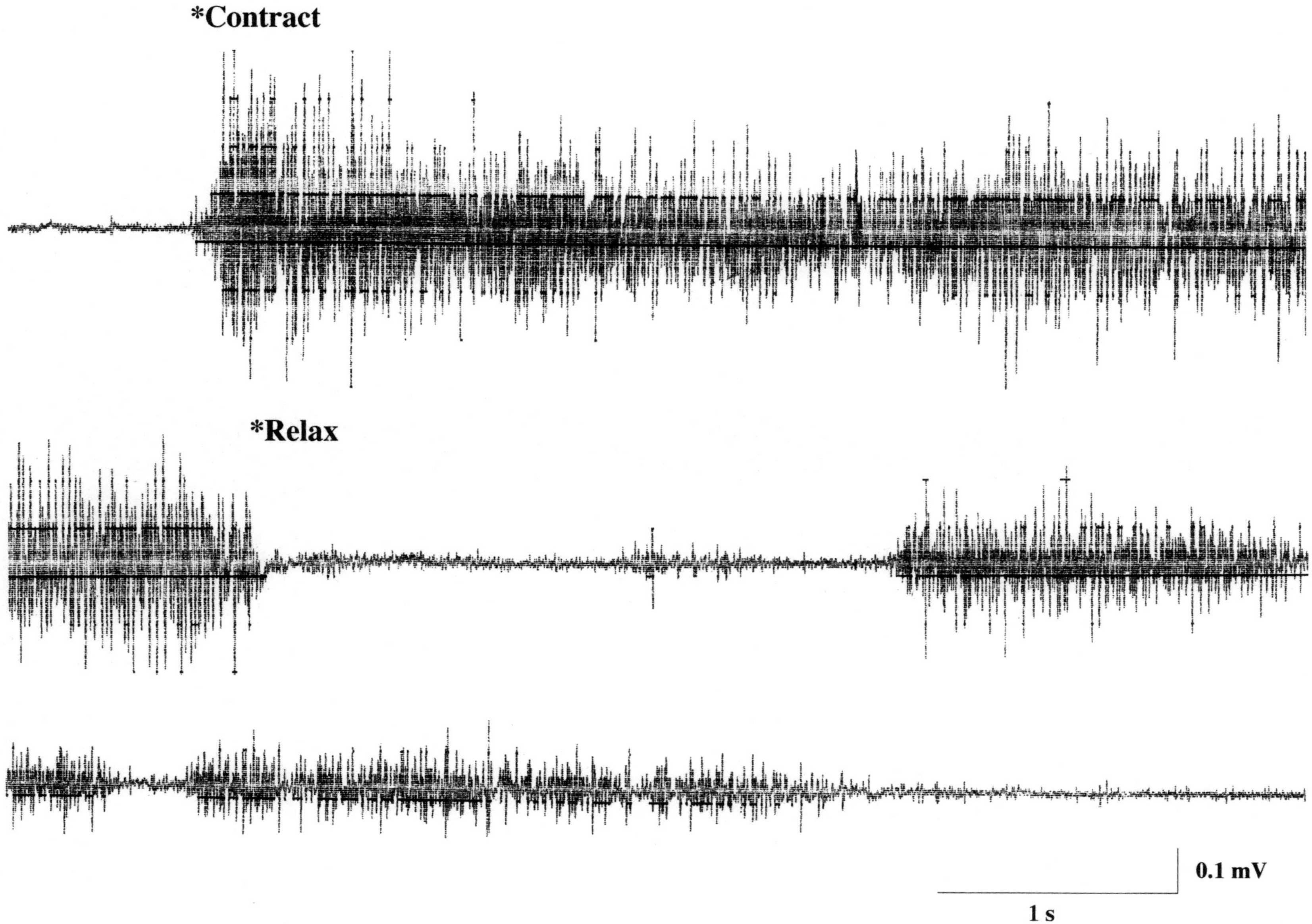

그림 12.1 침근전도검사로 짧은엄지벌림근(APB)에서 기록한 활동근육긴장증(action myotonia). 근육긴장전위에 의한 APB의 이완 어려움이 여기에서 확실하게 보임. APB 이완이 끝날 때까지 10초가 걸림. 정상적으로는 이완 직후 평탄선(flat line)이 나타나야 함. **수축**(Contract), 환자에게 APB를 약하게 수축하게 함. 이완(Relax), 환자에게 APB를 이완하게 함.

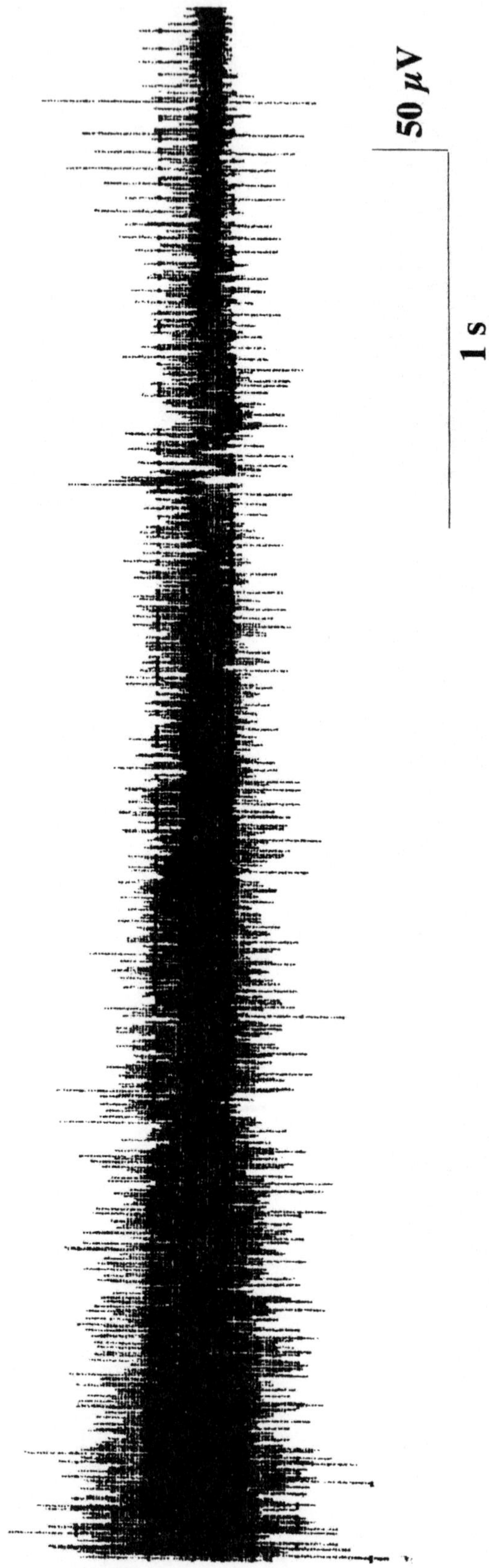

그림 12.2 침근전도검사로 짧은엄지벌림근에서 기록한 타진 근육긴장증. 근육을 타진함에 따라 유도된 근육긴장증전위. 근육긴장증전위의 진폭과 빈도의 변동(wax and wane)을 주의.

으로 먼쪽 근력약화가 몸쪽보다 먼저 나타난다. 초기 내지 중년 성인에서 먼쪽 근력약화의 가장 흔한 원인이 근육긴장디스트로피이다. 따라서 본 증례처럼 첫 증상으로 발처짐보행을 보여서 운동 말초신경병증(motor neuropathy)으로 오인되는 경우도 드물지 않다.

근육긴장디스트로피의 전형적 임상증상(hallmarks) 중 하나는 특징적인 "길고 좁은(hatched) 무표정한 얼굴"로서 눈꺼풀처짐, 앞쪽 대머리와 함께 관자근육(temporalis muscles), 깨물근육(masseter muscles), 목빗근육(sterno-cleido-mastoid muscles)의 위축이다. 이 특징적인 얼굴모양은 근육긴장디스트로피 이외 다른 질병에서는 발견되지 않기 때문에 진단적 소견이라고 할 수 있다(그림 12.3). 여러 말로 설명하는 것보다 그림 하나를 보는 것이 낫다. 다른 질환에서 근육긴장디스트로피의 얼굴과 비슷한 모양을 보이는 경우는 없다. 말할 때 콧소리가 나타나는 것은 숨뇌근육(bulbar muscles) 근력약화의 고전적인 소견이다.

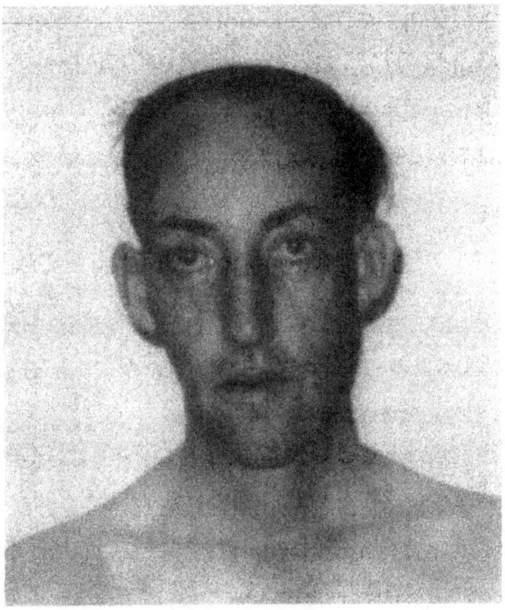

그림 12.3 근육긴장디스트로피의 전형적인 얼굴모양: 좁고 긴 얼굴과 앞이마 대머리 그리고 목빗근육(sternocleidomastoid muscles)의 위축.

근육긴장증은 근막의 자발 반복 탈분극에 의해서 근육수축이 지속되는 것으로서 대표적인 예가 근육긴장디스트로피이다. 근육긴장디스트로피는 특징적인 얼굴 모습과 사지에서의 근육긴장증으로 진단한다. 타진근육긴장증, 움켜잡기근육긴장증을 쉽게 확인할 수 있는데 타진근육긴장증은 엄지두덩근, 손목의 폄근 그리고 혀에서 가장 잘 나타나며 움켜잡기근육긴장증은 손을 꼭 잡았다가 빨리 펴게 하면 쉽게 확인할 수 있다. 근육긴장증은 질병이 진행되어서 근육위축이 심해지면 발견하기 어렵게 된다.

새김말(Maxims)

1. 앞이마 대머리, 관자근육 위축이 동반된 "길고, 좁고, 무표정한 얼굴"이 근육긴장디스트로피의 진단적 특징이다.
2. 근육긴장디스트로피 특히 DM1은 먼쪽 근력약화를 보이는 2가지 근육병증 중 하나이다.

참고문헌

1. Moxley RT III. The Myotonias: their diagnosis and treatment. *Comprehensive Therapy* 1996;22:8~21.
2. Streib EW. Differential diagnosis of myotonic syndromes. *Muscle Nerve* 1987;10:603~615.

증례 2 소아 초기부터 시작한 근육경직(Muscle stiffness)

증례보고 20세 여자로 소아 초기에는 정상적으로 발달하였지만 5~6세부터 근육경직을 호소하기 시작하였고, 그 후 점점 더 심해졌다. 흥미롭게 2명의 형제와 3명의 자매 중 3명의 자매에서만 같은 근육경직 증상을 보였고 형제는 정상이었다. 이 무렵부터 계단 오르기도 힘들었다. 근육경직은 오래 쉰 다음 심해지고 활동을 한 다음에는 호전되며(warm-up phenomenon), 스트레스를 받거나 신경과민 그리고 추운 기후에서 심해졌다. 환자의 어머니는 그녀의 근육이 잘 발달된 것으로 알고 있었다.

신경학적진찰에서의 이상 소견은 특히 위팔두갈래근육(biceps muslces), 넙다리네갈래근육(quadriceps femoris muascles) 및 장딴지근육(calf muscles)에서 현저하게 두터워진(bulky) 근육; 움켜잡기근육긴장증; 엄지두덩근과 아래팔폄근에서의 타진근육긴장증; 정상힘의 목굽힘근육과 폄근육, 어깨세모근육, 엉덩허리근육; 뻣뻣한 걸음(stiff gait)이었다. 언어장애나 숨뇌마비(bulbar palsy)는 없었고 눈꺼풀근육긴장증(myotonic eyelids)도 관찰되지 않았고 무릎을 굽히는 것도 정상이었다.

증례분석 이 환자는 어릴 때부터 나타난 근육경직과 함께 두터워진 근육, 뚜렷한 가족력, 전통적인 근육긴장증 증상을 보였다. 그러나 근육긴장디스트로피를 시사하는 근력약화나 근육위축 그리고 다른 신체 부위의 증상은 없었다. 즉 선천근육긴장증의 톰슨병(Thomsen's disease)의 전형적인 소견이었다.

검사계획
1. 침근전도검사: 근육긴장증을 확인하고 근육병증 여부를 알아보기 위한 검사.
2. 반복신경자극검사: 근육긴장증 질환의 특징적인 반복신경자극검사(repetitive nerve stimulation test; RNS test) 변화와 운동후억제(post-exercise depression; PED)를 규명하기 위한 검사.
3. CPK.

전기생리검사와 소견

침근전도검사(표 12.3)

표 12.3 증례 2의 침근전도검사 자료

Muscle	Root	Nerve	Insertion Activity	Spontaneous Potentials: Fib	PSW	Fasc	Myotonic Potential
Rt deltoid	C5,6	Axillary	+	+	+	−	+++
Ant tibial[a]	L3,4	Peroneal	+	−	−	−	+++
APB[b]	C8, T1	Median	+	+	−	−	+++

Muscle	Motor Unit Potential: Amplitude (K)	Duration (ms)	Polyphasic Potential	Interference: Pattern	Mean Amplitude (K)
Rt deltoid	0.4–1	7–14	N	FIP	1
Ant tibial[a]	0.4–1	9–14	N	FIP	2
APB[b]	0.5–1.5	8–15	N	FIP	2

[a]MUPs가 운동 후 사라짐.
[b]근육긴장증전위 때문에 경미하게 근육을 수축할 때의 MUPs를 검출하기가 매우 어려움.

1. 우측 어깨세모근육, 앞정강근육 및 짧은엄지벌림근에서 삽입활동(insertional activities) 증가.
2. 우측 어깨세모근육에서 양성예파와 잔떨림전위.
3. 검사한 모든 근육에서의 근육긴장전위(myotonic potentials).
4. 기록한 MUPs는 정상. 그러나 MUPs를 관찰하기가 어려웠는데, 그 이유는 근육을 약간만 수축하여도 MUPs가 없어지는 경향이 있었기 때문임.

반복신경자극검사 소견(표 12.4)

1. 복합근활동전위(compound muscle action potential, CMAP)의 반복방전(repetitive discharges) (그림 12.4).
2. 휴식 중에는 정상 CMAP 진폭이지만 운동 후에는 CMAP 진폭이 현저하게 작아짐(PED).
3. 저빈도자극에서는 감소반응이 없음.

표 12.4 증례 2의 반복신경자극검사 자료

	ADQ Muscle
CMAP (mV)	14.6
CMAP Ex (%)	−88
2 Hz (%)	0
3 Hz (%)	0
5 Hz (%)	0
50 Hz (%)	−58[a]
5 Hz PT 0 (%)	+5
5 Hz PT 4 m (%)	0

[a]부드럽지 못한 감소반응(nonsmooth decrement). ADQ, 새끼벌림근(abductor digiti quinti).

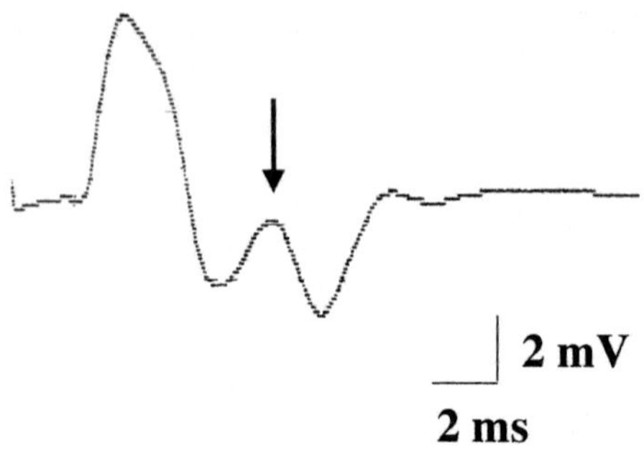

그림 12.4 선천근육긴장증 환자의 정중신경 전도검사에서 관찰된 CMAP의 반복방전(repetitive discharges; 화살표). 이것은 근육긴장증 질환들에서 드물게 관찰될 수 있다. CMAP 반복방전은 두 번째 혹은 세 번째 자극 후에 나타날 수 있다.

4. 고빈도자극에서 현저한 감소반응(그림 12.5).

전기생리검사 결과의 해석 선천근육긴장증에 합당한 근육긴장증 질환.

최종 진단 톰슨형의 선천근육긴장증(myotonia congenita of Thomsen's type).

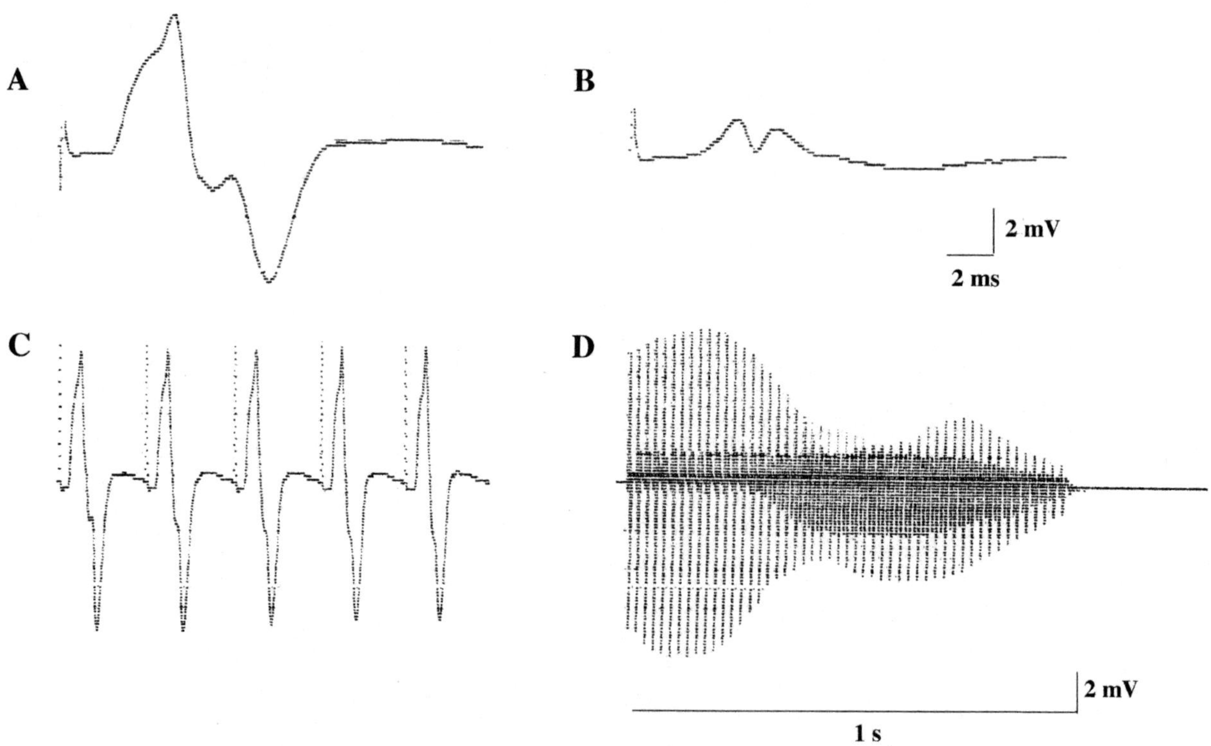

그림 12.5 ADQ 근육에서의 반복신경자극검사. A. 휴식기의 반복방전을 동반한 CMAP. B. 10초 동안 운동 후 관찰된 현저한 운동후억제. C. 5 Hz 빈도의 자극에서는 감소반응이 없음. D. 50 Hz 자극에서의 현저한 감소반응. 중증근육무력증(myasthenia gravis)에서의 부드러운 감소반응(smooth decremental response)과 다른 이상한 모양의 감소반응을 주시.

치료와 경과 심전도검사는 정상이었으며 안과 검사에서 백내장은 없었다. Mexiletine 하루 750 mg 투여로 근육경직이 호전되어서 혼자서 충분히 일상생활 동작을 할 수 있었다.

설 명 CMAP의 반복방전(repetitive discharges)은 보통 항콜린에스터라제(anticholinesterase) 과량 투여나 유기인 중독증(organophosphate intoxication)과 같은 신경근육접합부(neuromuscular junction)에서의 아세틸콜린의 과다활동(acetylcholine overactivity)이나 신경근육긴장증(neuromyotonia)처럼 말초신경이 과다흥분하는 질환에서 관찰된다. 또한 근육긴장증을 보이는 질환에서도 반복방전이 나타난다고 보고되었는데, 그 이유는 이 질환에서 근막의 흥분성이 증가되어 있기 때문이다.

선천근육긴장증은 근력약화나 다른 신체증상이 나타나지 않는다는 점에서 근육긴장디스트로피와 감별된다. 따라서 선천근육긴장증에서는 근육긴장증이 주요 증상이기 때문에 힘들어 하는데 반해, 근육긴장디스트로피 환자의 대부분은 근육긴장증 자체가 생활에 문제가 되지는 않는다.

선천근육긴장증은 유전 형태에 따라 두 군으로 나누는데 보통염색체 우성유전 형태를 **톰슨병**(Thomsen's disease), 보통염색체 열성유전 형태를 **베커병**(Becker's disease)이라고 한다. 1876년 톰슨이 기술한 톰슨병은 근육긴장증이 유아기부터 전신에서 나타난다. 근육위축이나 근력약화는 없으며 오히려 근육이 두터워져서 헤라클레스 모양(Herculean appearance)으로 근육이 잘 발달된 것처럼 보인다. 근본적으로 이 병은 진행하지 않는다.

베커병은 1960년대와 1970년대에 기술되었으며 톰슨형보다 더 흔한데 때로 임상 양상으로는 톰슨병과 구별되지 않을 수도 있다. 그러나 Becker는 비록 서로 어느 정도의 중복은 있지만 전체적으로 두 병의 차이점을 발견하였다. 베커병에서는 4세에서 12세 사이에 증상이 시작되며 대부분 근육긴장증상이 다리에서 시작되고 다리 증상이 더 심하다. 근육비대도 흔하지만 보통 아래팔근육은 두터워지지 않고 오히려 근육이 약간 위축되기도 한다. 이 질병은 진행하는 경향이 있고 대부분 환자에서 어느 정도의 근력약화가 관찰된다.

톰슨형과 베커형의 선천성 근육긴장증은 7번 보통염색체(7q35) 위에 있는 염소이온통로(ClCN1) 유전자의 돌연변이에 의해 초래되는데, 현재까지 최소 7가지 이상의 돌연변이가 발견되었다.

새김말

1. 선천근육긴장증의 기본 임상 양상은 근육긴장증이다. 선천근육긴장증에서는 다른 신체 증상, 뚜렷한 근육위축 및 근력약화가 나타나지 않는다.

2. 톰슨과 베커병 둘 다 염소이온통로의 이상에 의한 질환이다.

참고문헌

1. Streib EW. Differential diagnosis of myotonic syndromes. *Muscle Nerve* 1987;10:603~615.

2. Moxley R III. The myotonias: their diagnosis and treatment. *Comprehensive Therapy* 1996;22;8~21.

증례 3 추위로 유발되는 근육경직과 근력약화

증례보고 17세 남아로 1.5세부터 추워지면 손에 통증을 동반하지 않는 연축(spasm)이 나타났다. 손에 나타나는 연축은 보통 손을 찬물에 넣을 때는 생기지 않지만 몸 전체가 추워질 때 발생하였다고 한다. 때로는 얼음 조각을 삼킬 때 목맴(choking)과 함께 발음곤란(dysarthria)이 나타나서 말하기가 어려웠다고도 했다. 12세 이후에는 가끔 근육이 뻣뻣해지면서 마비 증상도 발생했는데, 이때 처음으로 학교에서 수업이 끝나고 일어날 때 다리에 힘이 없어서 움직을 수 없는 것을 느꼈다. 마비 증상은 보통 1~2시간이 지나면 저절로 좋아졌다. 마비가 가장 심할 때는 15세 였는데, 전날 고열이 있었고 다음날 아침에 깨어보니 눈과 목 그리고 숨뇌근육을 제외한 전신근육에 힘이 없어서 전혀 움직일 수 없었다고 한다. 그러나 호흡과 말하는 것은 정상이었다. 이때 주위 사람이 관찰한 바로는 근육이 딱딱하고 피부가 전체적으로 찬 것을 느꼈다고 한다. 그 이후로도 다리에 여러 차례 경미한 근육경직(muscle stiffness)과 근력약화가 있었다. 근육경직과 근력약화는 가끔 운동을 한 다음 쉴 때에 발생하였고 식사를 거르는 것과도 관계가 있었다. 환자는 증상이 나타날 조짐(aura)이 있을 때 미리 몸을 이리저리 움직이면 마비를 피할 수 있었다. 그의 어머니와 아버지와 다른 여동생에서도 비슷한 증상이 있었다.

신경학적 이상소견은 장딴지근육이 어느 정도 비대되었고 목의 굽힘근육과 어깨세모근 및 손근육의 힘이 약간 약했으며, 혀와 엄지두덩근에서 타진근육긴장증이 관찰되었고 눈꺼풀에서는 모순근육긴장증(paradoxical myotonia)이 관찰되었다.

증례 분석 이 환자는 보통염색체 우성유전의 신경근육계 질환으로서 다음 두 가지 증상이 특징적이다; 추위에 의해서 유발되는 손과 숨뇌근육의 연축(spasms), 그리고 간헐적으로 나타나는 숨뇌근육과 호흡근육을 제외한 사지 근육의 근력약화나 마비. 추위에 의해 유발되는 연축(spasms)은 이상근육긴장증(paramyotonia)의 특징이고 간헐적으로 발생하는 근력약화의 임상증상은 주기마비(periodic paralysis)의 전형적인 소견이다. 이 환자는 신경학적 진찰에서 근육긴장증, 장딴지근육의 거짓비대(pseudohypertrophy), 약한 몸쪽근육병증이 있어서 근육긴장증을 동반하는 근육병증(myotonic myopathy)임을 명확하게 보여준다. 상기 소견들을 종합하면 칼륨민감(potassium-sensitive) 혹은 고칼륨주기마비를 동반한 선천이상근육긴장증(paramyotonia congenita)을 뚜렷하게 시사한다.

검사계획 1. 침근전도검사: 근육긴장전위를 찾기 위한 검사.
2. CPK.
3. 주기마비를 유발하기 위한 검사: 주기마비가 저칼륨성인지 칼륨민감성인지를 결정하기 위한 검사.

전기생리검사와 소견

침근전도검사(표 12.5)

1. 검사한 모든 근에서 근육긴장방전을 보였으나 MUPs는 정상이었음(그림 12.6).
2. 얼음으로 차게 하면 근육긴장방전이 줄어들었고 MUPs의 동원(recruitment)도 감소하였음.

표 12.5 증례 3의 침근전도검사 자료

				Spontaneous Potentials			
Muscle	**Root**	**Nerve**	**Insertion Activity**	**Fib**	**PSW**	**Fasc**	**Myotonic Potential**
Rt APB[a]	C8, T1	Median	+	+	++	−	++
Deltoid	C5,6	Axillary	+	−	++++	−	++
Vast lat	L3,4	Femoral	+	−	+++	−	++

	Motor Unit Potential			Interference	
Muscle	**Amplitude (K)**	**Duration (ms)**	**Polyphasic Potential**	**Pattern**	**Mean Amplitude (K)**
Rt APB[a]	0.5–2.0	6–14	N	RIP	2
Deltoid	0.3–1.5	5–12	N	RIP	1
Vast lat	0.7–1.8	6–10	N	RIP	1

[a] 얼음으로 22°C까지 차게 하면 근육긴장전위가 감소하며 동원되는 MUPs의 수가 감소함.

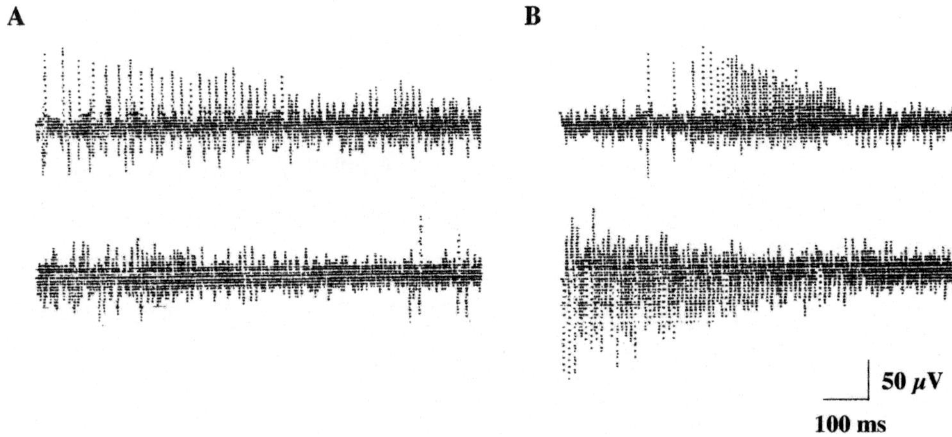

그림 12.6 실온(room temperature)에서 선천이상근육긴장증 환자의 어깨세모근(deltoid)에서 기록한 근육긴장전위. A. 근육긴장전위의 지속적인 기록. B. 각각 다른 두 번의 근육긴장전위.

전기생리검사 결과의 해석 선천이상근육긴장증에 합당한 근육긴장증 질환.

기타 검사 소견 CPK는 정상이었다. 칼륨 경구투여로 혈청 칼륨 수치를 7.5 mEq/dL까지 올리거나 포도당-인슐린 용액 정맥투여 하여, 혈청 칼륨을 4.3 meq/dL로부터 3.2 mEq/dL로 낮추어도 마비는 나타나지 않았다. 심한 운동을 하게하면 짧은 기간 동안 다리에서 경직과 마비가 나타났고(혈청칼륨; 4.1 mEq/dL), 냉장고 속에서 15분 동안 걷는 추위노출검사(cold-exposure test)에서 손에서는 현저한 경련(cramping)이, 얼굴에서는 약간의 경직(stiffness)이 나타나면서 쉰 목소리(thick voice)와 함께 심한 눈꺼풀근육긴장증이 나타났다. 손의 경련은 4~5시간 지속되었다. 저나트륨 식사와 함께 염화칼륨(KCl) 12그램을 경구로 투여한 다음, 1시간 후 다리와 목 그리고 아래턱(lower jaw)에서 근력약화 발작(attacks)이 발생하였다(혈청칼륨; 5.2 mEq/dL).

최종 진단 선천이상근육긴장증과 칼륨민감주기마비.

치료와 경과 환자는 현재 42세의 남자로서 dialantin과 acetazolamide 500 mg을 복용하면서 직장에 잘 다니고 있으며, 스파게티나 감자처럼 탄수화물이 풍부한 음식을 먹으면 전체적으로 몸 상태가 좋아지고, 매일 밤 10시에서 12시 사이에 설탕을 첨가한 씨리얼을 먹으면 다음날 운동능력이 호전된다. 신경학적 진찰에서 눈꺼풀근육긴장증은 모순근육긴장증을 보였다. 근육힘 진찰에서 목의 굽힘근육과 폄근육은 5, 어깨세모근은 5/5, 위팔두갈래근 4+/4+, 위팔세갈래근 5-/5-, 손목의 굽힘근육 및 폄근육과 주먹쥐기 5/5, 엉치허리근육 4+/4+이었다. 환자의 세 딸 중 두 명이 같은 증세를 보였다.

설 명 선천이상근육긴장증에 뚜렷한 양상은 추위에 의해서 유발되는 지속적인 근육의 경직과 근력약화, 보통 추위와 관련된 간헐 이완마비, 근육긴장 눈꺼풀 그리고 모순근육긴장증이다. 얼굴, 손, 혀 그리고 인두 근육이 가장 예민하게 반응한다. 근육긴장증은 전형적으로 운동을 반복하면 감소되는데 운동을 반복하면서 근육긴장증이 심해지는 경우를 **모순근육긴장증**이라고 하며, 선천이상근육긴장증 환자의 눈꺼풀에서 잘 관찰된다. 추위와 관계없이 움켜잡기근육긴장증과 타진근육긴장증이 관찰될 수 있고 보통 근육비대도 관찰된다. 추위와 운동에 의한 국소적인 근육마비와는 별도로 어떤 환자는 전신 마비 발작이 나타날 수도 있는데 보통 칼륨민감마비이다. 선천이상근육긴장증은 드문 질환으로서 소아 초기에 나타나며 진행하지 않는다. 보통염색체 우성유전 질환이며 유전자 투과도(penetrance)가 높다. 칼륨민감마비가 모든 가계에서 나타나는 것은 아니며 실제로도 드물다. 이 증후군은 현재 염색체 17의 나트륨통로 이상에 의한 나트륨통로병으로 잘 알려져 있다. 마비발작 도중 혈청 칼륨이 증가하면 고칼륨주기마비로 진단할 수 있지만, 같은 환자에서도 반복하는 마비에서 혈청 칼륨이 증가하지 않을 수도 있다. 고칼륨주기마비는 칼륨유발검사(K challenge test)에 양성이어도 확진이 가능하다.

표 12.6 선천이상근육긴장증과 선천근육긴장증에서의 침근전도검사 소견

	Paramyotonia Congenita	Myotonia Congenita
At rest[a]	No clear difference in myotonic discharges and MUPs between two	
Ice-water cooling[a]		
Myotonic discharges	Disappear	Increase
MUP recruitment:	MUP: dropout and finally electrically silent	Normal
Postexercise fibrillations[b,c]	(+)	(−)
RNS test with cooling[c]		
Amplitude of the CMAP	Significant fall	Minimal change
2-Hz stimulation	Decremental response is induced or worsened	No change

[a] Nielson(1982).
[b] 지칠 때까지 심하게 운동한 다음 즉시 시행한 침근전도검사.
[c] Subramony(1983).

선천이상근육긴장증의 침근전도검사에서 실온에서는 특징적인 근육긴장방전과 정상 MUPs를 보이지만, 체온이 낮아지면 점차 근육긴장방전이 줄어들고 MUPs도 나타나지 않다가 결국 이 환자에서 보는 것처럼 무전위(electrical silence)가 된다. 또한 체온이 낮아지면 CMAP의 진폭이 현저하게 감소하며 반복신경자극검사에서 2 Hz 빈도의 자극에 감소반응을 보이거나 감소반응이 더 악화된다. 이 소견은 선천근육긴장증과 명확하게 다르기 때문에 이상근육긴장증을 확인하기 위해서 사용할 수 있다(표 12.6).

선천이상근육긴장증 외에도 더 드문 2개의 나트륨통로 근육긴장질환이 기술되었는데, 변동근육긴장증(myotonia fluctuans)과 아세타졸아마이드반응 근육긴장증(acetazolamide-response myotonia)이 그것이다. 변동근육긴장증은 1990년에 처음 기술된 보통염색체 우성유전 질환이다. 이 병은 근육긴장증이 심하게 변동하면서 추위에 의해서 악화되지는 않지만, 칼륨을 투여하면 현저하게 증가하는 특징이 있어서 전형적인 선천근육긴장증이나 선천이상근육긴장증과 다르다. 침근전도에서는 운동 유발 지연발생 근육긴장증(exercise-induced delayed-onset myotonia)을 보인다. 운동 직후 근육 이완은 정상이지만 몇 분 동안은 약한 자극에도 심한 근육긴장증이 유발된다.

아세타졸아마이드반응 근육긴장증은 1987년 처음 기술되었는데, 이 역시 보통염색체 우성유전 질환이다. 이 병은 굶거나 칼륨을 복용하면(이 때문에 어떤 환자는 바나나가 없는 식사를 요구하기도 함) 통증을 동반하는 근육경직이 나타나고 탄수화물을 포함한 식사에 의해서 완화되는 특징이 있다. 근육긴장증은 아세타졸아마이드에 의해 극적으로 완화되고 추위에 의해서 악화되지만 추위가 근력약화나 마비를 유발하지는 않는다. 침근전도검사에서는 정상 MUPs와 함께 전형적인 근육긴장증전위가 나타난다.

새김말 1. 모순근육긴장증이 선천이상근육긴장증의 특징 중 하나로서 근육긴장증은 운동을 계속하면(warm-up exercise) 악화된다.

2. 선천이상근육긴장증에서는 추워지면 근육긴장방전이 감소하고 MUPs가 줄어들어서 결국에는 무전위(electrical silence)가 된다.

참고문헌

1. Nielsen V, Friis M, Johnson T. Electromyographic distinction between paramyotonia congenita and myotonia congenita. *Neurology* 1982;32:826-832.
2. Subramony SH, Malhotra CP, Mishra SK. Distinguishing paramyotonia congenita and myotonia congenita by electromyography. *Nuscle Nerve* 1983; 6:374~379.

증례 4 몸쪽 근력약화와 CPK 증가 그리고 근육긴장증을 보인 환자

증례보고 35세 남자로 가족 근육병증(familial myopathy)의 가능성으로 UAB로 전원되었다. 식당 요리사인 이 환자는 2년 전부터 점점 양손에서 근력약화가 진행하는 것을 알게 되었는데, 조리 중에 손을 사용하거나 물건을 운반하는 데 어려움이 있었다. 또한 약 1년 전부터는 계단을 오르는 것도 점점 어려워졌다. 그는 이 어려움이 근력약화뿐 아니라 근육이 뻣뻣하기 때문이라고 하였다. 밤에는 종아리에서 심한 근경련(spasm)이 나타나는데, 이 증상은 약한 마약(narcotics)으로 호전된다고 하였다. 이 증상들은 저녁이 될수록 심해지며 전신 피로감도 호소하였다. 삼킴곤란(dysphagia)은 없지만 약간의 발음곤란(dysarthira)은 때때로 나타난다고 한다. 이 환자의 가족 중에는 많은 사람이 같은 근육 질환을 앓고 있다고 했다. 의뢰한 신경과의사는 진찰에서 등세모근육(trapezius muscles)과 위어깨이음근육(upper shoulder girdle muscles)의 부피가 증가하였고, 근육힘은 목 굽힘근과 어깨이음근이 5- MRC, 엉덩허리근육(ileopsoas)과 넙다리네갈래근(quadriceps femoris)이 4- MRC라고 하였다. 환자는 무릎굽힘을 하기가 어려웠다. 근육긴장 안면모양이나 근육위축, 앞이마 대머리는 관찰되지 않았다. CPK는 737 단위였다. 진찰에서는 눈꺼풀과 움켜잡기 그리고 타진근육긴장증이 추가로 관찰되었다.

증례분석 이 환자는 아급성으로 진행되는 손과 다리 몸쪽 근력약화를 보였다. 의뢰한 신경과 의사가 보통염색체 우성유전, 몸쪽 근력약화, 그리고 CPK 증가를 관찰하고 근육디스트로피(muscular dystrophy)로 의심한 것은 타당해 보인다. 근육긴장디스트로피는 전형적인 근육긴장증 얼굴(myotonic face)이나 먼쪽 근력약화가 없어서 의심하지 않았다. 그러나 뚜렷한 근육위축이 없다는 점이 근육디스트로피와는 차이가 있는데, 우리는 진찰에서 눈꺼풀, 움켜잡기 그리고 타진근육긴장증을 발견하고 몸쪽근육긴장근육병증(proximal myotonic myopathy)으로 진단하였다.

검사계획

1. 침근전도검사: 근육긴장증과 근육병증을 확인하기 위한 검사.
2. 짧은운동검사(short-exercise test): 근육긴장증의 전형적인 소견인 짧게 운동한 다음, CMAP의 크기가 감소하는 반응(post-exercise depression; PED)을 관찰하기 위한 검사.

3. 반복신경자극검사(repetitive nerve stimulation test): 몸쪽근육긴장근육병증(proximal myotonic myopathy; PROMM)의 근육긴장증 성격을 좀더 규명하기 위한 검사.
4. 근육생검(muscle biopsy): PROMM의 근육조직학적 성격을 규명하기 위한 검사.
5. 근육긴장디스트로피 진단을 위한 CTG 삼뉴클레오티드 반복(CTG repeat) 검사.

전기생리검사와 소견

침근전도검사(표 12.7)

1. 짧은엄지벌림근(APB)과 가쪽넓은근육(vastus lateralis)에서의 삽입활동(insertional acitvity) 증가와 근육긴장전위.
2. 가쪽넓은근육의 잔떨림전위.
3. 가쪽넓은근육에서 의미 있게 감소한 MUPs 평균지속시간(mean duration)(그림 12.7).

반복신경자극검사 소견(표 12.8)

1. 50 Hz의 고빈도자극(HRS)에서 감소반응과 증가 반응의 변동(그림 12.8).
2. 고빈도자극 끝 부분에서의 반복 CMAP.
3. 고빈도자극에서 CMAP 진폭과 면적 변화의 불일치.

짧은운동검사(short-exercise test)

1. 좌측 짧은엄지벌림근에서 10초 동안의 짧은 운동 후, CMAP 진폭이 현저하게 감소하였다가 2분 후 회복(그림 12.9).

전기생리검사 결과의 해석 PROMM의 전형적인 근육긴장근육병증.

표 12.7 증례 4의 침근전도검사 자료

				Spontaneous Potentials			
Muscle	Root	Nerve	Insertion Activity	Fib	PSW	Fasc	Myotonic Potential
Lt APB	C8, T1	Median	+	−	−	−	+ +
Lt vast lat	L3,4	Femoral	+	+	−	−	+ + +

	Motor Unit Potential			Interference	
Muscle	Amplitude (K)	Duration (ms)	Polyphasic Potential	Pattern	Mean Amplitude (K)
Lt APB	1–3	5–10	N	FIP	2
Lt vast lat	1.6	7.8[a]	27%	FIP	1

[a] 정상 지속시간(duration): 12.2 ms.

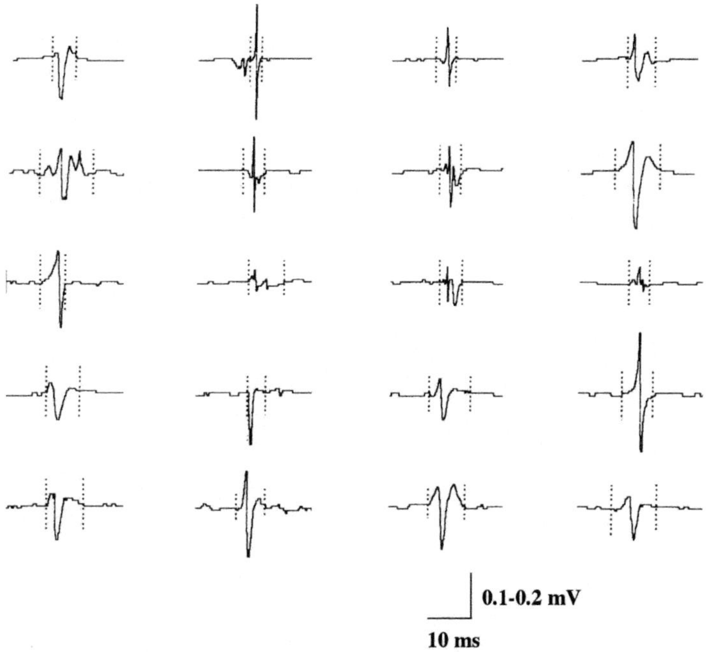

그림 12.7 PROMM 환자의 가쪽넓은근(vastus lateralis)에서 검출한 20개의 MUPs.

표 12.8 증례 4의 반복신경자극검사 자료

	ADQ Muscle
CMAP (mV)	15
CMAP Ex (%)	−88
2 Hz (%)	−3
3 Hz (%)	−2
5 Hz (%)	−2
10 Hz (%)	−23
20 Hz (%)	−15
50/s (%)	−67

Ex, 30초 운동 후.

기타 검사 소견 정상 CTG 삼뉴클레오티드 반복(CTG 반복 팽창은 없음). 정상 근육생검. 처음 검사 때에 CCTG 사뉴클에오티드 반복검사는 할 수 없었다.

최종 진단 PROMM.

치료와 경과 Mexiletine을 하루 750 mg 복용함으로써 근육긴장증이 호전되었고 어깨이음근육의 힘도 정상으로 돌아왔다. 근육통증은 비스테로이드 항염증제로 조절할 수 없었으나 약한 마약으로 완화되었다.

설 명 우리 환자는 이전에 임상적 소견으로 진단된 몸쪽근육긴장근육병증(PROMM)의 한 예인

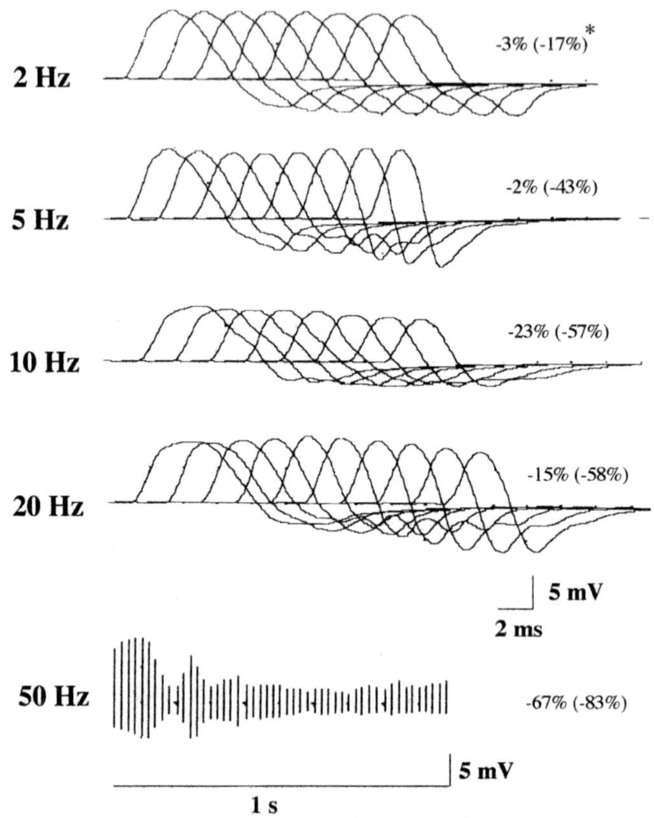

그림 12.8 PROMM 환자의 RNS 검사로서 근육긴장근육막의 전형적인 소견이 많이 나타남: 5 및 20 Hz 자극의 일부 반응에서 반복방전이 관찰되고 음성정점(negative peak)의 진폭과 면적의 감소 반응 사이에 현저한 차이가 있음(*)(괄호안은 %). 고빈도자극에서의 현저한 지속시간(duration)의 변화와 50 Hz 자극에서의 변동하는 감소반응을 주시할 것.

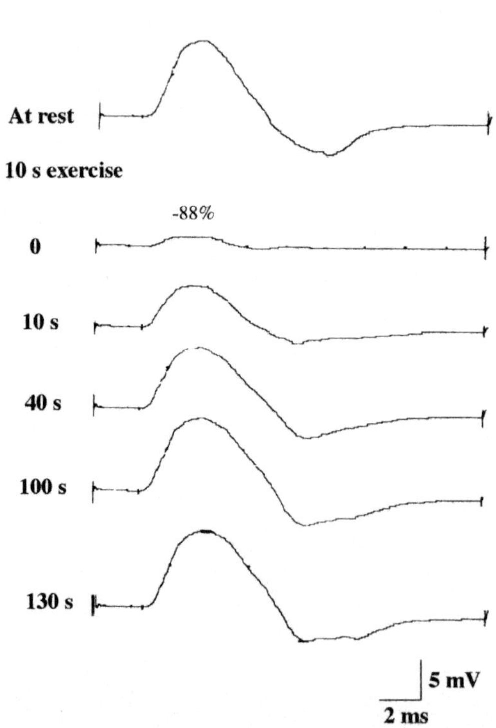

그림 12.9 PROMM에서 짧은운동검사(short-exercise test) 후에 관찰된 운동후억제(post-exercise depression; PED). 10초 동안의 운동 직후 CMAP 진폭이 88% 감소함.

데, 1994년 새로운 보통염색체 우성유전 질환으로 기술되었다. 이 환자는 가끔 근육긴장디스트로피를 시사하는 소견을 보이지만, 몸쪽 근육병증과 보통염색체 19번 DM 유전자 CTG 반복의 비정상 팽창이 없다는 점에서 근육긴장디스트로피와는 다르다. PROMM의 핵심 임상 양상은 근육경직, 근육긴장증, 근력약화, 근육통증 및 백내장이다. 처음 증상은 보통 20세에서 60세 사이에 나타난다(Moxley 1996). 근육긴장디스트로피와의 차이는 몸쪽 근력약화가 특히 다리에 있다는 점이다. 근육통증이 이 질병의 현저한 소견인데 휴식할 때 더욱 그러하다. PROMM의 백내장은 뒤쪽 섬유막(capsular)에서 달무리(iridescent) 의 다양한 색깔을 보이는 혼탁으로서 근육긴장디스트로피의 백내장과 구별이 되지 않는다. 팔다리 먼쪽근육의 근력약화와 근위축 그리고 얼굴 변화를 보이는 경우는 없다. 근육긴장디스트로피에서 흔한 고환위축이나 심부정맥도 적은 숫자의 환자에서만 보인다. 병의 경과는 경미하고 느리며 증가된 CPK 수치는 약 50%의 환자에서 관찰된다. 근육생검에서는 경미하고 비특이적인 근육병증 소견을 보인다. 현재 PROMM은 DM2로 알려져 있다. Day(2003)에 의하면 DM2는 성인 발병의 DM1과 비슷하게 근육긴장증, 근육디스트로피, 백내장, 당뇨, 고환기능부전, 저감마글로불린혈증, 그리고 심장전도장애가 나타난다. DM1과의 중요한 차이는 DM2는 선천형이 없다는 사실이다. DM2에서는 사뉴클레오티드(CCTG) 반복팽창이 나타나기 때문에 혈청 DNA 검사로 용이하게 확인할 수 있다. 이 환자도 CCTG DNA 혈액검사에 의해 DM2로 진단을 확인해야만 한다.

근육긴장디스트로피 환자의 60~100%가 반복신경자극검사에서 감소반응이 나타나는데 저빈도자극보다 고빈도자극에서 더 일찍 그리고 심한 감소반응을 보인다. 감소반응은 근육긴장증을 보이는 모든 질환에서 나타나지만 선천근육긴장증에서 가장 현저하다. 감소반응은 활동 직후나 길게 신경을 자극한 직후보다 5분 이상 휴식을 취한 다음에 더 잘 보인다. 앞서 기술한 것처럼 운동후억제(PED)나 테타니후억제(post-tetanic depression)가 근육긴장증 질환의 여러 특징 중 하나이다.

중증근육무력증(MG)과 근육긴장증 환자의 반복신경자극검사는 질적 차이가 있다. MG에서의 감소반응은 2~5 Hz의 저빈도자극에서 나타나고 제일 심한 CMAP 감소는 첫 다섯 반응에서 보이는데, 검사 부위를 따뜻하게 하거나 운동 후 더 현저해지는 특징이 있다. 반면 근육긴장증 질환에서의 감소반응은 전기자극을 오래 한 다음과 고빈도자극(HRS)에서 현저하고, 다섯 번째 반응 이후에도 CMAP 진폭이 계속 감소하며 쉴 때나 추울 때 더 심해진다. 근육긴장증에서의 감소반응은 근육섬유 자체의 이상 기능으로 초래되는데, 근육을 직접 자극하더라도 감소반응이 잘 관찰된다.

새김말

1. PROMM은 보통염색체 우성유전 질환으로서 근육긴장증과 현저한 몸쪽근력약화가 특징이고 CTG 반복은 정상이다.
2. 근육긴장증 질환에서 보통 반복신경자극검사는 특히 고빈도자극에서 이상소견을 보인다.

참고문헌

1. Moxley R III. Proximal myotonic myopathy: mini-review of a recently

delineated clinical disorder. *Neuromuscular Disease* 1996;6:87~93.

2. Day JW, Ricker K, Jacobsen JF, et al. Myotonic dystrophy type 2: molecular, diagnostic and clinical spectrum. *Neurology* 2003;60(4):657~64.

제 13 장

중증근무력증 및 관련 질환

역자: 김광국
(울산의대 신경과)

운동 지속에 의한 근력 저하(exertional weakness)와 쉬 피로해짐(easy fatiguability)으로 정의되는 근무력증은 신경근육전달(neuromuscular transmission; NMT) 질환의 특징적 임상 양상이다. 쇠약은 특징적으로 그 정도가 원래 변동하여, 반복적 운동에 악화되며 휴식으로 호전된다. 고전적으로 근무력 증세는 밤 동안의 휴식 후 깬 이른 아침에 덜하고, 오후 늦게 또는 하루 일과를 마친 저녁에 가장 심해진다. 침범하는 근육에 따라 근무력 증세는 겹보임부터 보행장애까지 다양하다. 하지만 가장 심각한 근무력 증세는 호흡부전이고, 신경근육전달 질환 환자 사망의 중요한 원인이다.

중증근무력증

중증근무력증(myasthenia gravis)은 항체에 의한 신경근육접합의 시냅스후 손상에 의해 생기며 운동성 쇠약(exertional weakness)이나 쉬 피로해짐, 흔히 안연수 마비(oculobulbar palsy)를 유발한다. 전자현미경적 소견은 아세틸콜린수용체 항체에 의해 신경근육접합의 시냅스후 주름이 간소화되어 있는 것을 보여준다.

중증근무력증의 발병기전에 자가면역 기전이 있다는 것에는 상당한 증거가 있다. 가장 강력한 증거는 실험적 자가면역 중증근무력증에서 볼 수 있다. 전기뱀장어에서 정제된 아세틸콜린수용체 항원을 주사하면 2주 안에 동물에게 쇠약이 발생하며, 이는 에드로포니움(edrophonium)으로 반전된다. 이 전기생리학적, 약리학적 반응은 인간 중증근무력증에서 일어나는 것과 동일하다. 가슴샘이 중증근무력증에서 아세틸콜린수용체 항체 형성의 가장 중요한 장기로 보이고 결국 시냅스후 주름을 손상시키게 된다.

중증근무력증은 전통적인 운동성 쇠약과 안연수 증세가 있으면 의심할 수 있다. 90%의 환자에서 안연수 증세가 있다. 흔히, 환자들은 겹보임, 삼킴장애, 구음장애와 몸쪽 근육 쇠약을 호소한다. 드물게 호흡부전이 초기 증세일 수 있다. 운동성 쇠약은 반복운동검사를 통해 확인되어야 한다.

중증근무력증 진단은 속효성 항아세틸콜린에스터라제(anticholinesterase; anti-ChE)

인 에드로포니움 정맥 내 검사를 통해 쉽게 확인할 수 있다. 주사 후 1분 내로 극적인 호전이 뚜렷하며, 이 검사는 중증근무력증에서 예외없이 양성이다.

혈청 아세틸콜린수용체 항체는 중증근무력증에 85%에서만 양성이지만, 보다 더 특이적인 검사가 되었다. 지금까지는 거짓 양성반응이 보고된 적이 없다. 하지만 역가는 병의 중증도와는 상관관계가 없다. 최근 혈청음성(seronegative) 전신형 중증근무력증의 40%에서 항MuSK항체가 양성임이 밝혀졌다.

다른 도움되는 진단적 검사는 반복신경자극검사(repetitive nerve stimulation test; RNS test, Jolly test)와 단일섬유근전도검사(single-fiber electromyography; SFEMG)이다. 반복신경자극검사는 75%에서 양성이다. 단일섬유근전도검사는 종판의 미세생리학적 상태를 검사하는 것이고, 비정상인 지터(jitter)를 95%에서 보인다.

중증근무력증 치료에는 대증 치료와 면역 치료, 2가지의 주된 방법이 있다. 대증 치료의 주된 것은 항콜린에스터라제인데 대부분의 환자에서 효과가 있다. 안구형 중증근무력증에서는 가장 효과가 적다. 메스티논(pyridostigmine)이 6~8시간의 약효 지속시간 때문에 가장 흔하게 사용되는 약이다.

중증근무력증이 자가면역 질환이기 때문에 가슴샘절제술, 스테로이드 치료, 면역억제제, 혈장분리반출술 등의 다양한 면역치료를 하는 것은 당연하다.

가슴샘절제술은 항콜린에스터라제만으로 만족스럽게 조절되지 않는 전신형 중증근무력증인 경우 적응증이 된다. 가슴샘절제술은 장기간의 호전과 완화를 유도한다. 가슴샘절제술 후 첫 3년간 50% 환자가, 그리고 10년 안에 100%에서 관해(remission)된다. 가슴샘절제술은 흉선 중추(thymic center)를 제거함으로 인해 안정적인 관해를 시킨다. 면역력을 갖춘(immunocompetent) 소수의 림프구가 오랫동안 살아 있기에 가슴샘절제술의 효과는 늦게 나타난다.

장기간의 스테로이드 치료는 항콜린에스터라제에 반응하지 않는 중증근무력증 환자의 75%에서 효과적인 것으로 알려져 있다. 안구형 중증근무력증에서도 호전은 분명하다. 스테로이드 치료는 수일에서 수주 만에 증세 호전이 나타난다는 점에서 가슴샘절제술과 다르다. 일시적인 악화가 스테로이드 치료 첫 수주간 나타날 수 있다.

항콜린에스터라제와 스테로이드 치료에 반응하지 않는 중증근무력증에서 아자티오프린(azathioprine)이나 사이클로포스파마이드(cyclophosphamide) 같은 면역억제제가 사용된다. 유럽에서는 아자티오프린이 스테로이드보다 선호된다. 이런 약제의 효과는 대개 치료 6주 후에 나타난다.

혈장분리반출술은 근육무력위기(myasthenic crisis) 동안 악화된 증세를 호전시키는데 가장 효과적이다. 이 치료는 아세틸콜린수용체 항체를 빨리 감소시키고 수일 만에 증세를 호전시킨다. 하지만 장기간의 호전을 유지하기 위해 스테로이드나 면역억제제 치료를 반드시 지속해야 한다.

중증근무력증에서의 위기(crisis)는 연수근(bulbar muscle) 또는 호흡근 쇠약으로 인한 급성 진행성 호흡부전으로 정의된다. 이는 높은 사망률(7%)과 연관된다. 위기는 중증근무력증의 악화로 인한 근육무력위기, 항콜린에스테라제 과다투여로 인한 콜린성 위기, 약물 무감응(insensitivity) 위기 등 세 가지 다른 원인으로 인해 생긴다. 근육무력위기는 종종 경한 감염에 의해 유발된다. 중증근무력증에서의 위기를 치료하는 데 있어 기관내삽관이나 기관절개술 등으로 적절한 호흡을 유지하는 것이 가장 중요하다.

램버트-이튼 근무력증후군, 이튼-램버트증후군 (LAMBERT-EATON myasthenic syndrome, EATON-LAMBERT syndrome)

LEMS는 근무력증후군으로 기관지유래암종과 종종 연관된다. 임상적으로 운동성 쇠약과 하지 위약이 주된 증상이다. LEMS에서 신경근육전달은 신경말단에서 아세틸콜린의 분비 감소로 차단된다. 이 증후군은 이제 자가면역에 의한 것으로 밝혀졌다. 이 증후군 환자의 혈청 IgG를 동물에게 주사했을 때 유발이 가능하다. 많은 수의 환자들이 다른 자가면역질환이나 다른 조직에 대한 자가항체를 가지고 있는 것으로 알려졌다. 일부의 환자들은 스테로이드나 혈장분리반출술에 반응을 한다. 최근 연구에 따르면 전압작동칼슘통로(voltage-gated calcium channel; VGCC)에 대한 항체가 52~90% 가량의 환자에게서 양성이다.

중증근무력증과 LEMS와의 임상적 전기생리학적, 약리학적 차이점이 표 13.1에 제시되어 있다. LEMS의 진단은 반복신경자극 검사에 의해 확정된다. 낮은 복합근육활동전위 진폭, 저빈도자극 시 감쇠반응, 고빈도자극 시 증가반응의 세 가지 특성이 있다. 2007년 우리 연구에 의하면, 혈청양성(seropositive) LEMS에서 반복신경자극검사 소견이 보다

표 13.1 MG와 LEMS의 차이점

	MG	LEMS
Sex	F:M 2:1	Almost all men
Presenting signs	Weakness of ocular, bulbar, and facial muscles	Weakness of proximal leg muscles
Exertion	Exertional weakness	Transient improvement after brief exercise followed by weakness
Reflexes	Normal	Reduced or absent
Tumor	Thymoma in 16% of cases	SCLC in 75% of cases
Basic defect	Postsynaptic defect	Presynaptic defect
RNS test		
CMAP at rest	Normal	Low
After exercise	No change	Marked increase
Low rate stimulation	Decremental response	Decremental response
High rate stimulation	Normal or decrement	Incremental response
Antibodies	AChR antibody (+) in 85%	VGCC antibody (+) in 90%
Drugs	Anticholinesterases	Guanidine, aminopyridine
Immunotherapies	Steroids, immunosuppressives, plasmapheresis, and IVIG in both	
Thymectomy	Effective	Not indicated

전형적이고 보다 더 비정상적이었으며, 혈청음성인 군에서는 위에 언급된 전통적인 세 가지 이상 소견 모두가 나타나는 경우는 드물었다.

LEMS의 치료에는 신경말단에서 아세틸콜린분비를 증가시키는 guanidine HCl 또는 aminopyridine이 일차선택 약이다. 소세포폐암(small cell lung cancer; SCLC) 환자에서는 종양의 치료가 이 증후군을 호전시킨다. guanidine이나 aminopyridine이 효과 없을 시 겉질스테로이드, 면역억제제, 혈장분리반출술 등이 다음 치료이다.

몇몇 약물은 중증근무력증과 LEMS를 악화시키는데, 항부정맥약(quinidine, procainamide), 항생제(neomycin, kanamycin, gentamycin), 근이완제(curare, pavulone, succinylcholine), 그리고 마그네슘제 등이다.

보툴리눔독소증

보툴리눔독소증(botulism)은 *Clostiridium botulinum*의 독소에 의한 신경근육 질환이다. 기본적 이상이나 전기생리학적 소견은 LEMS와 유사하다. 임상적 증상은 급성 길랑바레증후군의 하행형과 유사하다. 자율신경기능이상(동공고정, 장폐쇄증, 뇨정체)과 무반사가 근육 쇠약과 함께 보툴리눔독소증의 가장 중요한 두 가지 특성이다. 보툴리눔독소증은 혈청에서 보툴리눔독소를 검출하여 진단할 수 있다.

역사적으로 식품매개(foodborne) 보툴리눔독소증이 보툴리눔독소증의 전통적 형태인데, 가정에서 잘못 만든 통조림이나 보관된 야채가 원인이 된다. 하지만 최근에는 영아 보툴리눔독소증이 미국에서 가장 흔한 형태가 되었다. 영아 보툴리눔독소증은 자체적으로 급성 저긴장아증후군(floppy infant syndrome)을 보이게 된다. 진단은 반복신경자극검사를 통해 의심할 수 있고 대변에서 *Clostridium*을 검출하여 확진한다. 외상성 보툴리눔독소증은 최근까지 정맥 내 약물 사용자들에게서 주로 발생하는 것으로 알려져 있다. 입원 기간과 질환에 의한 가능한 합병증을 줄이기 위해 보툴리눔독소증항체를 정맥 주사하는 것이 현재 권장되고 있다.

선천성근무력증후군

선천성근무력증후군(congenital myasthenic syndromes)은 시냅스전 또는 시냅스후 신경근육전달 질환으로 영아 때부터 근무력 증세를 보이면서 운동성 쇠약, 아세틸콜린수용체 항체 음성, 반복신경자극검사상 감쇠반응 등을 특징으로 하는 다양한 질환들을 이른다. 가족력이 있고, 항콜린에스터라제 약물에 반응을 하는 경우가 많지만 전부 그렇지는 않다. 불행하게도, 이 질환에 대해 자세한 검사를 할 수 있는 곳이 전세계적으로 얼마 되지 않기 때문에, 선천성근무력증후군이 의심되는 경우에는 그 곳에 의뢰하도록 추천한다.

증례 1 의심되는 진행성 외안근 마비와 정상 근육생검

증례보고 23세 왼손잡이 남자환자에게 1년 전부터 오른쪽 눈꺼풀쳐짐과 겹보임이 발생하였다. 이 증세는 하루 종일 있다 없다 하였으나 특히 밤에 악화되었다. 이후에는 왼쪽 눈꺼풀쳐짐과 쾟소리가 발생하였고, 오래 이야기를 하면 악화가 되었다. 그는 또한 하루가 끝날 무렵 피로가 더 심해졌다고 호소하였다. 2개월 전 그는 계단오르기나 글씨 쓰기에 어려움을 겪었다. 최근에는 하루에 한 번 정도는 넘어졌고 그의 눈동자는 전혀 움직이지 않았다. 신경안과의사가 텐실론검사를 포함한 검사가 이루어졌고 텐실론검사에서 눈꺼풀쳐짐의 일시적인 호전, 정상 아세틸콜린수용체 항체, 정상 뇌 MRI 소견을 보였다. 환자는 단기간 동안 pyridostigmin(Mestinon®) 하루 4정을 복용하였으나 뚜렷한 호전은 없었다. 이러한 관점에서 신경안과의사는 진행성 외안근 마비가 있는 미토콘드리아 근육병을 의심했다. 하지만 근육생검 상 "ragged-red fiber"는 없는 정상 소견이었다. 추가적인 근육생검 등 다시 한 번의 평가를 위해 의뢰되었다.

진찰상 운동에 의해 악화되는 심한 양측 눈꺼풀쳐짐과 오직 아래 방향 주시만 약간 가능한 거의 완전한 외안근 마비, 그리고 정상 동공반사가 관찰되었다. 양측 안면 약화에도 불구하고 숨뇌 이상소견은 보이지 않았다. 근육힘은 어깨세모근에서 5−, 위팔두갈래근에서 4+, 위팔세갈래근에서 4+, 엉덩허리근에서 4, 앞정강근과 넙다리네갈래근에서 4+로 측정되었다. (반복적 또는 지속적 근육 수축 시 힘이 점차 악화되는) 운동성 위약이 이 근육들에서 관찰되었다. 그는 쪼그려 앉은 자세에서 일어날 수 없었고 무릎을 구부려 앉지 못하였다. 그는 발뒷꿈치 또는 발끝으로 걸을 때 어려움이 있었다. 건반사와 감각기능은 정상이었다.

증례분석 이 환자는 pyridostigmine에 뚜렷한 호전이 없고, 아세틸콜린수용체 항체가 음성이었다는 것 이외에는 중증근무력증의 전통적 병력의 모든 요소를 가지고 있다. 그의 안구안면 위약, 몸쪽 근위약, 그리고 운동성 위약은 거의 중증근무력증에 진단적이다. 이 환자가 아세틸콜린수용체 항체가 음성이고 소량의 pyridostigmine에 반응이 없었을지라도 중증근무력증에 대한 진단적 검사는 추가적으로 더 진행되었어야 했다. 만성 외안근마비의 미토콘드리아 근육병을 의심하여 근육생검을 시행한 것은 조급한 조치였다.

검사계획

1. 반복신경자극검사: 중증근무력증을 확진하기 위한 검사.
2. 단일섬유근전도검사: 신경근육전달 질환을 확실히 하기 위한 검사.
3. 텐실론검사의 반복: 중증근무력증을 확진하기 위한 검사.

전기생리검사와 소견

반복신경자극검사(표 13.2; 그림 13.1)

1. 새끼손가락벌림근, 자쪽손목굽힘근에서 정상 CMAP 진폭.
2. 새끼손가락벌림근, 자쪽손목굽힘근에서 LRS와 HRS 상 감쇠반응.
3. PTF 현상.
4. 얼음주머니 검사(ice-pack testing) 후 눈둘레근에서의 감쇠반응 호전.

단일섬유근전도검사(표 13.2)

1. 정상 섬유 밀도.
2. 뚜렷한 증가된 평균 MCD.
3. 차단과 53 μs 초과의 MCD를 동반한 SFPP 숫자 증가.

전기생리검사 결과의 해석

심한 중증근무력증에 전형적인 시냅스후 신경근육전달 장애.

기타 검사 소견

1. 텐실론검사에서 눈꺼풀틈새(palpebral fissure)가 0.6 cm에서 2 cm로 호전되었고, 어깨세모근의 MRC 근력이 5−에서 5로 호전되었으며 엉덩이허리근(iliopsoas)에서 4에서 5로 호전되었다. 위약(placebo)을 주입했을 때는 전혀 호전이 없었다.
2. 얼음주머니 검사를 오른쪽 눈에 시행하였을 때 눈꺼풀틈새가 0.6 cm에서 1.3 cm로 뚜렷하게 벌어졌다.

표 13.2 증례 1의 신경근육전달검사 자료

RNS Test Data					SFEMG Data	
			OO			
	ADQ	FCU	Before Ice Pack	After Ice Pack		EDC
CMAP (mV)	15.1	4.8	1.0	1.3	Fiber density	1.3
CMAP Ex (%)	15.1	−1.6			No. Pot pairs	12
2 Hz (%)	−37.1	−79.1	−59.8	−37	Mean MCD (μs)	85
3 Hz (%)	−37.1	−81.9	−75	−47	Normal MCD (μs)	40.4
5 Hz (%)	−32.9	−77.7	−73.7		No. PP with MCD >53 μs (%)	75
50 Hz (%)	−39.5	−55.8			No. PP with blocking (%)	16
5 Hz PT 0 (%)	−5.9	−33.5				
5 Hz PT 4 (%)	−31	−87.4				

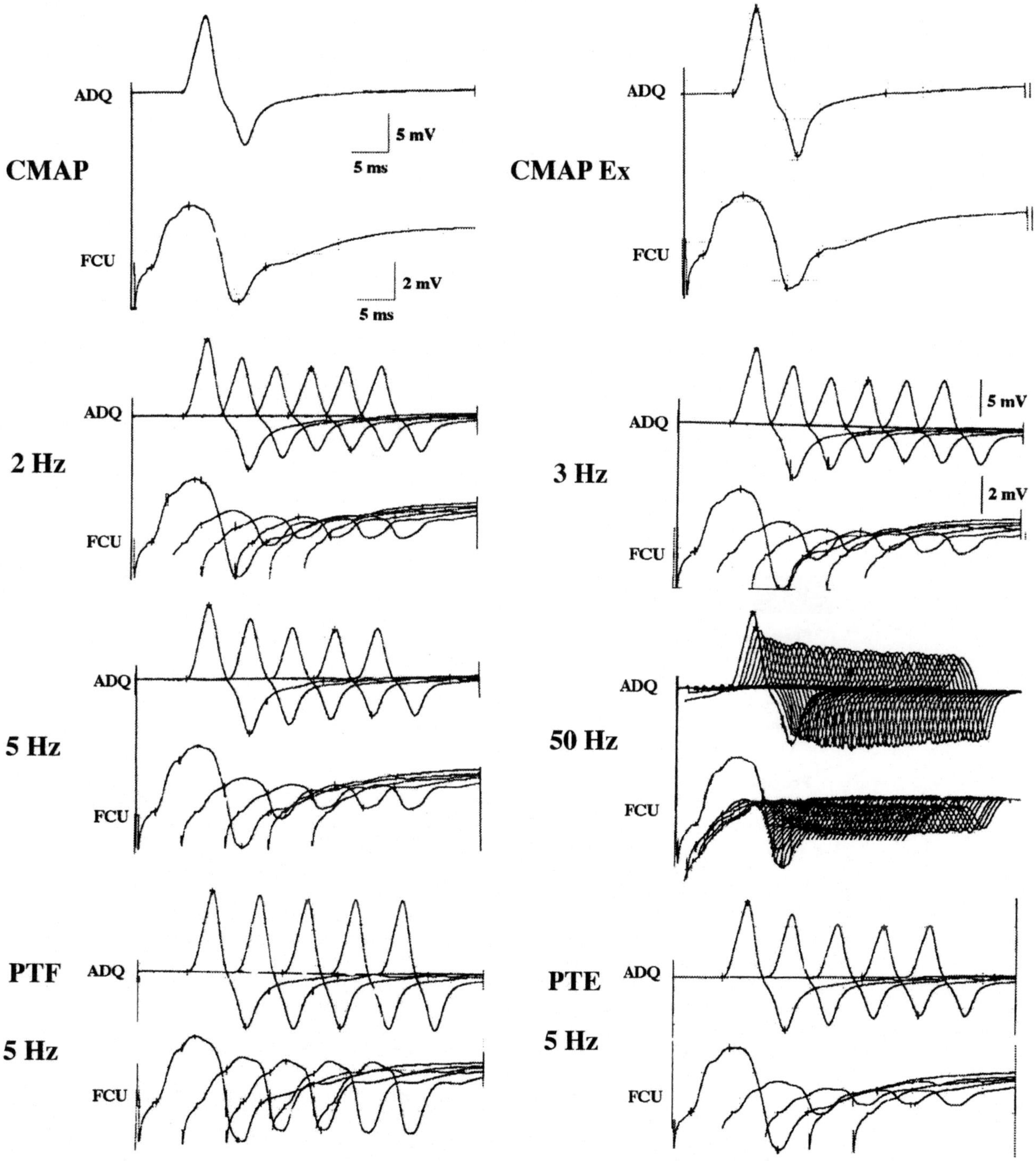

그림 13.1 새끼손가락벌림근, 자쪽손목굽힘근에서 반복신경자극검사 반응. 심한 중증근무력증에 전형적인 소견: 정상 CMAP진폭, 저빈도 및 고빈도 자극에서 감소반응.

최종진단 심한 전신형 중증근무력증.

치료와 경과 중증근무력증 진단 하에 이 환자는 하루에 Mestinon 420 mg과 고용량의 프레드니손 60

mg으로 치료받았고, 근력이 차츰 호전되었다. 1년 뒤 그는 격일로 프레드니손 20 mg, 매일 Mestinon 360 mg을 투여하면서 중증근무력증 증세는 없어졌다. 종격동 CT와 갑상선 기능검사는 정상이었다.

설명(Comments) 텐실론검사는 아직까지도 중증근무력증 진단에 가장 도움을 주는 간단하고 빠른 검사이다. 95%의 중증근무력증 환자에서 양성이다. 적절한 텐실론검사를 시행하기 위해서는 위약 투여와 객관적인 2~3개의 임상적 지표를 측정하는 것이 필수적이다(표 13.3). 위약 투여는 텐실론검사와 위약 검사에서 모두 양성으로 나오는 많은 거짓-중증근무력증 환자를 걸러내는 데 도움이 된다. 텐실론검사 양성 반응은 다른 질환에서도 보고되었다. 페니실라민(penicillamine) 유발 중증근무력증이나 약물에 의해 드러난 혹은 악화된 중증근무력증에서 양성 반응을 보이는 것은 당연하다. 텐실론검사는 overlap MG/LEMS에서 89%, LEMS에서 37%, 보툴리증에서 27% 양성반응을 보인다. 선천성근무력증후군 중 종판 아세틸콜린수용체 결함과 가족성 영아 중증근무력증(familial infantile myasthenia)의 경우

표 13.3 단일맹검 텐실론(edrophonium chloride) 검사[a]

Preparation materials

One tensilon (edrophonium chloride) 10-mg ampule
One butterfly IV connector
One 1-mL syringe with placebo (saline)
One 1-mL syringe with tensilon
One atropine 0.4-mg ampule ready in case needed[b]

Procedures

1. Explain procedure and reason for the test. Emphasize that two drugs are used for testing that may have side reactions. Do not go into the details of side reactions, so that the patient may notice which is genuine medication.
2. Choose two or three objective measurements (e.g., palpebral fissure opening measurement, MRC strength of deltoids or iliopsoas muscles, FVC, etc.).
3. Place a butterfly IV connector and be sure to have free flow of fluid.
4. Inject 0.2 mL of placebo first and observe whether there is any side reaction. Also check heart beat by the radial pulse.
5. If no side reaction is observed, inject the remaining 0.8 mL of placebo and wait 1 minute. While waiting 1 minute, check the radial pulse for irregularity or slow pulses.
6. Check objective measurements for any improvement.
7. Then, inject 0.2 mL of tensilon first and observe whether there is any side reaction. Again check heart beat.
8. If no side reaction is observed, inject the remaining 0.8 mL tensilon and wait 1 minute. Again, check the radial pulse and any side reactions.
9. Check objective measurements for any improvement.
10. Write down the accurate measurements in the chart and decide whether the test was positive or negative. Do not just write down "positive" or "negative" test.[c]

[a] 이상적으로 말해, 텐실론 검사는 "양측 맹검(double-blind)"이어야 한다. 그러나, 때로 정맥 주사한 텐실론의 효과가 일반적으로 예상하는 텐실론의 효과 지속시간인 5분을 넘겨 지속한다. 그런 경우, 위 약을 투약함에도 불구하고 호전이 지속될 수 있다. 그러므로, "양측 맹검" 검사를 하는 것이 불가능하다.

[b] 심장의 부작용은 극히 드물다. 이 부작용이 일어나면, 아트로핀이 정맥 주사되어야 한다.

[c] 나중에 기록을 보게 되는 의사는 무엇이 측정되었으며, 얼마나 반응이 있었는지 정확하게 알고자 할 것이다.

양성이다. 거짓양성반응은 길랑바레 증후군에서 1 증례, 근육위축가쪽경화증에서 3 증례, 뇌줄기신경아교종(brainstem glioma)에서 1 증례, 안장옆 종양(parasellar tumor)과 동맥류에서 8 증례 보고되었다. 따라서 명백한 에드로포니움 검사의 양성 반응만으로는 중증근무력증 진단에 충분하지 않다. 중증근무력증 진단은 반드시 에드로포니움 반응성, 그리고 다른 검사 소견과 함께 임상적 소견에 기초하여 이루어져야 한다. 거짓음성 텐실론검사가 안구형 중증근무력증에서 있을 수 있고, 특히 본 증례처럼 외안근 마비가 심하거나 외안근 마비가 객관적으로 측정하기에 너무 미미할 때 그렇다. 이런 경우 프로스티그민(prostigmine) 검사가 때때로 양성이다. 얼음주머니를 눈 위에 3~4분간 대는 얼음주머니검사가 간단하고 저렴한 검사로 안구형 중증근무력증에서 양성임이 수년 전부터 확인되었다. 중증근무력증 환자, 정상인, 3번 뇌신경 마비 환자들을 대상으로 한 이 검사에서 중증근무력증에서만 양성 반응을 보였다.

이 환자처럼 LRS와 HRS시 비정상 감쇠반응과 비교적 흔치 않은 PTF와 드문 PTE 소견의 반복신경자극검사 반응은 심한 중증근무력증에 전형적인 소견이다.

새김말(Maxims)

1. 적절한 텐실론검사는 위약 투여와 2개 또는 3개 임상 지표의 객관적 측정을 포함해야 한다.

2. 양성 텐실론검사만으로는 중증근무력증 진단에 충분하지 않다.

참고문헌

1. Oh SJ, Cho HK. Edrophonium responsiveness not necessarily diagnostic of myasthenia gravis. *Muscle Nerve* 1990;13:187~191.

2. Osserman KE, Genkins G. Clinical reappraisal of the use of edrophonium (Tensilon) chloride tests in myasthenia gravis and significance of clinical classification. *Ann NY Acad Sci* 1965;135:312~326.

증례 2 류마티스 관절염 환자의 회복실에서의 "힘없이 건들거리는 팔(Shaking arms)"

증례보고 류마티스 관절염이 있는 57세 여자가 족부 변형에 대한 교정수술을 위해서 숙시닐콜린(succinylcholine)을 사용한 전신마취를 받았다. 깨어났을 때 환자는 팔이 힘없이 건들거리고 심한 오른쪽 눈꺼풀처짐을 느꼈다. 경련발작을 의심하여 신경과에 자문 의뢰되었다. 회복실에서 신경과 수석 전공의가 신경학적 검진을 했을 때, 환자의 의식은 명료하였고 피로로 더욱 심해지는 심한 오른쪽 눈꺼풀처짐, 뚜렷한 안구운동마비가 없는 주관적 수직 겹보임, 비음, MRC 3등급의 어깨세모근육 근력이 확인되었다.

증례분석 신경학적 검진에서 안구 및 숨뇌마비(oculobulbar palsy), 피로로 더욱 심해지는 눈꺼풀처짐 및 몸쪽 근력 약화를 보였다. 노련한 수석 전공의는 경련발작의 가능성을 배제하고 환자의 병력과 오른쪽 눈꺼풀 처짐 및 겹보임이 현저하게 호전되는 간단한 텐실론검사로 환자의 문제를 바로 알아내었다. 류마티스 관절염 때문에 환자는 2년 동안 페니실라민을 복용하였다. 되돌이켜 보니, 환자는 최근 두 달 전부터 겹보임과 쉬 피로해지고 눈꺼풀이 내려앉는 증상이 있었다고 하였다. 따라서 환자는 페니실라민에 의한 중증근무력증에 이환되어 있다가 근육마비제(muscle paralyzing agent)로 인해 증상이 뚜렷하게 드러나게 된 경우이다.

검사계획
1. 반복신경자극검사: 현장에서 수행할 수 있는 중증근무력증 진단을 확정하기 위한 검사.
2. 단일섬유근전도검사: 중증근무력증의 진단을 확실히 할 수 있는 검사.
3. 아세틸콜린수용체 항체: 페니실라민에 의해 유발된 중증근무력증을 확진하기 위해. 이 검사는 반드시 양성이어야 한다.

전기생리검사와 소견

반복신경자극검사 소견(표.13.4와 그림.13.2)

1. 새끼손가락벌림근, 자쪽손목굽힘근, 눈둘레근육, 등세모근육에서 정상 반응.
2. 어깨세모근에서 심한 감쇠반응.

표 13.4 증례 2의 신경근육전달검사 자료

RNS Test Data						SFEMG Data	
	ADQ	FCU	OO	Trapezius	Deltoid		EDC
CMAP (mV)	10.4	4.0	2.7	10	14.0	Fiber density	1.6
CMAP Ex (%)	17.4					No. Pot pairs	12
2/s (%)	0	0	0	0	−38	Mean MCD (μs)	43
3/s (%)	0	−3.7	13.7	1.9	−38	Normal MCD (μs)	40.4
5/s (%)	0	3.8	0	15.7	−40	No. PP with MCD >53 μs (%)	8.3
50/s (%)	8.7	40				No. PP with blocking (%)	0
5/s PT 0 (%)	0	1.9					
5/s PT 4 m (%)	7.0	0					

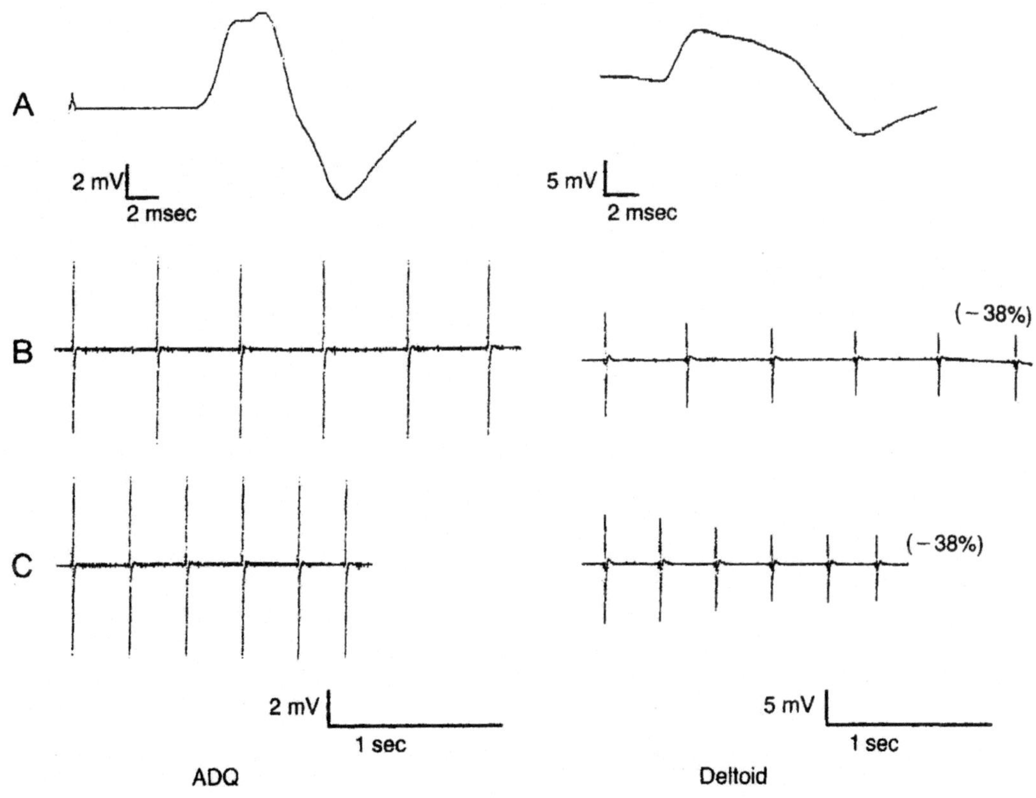

그림 13.2 새끼손가락벌림근의 정상 반복신경자극검사 반응과 어깨세모근의 감쇠반응. A. 휴식시의 복합근육활동전위. B. 2 Hz 자극 반응. C. 3 Hz 자극 반응. 새끼손가락벌림근, 자쪽손목굽힘근, 그리고 눈둘레근육에서도 역시 정상 반응이었다.

단일섬유근전도검사

1. 정상 섬유 밀도.

2. 약간 연장된 평균 MCD.

전기생리검사 결과의 해석 어깨세모근에서 시행한 반복신경자극검사와 손가락폄근(EDC)에서 시행한 단일섬유근전도검사에서 중증근무력증에 전형적인 시냅스후 신경근육전달 장애.

최종 진단 페니실라민(penicillamine)에 의해 유발된 중증근무력증.

치료와 경과 아세틸콜린수용체 항체가 양성이었으므로 페니실라민에 의해 유발된 중증근무력증을 확진하기 위해 페니실라민을 끊고 항콜린에스터라제 약물 없이 관찰하였다. 1개월 후 환자는 피로로 악화되는 경미한 오른쪽 눈꺼풀처짐만을 보였다. 4개월 이내 환자의 모든 증상은 사라졌다.

설 명 자가면역성 중증근무력증은 류마티스 관절염, 피부굳음증(scleroderma), 윌슨병 등으로 장기간 페니실라민 치료를 받는 환자의 소수에서 나타난다고 알려져 있다(Fawcell 1982). 이 증후군은 페니실라민을 끊으면 좋아진다는 점을 제외하고는 임상적으로, 전기생리학적으로, 약리학적으로 또한 면역학적으로 전통적 중증근무력증과 감별이 되지 않으며, 아세틸콜린수용체 항체도 양성이다. 위 증례와 같이 대개는 페니실라민을 중단하고 나서 8개월 내에 증상이 좋아진다. 항아세틸콜린에스터라제 약물이 효과 있었으며 에드로포니움 검사와 네오스티그민(neostigmine) 검사 역시 양성이었다. 반복신경자극검사와 단일섬유근전도검사 결과는 전형적인 중증근무력증과 같은 소견이었다.

특정 약제들이 중증근무력증이나 LEMS을 악화시킬 수 있음은 널리 알려져 있다(Howard 1990). 이 증례처럼 페니실라민은 중증근무력증을 일으킬 수 있기에 쓰여서는 안된다. 모든 탈분극성 혹은 비탈분극성 신경근육차단제는 분명히 중증근무력증이나 LEMS를 악화시키기에 피해야 한다(표 13.5). 그것들은 처음으로 중증근무력증이나 LEMS의 증상을 일으키거나, 기존의 증상을 더욱 악화시키거나, 장기간의 근육마비, 호흡 부전을 일으킨다. 많은 아미노글리코시드와 항부정맥제도 역시 중증근무력증이나 LEMS의 증상을 악화시키는 것으로 잘 알려져 있다. 그러므로, 다른 대체 약제가 있다면, 이들은 피해야 한다. 이 증례에서는 페니실라민 유발 중증근무력증이 쿠라레(curare)와 숙시닐콜린에 의해 드러나게 되었다. 이러한 효과 때문에 과거에는 중증근무력증의 진단검사로 쓰이기도 했으며, 반복신경자극검사의 활성화(activation)의 방법으로 전신적인 혹은 국소적인 쿠라레 주입을 하기도 했다. 이 방법은 전신형 혹은 안구형 중증근무력증의 진단율을 높이는 것으로 알려졌으나, 단일섬유근전도검사나 항아세틸콜린수용체 항체 검사와 같은 더 나은 진단 검사가 가능해지고, 또한 검사로 인한 호흡 부전의 가능성도 있어 이제는 더 이상 사용되지 않는다.

어깨세모근의 반복신경자극검사는 기술적으로 가장 어렵다. 자극 중에 자극전극을 제자리에 단단히 유지하기가 대단히 어렵다. 2 Hz의 자극이 기술적으로 가장 만족스러운 반응을 보인다. 만약 결과가 비정상으로 나온다면, 검사를 반복하여 여전히 결과가 재현되는지를 확인해야 한다. 최근의 연구에 따르면, 더부신경(accessory nerve)보다 겨드랑신경(axillary nerve)의 반복신경자극검사가 진단적 예민도가 높다고 한다. 그럼에도 불구

표 13.5 MG나 LEMS 환자의 경계 약물 목록

1. Drug that is absolutely contraindicated
   D-Penicillamine[a]
2. Drugs that unmask or aggravate myasthenic symptoms definitely
   All neuromuscular blocking agents: competitive blocking agents (e.g., pancuronium, tubocurarine) and depolarizing agents (e.g., succinylcholine)
3. Drugs that unmask or aggravate myasthenic symptoms in most patients
   a. Antibiotics, particularly aminoglycosides[b]
      Neomycin, streptomycin, kanamycin, gentamycin, polymyxin, colistin, erythromycin, lincomycin, ampicillin, tobramycin, clindamycin, oxy- and rolie-tetracycline, bacitracin, cephalexin
   b. Cardiovascular drugs
      Quinidine, quinine, procainamide, trimethaphan; beta-blockers (e.g., propranolol, nodolol, practolol); calcium channel blockers (e.g., verapamil)
   c. Eye drops: timolol and betalol (beta-blockers)
   d. Magnesium salts
4. Drugs that unmask or aggravate myasthenic symptoms in some patients
   a. Anticonvulsants (e.g., phenytoin, trimethadione, ethsuccinamide)
   b. Antipsychotics (e.g., lithium salts, chloropromazine, phenelzine)
5. Diagnostic agents
   Iodinated contrast media

[a] 장기적 D-penicillamine 치료는 아세틸콜린수용체 항체 양성 중증근무력증을 발생시킬 수 있다.

하고 더부신경과 안면신경 반복신경자극검사가 환자가 견디기가 보다 쉽고, 기술적으로도 신뢰할 수 있어 우리는 이를 이차 검사로 사용하고 있다.

새김말

1. 장기간의 페니실라민 치료는 소수의 환자에서 항체 양성의 중증근무력증을 유발시킬 수 있다.
2. 중증근무력증은 신경근육전달 차단 약물에 의해서 드러나게 되거나 현저해질 수 있다. 그러므로 그런 약물은 중증근무력증이나 LEMS 환자에서 피해야 한다.
3. 어깨세모근에서의 반복신경자극검사는 기술적으로 어렵다. 만일 이 검사가 비정상으로 나오면 반드시 반복 검사해서 역시 같은 결과인지 확인해야 한다.

참고문헌

1. Fawcell PRW, McLachlan SM, Nicholson LVB, Mataglia FL. D-Penicillamine myasthenia gravis: immunological and elecrophysiological studies. *Muscle Nerve* 1982; 5:328~334.
2. Howard JF. Adverse drug effects on NMT. *Semin Neurol* 1990;16:89~102.

증례 3 무반사(Areflexia) 중증근무력증 환자에서의 가슴샘절제술(Thymectomy)

증례보고 53세 여자 환자가 중증근무력증으로 가슴샘절제술을 받기 위해서 버밍험 소재 알라바마 대학교(UAB) 병원에 입원하였다. 입원하기 7개월 전 환자는 쉬 피로해지고 겹쳐보임을 경험하였다. 환자는 에드로포니움으로 왼쪽 눈꺼풀처짐이 현저하게 좋아져서 내과 의사로부터 중증근무력증이라고 진단 받았다. 피리도스티그민(pyridostigmine)을 처방받았으며, 초기엔 호전이 있었다. 혈청 아세틸콜린수용체 항체 검사는 음성이었다. 결체조직 질환 검사 및 갑상선 검사는 모두 정상이었다. 중격동 CT에서 가슴샘종양의 소견은 없었다. 점차로 삼킴 장애, 겹보임, 다리의 위약감이 진행되어 매일 60 mg의 프레드니손이 추가되고 처음에는 잠시 좋아졌지만, 곧 효과는 사라졌다. 이리하여 가슴샘절제술이 권유되었고 환자는 입원하였다. 신경학적 검사에서는 왼쪽 눈꺼풀처짐과 MRC 3등급의 어깨 및 골반이음부위 근육의 근력 저하와 무반사를 보였다. 짧은 기간의 운동 후에 몸쪽 근력의 일시적인 호전이 있었다. 센 운동을 짧은 시간동안 시킨 직후에 무릎 및 발목 반사가 일시적으로 정상으로 회복되었다.

증례분석 처음에는 중증근무력증의 전형적인 증상인 안구-숨뇌 증상과 에드로포니움 양성 검사를 토대로 중증근무력증으로 진단한 것은 옳았다(표 13.1 참조). 중격동 CT를 포함한 중증근무력증의 기본검사는 정상이었다. 환자가 프레드니손 치료에 듣지 않았다는 점에서 가슴샘절제술은 적절하게 권유되었다. 그러나 무반사는 중증근무력증에서 전형적인 소견이 아니다. 세심하게 평가해 보면 LEMS의 전형적인 소견이 확인된다. 짧은 기간 동안의 운동 후에 일시적으로 근력이 회복되고 건반사가 다시 나타나는 것은 LEMS에서 질병특이적 현상이다.

검사계획
1. 신경전도검사: 전반적인 무반사와 몸쪽 위약을 설명할 수 있는 수초탈락말초신경병증을 배제하기 위한 검사.
2. 반복신경자극검사: LEMS를 확진하기 위한 검사.
3. H반사 및 건반사(T-reflex) 검사: 짧은 기간 동안의 운동 후에 일시적으로 근력이 회복되는 것을 보여주기 위한 검사.
4. 단일섬유근전도검사: LEMS 진단을 보다 공고히 하기 위한 검사.

전기생리검사와 소견

반복신경자극검사 소견(표 13.6과 그림 13.3)

1. 새끼손가락벌림근, 자쪽손목굽힘근에서 낮은 CMAP 진폭.

표 13.6 증례 3의 신경근육전달검사 자료

RNS Test Data			SFEMG Data	
	ADQ	FCU		EDC
CMAP (mV)	1.25	0.9	Fiber density	1.8
CMAP Ex (%)	540	420	No. Pot pairs	12
2 Hz (%)	−15	−26	Mean MCD	141
3 Hz (%)	−25	−21	Normal MCD	40.4
5 Hz (%)	−11	−16	No. PP with MCD >53 μs (%)	100
50 Hz (%)	325	350	No. PP with blocking (%)	76
5 Hz PT 0 (%)	0	5		
5 Hz PT 4 (%)	9	7		

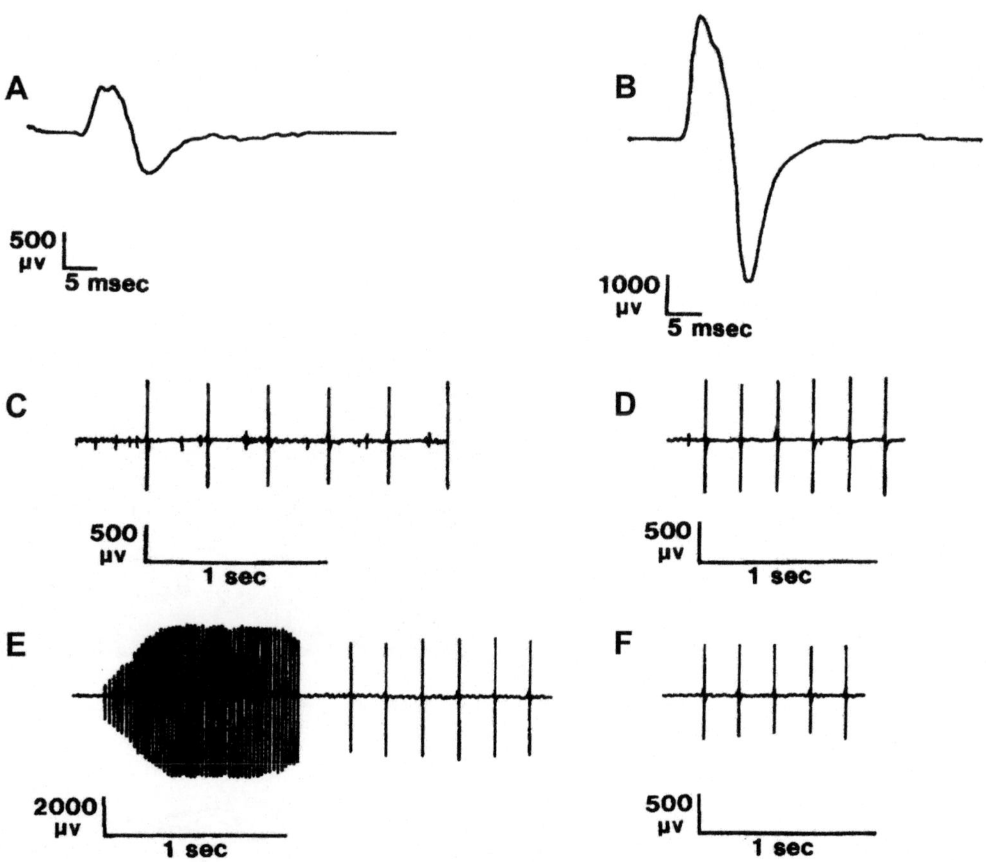

그림 13.3 LEMS에 전형적인 반복신경자극 양상. A. 낮은 복합근육활동전위 진폭. B. 30초간의 운동 후 뚜렷한 촉진(540%). C. 3 Hz 자극에 25% 감쇠. D. 5 Hz 자극에 11% 감쇠. E. 50 Hz 자극에 뚜렷한 촉진(325% 증가반응)과 테타니성 자극 직후 5 Hz 자극에 정상 반응. F. 테타니성 자극 후 4분이 지난 뒤 5 Hz 자극에 9% 감쇠.

2. PEF > 100%.

3. 저빈도 자극에서 비정상적인 감쇠반응.

4. 고빈도 자극에서 현저한 증가반응(>100%).

5. PTF는 있으나 PTE은 없었음.

단일섬유근전도검사

1. 증가된 평균 MCD.

2. 54 μs 초과의 전위쌍 증가.

3. 차단을 동반한 SFPP의 증가

H반사 및 건반사

1. 운동 후에 H반사 진폭의 현저한 증가(그림 13.4).

2. 운동 전 건반사가 없고 운동 후 무릎 반사가 나옴.

신경전도검사 소견

운동 신경전도검사에서 실시한 모든 신경에서 극도로 낮은 CMAP 진폭. 감각 혹은 복합 신경전도검사는 정상.

전기생리검사 결과의 해석

LEMS에 전형적인 시냅스전 신경근육전달 장애.

기타 검사 소견

흉부 CT나 기관지세척(bronchial washing) 검사를 포함한 암에 대한 처음의 검사는

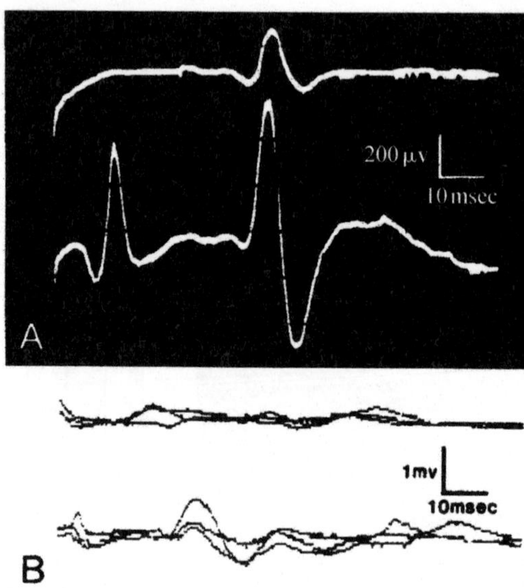

그림 13.4 LEMS에서 운동 후 H반사(A)와 건반사(B)의 호전. **A.** 첫째와 둘째 선은 각각 운동 전 후의 반응을 표시한다. 운동 후 H반사 진폭의 뚜렷한 증가 및 M반응(M response)의 유발. **B.** 운동 후 건반사가 유발되었다. (승인 받고 전재함: Joy JL, Baysal A, Oh SJ. Reflex improvement after exercise in the Eaton-Lambert syndrome. Muscle Nerve 1987;10:672)

정상이었다.

최종 진단 LEMS.

치료와 경과 가슴샘절제술은 하지 않았다. 그러나 3개월 후에 흉부 X-ray에서 오른쪽 허파문 덩이(hilar mass)가 발견되었고 소세포폐암(small-cell lung cancer)이 조직학적으로 진단되었다. 소세포폐암에 대해서 방사선 치료와 항암 치료를 하였다. LEMS에 대해서는 1500 mg guanidine hydrochloride와 300 mg 피리도스티그민을 매일 투여하였다. 2개월 째 환자에겐 경미한 위약이 남아 있었다. 이후 2년 동안 환자의 암은 관해되었고 625 mg guanidine과 300 mg 피리도스티그민을 투여 받으면서 증상은 없어졌다. 그러다가 환자의 근무력이 재발하고 프레디존(prednisone)과 아자치오프린을 추가로 처방하여도 악화되었다. 근무력이 다시 발생하고 나서 8개월 후에 암이 재발된 것이 확인되었고 환자는 결국 사망하였다.

설 명 전형적인 LEMS의 반복신경자극 검사의 세 징후(triad) 즉, 운동후 100% 이상 증가하는 낮은 CMAP 진폭, 저빈도 자극에서 감쇠반응, 고빈도 자극에서 100% 이상의 증가반응을 본 증례에서 볼 수 있다. 운동하며 시행한 H반사와 건반사 검사 결과는 LEMS에 전형적이었다(그림 13.4). 그러므로, 반복신경자극검사 결과와 H반사와 건반사 결과는 LEMS에 질병특이적이다.

LEMS는 1956년에 Lambert와 Eaton에 의해서 소폐포폐암과의 관련성이 처음 기술되었다. 그래서 이후 램버트-이튼 근무력증후군, 혹은 이튼-램버트 증후군으로 불리게 되었다. 최초의 LEMS 기술 12년 후, Elmqvist와 Lambert는 늑골간신경근육 재료(intercostal nerve-muscle preparation)를 이용한 MEPP 연구를 통해서 이 질환의 기본적인 장애가 시냅스전 아세틸콜린 분비의 장애라는 것을 구체적으로 증명하였다. 이러한 아세틸콜린의 시냅스전 분비장애가 전압관문칼슘통로(voltage gated calcium channel) 항체에 의해 발생함을 최근의 연구가 밝혔다.

LEMS의 임상적 진단은 위 증례에서와 같이 언제나 항상 잡아내기가 어렵다. 우리의 경험으로 LEMS는 중증근무력증, 근육병증, 운동신경병증, 전환반응(conversion reaction) 또는 허리 신경뿌리병증과 유사할 수 있다. 임상적으로 LEMS를 의심하는 것이 진단의 열쇠이다. 가장 흔한 증상은 쉬 피곤한 것과 다리의 위약감이다. LEMS의 임상적인 세 가지 특징(triad)는 몸쪽 다리위약, 반사저하 혹은 무반사 및 쉬 피로해짐이다. 짧은 기간의 운동 후에 일시적으로 근력이 호전되고 건반사가 회복되는 것은 LEMS에서 전형적으로 관찰할 수 있다. 이러한 소견이 보인다면 LEMS에 질병특이적이다. 이러한 촉진(facilitation)은 중등도로 침범된 근육에서 가장 쉽게 관찰할 수 있으며, 엉덩허리근이나 또는 세모근에서 종종 보인다. 그러나 공교롭게도 이러한 소견은 흔하지 않으며 우리의 경험으로는 셋 중 한 환자에서만 상기 소견을 보인다. 그러므로 LEMS가 의심된다면 다음과 같은 간단한 임상검사는 진단을 확실시 하는 데 큰 도움이 될 수 있다. 환자를 쉬게 한 다음 촉진에 의해 근력이 회복되기 전에 근력을 평가하는 것이 중요하다. 정상적으로 시냅스전 신경말단부위에서 신경활동전위(nerve action potential)는 칼슘 유입을 증가시키는데, 이것은 아세틸콜린의 분비를 자극한다. 그러나 LEMS에서는 항체가 신경말단부위를 공격하여 active zone의 모양을 변형시키고 active zone의 입자 수를 감소시키므로, 자극에 의해 유도되는 칼슘의 유입이 저해된다. 그 결과로 아세틸콜린의 양자 분비(quantal release)가 부족해지고 근위약이 발생한다. 짧은 기간 동안의 운동과 테타니 신경 자극은 아세틸콜린을 분비하는 시냅스전 막에서 칼슘을 좀더 많이 유입되게 하여, 결과적으로 신경근육전달을 개선시킨다. 이것이 운동 후에 근력과 건반사가 호전되는 기전이다.

비록 이 증례처럼 두 질환이 중복되는 경우가 있지만, 중증근무력증과 LEMS 사이엔 뚜렷한 차이점들이 있다(표 13.1 참조). 중증근무력증은 40세 이하의 여성과 40세 이상의 남성에서 흔하다. 반대로 LEMS는 40세 이상의 사람들에서 더 흔하다. 과거에 이 병은 주로 남자에서 5:1의 비율로 흔하게 관찰되었으나, 연구에 의하면 최근에는 더 많은 수의 여자 환자가 확인되어 남자 대 여자의 비율은 2:1이다. 두 질환 모두 쉬 피로하다는 것이 주된 증상이다. LEMS에서는 가장 흔한 증상이 몸쪽 다리근력의 저하와 반사저하 혹은 무반사이고, 중증근무력증에서 가장 흔한 증상인 안구–숨뇌 마비는 드물다. 입마름이나 발기부전과 같은 자율신경계 기능이상도 LEMS에서는 흔하게 보인다. LEMS를 시사하는 가장 중요한 증상은 짧은 기간의 운동 후 일시적으로 근력과 건반사가 호전되는 것이다. 이것은 중증근무력증을 포함한 다른 어떠한 질병에서도 관찰되지 않는다. 텐실론 반응도 LEMS와 중증근무력증에서 다르다. 중증근무력증에서는 90～95%가 양성인 반면 LEMS에서는 37% 만이 텐실론검사에 양성이다. 중증근무력증에서는 텐실론 반응이 흔히 명확하지만 LEMS에서는 경미하게만 양성인 경우가 있어서 주의 깊은 평가를 요한다. 중증근무력증에서 가슴샘종양과의 관계는 잘 알려져 있으며 16%의 환자에서 확인되지만, LEMS는 소세포폐암과 밀접하게 관련되어 있다. 초기엔 LEMS 환자의 75%에서 소세포폐암이 있는 것으로 보고되었으나, O'Neil의 보고에 따르면 이러한 연관성은 50% 정도인 것으로 알려져 있다. 이러한 차이는 최근 암과 무관한 LEMS를 보다 더 잘 진단할 수 있게 되었기 때문이라 할 수 있다. 우리의 경험에 따르면 여자에서 소세포폐암의 병발 확률이 남자보다 낮다.

다음 세 종류의 환자, 즉 몸쪽 다리의 위약과 반사저하 또는 무반사 환자나 전통적인 중증근무력증 치료에 듣지 않는 중증근무력증 환자, 또는 운동신경전도검사에서 잘 규명되지 않는 낮은 CMAP 진폭을 보이는 환자는 LEMS를 진단으로 고려해 볼 만하다.

새김말

1. LEMS의 임상적인 세 가지 특징은 몸쪽 다리의 위약과 반사저하 또는 무반사, 그리고 쉽게 피로함이다.
2. 간단한 임상 검사로 짧은 기간 동안 운동을 하게 하고 난 후에, 근력이 호전되고 건반사가 회복되는 것을 확인한다면 LEMS에 질병특이적이다.

참고문헌

1. O'Neill J, Murry M, Newsom-Davis J. The Lambert-Eaton myasthenic syndrome. *Brain* 1988;111:577~596.
2. McEvoy KM. Diagnosis and treatment of Lambert-Eaton myasthenic syndrome. *Neurol Clin North Am* 1994;12:387~399.

증례 4 2개월간의 숨뇌마비(Bulbar palsy)

증례보고 35세의 여자가 8주 전부터 발음이 어둔해지고, 씹기나 삼키기가 어려워졌다. 이는 점차 날이 갈수록 심해졌다. 한 달 동안 20 lb(약 9 kg) 정도 체중이 감소되었으며, 전신적인 피로를 호소하였다. 물체가 두 개로 겹쳐 보이거나 눈꺼풀이 쳐지거나 혹은 숨이 찬 적은 없었다. 신경학적 검사에서 비음의 발음과 하부 안면의 위약이 확인되었으며 다른 이상 소견은 없었다.

증례분석 병력은 순수 숨뇌 중증근무력증(pure bulbar MG)를 강력히 시사한다. 항아세틸콜린수용체 항체는 음성이었으며, 손 근육의 반복신경자극검사도 정상이었다. 그러므로, 이 환자는 중증근무력증을 확진하기 위해 보다 복잡한 진단적 검사가 필요하다.

검사계획

1. 반복신경자극검사: 중증근무력증을 임상적으로 의심한다면, 먼쪽 근육에서 정상 소견일 때 반복신경자극검사를 안면이나 등세모 근육에서 반복신경자극검사를 시행하는 것이 필요하다.
2. 단일섬유근전도검사: 중증근무력증을 임상적으로 의심하고 항아세틸콜린수용체 항체나 반복신경자극검사가 음성일 때 진단을 확인하기 위한 검사.
3. MuSK(muscle specific tyrosine kinase) 항체 검사: 이 검사는 모든 혈청음성 중증근무력증 환자에게 필요하다.

전기생리검사와 소견

반복신경자극검사 소견(표 13.7; 그림 13.5)

1. 새끼손가락벌림근, 자쪽손목굽힘근에서 정상적 진폭의 CMAP, 그리고 저빈도 및 고빈도 자극에서 감쇠반응이 없음.
2. 등세모근육에서 정상적 진폭의 CMAP, 그리고 저빈도 및 고빈도 자극에서 감쇠반응이 없음.
3. 눈둘레근육에서 정상적 진폭의 CMAP, 그리고 저빈도 자극에서 37%의 감쇠반응.

단일섬유근전도검사(표 13.7; 그림 13.6)

1. 연장된 평균 MCD 수치.

표 13.7 증례 4의 신경근육전달검사 자료

	RNS Test Data					SFEMG Data	
	The first test				The second test*		
	ADQ	FCU	OO	Trapezius	OO	EDC	
CMAP (mV)	11.0	10.7	2.4	12.2	2.5	Fiber density	1.35
CMAP Ex (%)	5.0					No. Pot pairs	10
2 Hz (%)	2.5	0	−27.2	−3.3	−2.0	Mean MCD (μs)	56
3 Hz (%)	−0.8	−0.9	−35.1	−1.6	−3.0	Normal MCD (μs)	40.4
5 Hz (%)	0	−0.9	−37.2	−1.6	−3.0	No. PP with MCD >53 μs (%)	44
50 Hz (%)	−2.9	−3.9				No. PP with blocking (%)	10
5 Hz PT 0 (%)	−4.6	1.9					
5 Hz PT 4 (%)	7.2	1.8					

*두 번째 검사: 첫 번째 검사 2년 뒤.

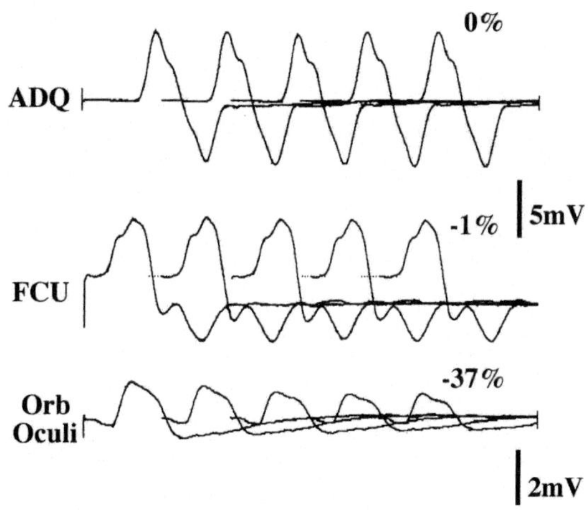

그림 13.5 정상 새끼손가락벌림근과 자쪽손목굽힘근의 반복신경자극 반응과 눈둘레근육의 뚜렷한 감쇠반응(−37%).

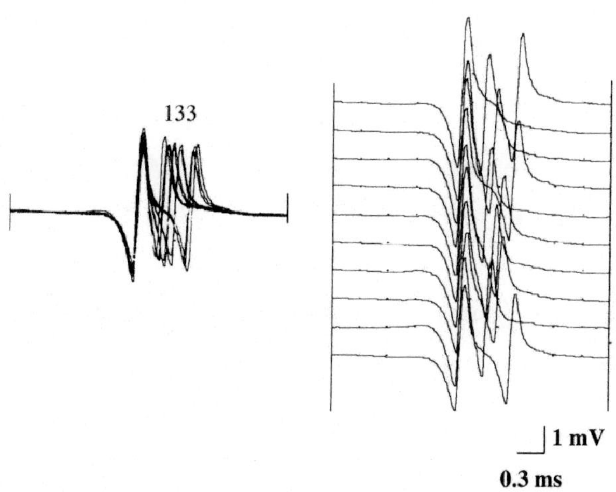

그림 13.6 온손가락폄근의 단일섬유근전도검사.

2. 53 μs 초과의 MCD를 동반한 SFPP 갯수 증가.

전기생리검사 결과의 해석 눈둘레근육의 반복신경자극검사와 단일섬유근전도검사에서 중증근무력증에 전형적인 시냅스후 신경근육전달 장애.

기타 검사 소견 MuSK 항체가 양성임.

최종 진단 MuSK 항체 양성 중증근무력증.

치료와 경과 처음에 하루 세 번씩 피리도스티그민 60 mg을 복용하였는데 조금 호전이 있었다. 그 후에는 하루에 프레드니손 30 mg과 아자치오프린 150 mg씩 처방되었으며 두 달 간의 치료 후 환자는 증상이 완전히 사라졌다. 일 년 뒤 하루 프레드니손 10 mg과 아자치오프린 150 mg으로 증세는 안정적이었으며, 2년 뒤에 눈둘레근육에서 시행한 반복신경자극검사는 정상이었다.

설 명 MuSK는 발달 과정 중에 아세틸콜린수용체을 서로 모으는 데 필수적인 역할을 하는 표면 수용체이다. MuSK 항체 양성 중증근무력증(MuSK MG)은 2001년에 처음 보고되었다. 안구형 중증근무력증에서는 MuSK 항체가 검출되지 않는다. 전신형 중증근무력증에서 MuSK 항체는 노르웨이의 0%에서 터키의 49%까지, 평균 약 35%에서 검출되는 것으로 보고되고 있다(Wolfe 2007). MuSK MG는 여성에서 주로 확인되며, 발병 연령이 어리다. 증세가 보다 더 심한 경우가 많아 호흡 부전을 동반하는 위기(crisis)가 보다 흔하다. 뚜렷한 두부 및 숨뇌의 위약이 가장 합당한 양상이며, 일부에서는 안면 및 혀의 위축이 심하게 확인되기도 한다. 안구의 위약은 없이 목과 어깨, 그리고 호흡 근육을 뚜렷하게 침범하는 것도 다른 드문 양상이다.

약 절반에서만 양성 소견을 보이는 수준으로 다른 중증근무력증에 비해 MuSK MG에선 에드로포니움검사의 진단적 예민도가 떨어진다. 사지 근육에서의 반복신경자극검사는 상대적으로 낮은 진단율(25~57%)이나, 안면 근육에서의 반복신경자극검사는 85%의 환자에서 감쇠반응을 보인다. 다른 두 양상의 중증근무력증에 비해 감쇠비율(percentage decrease)이 더 크다. 그러므로, MuSK MG가 의심되는 환자를 평가할 때는 안면 근육을 포함하여 반복신경자극검사를 시행하는 것이 중요하다. 많은 보고들에서 사지 근육에서 시행한 단일섬유근전도검사에서 상대적으로 낮은 진단율이지만, 몸쪽의 사지 근육과 두부 근육을 포함하였을 경우 많은 MuSK MG 환자에서 비정상 소견을 보인다.

항아세틸콜린에스터라제 약물에 대한 MuSK MG의 반응은 일반적으로 실망적이어서, 표준적인 피리도스티그민 용량에 반응이 없거나 오히려 악화되기도 하며, 심한 무스카린성(muscarine) 및 니코틴성(nicotininic) 부작용이 발현되는 경우가 흔하다. 대부분의 환자는 하나나 그 이상의 면역치료를 필요로 하며, 많은 면역치료 중 스테로이드와 혈장교환술이 가장 좋은 반응을 이끌어내는 것으로 보인다.

면역치료의 올바른 조합이 시간이 걸리고 어렵기 때문에 일반적으로 MuSK MG는 표준적인 치료에 반응하지 않는다고 받아들여지지만, 예후는 다른 중증근무력증과 동등하고 면역치료에 대한 반응도 비슷하다.

새김말

1. MuSK 항체 양성 중증근무력증은 여성에서 흔하고, 보다 어린 연령에 발생하며 두부 및 숨뇌의 위약, 그리고 항콜린에스터라제 약물에 대한 반응이 나쁜 특징이 있다.
2. MuSK 항체 양성 중증근무력증을 의심하는 환자에서는 진단율이 높고 감쇠반응의 정도도 큰 안면 근육의 반복신경자극검사가 필수적이다.

참고문헌

1. Oh SJ, Hatanaka Y, Hemmi S, et al. Repetitive nerve stimulation of facial muscles in MuSK antibody positive myasthenia gravis. *Muscle Nerve* 2006:33:500~504.
2. Wolfe GI, Trivedi JR, Oh SJ. Clinical review of muscle-specific tyrosine kinase-antibody positive myasthenia gravis. *J Clin NMD*. 2007; 8: 217~224.

제 14 장

과흥분성 말초신경 장애 (신경근육긴장증)

역자: 권오현
(을지의대 신경과)

과흥분성 말초신경 장애(hyperexcitable peripheral nerve disorders)는 운동신경의 먼쪽 축돌기의 과흥분성에 기인한 지속적인 근육의 수축을 특징으로 한다. **신경근육긴장방전**(neuromyotonic discharges)은 이러한 질환들을 증명하는 전기생리적 특징이다. 그러나, 근육잔떨림방전(myokymic discharges)이나 근육다발수축(fasciculations)도 역시 과흥분성 말초신경 질환의 전기생리적 현상이다. 최근에는 과흥분성 말초신경 장애를 느슨하게 광범위한 의미의 "신경근육긴장증"으로 부르는 경향이 있다.

먼쪽 신경의 과흥분성은 전통적으로 약물적 검사, 즉 수면 중이나 전신마취 하 그리고 경막외 척수차단(spinal block)에도 근육 활동이 지속되지만, 국소적인 쿠라레(curare) 투여로 없어지는 소견으로 확인된다. 말초신경차단(peripheral nerve block)의 경우, '흥분성' 발생원(generator)이나 말초신경차단 위치의 관계에 따라, 지속적인 근육 활동이 계속 남기도 하고 차단되기도 한다.

과흥분성 말초신경 장애는 말초신경병증에 병발하기도 한다. 그런 경우, 지속적인 근육 활동 외에도 말초신경병증의 임상적 소견이 대개 있다. 신경전도검사가 이들에서 비정상이며, 그것들의 대부분은 수초탈락신경병증에 의한다.

임상적으로 명백한 말초신경병증 없이 발생하는 세 가지의 대표적 과흥분성 말초신경 장애, 아이작증후군(Issacs' syndrome), 근육잔떨림경련증후군(myokymia-cramp syndrome), 그리고 경련근육다발수축증후군(cramp-fasciculation syndrome)이 있다. 아이작증후군은 뻣뻣함(stiffness), 지속적인 근육 수축, 페니토인이나 카바마제핀 치료에 의한 임상적 호전, 그리고 침근전도검사에서 보이는 지속적인 운동단위 활동(motor unit activity)이 특징이다. 한편, 근육잔떨림경련증후군이나 경련근육다발수축증후군은 경련, 근육잔떨림이나 근육다발수축, 그리고 페니토인이나 카바마제핀 치료에 의한 임상적 호전을 특징으로 한다. 근육잔떨림경련증후군과 경련근육다발수축증후군은 침근전도검사에서 근육잔떨림방전이 보이는지, 근육다발수축이 보이는지에 따라 진단된다. 우리는 이 세 가지 임상 증후군은 과흥분성 말초신경 장애의 범위를 표현하는 것이라 보며, 아이작증후군의 지속적인 근육섬유 활동(continuous muscle fiber activity)이 가장 심한, 근육잔떨림경련증후군이 중간, 경련근육다발수축증후군이 가장 경미한 형태이다.

이 장에는 반얼굴연축(hemifacial spasm)과 근육경직증후군(stiff-man syndrome, SMS)이 포함된다. 반얼굴연축은 안면 근육긴장이상(facial dystonia)의 한 형태로, 안면신경에 지배 받는 근육의 불수의적 긴장성(tonic), 간대성(clonic) 활동이 돌발적으로 터지는 임상적 특징이 있다. 이것은 안면신경 몸쪽에서 딴곳 흥분화(ectopic excitation)되고 전기연접전달(ephaptic transmission)되기 때문으로 받아들여지고 있으며, 그렇기에 과흥분성 말초신경 장애라 할 수 있다.

SMS는 과흥분성 말초신경 장애가 아니라 운동신경세포의 과흥분에 의한 체간 및 팔다리 몸쪽 근육의 지속적이고 아픈 경직이 발생하는데, 이는 감각이나 운동 자극에 의해 악화되고 수면이나 전신마취에 의해 사라진다. SMS는 과흥분성 말초신경 장애와 임상적으로 유사하기 때문에, 이 장에 포함한다. SMS와 아이작증후군의 차이점들은 표 14.1에 수록되어 있다.

표 14.1 근육경직증후군(stiff-man syndrome)과 아이작증후군의 진단적 감별

	Stiff-man syndrome	Isaacs' syndrome
Involuntary continuous muscle activity	++	++
Painful	++	++
Predominant location	Trunk, axial	Limb
Induced by tactile or emotional stimuli or volitional movements	++	−
Hyperhidrosis	±	++
Continuous muscle activity; abolished by;		
General anesthesia	++	−
Epidural spinal block	++	−
Sleep	++	−
Peripheral nerve block	++	±*
Curare or pancuronium	++	++
Pharmacological responses:		
Anticonvulsants (Phenytoin or carbamazepine)	−	++
GABA-ergic agents (Valium and baclofen)	++	−
Neurophysiological responses:		
Neuronal hyperexcitability	++	−
Repetitive discharge	−	±
Laboratory marker	GAD65-Ab in 61%§	VGKC-Ab in 40%†

*과흥분성 발생원의 위치와 차단의 장소에 따라, 발생원이 몸쪽이고 차단한 곳이 이보다 먼쪽이면 지속적인 활동이 사라질 것이다. 만약 그 반대라면, 지속적인 활동은 사라지지 않는다.

§GAD-65는 신생물딸림 근육경직증후군에서는 주로 음성이다. 유방암과 연관된 근육경직증후군에서는 항amphysin 항체가 양성이다.

GAD, glutamic acid decarboxylase; VGKC, voltage-gated potassium channel.

†Newsom-Davis J. Neuromuscular junction channelopathies: a brief overview. *Acta Neurol Belg* 2005;105:181~186.

§Solimera M, Folli F, Aparis R, Pozza G, De Camilli P. Autoantibodies to GABA-ergic neurons and pancreatic beta cells in stiff-man syndrome. *N Engl J Med* 1990;31:1555~1560.

증례 1 9개월간 진행하는 상지의 근육 위약, 근육 경련, 그리고 근육잔떨림

증례보고 45세 남자가 9개월간 진행하는, 손에서 시작하여 어깨까지 점차 퍼져나가는 상지의 근육 위약, 근육 경련, 그리고 뻣뻣함으로 진료를 받았다. 그는 쉬거나 잘 때 팔의 근육들이 경련수축(연축, spasm), 단일수축(twitching)한다고 호소하였으며, 무엇이든지 하려고 팔을 들어 올리려고 하면 팔에 경련수축이 생김을 알 수 있었다. 과거에 VDRL 양성 및 무증상 매독으로 페니실린 치료를 받은 적이 있었으며, 근신경계 질환의 가족력은 없었다.

신경학적 검사에서 지속적이고, 물결치는 근육의 움직임(근육잔떨림)이 상지 몸쪽 근육에서 관찰되었다. MRC 수치상 좌우측 어깨세모근, 우측 손목 굽힘근 및 폄근이 2등급, 양측 두갈래근, 주먹쥐기, 좌측 손목 폄근 및 굽힘근이 3등급이었다. 등세모근육, 세갈래근, 하지 근육은 정상이었다. 근육 위축은 없었다. 우측의 두갈래근은 지속적인 근육 수축으로 이완하기 어려워, 우측 팔은 물리적으로 펴야 했다. 양측 등세모근육에서 자발적인 경련이 있었으나 타진 혹은 쥐기 근육긴장증(percussion or grasp myotonia)은 없었다. 바늘찌르기, 가벼운 접촉, 진동, 그리고 고유감각 등의 감각 기능은 정상이었다. 건반사는 전반적으로 양측에서 없었으며, 다한증의 증거도 없었다. 일반 검사실 검사 상 617 IU/L로 약간 증가한 CPK(정상은 275 IU/L)만 있었으며 혈청 및 뇌척수액 VDRL은 음성이었다. 뇌척수액은 세포 없이 43 mg/dL의 단백질 농도로 정상이었다.

증례분석 이 환자는 정상적인 이완을 방해하는 양 상지 몸쪽의 지속적인 근육 수축(근육잔떨림), 몇몇 상지 근육의 위약, 그리고 전반적인 건반사의 소실을 특징으로 하는 아급성 운동 증후군을 가지고 있었다. 지속적인 근육 수축을 고려할 때, 아이작증후군, SMS, 근육잔떨림경련증후군이 진단으로 고려되었다. SMS는 보통 몸통 근육을 침범하며 근육잔떨림경련증후군은 일반적으로 덜 심하다. 지속적인 근육 수축의 가능한 원인으로 다초점운동신경병증(multifocal motor neuropathy), 경부 여러신경뿌리병증(polyradiculopathy), 성인발현 척수근육위축(adult-onset spinal muscular atrophy)이 포함된다. 근전도검사 및 신경전도검사는 아래운동신경세포축(lower motor neuron axis)에서 지속적인 근육 수축의 본질을 파악하는 데 결정적인 검사이다.

검사계획 **1.** 침근전도검사: 임상적인 근육잔떨림이 지속적인 근육섬유 활동인지 전기생리학적 근육잔떨림인지를 파악하고, 질환의 본질을 규명하기 위한 검사.

2. 신경전도검사: 말초신경병증이 임상적 근육잔떨림의 원인인지 보기 위한 검사.
3. 약리적 검사: 아이작증후군과 SMS를 감별하기 위한 검사.

전기생리검사와 소견

신경전도검사 소견(표 14.2)

1. 정중신경, 자신경, 장딴지 신경에서 감각복합신경활동전위(sensory CNAP)의 소실.
2. 자신경, 정중신경에서 복합신경활동전위의 소실이나 진폭의 감소, 느린 신경전도속도의 비정상 혼합신경전도.
3. 자신경에서 말단잠복기의 연장, 비정상적인 시간분산(temporal dispersion), 전도차단(conduction block), 경미하게 느려진 운동 신경전도속도.
4. 정중 신경에서 말단잠복기의 연장, 작은 복합근육활동전위(CMAP) 진폭, 그리고 전도차단.
5. 종아리, 뒷정강 신경에서 말단잠복기의 연장, 작은 CMAP 진폭, 느린 운동 신경전도속도, 그리고 비정상적인 시간분산(그림 14.1).
6. 운동 반응(motor response) 이후 연속방전(repetitive discharges)이 없음.

표 14.2 증례 1의 신경전도 자료

	Latent/NCV (ms/m/s)	Amplitude (mV/μV)	Shape		Latent/NCV (ms/m/s)	Amplitude (mV/μV)	Shape
	Median	**Motor**	**Nerve**		**Peroneal**	**Motor**	**Nerve**
TL	3.9	2.2		TL	6.5	2	
E-W	NP		CB	FH-A	36.2	1.33	D
AX-E	NP			PF-FH	70.4	1.30	D
	Ulnar	**Motor**	**Nerve**		**Post-Tibial**	**Motor**	**Nerve**
TL	3.1	6		TL	6.5	1	
BE-W	43.9	1.8	D/CB	PF-A	36.2	0.65	D
AE-BE	41.2	1.2	D				
AX-AE	NP		CB				
	Median	**Sens/Mixed**	**Nerve**		**Sural**	**Sens/Mixed**	**Nerve**
F-W	NP			MC-A	NP		
W-E	42.8	3					
E-AX	48.3	15					
	Ulnar	**Sens/Mixed**	**Nerve**		**Superficial Peroneal**	**Sens/Mixed**	**Nerve**
F-W	NP			MC-A			
W-E	NP						
E-AX	37.7	20					

키, 170 cm.

TL, 말단잠복기; E, 팔꿈치; W, 손목; AX, 겨드랑이; BE, 팔꿈치 아래; AE, 팔꿈치 위; F, 손가락; FH, 종아리 머리; A, 발목; PF, 다리오금; MC, 종아리 중간; CB, 전도차단; D, 분산; NP, 전위 없음(no potential).

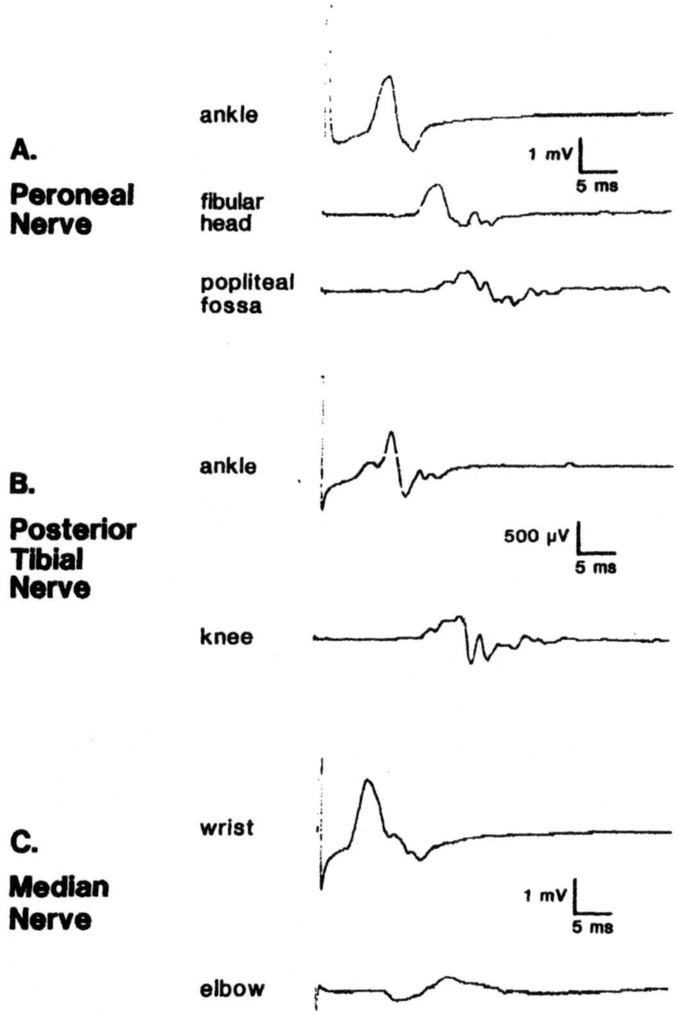

그림 14.1 신경전도검사. A와 B는 종아리신경과 뒤정강신경에서 증가된 시간분산과 복합근육활동전위의 진폭 감소를 보여준다. C는 팔뚝 부분의 정중신경에서 전도차단을 보여준다. (다음에서 전재함: Odabasi Z, et al. Issacs' syndrome associated with chronic inflammatory demyelinating polyneuropathy. *Muscle Nerve* 1996;19:213)

침근전도검사(표 14.3)

1. 상지의 거의 모든 근육 그리고 하지의 몇 근육에서 운동단위전위의 진폭 및 지속시간이 증가하였으며 동원 양상이 감소되었다. 잔떨림전위 및 양성예파는 드물게 확인됨.
2. 임상적으로 근육잔떨림이 뚜렷한 근육에서는 돌발적으로 빠르게 발생하는 운동단위전위 무리들로 인해 불규칙한 리듬으로 이루어진 지속적인 운동단위전위가 확인됨.
3. 정중신경을 손목에서 전기 자극하면 2초 이상 진폭이나 빈도가 차츰 감소하는 고빈도 운동단위전위의 발생이 유발되었다(그림 14.2). 이 양상은 점차 커지고 작아지는 양상의 근육섬유의 진짜 근육긴장증과, 또한 갑자기 시작했다가 갑자기 끝나는 이상고빈도전위(bizarre high-frequency potentials)와도 달랐다. 정중신경을 손목에서 쳐도 이보다는 좀 덜하지만 운동단위전위들의 발생이 확인됨.

표 14.3 증례 1의 침 근전도검사 자료

Muscle	Root	Nerve	Insertion Activity	Spontaneous Potentials: Fib	PSW	CMFA	Myokymia Fasc
Rt C5-C8 paraspinal	C5–8		N	–	–	–	–
Deltoid	C5,6	Axillary	+	–	+	++	+
Biceps	C5,6	Musc cut	+	–	–	++	++
Trapezius	C3,4	Sp acces	+	–	–	++	++
Left deltoid	C5,6	Axillary	+	–	–	++	+
EDC	C7	Radial	N	–	–	+	–
FDI	C8,T1	Ulnar	N	–	–	+	–
OP	C8,T1	Median	+	–	–	+++	+
Rt vast lat	L3,4	Fem	N	–	–	–	–
Ant tibial	L4,5	Peroneal	+	–	–	–++	–+
Right gastroc	S1,2	Post tibial	+	–	–	+++	+

Muscle	Motor Unit Potential: Amplitude (K)	Duration (ms)	Polyphasic Potential	HA MUP	Interference: Pattern	Mean Amplitude (K)
Rt C5-C8 paraspinal						
Deltoid	1.88	12.8	4%	–	FIP	2
Biceps	1–7	7–16	N	+	RIP	5
Trapezius	1–3	8–16	N	–	RIP	2.5
Left deltoid	1–4	6–15	N	–	RIP	3
EDC	0.8–4	6–12	N	–	RIP	3
FDI	1–3	6–13	++	–	DA	2
OP	1–4	7–14	N	–	RIP	3
Rt vast lat	0.7–2.5	8–16	N	–	RIP	2.5
Ant tibial	1–6	8–16	N	+	RIP	2.5
Right gastroc	1–3	8–16	N	–	RIP	3

Fib, 잔떨림전위; PSW, 양성예파; CMFA, 지속적인 근육섬유 활동; Fasc, 근육다발수축전위; HA MUP, 큰 진폭의 운동단위전위; N, 정상; –, 없음; +, 있거나 증가함; FIP, 완전 간섭양상; RIP, 감소 간섭양상; EDC, 온손가락폄근; FDI, 첫째등쪽뼈사이근; DA, 분리활동; OP, 엄지맞섬근.

전기생리검사 결과의 해석

수초탈락신경병증과 신경근긴장증(지속적인 근육섬유 활동).

약리학적 검사

1. 우측 정중신경을 2% 리도카인으로 손목에서 국소적으로 차단하였을 때, 지속적인 근육 활동은 줄었으나 완전히 사라지진 않았다(그림 14.2). 0.2 mg의 D-tubocurarine을 국소적으로 주입한 후에야 완전히 사라졌다.
2. 좌측 장딴지 근육의 지속적인 근육 활동은 척수 마취에 영향을 받지 않았다(그림 14.2 참조).

최종 진단

만성염증수초탈락여러신경병증에 의한 아이작증후군.

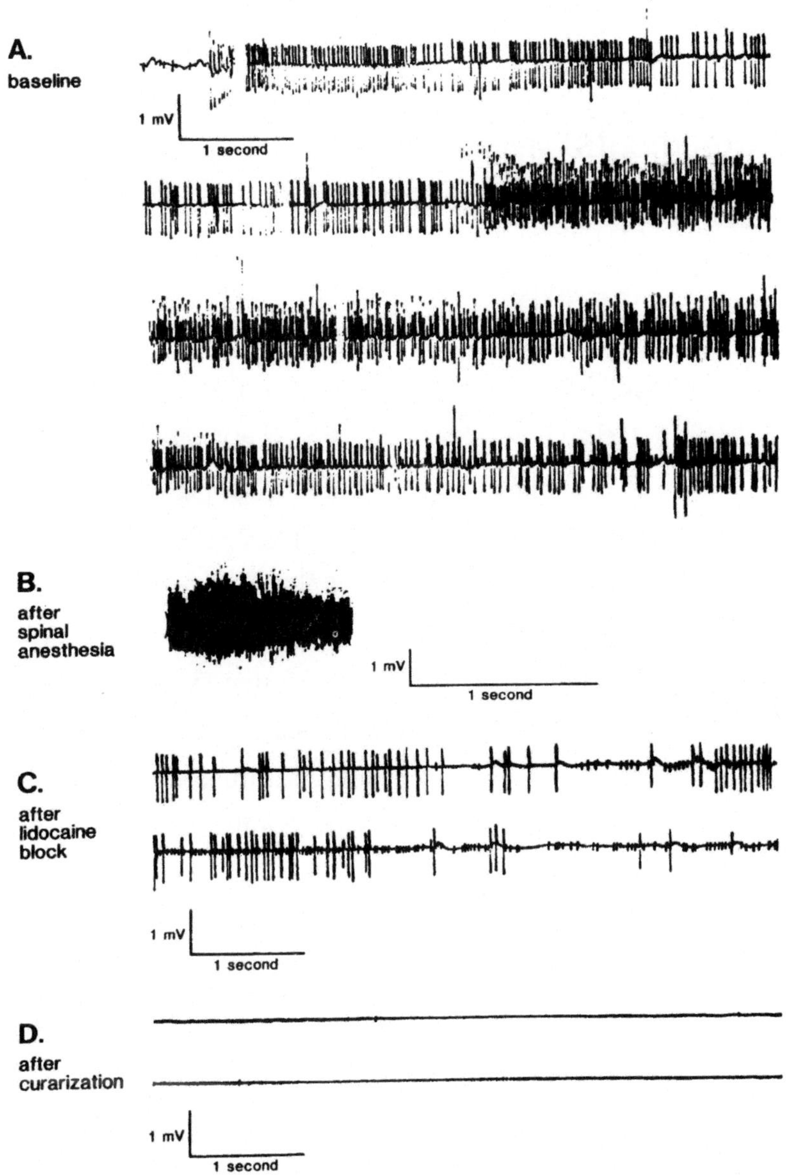

그림 14.2 동심침으로 근육에서 기록된 자발적인 활동. A. 휴식기의 짧은엄지벌림근(abductor pollicis brevis muscle)에서. B. 척수 마취 동안 장딴지근에서 변화 없음. C. 손목에서 리도카인 차단 이후 짧은엄지벌림근에서 뚜렷한 호전. D. 국소적인 쿠라레작용근육이완 후 짧은엄지벌림근에서 자발적인 활동이 없어짐. (다음에서 전재함: Odabasi Z, et al. Issacs' syndrome associated with chronic inflammatory demyelinating polyneuropathy. *Muscle Nerve* 1996;19:213)

치료와 경과

환자는 하루 300 mg의 페니토인으로 치료를 받았으며, 근육 경련, 단일수축, 그리고 근위약은 차츰 좋아졌다. 위약은 완전히 해소되지 않았으나, 환자는 3개월 후에 부두 선적 일꾼으로 일을 다시 할 수 있게 되었고 페니토인은 중단하였다. 1년 뒤 하지의 중등도의 위약이 재발하였는데, 이때 시행한 장딴지신경 생검은 염증수초탈락신경병증을 시사하였다. 프레드니솔론과 페니토인으로 치료를 시작하였으며, 수개월 간에 걸쳐 차츰 호전하였다. 그 이후 3차례의 아이작증후군과 신경병증의 재발이 있었으나, 그 때마다 페니토인, 프레드니솔론, 그리고 아자치오프린으로 성공적인 치료가 되었다.

설명(Comments)

아이작증후군(신경근육긴장증)은 특징적으로 수면 중이나 전신 혹은 척수 마취에도 지속되는 불수의적인 지속적 근육의 수축을 보인다. 이 증후군의 전기생리적 특징은 신경근육긴장증, 즉 휴지기에도 지속되는 근육섬유 활동이다. 이 비정상적인 근전도 활동은 수면이나 척수 마취에도 지속되기에 말초신경의 축돌기에서 발생하는 것으로 보고 있다(표 14.1). 말초신경차단에 의한 결과가 보고마다 다른 것은 앞뿔세포(anterior horn cell)에서부터 신경말단까지 축돌기의 어느 곳에나 다발성의 유발 영역이 있을 수 있음을 시사한다. 이 증례에서는 손목 주위로 몸쪽 그리고 먼쪽에서 신경을 따라 탈수초화된 영역에서 자발적인 신경 활동이 발생하였다. 본 증례에서 정중신경의 전기적 혹은 타진(percussion)에 의한 고빈도의 운동단위전위 발생처럼, 아이작증후군을 진단하기 위해선 말초신경의 과활성화를 증명하는 것이 중요하다.

본 증후군을 지칭하는 용어들로 연속근육섬유활동(continuous muscle fiber activity), 아이작-머튼 증후군(Issacs-Merten syndrome), 신경근육긴장증(neuromyotonia), 거짓근육긴장증(pseudomyotonia), 신경긴장증(neurotonia), 지연된 근이완과 근육잔떨림(myokymia with delayed muscle relaxation), 그리고 특발성전신근육잔떨림(idiopathic generalized myokymia)들이 있다. 수면 중에도 지속되는 불수의적인 근육수축은 이 증후군의 항상 동반되는 증상이며 근육 위 피부의 물결치는 형상으로 나타난다. 건반사의 소실, 근육의 비후, 활동 혹은 타진 근육긴장증, 과도한 땀, 그리고 CPK 혈청 농도의 증가 등이 동반될 수 있다. 동반된 말초신경병증 없이도 발생할 수 있으며, 유전성으로 혹은 산발적으로 발생한다. 또한 다발성신경병증이나 부종양증후군(paraneoplastic syndrome)으로 악성 종양(흉선종이나 소세포폐암)에 동반하여 나타날 수 있다.

근전도검사에서는 4가지 이상 소견이 단독으로 혹은 복합으로 나타날 수 있는데, 신경근육긴장방전(neuromyotonic discharge) [연속근육섬유활동(continuous muscle fiber activity); 근육잔잔떨림방전(myokymic discharge); 두개방전, 삼중방전, 혹은 다발성방전; 그리고 근육다발수축(fasciculations)이 그것이다.

신경전도검사는 말초신경병증이 동반되었는지 여부에 따라 다양하다. 말초신경병증이 있는 경우 축돌기형이나 수초탈락형이 모두 발생할 수 있으나, 대부분 본 증례처럼 수초탈락형이다. 몇몇 경우엔 말초신경의 과흥분성의 특징적인 연속방전(repetitive discharges)이 확인되기도 한다. Tahmous 등에 따르면 경련근육다발수축증후군에서 연속적인 후방전(repetitive after-discharges)은 반복신경자극검사 후에 확인되었으며 단일자극 후에는 없었다.

페니토인이나 카바마제핀은 아이작증후군 연속근육섬유활동의 일차 선택 약제이다. 그 효과는 활동전위 동안 나트륨 이온의 흐름이 감소된 결과로 보인다. 최근에 아이작증후군은 자가면역성 질환의 일종이 아닌가 하고, 면역치료(immunotherapy)가 시도되어 몇몇 경우 좋은 성과를 보였다. 최근의 한 연구에서는 12명의 신경근육긴장증 환자 모두에서 전압관문칼륨통로(voltage-gated potassium channel) 자가항체가 확인되어, 신경근육긴장증을 새로운 항체매개 통로병증(antibody-mediated channelopathy)으로 확립하였다.

새김말(Maxims)

1. 아이작증후군의 신경생리학적 특징은 수면이나 전신 혹은 척수 마취에도 계속 나타나는 휴지기의 신경근육긴장증(연속근육섬유활동)이다.
2. 페니토인이나 카바마제핀이 아이작증후군의 일차 선택 약제이다.

참고문헌

1. Odabasi Z, Joy JL, Claussen GC, Herrara GA, Oh SJ. Issacs' syndrome associated with chronic inflammatory demyelinating polyneuropathy. *Muscle Nerve* 1996;19:210~215.
2. Hart IK, Waters C, Vincent A, et al. Autoantibodies detected to expressed K+ channels are implicated in neuromyotonia. *Ann Neurol* 1997;41:238~246.

증례 2 7주일간의 통증을 동반한 근육 경련

증례보고 13세의 백인 남자 아이가 7주 전부터 등과 허벅지에 통증이, 3주 전부터는 양 종아리에 근육 단일수축(twitching)이 발생하였다. 단일수축은 점차 허벅지와 허리로 진행하였다. 경련에 의한 통증으로 수면 중에 깨게 되었으며, 심지어 학교에도 다닐 수 없을 지경이었다. 자기공명영상 및 뼈스캔 소견은 정상이었다. 과거력이나 가족력에 특이 소견은 없었으며 의뢰한 소아신경과 의사의 페니토인 처방은 별 효과가 없었다.

일반적인 이학적 소견은 정상이었다. 신경학적 검사에서 근위축 없이 근력은 모두 정상이었다. 양측 종아리와 뒤쪽 허벅지에서 뚜렷하게, 그리고 어깨세모근에서 미약하게 지속적인 근육잔떨림이 보였다. 양측의 발목클로누스를 제외하곤 건반사는 대칭적이며 정상적이었다. 발바닥반사(plantar reflex)는 굽힘이었으며 다른 신경학적 이상은 없었다.

백혈구 수치가 2700/mm^3, 감별혈구계산(differential count)은 정상이었으며, SGOT와 GGT가 약간 상승되었다. CK는 정상이었으며 뇌척수액의 단백질 농도는 정상이었으며 검사상 백혈구는 없었다.

증례분석 이 환자는 다른 특이 소견 없이 다리의 지속적인 근육잔떨림을 특징으로 하는 아급성의 통증성 경련(cramp)이 있다. 통증은 근육의 지속적인 수축(근육잔떨림)에 의한 것이었다. 이 증례에서 병변의 위치를 시사하는 어떠한 소견도 없었다. 그러므로, 근육잔떨림의 진원지가 어디인지, 즉 앞뿔세포인지 말초신경인지 확인하는 것이 중요하였다.

검사계획

1. 근육잔떨림 전위와 탈신경 과정을 확인하기 위해 어깨세모근, 뒤넙적다리근육(hamstring), 앞정강근육(anterior tibialis)에서의 침근전도검사.
2. 말초신경병증, 특히 수초탈락신경병증 혹은 말초신경의 과흥분성을 확인하기 위한 신경전도검사. 말초신경의 과흥분성은 한 차례의 신경 자극에 복합근육활동전위의 연속방전 혹은 다발성방전으로 확인된다.
3. 반복신경자극 이후 반복되는 후방전(afterdischarge)을 확인하기 위한 종아리신경의 반복신경자극검사.
4. 연속방전을 확인하기 위한 H반사와 건반사 검사. 후기파(late wave)나 후기반사(late reflex)는 보다 뚜렷하게 연속방전을 보이는 것으로 알려져 있다.

5. 과흥분성 말초신경이 확인되면, 약리학적 검사가 근육잔떨림의 진원지를 찾기 위해 필요하다.

전기생리검사와 소견

신경전도검사 소견(표 14.4)

1. 종아리와 뒤정강신경의 높은 민감도에서나 미약하게 확인할 수 있는 CMAP의 연속방전.
2. 높은 민감도에서 뚜렷한 CMAP의 연속방전(그림 14.3B).
3. H반사 및 건반사에서 보다 두드러지는 연속방전.
4. 그 외엔 정상 소견인 종아리 및 뒤정강신경의 신경전도검사.
5. 정상 장딴지 신경전도검사(sural NCS).
6. 정중 및 자신경의 정상 운동, 감각, 그리고 혼합 신경전도검사.

침근전도검사(표 14.5)

1. 팔 근육에서 정상적인 침근전도검사 소견.
2. 가쪽넓은근, 장딴지근, 그리고 앞정강근에서의 근육잔떨림전위 및 근육다발수축(그림 14.4).
3. 장딴지근의 근육잔떨림전위는 2% 리도카인으로 궁둥신경 차단한 후에도 지속되었으나, 장딴지근의 생검 과정동안 노출된 근육의 주변으로 2% 리도카인을 주사한 후에는 사라졌다(그림 14.4).

반복신경자극검사 소견. 정상 반응. 2에서 5 Hz의 자극 이후 연속방전 없음. 경련근육다발수축증후군에서는 후방전이 단일 신경자극에는 발생하지 않고 반복 자극 후에 발생함.

표 14.4 증례 2의 신경전도 자료

	Latency/NCV (ms/m/s)	Amplitude (mV/μV)	Shape		Latency/NCV (ms/m/s)	Amplitude (mV/μV)	Shape
Right	**Peroneal**	**Motor**	**Nerve**	**Left**	**Peroneal**	**Motor**	**Nerve**
TL	4.8	6	RD		4.8	6	RD
FH-A	46.5	6			47.2	5.5	
PF-FH	58.8	6			52.5		
F-wave	48.0		RD		46.0		RD
	Posterior Tibial	**Motor**	**Nerve**		**Posterior Tibial**	**Motor**	**Nerve**
TL	4.5	14	RD		4.4	15	RD
PF-A	50.0	13			55.4	15	
F-wave	46.0				46.0		
H-reflex	27		RD				
	Sural	**Sensory**	**Nerve**		**Sural**	**Sensory**	**Nerve**
MC-A	42.4	25			44.4	30	
	Ankle	**T-Reflex**					
	30.0	3					

키, 170.2 cm. RD, 연속방전.

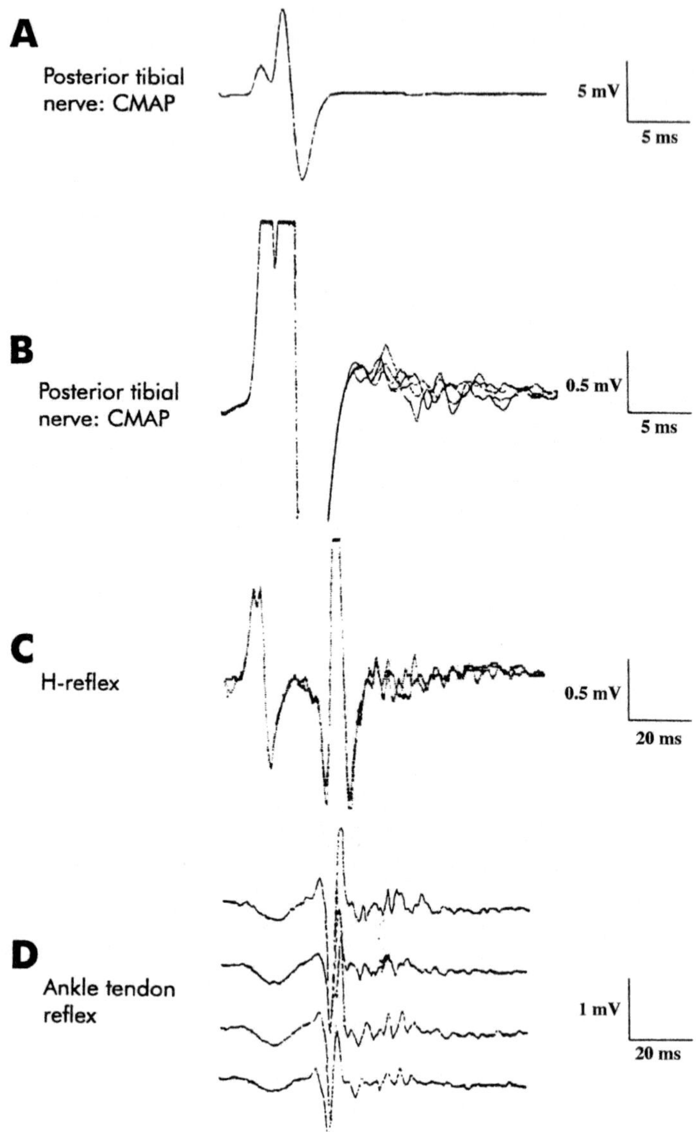

그림 14.3 연속방전. 연속방전이 5 mV 민감도에서는 없으나(A) 0.5 mV 민감도에서는 암시한다(B). 그러나 연속방전은 H반사(C)와 발목의 건반사(D)에서 뚜렷하다. (다음에서 전재함: Smith KK, et al. Myokymia-cramp syndrome: evidence of Hyperexcitable peripheral nerve. Muscle Nerve 1994; 17:1066)

전기생리검사 결과의 해석 근육잔떨림경련증후군에 전형적인 근육잔떨림전위와 고흥분성말초신경장애.

최종 진단 근육잔떨림경련증후군.

치료와 경과 페니토인에 의한 백혈구감소와 비정상적 간 기능 때문에 카바마제핀은 시도되지 않았다. 대신 quinine sulfate이 처방되었다. 투약 첫날 환자는 편하게 잘 수 있었으며 근육잔떨림

표 14.5 증례 2의 침근전도검사 자료

Muscle	Root	Nerve	Insertion Activity	Spontaneous Potentials			
				Fib	PSW	Fasc	Myokymia
Rt ant tibial	L4,5	Peroneal	N	–	–	–	+ + +
Vast lat	L3,4	Femoral	N	–	–	–	+ + +
Gastroc	S1,2	Post tib	N	–	–	–	+ + +
Biceps fem longus	S1,2	Sciatic	N	–	±	–	+ + +

Muscle	Motor Unit Potential				Interference	
	Amplitude (K)	Duration (ms)	Polyphasic Potential	HA MUP	Pattern	Mean Amplitude (K)
Rt ant tibial	0.5–2	10–16	N	–	RIP	2
Vast lat	0.5–1.5	10–16	N	–	RIP	1
Gastroc	0.5–2	6–12	N	–	RIP	1.5
Biceps fem longus	0.5–2.5	7–12	N	–	RIP	1.5

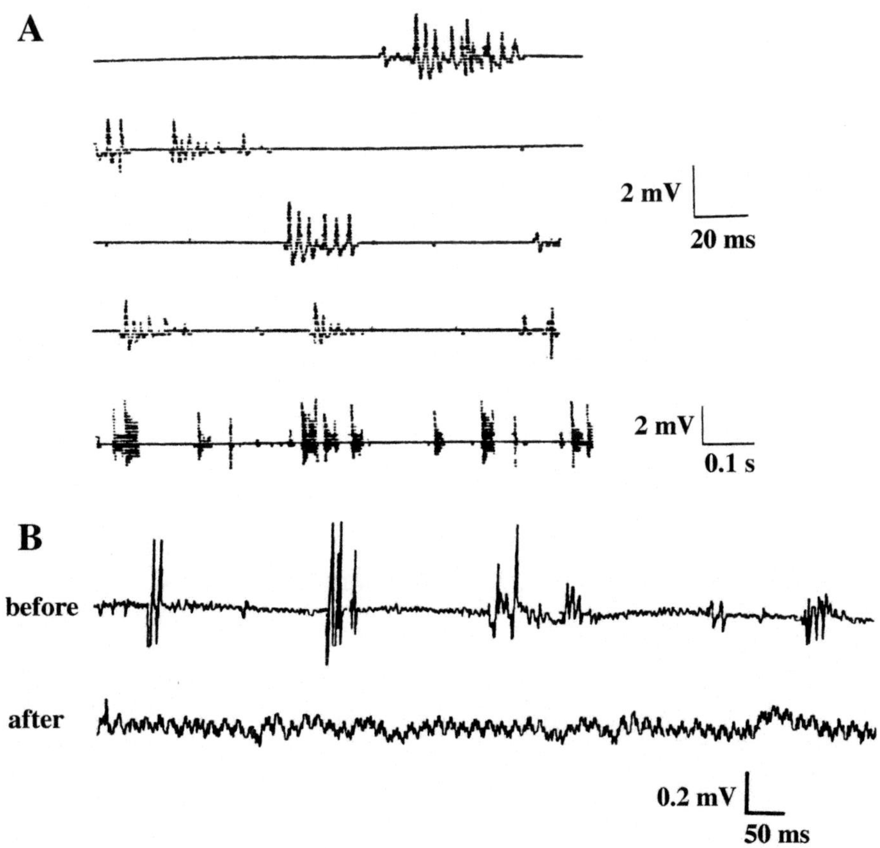

그림 14.4 A. 장딴지근의 근육잔떨림전위. B. 종말축돌기차단(terminal axon block) 전후의 근육잔떨림전위. 리도카인으로 한 종말축돌기차단 후 근육잔떨림전위는 사라진다.

과 경련은 하루 520 mg의 quinine sulfate 두 알로 2달간에 걸쳐 사라졌다. 2개월 뒤에 시행된 신경전도검사는 연속방전 없이 정상이었다.

설 명 본 환자는 임상적으로 근육잔떨림과 경련으로, 그리고 전기생리학적으로 근육잔떨림전위와 CMAP의 연속방전을 특징적인 양상으로 하는 양성 질환에 이환되었다. 이런 임상 소견들은 1948년 Denny-Brown과 Foley에 의해 기술되었던 근육잔떨림경련증후군에 가장 합당하다. 그 환자들은 임상적으로 경련과 근육잔떨림이 있었으며, 신경전도검사는 정상이고 침근전도검사에서 연속방전이 있었다. 대부분은 페니토인이나 카바마제핀에 잘 반응하였다.

Quinine sulfate는 본 증례에서 효과적이었으나, 이런 경우는 드물다. 이 증후군은 통증을 동반하는 경련, 임상적 그리고 전기생리학적 근육잔떨림, 그리고 그 외 정상적인 신경학적 소견이 특징적이다. 일반적으로 말초신경, 특히 연속방전과 축돌기차단에 의해 근육잔떨림전위가 사라진 이 증례처럼, 먼쪽에서 비정상적인 흥분성에 기인한다. 그러므로, 우리는 근육잔떨림경련증후군이 과흥분성말초신경장애 중 가장 심한 아이작증후군과 가장 경미한 경련근육다발수축증후군 사이에 위치한 중간형이라 본다. 아이작증후군에서는 지속적인 근육수축과 연속근육섬유활동, 근육잔떨림경련증후군에서 임상적 그리고 근전도상의 근육잔떨림, 경련근육다발수축증후군에서의 임상적 그리고 근전도상의 근육다발수축처럼 세 증후군은 임상적으로 그리고 침근전도상으로 차이가 있다.

CMAP의 연속방전은 그리 많지 않은 근신경계질환에서 확인된다. 중증근무력증에서 항콜린에스터라제의 과도한 투여 및 유기인용제 중독, 선천성 근무력증후군, 종판 아세틸콜린에스터라제 결핍증과 느린통로증후군(slow channel syndrome), germine acetate로 치료된 중증근무력증, 그리고 근육잔떨림경련증후군에서 보이듯이 신경근육긴장증 환자의 일부가 그 예들이다. 이 모든 질환에서 공통적인 경로는 신경근접합부의 아세틸콜린이 과다한 것이며, CMAP의 연속방전은 그런 환경을 생리학적으로 시사한다.

새김말
1. CMAP의 연속방전은 원인이 무엇이든 간에 너무 많은 아세틸콜린을 시사한다.
2. 말초신경의 과흥분성은 운동신경전도검사에서 CMAP의 연속방전으로 확인될 수 있다.

참고문헌

1. Auger RG. AAEM Minimonograph #44. Diseases associated with excess motor unit activity. *Muscle Nerve* 1994;17:1250~1263.
2. Gutmann L. AAEM Minimonograph #37. Facial and limb myokymia. *Muscle Nerve* 1991;14:1043~1049.

증례 3 3개월간 등과 다리의 통증을 동반하는 경련

증례보고 55세의 남자가 1993년 8월부터 경련성 통증을 느끼기 시작하였다. 기와장이였는데, 베이고 손톱에 구멍이 날 정도의 상처도 있어 처음엔 파상풍이라 여기고 치료를 받았다. 디아제팜과 항파상풍독소양(antitetanus foxoid)을 네 차례에 걸쳐 처치 받았으나 상황이 특별히 호전되지 않았다. 1993년 11월엔 경련과 그에 따른 통증은 심해져서 심지어 넘어져 머리를 다칠 정도로 악화되었다. 그 당시 신경학적 소견으로 전신적인 다한증과 전신적인 축상 및 하지의 뻣뻣함이 있었다. 발가락은 신전된 체 굳어 있었으며 발목을 굽히려 하면 통증이 발생하였다. 근육잔떨림이 종아리 근육에서 관찰되었다. 건반사는 대칭적으로 항진되었으며 발바닥반사는 모호하였다. 움직임 협조(coordination) 검사는 뻣뻣하여 수행하는 데 어려움이 있었다. 움직이려 할 때마다 경련이 발생하여 다리를 바닥에서 들기 어려웠고, 부축받지 않고는 넘어질까 하여 걷거나 발을 줄지어 걸으려(tandem walk) 하지 않았다. 턱반사를 위해 가볍게 쳐도 통증이 심한 활모양강직(opistotonus)이 발생하였다. 이러한 반응은 너무나 심하여 입으로 손을 가져가는 동작에서도 유발되어 환자가 스스로 투약을 하기도 어려웠다. 청각적, 감정적, 촉각적 자극도 유사한 통증성 경련을 유발하였다.

증례분석 통증이 심한 경련으로 인해 걷지도 못하는 것은 SMS에 전형적이다. 턱을 쳐서 통증을 동반한 활모양강직이 유발(신경세포 과흥분성)되는 것은 이 증례에서 SMS를 시사하는 결정적인 소견이다. 이러한 소견은 파상풍, 테타니, 그리고 SMS에서 보일 수 있는데, 본 증례에서 다른 질환은 배제되어 SMS가 가장 가능성이 높은 질환이다.

검사계획
1. Anti-glutamic acid decarboxylase antibody.
2. 침근전도검사: 연속근육섬유활동을 증명하기 위한 검사.
3. 신경전도검사: 신경세포 과흥분성을 증명하고 말초신경 과흥분성을 배제하기 위한 검사.

전기생리검사와 소견

신경전도검사 소견

1. 정상 운동, 감각, 혼합 신경전도.

2. CMAP의 연속방전 없음.
3. 운동신경세포 흥분성(그림 14.5): 0.15의 F반사/M파의 비(정상, <0.05)와 상대적으로 큰 F반사 진폭(1.2 mV); 0.38에서 0.62의 H반사/M파의 비(정상, <0.38)와 H반사 진폭(8.5 mV); 발목 건반사(T-reflex)에서 9에서 19 mV의 건반사 진폭(정상, 8.8 mV); 슬개 건반사에서 16에서 8.5 mV의 진폭(정상, 3.9 mV).
4. 깨물근육반사검사(masseter reflex testing)에서 무반응기(silent period)의 소실.

침근전도(표 14.6)

1. 많은 다리 근육에서 이완하려고 함에도 불구하고 운동단위전위의 연속방전, 일부는 힘을 주거나 근육의 타진에 의해 증가함.
2. 장딴지근육의 지속적인 운동단위전위는 전신 마취에서 사라짐(그림 14.6).

전기생리검사 결과의 해석 전신 마취에서 사라지는 불수의적 운동단위전위 방전과 SMS에 전형적인 운동신경세포의 과흥분성.

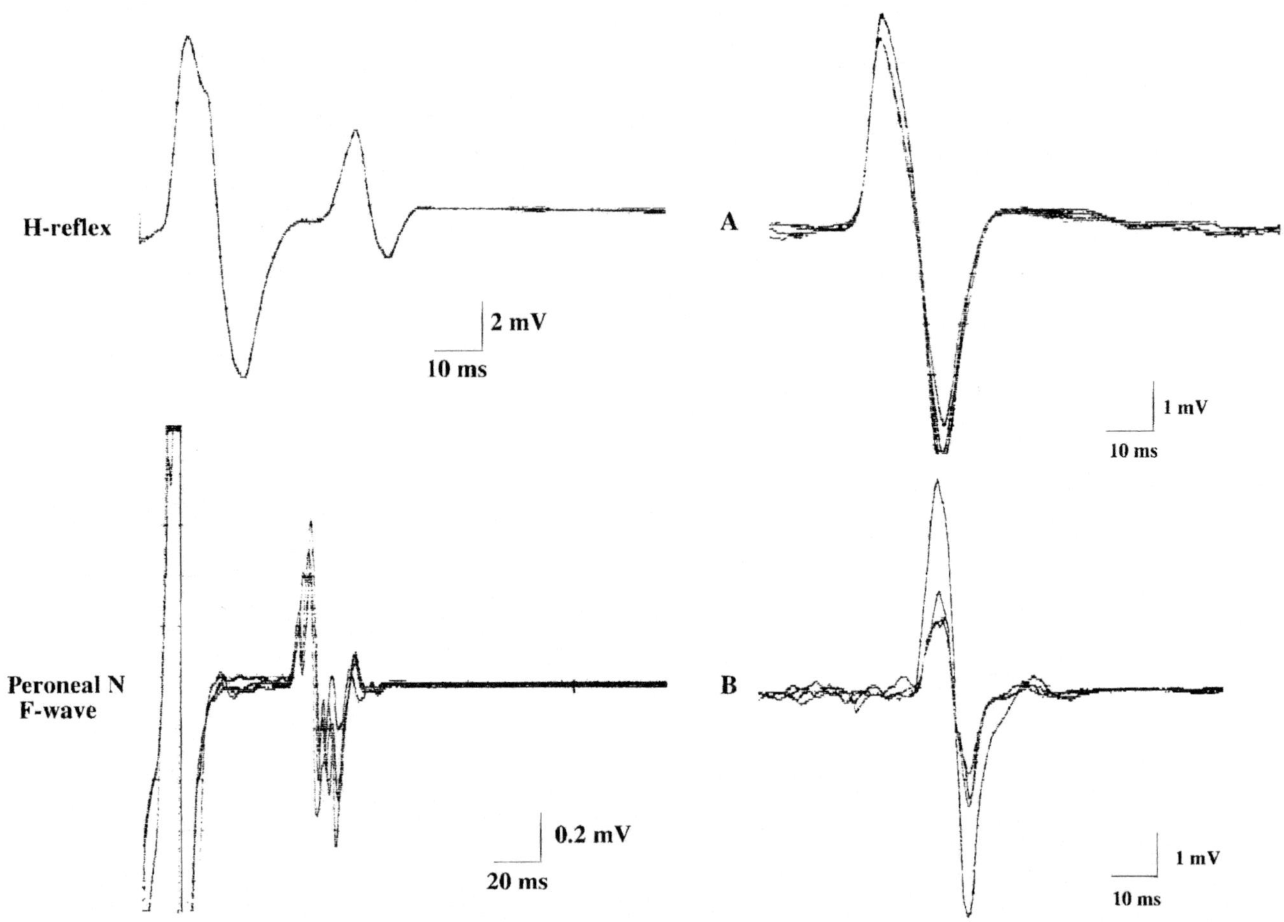

그림 14.5 먼쪽 자극으로 세갈래장딴지근(triceps surae)의 H반사와 종아리신경의 F파. 신경원성 과흥분성을 시사하는 큰 진폭의 H반사와 F파를 확인하시오. 신경의 과흥분성을 시사하는 무릎(A)과 발목(B)에서 큰 진폭의 건반사.

표 14.6 증례 3의 침근전도검사 자료[a]

Muscle	Root	Nerve	Insertion	Spontaneous Potentials: Fib	PSW	Spontaneous MUP	Myotonia CRD
Lt ant tibial	L4,5	Peroneal	N	–	–	+	–
Gastroc	S1,2	Post tibial	N	–	–	+	–
Rt ant tibial	L4,5	Peroneal	N	–	–	+	–
Gastroc	S1,2	Post tibial	N	–	–	+	–

Muscle	Motor Unit Potential: Amplitude (K)	Duration (ms)	Polyphasic Potential	HA MUP	Interference: Pattern	Mean Amplitude (K)
Lt ant tibial	0.5–3	6–12	N	–	RIP	1.5
Gastroc	1–4	6–13	N	–	RIP	1.5
Rt ant tibial	1–3	6–13	N	–	RIP	1.5
Gastroc	1–4	6–13	N	–	RIP	2

[a] 근육이 충분히 이완되지 않아 이 침근전도검사는 어려웠다.
CRD, 복합연속방전; RIP, 감소 간섭양상.

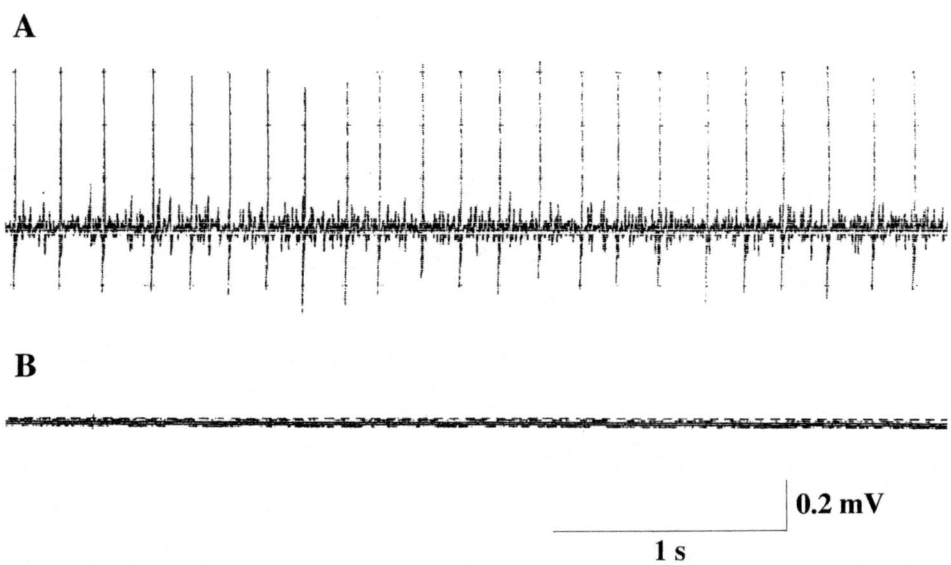

그림 14.6 좌측 장딴지근에서 휴식 시에 시행한 침근전도검사. A. 휴식 시의 자발적인 운동단위전위. B. 전신마취 동안 휴식 시의 자발적인 운동단위전위가 사라짐. (승인 받고 전재함: Nicolas AP, at al. Stiff-person's syndrome associated with thymoma and subsequent myasthenia gravis. *Muscle Nerve* 1997;20:494)

최종 진단 SMS.

치료와 경과 환자는 매일 Valium 40 mg, 바클로펜 80 mg으로 어느 정도 효과를 보았다. 뇌척수액은 정

표 14.7 증례 3의 단일섬유근전도검사 자료

	EDC	Frontalis
Fiber density	1.63	1.52
No. of pot pairs	16	17
Mean MCD	23	33
Normal MCD	40.4	30
No. of PP with MCD > ULN[a]	0	3 (17%)
No. of PP with blocking	0	0

[a]ULN: 정상치의 상한; 온손가락폄근에서 53 μs, 이마근육에서 45 μs
EDC, 온손가락폄근; MCD, 평균연속차이(mean consecutive difference).

상이었다. Anti-MAG, anti-GM1, anti-GAD, 그리고 anti-Purkinje cell cytoplasmic antibody는 음성이었다. 흉부 CT촬영에서 앞 흉격동의 종괴가 확인되었다. 흉선절제술에 앞서 5차례의 경정맥 IgG 주입(400 mg/kg/day)을 받았으나 별 효과가 없었다. 그러나 흉선절제술 후 뚜렷한 임상적 호전을 경험하였다. 수개월 후 안구형 중증근무력증이 발생하여 2개월간 지속되었다. 아세틸콜린수용체 항체는 음성이었으며, 자신경, 안면신경, 및 더부신경(accessory nerve)에서 시행한 RNS 검사는 모두 정상이었다. 이마근육(frontalis)에서(표 14.7) 단일섬유근전도는 약간의 비정상적인 소견이었으나, 온손가락폄근(EDC)에서는 정상이었다.

설 명

우리 증례는 SMS, MG, 그리고 흉선종을 함께 가졌다는 점에서 독특하다. 이러한 증례는 SMS의 자가면역성 기전을 지지한다. 신생물딸림(para-neoplastic) SMS는 대장선암, 유방선암, 호지킨림파종, 척추형질세포종, 소세포폐암, 그리고 후두암에서 보고되었다. 대부분의 SMS 증례와 달리, 신생물딸림 SMS는 anti-GAD 항체를 가지지 않는 것으로 보고되었다.

Piccolo는 6년 뒤에 혈청양성 MG가 뒤따른 SMS와 흉선종을 가진 증례를 보고하였다. 흉선종과 아이작증후군이 병발한 6 증례가 보고되었다. 두 증례에선 MG도 역시 함께 있었다. Halbach의 MG가 병발하지 않은 두 증례에서는 아세틸콜린수용체 항체가 양성이었다. 아이작증후군의 근육의 과활동성은 전신마취로 사라지지 않는다.

SMS는 Moersch와 Woltman이 1956년에 처음 기술한 드문 질환이다. 특징적으로 감각 혹은 운동 자극에 의해 악화되는 지속적인 체간과 사지 몸쪽 근육의 통증을 동반한 경직과 경련을 특징으로 한다. 이는 수면이나 전신마취에 의해 사라진다.

SMS는 전형적으로 강도가 변동하고 점차 진행하는 심한 근육 경직의 형태로 발현한다. 체간과 사지 몸쪽의 근육이 사지 먼쪽의 근육보다, 그리고 하지의 근육이 상지보다 더 심하게 침범된다. 통증을 동반한 경련은 저절로, 혹은 갑작스런 소음이나 다른 형태의 자극에 의해 발생한다. 많은 경우 걸음걸이가 힘이 들고 뻣뻣하다. 파상풍과는 달리 안면의 근육은 거의 침범하지 않아 입벌림장애(trismus)는 발생하지 않는다. 몇 환자에서는 요추의 과다앞굽음증(hyperlordosis)이 있기도 하다. 파상풍과의 생리적, 약리적 유사성을 고려해 볼 때, 병변으로 가장 가능성이 높은 곳은 척수의 억제성 사이신경세포이다. GABA 매개 중추성 억제 기전의 손상으로 결국 운동신경세포의 과흥분성 및 지속적인 근육 수축이 발생한다. 발륨, 바클로펜, 발프로이산의 GABA성 약물이 뻣뻣함과 연축을 완화시키는 데 효과가 있다.

환자의 2/3에서 anti-GAD 항체 양성으로 확인됨에 따라, 이젠 SMS는 GABA성 신경전달에 장애를 일으키는 자가면역성 질환으로 받아들여지고 있다. 다른 기관특이적(organ-specific) 항체들도 SMS에서 보고되었다. 혈장교환술, IVIG, 혹은 면역억제제 등의 면역치료가 몇 환자들에게 효과적이었다. 최근에 SMS가 신생물딸림 증후군으로 발생할 수 있음이 알려졌다.

뻣뻣한 근육의 근전도검사는 휴식 시에 마치 수의적으로 근육을 수축하는 것과 같은 지속적인 MUP의 방전을 보여준다. 전형적으로 이 활동은 전신마취나 수면에 의해 사라지며 청각성, 촉각성 외부 자극에 의해 악화된다. 이것은 본 증례에서처럼 여러 근육에 표면 근전도기록을 하여 확인할 수 있다. 우리는 또한 H반사, 건반사, 그리고 F반사처럼 운동신경세포의 과흥분성 검사가 SMS의 진단에 대단히 도움이 된다는 것을 알았다. 최근의 SMS 세 증례 모두에서 이 현상을 확인할 수 있었다.

새김말

1. 전신마취에서 사라지는 연속근육활동은 SMS에 전형적이다.
2. 디아제팜, 바클로펜, 발프로이산 등 GABA성 약제는 SMS의 경련 및 통증의 완화에 효과적이다.

참고문헌

1. Grimaldi LMF, Martino G, Braghi S, et al. Herterogeneity of autoantibodies in stiff-man syndrome. *Ann Neurol* 1993;34:57~64.
2. McEvory KM. Stiff-man syndrome. *Semin Neurol* 1991;11:197~205.

제 15 장

역자: 김승민
(연세의대 신경과)

소아 신경근육질환

소아에서 전기진단검사를 시행할 때는 다음의 4가지 인자 즉, (1) 발달성숙 인자(maturational factors), (2) 협조 부족(lack of cooperation), (3) 검사기술에 대한 고려(technical consideration) 그리고 (4) 소아에 국한된 특정 신경근육질환에서의 문제점을 고려해야 한다.

발달성숙 인자

나이는 전기진단검사에 있어서 중요한 변수 중 하나로서 특히 신경전도검사(nerve conduction study; NCS)에서 중요하다. 운동, 감각과 혼합신경의 신경전달속도(nerve conduction velocity; NCV)는 나이에 비례해서 로그함수로 증가하는데, 정상 신생아에서는 정상 성인의 약 50%에 불과하고 1세에는 약 75%가 되며 4세에 거의 100%에 도달한다. 그러므로 유아와 갓난아기에서의 NCV는 항상 같은 나이 군의 정상 수치와 비교하여야 한다[신생아와 소아의 정상 수치는 오신중 저 「임상 근전도학」: 신경전도검사(Clinical EMG: nerve conduction studies. Baltimore: Williams & Wilkins, 1993) 8장을 참조할 것].

나이는 운동단위활동전위(motor unit action potential; MUP) 지표(parameter)에 있어서도 가장 중요한 생리학적 인자이다. NCV가 연령에 따라 증가하는 것처럼 현저하지는 않더라도, MUP의 지속시간(duration)과 진폭(amplitude)도 나이와 함께 점차 증가한다. 일반적으로 유아기의 정상 MUP의 지속시간과 진폭은 정상 성인에 비하여 대체로 수치가 낮기 때문에, MUP를 정량 분석할 때는 같은 나이의 대조군과 환자에서 측정한 평균 지속시간(duration)을 비교하는 것이 중요하다. 그러나 실제 임상에서는 MUP 지속시간의 정상 범위가 연령에 따른 변이를 충분히 포함할 정도로 넓기 때문에, 나이 인자가 결정적인 요인으로 작용하지는 않는다. 소아에서는 정상 MUP 지속시간이 성인보다 짧기 때문에, 측정한 수치가 정상 하한치(normal limits)에 속하는지 아주 경미한 근육병인지 감별하기 어려운 경우도 있다. 실제로 David와 Jones는 긴장저하영아증후군(floppy infant syndrome)을 대상으로 한 연구에서 신경인성(neurogenic) 이상을 근육인성(myopathic) 이상보다 더 쉽게 찾을 수 있다고 보고하였다. 출생부터 3세까지의 소아에서 정상 MUP의 진폭은 100~700 μV로 다양한데, 동심침전극(concentric needle)으로 측정한 MUP의 진폭이 1000 μV를 넘는 경우는 드물다. 이러한 점을 고려할 때 3세 이하의 소아에서 MUP의 진폭이 단극 침전극(monopolar needle)에서는 4 mV 이상, 동심침전극(concentric needle)에서는 2 mV 이상이면 고진폭 운동단위전위(high amplitude MUP)로 간주하는 것이 타당하다. 반복신경자극검사(repetitive nerve stimulation test)에서는 신생아나 소아에서 복합근육활동전위(compound muscle action potential; CMAP)의 진폭이 낮다는 점을 제외하면 환자의 나이가 중요한 인자는 아니다.

협조부족 문제

소아는 검사에 협조를 못하는 경우가 많기 때문에 침근전도검사는 성인에서처럼 완전하게 시행하기 어렵다. 어린아이는 검사근육을 완벽하게 이완시킬 수 없기 때문에 잔떨림전위(fibrillation)나 양성예파(positive sharp wave; PSW), 그리고 근육다발수축(fasciculation)을 정확하게 검출하기가 어렵고, 또한 MUP 분석을 위한 경미한 근육수축을 유지하기도 어렵다. 그러므로 검사자는 제한된 양의 정보만으로 어떤 결론에 도달하여야 한다는 압박을 자주 받게 되는데, 근전도검사실에서는 협조가 어려운 어린 아이들에서 최대한 정보를 이끌어 내기 위해서 다음과 같은 전략을 이용하고 있다.

1. 검사에 대한 두려움을 줄이고 소아들로부터 협조를 얻으려면 검사실에 부모와 함께 있도록 해주는 것이 보통 도움이 된다. 즉 부모가 소아의 손을 잡도록 하거나 무릎 위에 앉혀서 검사를 받도록 부모의 참여를 권유한다. 그러나 어떤 부모들은 어린 자녀가 전기진단 검사하는 광경을 도저히 지켜 보지 못하기 때문에 부모마다 다르게 적용하여야 한다. 소아에서 신경전도검사를 시행하기에 앞서 부모의 손바닥에 전기자극을 잠깐 경험하게 하는 것도 신경전도검사에 대한 부모의 협조를 증진시키는 방법이 될 수 있다.

2. 일반적으로 대부분의 소아 환자에서 신경전도검사는 특별한 어려움 없이 검사할 수 있기 때문에 소아 신경근육질환의 평가에 있어 신경전도검사를 제일 먼저 시행할 것을 권한다. 환자가 말초신경병증이 있다면 신경전도검사 만으로도 흔히 진단이 가능하므로 더 이상 아픈 침근전도검사를 할 필요가 없게 된다. 신경전도검사 자체도 협조가 안되는 일부 소아에서는 간혹 진정(sedation)이 필요한 경우도 있다.

3. 대체로 어느 정도 나이를 먹은 소아에서는 침근전도검사의 과정을 잘 설명하면 비록 검사근육의 수가 제한적이지만 침근전도검사를 큰 어려움 없이 시행할 수 있다. 침근전도 바늘을 아주 무서워하는 아이에서 바늘 삽입에 따르는 통증을 줄이기 위해 검사 1~2시간 전에 미리 선택한 근육의 침전극 삽입 부위에 lidocaine과 prilocaine을 함유하고 있는 피

부 국소마취제인 엘마 크림(Elma cream)을 폐쇄도포(occlusive dressing)한다. 협조가 안되는 일부 어린 소아에서는 진정을 유도하기 위하여 약물로 전처치하는 경우도 있다.

4. 전처치로 chloral hydrate를 침근전도검사 20~40분 전에 kg당 60~70 mg을 투여하는 것을 권하는데, 이 방법으로 운동신경이나 감각신경의 NCS를 검사하고 비정상 자발전위(abnormal spontaneous potentials)를 관찰할 수 있을 정도로 아이를 충분히 진정시킬 수 있다. 그러나 마취가 너무 심하면 탈신경(denervation)과 근육병을 감별하는 데 필수적인 MUP의 분석에 문제가 발생할 수 있는데, 그 이유는 MUP를 나타내게 하기 위해서는 어린아이가 협조할 정도로 깨어 있어야 하기 때문이다. 이런 명백한 단점 때문에 일반적으로 진정 약물을 모든 아이에서 투여하지는 않으며, 만일 투여하였을 경우에는 침근전도검사를 제일 마지막에 하는 것이 바람직하다.

5. 침근전도검사를 설명할 때, 침(needle)을 근육에 찌른다고 말하기 보다는 단지 아주 가느다란 철사(fine wire)를 피부 밑에 밀어 넣는다고 표현하는 것이 더 부드럽다. 또한 검사 도중에는 근전도검사기기의 모니터를 보게 하거나 근전도 소리에 귀를 기울여서 환아의 관심을 다른 쪽으로 돌리는 것도 도움이 된다. 종종 아이가 힘을 주는 것과 MUP의 활성화가 관계가 있다는 것을 아이가 모니터를 보게 하여 화면에 재미를 느끼게 하면 협조가 더 잘 되는 경우도 있다.

6. 침근전도검사의 불편감을 극소화하고 검사 가치를 극대화하기 위하여 검사자는 근전도 침전극을 삽입하기 전에 우선 무엇을 관찰할 것인지 먼저 명확히 이해하여야 한다. 원칙적으로 검사자는 근전도검사를 몸쪽(proximal)과 먼쪽(distal) 근육, 2개의 근육에서만 시행해서 진단적 문제를 해결하여야 한다. 저자의 경험으로 대부분 환자에서는 2개의 근육검사로 진단하는데 별 문제가 없었고 대개 여러 근육의 검사는 불필요하였다. 긴장저하를 보이는 영아의 평가에서 MUP 분석에는 앞정강근(anterior tibialis muscle)을, 비정상 자발전위(resting abnormal potentials)를 검출하기 위해서는 주로 넙다리네갈래근(quadriceps muscle)을 이용하는데, 그 이유는 아기들이 보통 아픈 자극에 반응하거나 수의적으로 움직일 때 앞정강근이 넙다리네갈래근보다 더 활발한 경향이 있기 때문이다. 또한 샅고랑인대(inguinal ligament) 아래에 있는 엉덩허리근육(iliopsoas muscle)도 몸쪽 근육에서의 MUP 관찰에 유용하다. 내 경험으로 소아 침근전도검사는 3개 이내의 근육에서 검사하는 것이 원칙이다.

검사기술에 대한 고려

영아는 몸이 작기 때문에 신경전도검사를 할 때 특별한 기술적인 고려가 있어야 하는데, 그 지침은 다음과 같다.

1. 활동전극(active electrodes)과 기준전극(reference electrodes) 사이의 간격이 짧아

야하기 때문에 소아용 자극기(stimulator)를 사용하여야 한다.

2. 손가락이나 발가락에는 기준기록전극(reference recording electrodes)으로 반지전극(ring electrodes)을 사용할 수 있다.

3. 가장 신뢰도가 높고 기술적으로 만족할 만한 결과를 보이는 뒤정강신경(posterior tibial nerve)을 먼저 검사하여야 한다.

4. 영아에서는 종아리신경(peroneal nerve)을 발목에서 자극해서 짧은발가락폄근(extensor digitorum brevis)의 반응을 기록하기 어려운 경우가 종종 있다. 이것은 자극전극과 기록전극간의 거리가 너무 짧기 때문에 나타나는 현상으로, 이런 경우에는 종아리신경을 무릎에서 자극해서 얻은 잠복기(latency)가 유일한 객관적 소견이 된다.

5. 정중신경(median nerve)과 자신경(ulnar nerve)의 운동신경전도검사에서 손목자극으로 만족할 만한 반응을 검출하기 어려우면 팔꿈치-겨드랑분절(elbow-axilla segments)에서의 NCV를 계측한다.

6. 감각신경전도는 정중신경과 자신경에서 검사하기가 더 쉽다. 만일 손가락에서 자극한 후 복합신경활동전위(CNAP)가 손목에서 잘 검출되지 않으면, 팔꿈치에 기록전극을 부착해서 검사한다. 일반적으로 팔꿈치에서 CNAP를 검출하는 데는 큰 어려움이 없다.

긴장저하영아증후군

긴장저하영아증후군(floppy infant syndrome)은 특별히 소아에 국한된 신경근육계 문제이다. "Floppy infant syndrome"이란 용어는 다양한 원인에 의해서 나타나는 영아의 전반적인 근육긴장저하증(generalized muscle hypotonia)을 정확한 진단이 확정되기 전까지 사용하는 표현이다. 전반적인 근육긴장저하증의 원인은 뇌성마비부터 근육병까지 그 범위가 아주 넓은데, 가장 흔한 원인은 뇌성마비 무긴장형(atonic type of cerebral palsy)이다.

긴장저하영아에서 실제 임상적으로 중요한 것은 긴장저하증과 함께 실제 근력약화가 있는지 혹은 현저한 긴장저하증이 있지만 어느 정도 근력은 유지되는지의 구분인데, 이 소견만으로도 가능성 있는 진단의 범위를 좁힐 수 있다. 긴장저하와 함께 근력약화가 뚜렷하게 관찰되면 신경근육질환이 있는 경우가 많고, 가장 흔한 원인은 영아척수근육위축증(infantile spinal muscular atrophy)이다. 만일 근력약화의 정도에 부합하지 않게 긴장저하증이 현저하면 보통 신경근육계 질환이 아니라고 생각하게 되는데, 이런 경우에서의 가장 많은 원인은 뇌성마비와 같은 중추신경계 질환으로서 흔히 지능저하(intellectual retardation)가 동반된다.

대부분의 긴장저하영아증후군에서는 임상 평가만으로 특정 진단에 이르기는 어렵다.

중요한 실마리를 적절한 침근전도검사로 얻은 다음, 세밀한 조직화학 및 여러 부가적인 염색검사를 적용한 근육생검을 하는 것이 필수적이다. 침근전도검사는 근육병인지 척수근육위축증인지를 감별하는 데 명백하게 도움이 되며, 신경전도검사로는 말초신경병을 확인할 수 있다. 근육생검으로는 근육병증과 척수근육위축증을 확인할 수 있다.

예후에 대해서는 적극적인 보조치료가 도움이 되는 여러 양성 비진행선천근육병증(benign nonprogressive congenital myopathies)들을 찾아내는 것이 중요하다. 이런 양성 비진행선천근육병증을 진단하기 위해서는 근육생검에서의 조직화학염색과 때로는 전자현미경검사가 필수인데, 여기에는 네말린근육병증(nemalin myopathy), 중심핵병(central core disease), 근육섬유형불균형증후군(fiber type disproportion syndrome), 근소관근육병증(myotubular myopathy), 그리고 사립체근육병증(mitochondrial myopathy)이 포함된다.

증례 1 호흡부전을 보인 긴장저하영아

증례보고 4개월된 영아로서 출생 때부터 긴장저하영아였다. 산모는 임신 도중에 이미 아이가 잘 움직이지 않는다는 것을 느꼈지만 별 문제 없이 질분만을 하였는데, 분만 후 아기는 활기가 없었고 우는 것이나 빨기반사(sucking reflex)가 약하였다. 몸무게도 늘지 않았으며 두 달 전부터는 호흡도 어려워졌다. 다른 2명의 자녀에서 유사한 병력은 없었다.

진찰상 영아는 개구리-다리 자세(frog-leg posture)로 축 처져 있었고 팔과 다리에서 자발적인 움직임이 없었으며, 우는소리가 약하고 호흡도 힘들어 보였다. 반사는 관찰되지 않았고 근긴장도도 저하되어 있었다. 팔다리와 혀의 근육에서 근육다발수축(fasciculation)은 관찰되지 않았다.

증례분석 병력은 급격히 진행하는 신경근육질환에 의한 긴장저하영아증후군에 부합한다. 임신 중 태아의 움직임이 줄어들었다는 사실은 이 질환이 임신 중에 이미 시작되었음을 알려 주며, 전형적인 개구리-다리 자세와 함께 호흡곤란, 반사의 소실 등은 Werdnig-Hoffmann병(WHD)을 강력하게 시사한다.

검사계획

1. 신경전도검사: 말초신경병 감별을 위한 검사.
2. 침근전도검사: 탈신경(denervation)의 확인 및 근육병의 감별을 위한 검사.
3. 기타 검사: 탈신경 변화를 확인하기 위한 근육생검.

전기생리검사와 소견

신경전도검사 소견: 검사한 모든 신경에서 CMAP의 진폭 감소 이외에는 정상 운동NCV (표 15.1).

침근전도검사(그림 15.1, 15.2 및 표 15.2)

1. 오른쪽 앞정강근(tibialis anterior)과 가쪽넓은근(vastus lateralis muscle)에서 잔떨림전위(fibrillation)와 양성예파(PSW)가 관찰됨.
2. 위의 두 근육에서 자발 MUP 방전(spontaneous MUP discharge)이 보임.
3. 검사 근육에서 몇 개의 MUP만 나타나는데, MUP 자체는 정상임.

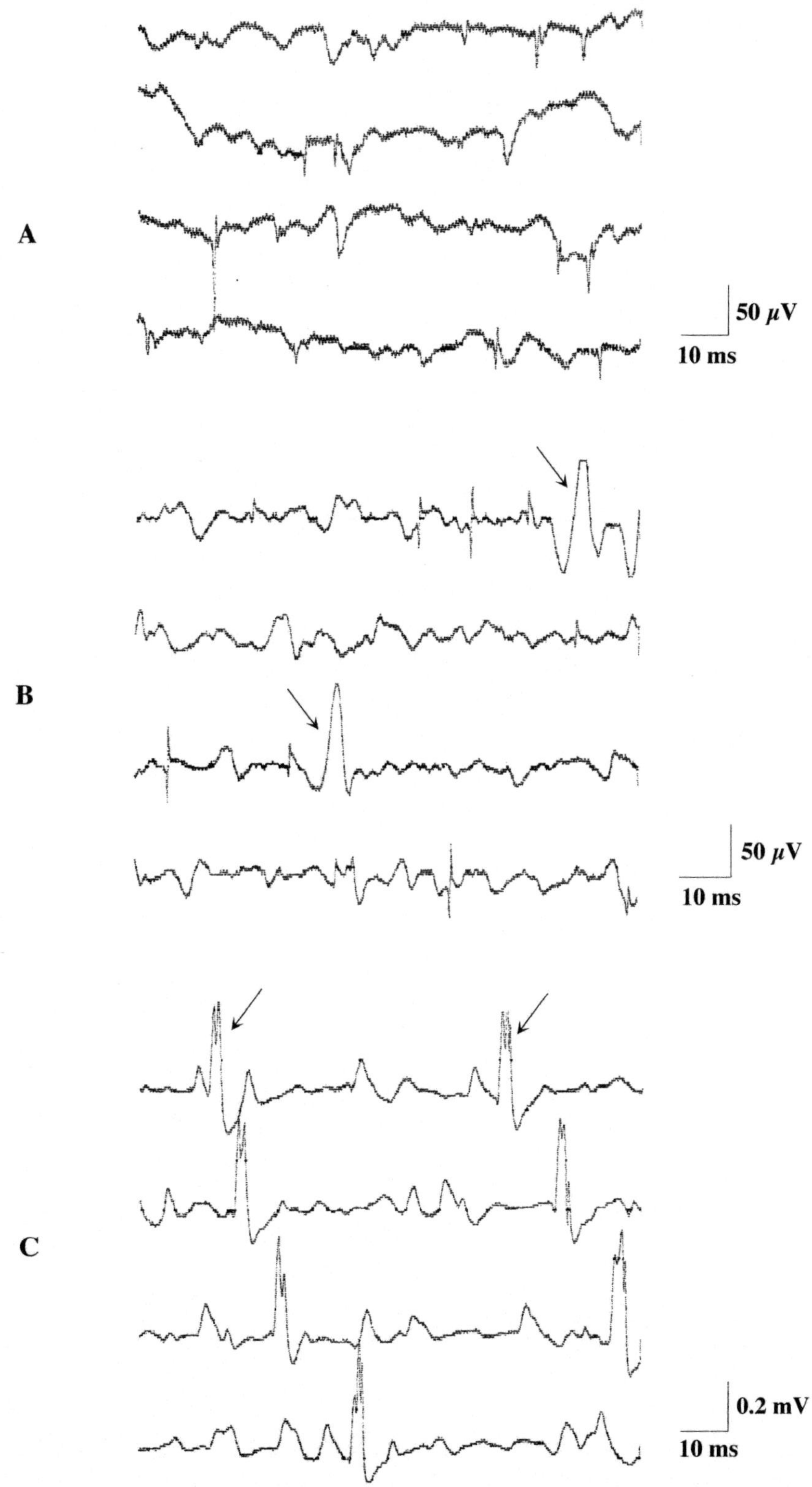

그림 15.1 비정상 자발전위(abnormal spontaneous potentials). A. 잔떨림전위와 양성예파(fibrillation and PSWs). B. 잔떨림전위와 근육다발수축(fasciculation)-화살표. C. 자발 MUP 방전(spontaneous MUP discharge)-화살표. 자발 MUP 방전이 규칙적인데 비해서 근육다발수축은 불규칙하게 나타남을 주시할 것.

표 15.1 증례 1의 신경전도검사 자료

	Latency/NCV (ms/m/s)	Amplitude (mV/μV)		Latency/NCV (ms/m/s)	Amplitude (mV/μV)
	Median	**Motor N**		**Peroneal**	**Motor N**
TL	2.5	0.5	TL	4.1	0.1
E-W	25.5	0.4	FH-A	21.8	0.1
	Ulnar	**Motor N**		**Post-Tibial**	**Motor N**
TL	1.8	0.5	TL	4.5	0.2
BE-W	28.5	0.5	PF-A	18.7	0.15
	Median	**Sens N**		**Sural**	**Sens N**
F-E	33.3[a]	20	MC-A	[b]	
	Ulnar	**Sens N**		**Superficial Peroneal**	**Sens N**
F-E	36.8[a]	10	MC-A	44.4[a]	4

키: 62 cm.

[a]시작 잠복기(onset latency) NCV.

[b]기술적으로 검사가 어려움.

TL, terminal latency(말단잠복기); E, elbow(팔꿈치); FH, fibular head(종아리뼈 머리); A, ankle(발목); BE, below elbow(팔꿈치 아래); PF, popliteal fossa(다리오금); F, finger(손가락).

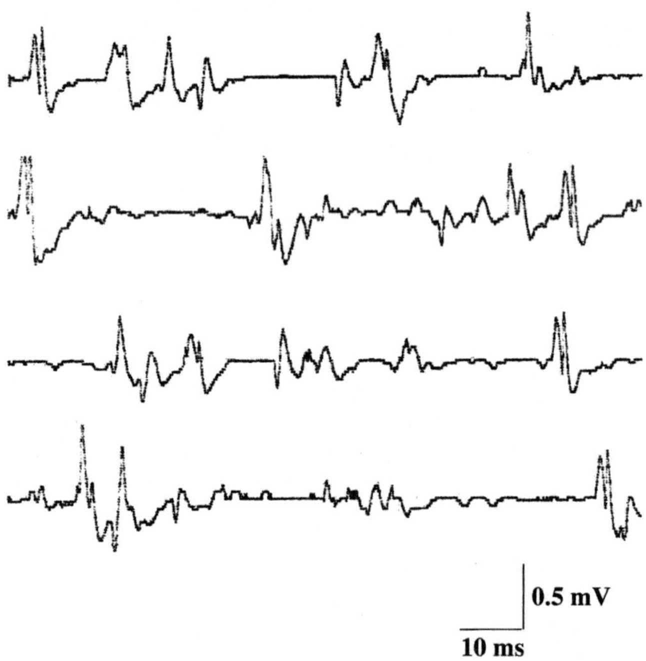

그림 15.2 앞정강근(tibialis anterior muscle)에서 관찰된 몇 개의 정상 MUPs.

전기생리검사 결과의 해석 탈신경 변화와 전형적인 영아척수근육위축증.

기타 검사 소견 근육생검에서 심한 근육다발위축(fascicular atrophy)을 보이는 전형적인 영아척수근

표 15.2 증례 1의 침근전도 자료

Muscle	Root	Nerve	Insertion Activity	Spontaneous Potentials: Fib	PSW	Fasc	Myotonia CRD
Lt vast lat	L3,4	Femoral	+	+ + +	+ + +	+	−
Gastroc	S1,2	Post tibial	+	+	+	+[(1)]	−
Ant tibial	L4,5	Peroneal	+	+	−	+ +[(2)]	−

Muscle	Motor Unit Potential: Amplitude (mV)	Duration (ms)	Polyphasic Potential	HA MUP	Interference: Pattern	Mean Amplitude (mV)
Lt vast lat	No	MUP				
Gastroc	0.5–1.5	6–12	+	−	(3)	
Ant tibial	0.5–2	6–12	+	−	(3)	

1, 몇 개의 자발 MUP 방전(spontaneous MUP discharge); 2, 현저한 자발 MUP 방전; 3, 동원(recruitment)의 감소.
Fib, fibrillation(잔떨림전위); PSW, positive sharp wave(양성예파); Fasc, fasciculation(근육다발수축; CRD, complex repetitive discharge(복합반복방전); HA MUP, high-amplitude MUP(고진폭 운동단위활동전위); +, present or increased(있음 혹은 증가); −, absent(없음).

육위축증(spinal muscular atrophy; SMA) 소견이 관찰됨.

최종 진단 Werdnig Hoffmann disease(영아척수근육위축증; WHD).

치료와 경과 영아는 진단 2개월 후 사망함.

설명(Comments) 긴장저하영아증후군을 나타내는 가장 흔한 신경근육질환은 영아 SMA이다. SMA는 보통염색체-열성 유전병인데 가장 악성 유형이 WHD로서 출생 6개월 이내에 긴장저하가 시작되고, 점점 진행해서 보통 18개월 이전에 사망한다. 약 반수에서는 산모가 임신 도중 태아의 움직임이 감소하는 것을 알게 되는데, 이 사실은 이 병이 자궁 속에서 이미 시작되었음을 의미한다. 심한 근력약화 때문에 영아는 특징적인 개구리-다리 자세와 함께 배가 튀어나오고(protuberant belly), 가로막 호흡(diaphragmatic breathing), jug-handle arms를 나타낸다. 건반사는 소실되며 근육다발수축(fasciculation)은 혀에서 종종 관찰되지만, 영아들은 피하지방이 신체 전반에 걸쳐 풍부하기 때문에 다른 곳에서는 관찰하기 어렵다.

최근 SMA I–III형을 진단할 수 있는 아주 유용한 분자생물학적 진단법이 개발되었는데, 이 검사는 "survival motor neuron(SMN)"이라고 하는 유전자의 결손(deletion)을 검사하는 것이다. SMA 환자에서는 질병의 중증도와는 관계없이 99%에서 엑손(exon) 7

이, 93%에서 엑손 8의 결손이 나타난다. WHD에서는 산전보인자검출(prenatal carrier detection)이 아주 정확하기 때문에 실제 임상에서 이 병이 의심되면 검사를 시행해야 한다.

WHD에서 CMAP의 진폭은 정상이거나 작은데, 작은 경우가 73%라고 보고되었다. 운동NCV는 정상이거나 약간 느린데 Kunz는 43%의 환자에서 느리다고 하였다. 감각NCV는 정상이다. 침근전도검사는 WHD 확인에 있어서 가장 중요한 검사인데, 전형적인 활동성 탈신경의 증거(신체의 전반적인 부위에서 fibrillation 및 PSW와 함께 비교적 정상 MUPs)를 나타낸다. 근육다발수축은 비교적 드물게(7%) 관찰되어서 성인형(adult form) SMA type III 운동신경세포병(motor neuron disease)과는 대조적이다. 한편 Buchthal이 처음 3명의 환자 중 2명에서 관찰보고[Buchthal 1970]하면서, WHD의 특징적인 소견이라고 한 자발 MUP 방전(spontaneous MUP discharge)은 지속시간과 진폭이 정상범위이다. 이런 침근전도검사 소견은 다른 형태의 소아 SMA에서 관찰되는 전형적인 고진폭(high amplitude; HA) 혹은 고진폭긴지속시간(high amplitude long duration; HALD) MUPs와는 차이가 있다. MUP의 동원(recruitment)은 감소하고 발화(fire)가 빠르다고 보고되었다.

새김말(Maxims)

1. WHD에서 자발 MUP 방전은 흔히 관찰되고 이 병의 전형적인 소견이다.

2. WHD에서 산전보인자검출은 매우 정확하다.

참고문헌

1. Buchthal F, Olsen PZ. Electromyography and muscle biopsy in infantile spinal muscular atrophy. *Brain* 1970;93:15~30.

2. Hausmanowa-Petrusewicz I, Karwanska A. Electromyographic findings in different forms of infantile and juvenile proximal spinal muscular atrophy. *Muscle Nerve* 1986;9:37~46.

증례 2 17일된 영아의 급성 긴장저하영아증후군

증례보고 생후 17일된 영아가 4일 전부터 발생한 심한 근력약화와 식이곤란 및 호흡장애 때문에 병원에 왔다. 이전까지 영아는 건강하였다고 한다. 신체검사에서 동공반응은 정상이었고 눈꺼풀처짐(ptosis), 약한 울음, 전반적인 근력약화, 근육긴장저하(hypotonia), 건반사 저하가 관찰되었다. Edrophonium 0.2 mg/kg을 정맥 주사한 다음 비디오 촬영과 함께 3회에 걸쳐 이중맹검 방법으로 영아의 근력을 측정하였는데, 식염수 주사에서는 호전이 없었지만 edrophonium을 투여한 다음에는 근력 호전이 확인되었다. Pyridostigmine으로 치료하였지만 치료효과는 별로 없었다.

증례분석 건강하던 영아가 급성 긴장저하영아증후군(floppy infant syndrome)을 보인다면 영아보툴리눔독소증(infant botulism)과 중증근육무력증(myasthenia gravis) 그리고 Guillain-Barré 증후군의 3가지 가능성을 고려하여야 한다. 빛에 대한 동공 반응이 느리거나 소실되었다면 확실하게 중증근육무력증이 아니라고 할 수 있다. 이 환자는 edrophonium 양성 반응으로 중증근육무력증으로 진단할 수 있지만, 불행하게도 pyridostigmine에는 효과가 없었기 때문에 다른 가능성을 고려해야 한다. 건반사 저하는 중증근육무력증에서 잘 보이는 소견이 아니다.

검사계획

1. 신경전도검사와 뇌척수액검사: Guillain-Barré 증후군의 감별을 위한 검사.
2. 반복신경자극검사(RNS test): 신경근접합부의 전달차단(neuromuscular transmission block)을 확인하기 위한 검사.
3. edrophonium 검사.
4. 보툴리눔 독소(botulinum toxin)와 Clostridium botulinum을 검사하기 위한 대변검사(stool test).

전기생리검사와 소견

신경전도검사 소견

1. 정중신경(median nerve), 자신경(ulnar nerve), 뒤정강신경(posterior tibial nerve)

에서 진폭이 작은 CMAP를 제외하면 정상 운동NCS.

2. 정중신경과 자신경에서 정상 감각NCS.

반복신경자극검사(그림 4.12 참조)

1. 새끼벌림근(ADQ)의 작은 CMAP 진폭(1380 μV).

2. 2 Hz 반복 자극에서 8%의 감소반응.

3. 50 Hz 2초 동안 자극에서 122% 증가반응.

전기생리검사 결과의 해석 신경근육접합부 연접전 전달장애 질환인 영아보툴리눔독소증의 전형적 소견임. 수초탈락신경병증(demyelinating neuropathy)의 전기생리학적 증거는 없음.

기타 검사 소견 정상 뇌척수액 단백치.

최종 진단 영아보툴리눔독소증.

치료와 경과 대변배양검사에서 *C. botulism* type A가 확인됨. 영아의 근력은 치료 없이도 서서히 호전되기 시작하였고 3개월 후 환아는 아주 경미한 머리처짐(head lag)만 보일 정도로 회복됨.

설 명 미국에서 가장 흔한 보툴리눔독소증이 영아보툴리눔독소증이다. 영아보툴리눔독소증은 *C. botulinum* 균이 몸안에 들어와 보툴리눔 독소를 만들면 발생한다. 성인에서는 보툴리눔 세균이 아니라 보툴리눔 독소를 직접 먹게 되면 보툴리눔독소증이 발생한다. 영아보툴리눔독소증은 주로 1~20주 나이의 영아에서 집중적으로 발생하는데 눈꺼풀처짐, 느린 불빛반사를 보이는 확장된 동공, 구역반사의 감소, 삼킴곤란, 약한 울음, 호흡부전이 전형적인 증상이다. 경과는 비교적 양호해서 항독소를 투여하지 않아도 저절로 회복된다. 성인형과는 달리 혈청에서 보툴리눔 독소는 측정되지 않으며, 확실한 진단은 대변에서 보툴리눔 독소나 *C. botulinum* 균을 확인하면 된다. Edrophonium 검사는 중증근육무력증에서 주로 양성반응을 보이지만, 다른 신경근육접합부 질환에서도 양성반응이 나타나기 때문에 주의를 요한다. 성인 보툴리즘에서 27%가 edrophonium 검사에서 양성반응을 보인다고 한다[Oh, 1990]. 우리들이 아는 바로는 이 환자가 영아보툴리눔독소증으로 edrophonium 검사에서 양성반응을 보인 첫 번째 증례이다. 근력약화를 보이는 영아는 edrophonium 검사에서 양성이더라도 영아보툴리눔독소증이나 선천중증근육무력증(congenital myasthenia gravis)을 배제할 수 없다.

RNS 검사는 6개월 이내의 영아가 발병 이전에는 건강하였다가 변비와 건반사 저하와 함께 급성 긴장저하영아증후군이 나타내면 필수적으로 시행해야 하는 검사이다. 보통 이런 환자는 소아 Guillain-Barré 증후군을 먼저 의심하게 되지만 영아보툴리눔독소증의 가능성을 처음 진단 단계에서부터 고려하여야 한다.

영아보툴리눔독소증의 RNS 검사에서는 작은 CMAP 진폭, 저빈도자극에서의 감소반응 그리고 고빈도자극에서의 증가반응과 같은 전형적인 연접전 차단 패턴이 관찰된다. 영아보툴리눔독소증은 음식물섭취 보툴리눔독소증(foodborn botulism)보다 전형적인 연접전 차단 패턴이 더 뚜렷한 경향이 있다. 영아보툴리눔독소증 25예 분석한 Cornblath는 CMAP 진폭 감소는 100%, 감소반응은 56%, 20~50 Hz 자극에서의 증가반응은 95%에서 관찰된다고 하였다. Cornblath[Cornblath, 1983]는 20 Hz 자극에서의 정상 증가반응 최고치를 20%라고 하였는데, 정상 성인의 50 Hz 자극빈도에서 거짓촉진(pseudofacilitation)에 의한 증가반응이 43%라는 사실을 고려하면 20% 증가반응 기준은 너무 느슨하다. 많은 학자들은 테타니촉진(tetanic facilitation)에서 100% 이상의 증가가 확실한 진단 기준이라고 믿고 있는데, 증가반응이 확실하지 않은 일부 환자에서는 50 Hz 자극을 좀더 길게(10초까지) 자극하면 촉진(facilitation)이 명확해지는 경우도 있다. 그 이유는 아주 심한 환자에서는 연접전 차단이 너무 심해서 오랫동안 자극하여야 증가반응이 나타나기 때문이다.

영아보툴리눔독소증에서 발견되는 가장 일정한 침근전도검사 소견은 작은 진폭 짧은 지속시간(SASD) MUPs를 보이는 전형적인 근육병 양상인데, 이 소견은 약 90%의 영아에서 관찰된다. 잔떨림전위와 양성예파는 54%에서 관찰된다. 최근 보툴리눔독소증 면역글로불린의 정맥 투여가 입원 기간의 단축과 가능한 합병증을 줄이기 위한 새로운 치료법으로 권장되고 있다.

새김말

1. Edrophonium 검사에서 양성이라고 항상 중증근육무력증으로 진단할 수는 없다. 이 검사는 보툴리눔독소증에서도 양성일 수 있다.
2. 영아보툴리눔독소증에서 미생물학적으로 확인하기까지는, 신경근육접합부 연접전 전달차단의 전형적인 RNS 검사 소견이 가장 신뢰할 만한 보툴리눔독소증의 객관적인 증거이다.

참고문헌

1. Oh SJ, Cho HK. Edrophonium responsiveness not necessarily diagnostic of myasthenia gravis [see comments]. *Muscle Nerve* 1990;13:187-191.
2. Cornblath DR, Sladky JT, Sumner AJ. Clinical electrophysiology of infantile botulism. *Muscle Nerve* 1983;6:448~452.

증례 3 긴장저하영아증후군과 심장비대

증례보고 6개월 된 영아가 폐렴으로 입원하였다. 흉부 X선검사에서 심장비대가 보였고 초음파검사에서 비대심장근육병증(hypertrophic cardiomyopathy)이 관찰되었다. CPK는 2043 units, SGOT 363 units, SGPT 198 units였다. 소아는 발달지연이 있어서 아직 앉아 있거나 뒤집지도 못하였다. 신체검사에서 소아는 명료하였고 웅얼거리며 웃기도 하였다. 체중은 6.42 kg(<5 percentile), 머리둘레 41 cm(<5 percentile), 키 67.3 cm(<25 percentile)였다. 뇌신경 기능은 정상이었고, 혀는 커지지 않았다. 근육긴장도는 감소되어 있었으며, 머리가누기(head control)가 어려웠다. 근력은 먼쪽보다 몸쪽에서 더 약하였다. 건반사는 관찰되지 않았고, 클로누스(clonus)나 바빈스키징후는 관찰되지 않았다. 소아는 침자극에 정상 움츠림(withdraw)을 보였다. 간은 커져 있지 않았다. 심전도에서는 양측심실비대(biventricular hypertrophy)를 시사하는 진폭의 증가(large voltage)를 보였다.

증례분석 발달지연과 심장비대가 신경과 협진의 계기가 되었던 환자로 소아신경과 전문의는 긴장저하영아증후군, 비대심장근육병증, CPK 수치의 상승과 같은 특징적인 소견을 근거로 Pompe병으로 임상 진단하였다. 이 환아에서 폐렴은 호흡부전 때문에 발생한 것으로 추정된다.

검사계획
1. 신경전도검사: 긴장저하영아증후군의 원인으로서 저수초신경병증(hypomyelinative neuropathy)을 감별하기 위한 검사.
2. 침근전도검사: 근육긴장전위(myotonic potentials)를 찾고 근육병증을 확인하기 위한 검사.
3. 근육생검: acid maltase 결핍을 확인하기 위한 검사.

전기생리검사와 소견

신경전도검사 소견

1. 오른쪽 정중신경과 자신경 F파 잠복기가 나이에 비해 지연됨(19.2/18.0 ms).
2. 오른쪽 장딴지신경(sural nerve), 뒤정강신경(posterior tibial nerve), 종아리신경

(peroneal nerve)은 해당 나이의 정상 NCS.

침근전도검사(표 15.3)

1. 모든 검사근육에서 삽입활동의 증가, 현저한 잔떨림전위, 양성예파, 근육긴장전위가 관찰됨(그림 15.3).
2. 다상(polyphasic) MUPs의 증가. 많은 수의 짧은(short) MUPs, 쉽게 동원되며 완전 간섭현상이 모든 검사 근육에서 관찰됨(그림 15.4).

전기생리검사 결과의 해석

Acid maltase 결핍의 활동 근육긴장근육병증(active myotonic myopathy).

최종 진단

Pompe병(유아형 acid maltase 결핍증).

표 15.3 증례 3의 침근전도검사 자료

Muscle	Root	Nerve	Insertion Activity	Spontaneous Potentials: Fib	PSW	Fasc	Myotonic Potential
Rt ant tibial	L4,5	Peroneal	+	+ + +	+ + +	−	+ + +
Quadriceps	L3,4	Femoral	+	+ + +	+ + +	−	+ + +

Muscle	Motor Unit Potential: Amplitude (mV)	Duration (ms)	Polyphasic Potential	HA MUP	Interference: Pattern	Mean Amplitude (mV)
Rt ant tibial	0.3–2	3–10	+ +	−	[a]	
Quadriceps	0.5–1.5	6–10	+ +	−	[a]	

[a] 조기 그리고 과잉 동원(early and excessive recruitment).

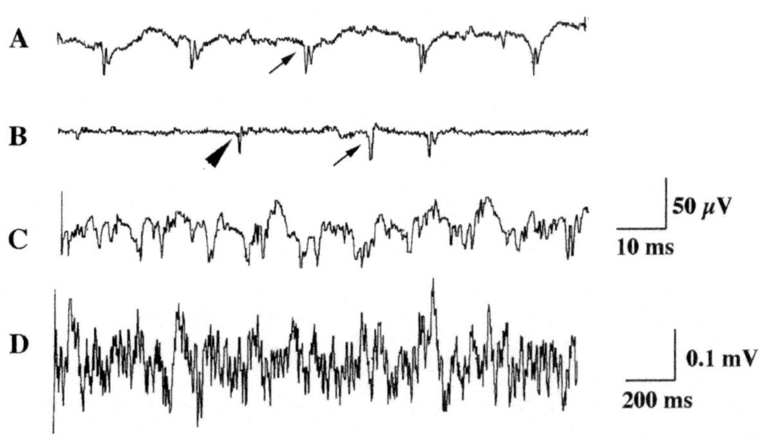

그림 15.3 비정상 자발전위들. A. 양성예파. B. 잔떨림전위(굵은 화살표)와 양성예파(가는 화살표). C와 D. 전위의 진폭과 빈도가 커졌다 작아졌다(waxing and waning) 하는 특징적인 근육긴장전위.

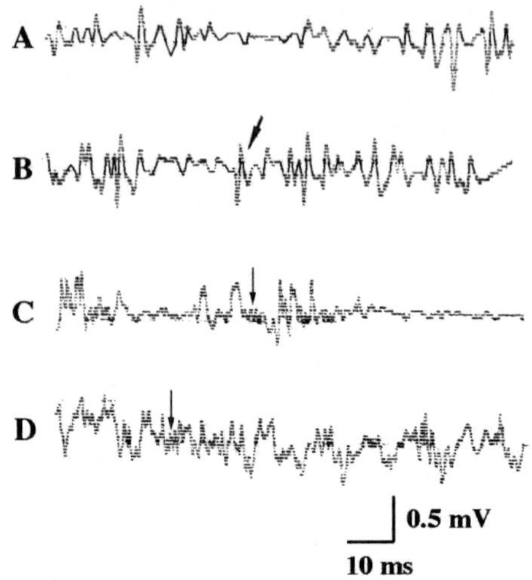

그림 15.4 진폭이 작고 짧은 지속시간의 운동단위활동전위(SASD MUPs); MUPs가 조기 동원되기 때문에 개별적인 MUP는 명확하게 관찰하기가 어렵다. A와 B. 여러 개의 SASD MUPs(굵은 화살표). C와 D. 많은 다상 SASD MUPs(가는 화살표).

치료와 경과

이 환자에서는 근육긴장전위가 근육에 침전극을 삽입하자 마자 쉽게 나타나지만 임상 진찰에서는 근육긴장증이 관찰되지 않았다. 근육생검에서 공포근육병증(vacuolar myopathy)과 함께 PAS 양성 반응과 acid-phosphatase 활동의 증가가 관찰되었고, 생화학적 분석으로 acid maltase 결핍을 확인할 수 있었다.

설 명

Acid maltase 결핍에는 유아형(Pompe병), 소아형, 성인형의 3가지 유형이 있다. 유아형(infantile form)에서는 빠르게 진행하는 근육병증에 의하여 근육긴장저하와 전신 근력약화, 식이곤란, 호흡부전이 특징적으로 나타나고 확장심장근육병증(dilated cardiomyopathy), 간비대, 혀의 비대(enlargement of tongue)가 동반되기도 하며 모두 2세 이전에 사망한다. 소아형에서는 발달지연과 함께 호흡근력 약화를 동반하는 몸쪽 근육병증 그리고 여러 가지 다양한 장기비대(organomegaly)를 보이는데 흔히 19세 이전에 사망한다. 성인형에서의 가장 특징적인 증상은 이 환자에서 보이는 것과 같은 팔다리이음근육병증(limb girdle myopathy)과 동반되는 호흡장애이다. 질병 경과는 서서히 진행하며 예후는 다른 유형에 비해서 비교적 좋은 편이다.

최근에는 Pompe병을 좀더 선택적으로 진단할 수 있는 방법들이 개발되었다. 여기에는 피부 섬유소원세포(fibroblast), 임파구, 근육생검 조직 또는 건조혈액반점시료(dried blood spot samples)에서 GAA 효소의 활동도 측정, 보인자를 검출하기 위한 유전자 변이검사, 양수천자나 융모조직(chorionic villi sampling)에서의 출산전 진단 검사, 그리고 건조혈액반점분석(dried blood spot analysis)을 통한 신생아 선별검사(new born screening) 등이 포함된다(Kishnani 등 2006). 그 중 피부 생검의 GAA 측정이 가장 표준화된 검사법(gold standard)이다. 일단 Pompe병으로 진단되면 재조합 사람 GAA 효소(recombinant human GAA enzyme)인 Alglucosidase alfa(myozyme)의 적응증이 되는데, 이 효소의 효과는 전형적인 유아형뿐만 아니라 비전형적이거나 지연형(late-onset form) 환자에서도 유용함이 확인되었다. Pompe병은 재조합 사람효소의 보충(replacement)으로 치료가 가능하게 된 첫 번째 대사근육병증이다.

이 질환에서 가장 전형적인 침근전도 소견은 뚜렷한 근육긴장전위이다. 따라서 임상적으로는 근육긴장증 소견이 없는데도 침근전도검사에서 현저한 근육긴장전위가 관찰되면 다른 병으로 확인되기 전까지는 acid maltase 결핍이라고 생각해도 좋은데, 우리 검사실에서는 아직까지 이 규칙을 벗어난 예외가 없었다. 활동성 근육병증의 추가 증거로 잔떨림전위와 양성예파 그리고 진폭이 작고 짧은 지속시간(SASD)의 MUPs가 거의 항상 관찰된다. 소아 및 성인형에서는 이와 같은 근전도 이상소견이 척추옆근육(paraspinal muscle)과 호흡근육에 국한되어서 나타나기도 한다.

새김말

1. 임상 진찰에서는 근육긴장증이 없는데도 근전도검사에서 근육긴장전위가 관찰되면 다른 질병이 증명될 때까지 acid maltase 결핍의 진단적(pathognomonic) 소견으로 인정한다.
2. 근육병증에 의한 긴장저하영아증후군(floppy infant syndrome)에서 심장근육병증을 동반하는 것이 Pompe병의 전형적인 소견이다.

참고문헌

1. Engel AG, Gomez MR, Seybold ME, Lambert EH. The spectrum and diagnosis of acid maltase deficiency. *Neurology* 1973;23:105~106.
2. Kishnani PS, Steiner RD, Bali D, et al. Pompe disease diagnosis and management guideline. *Gent Med* 2006;8:267~288.

증례 4 출생 당시부터 잘 자라지 않고 근육디스트로피 가족력이 있는 3세의 여아

증례보고 환아는 3세의 여아로서 임신 중 태아 운동이 활발치 않았다고 하며, 태아절박가사(fetal distress)로 진단되어서 제왕절개술(cesarean section)로 만삭 분만하였다. 출생할 때의 몸무게는 6 파운드 8 온즈였는데 출생 후 호흡노력(respiratory effort)이 약해서 일시적으로 기도삽관(intubation)을 시행하였다가, 며칠 후 방공기(room air) 상태에서도 호흡이 가능해져서 기도삽관을 제거(weaning)한 다음 집으로 퇴원하였지만 이후에도 계속 식이(feeding)에 어려움이 있었다고 한다. 생후 2개월 후에도 환아는 잘 자라지 않아서 평가를 받았는데 갑상선기능검사, 발한검사(sweat test), CPK, 아미노산 선별검사(amino acid screening test)를 포함한 대사성 질환에 대한 검사(metabolic profile)는 모두 정상이었다. TORCH 검사도 정상이었다. 발달은 약간 지연되어서 9개월에 앉을 수 있었고 걷기는 18개월에 가능하였다. 화장실 훈련은 2세경에 가능하였고 언어발달은 양호하였다. 11개월경 신경학적진찰 결과 현저한 근육긴장저하, 물고기입(fish mouth : tented upper lip/위 입술이 튀어나와 텐트 친 양상)과 함께 무반사(areflexia)가 관찰되었다. 혀의 근육다발수축(fasciculation)이나 강직(spasticity), 실조증(ataxia)은 관찰되지 않았다. 가족력이 명확해서 어머니의 직계 조카 2명이 근육디스트로피로 사망하였다고 한다. 환자의 어머니는 최근 환아의 상태가 약간 악화되는 것 같다고 하였다. 신경학적 진찰에서는 근육긴장저하, Gower 징후 양성, 근육병증보행(waddling gait), 무반사(areflexia)가 관찰되었다. 그러나 장딴지근육의 거짓비대(pseudohypertrophy)나 근육다발수축(fasciculation), 근육긴장증(myotonia)은 없었다. 지능발달은 정상으로 보였다.

증례분석 이 환아는 출생 당시부터 문제가 있었기 때문에 근육긴장저하가 선천성임을 시사하고 있다. 그러나 느리기는 하지만 발달단계(developmental milestones)에 도달하였기 때문에 WHD는 배제할 수 있고, 가능성 있는 진단으로는 선천근육디스트로피, 선천근육병증(congenital myopathy), 선천근육긴장디스트로피(congenital myotonic dystrophy) 등이 있다. 물고기입 모양은 안면근육과 턱근육의 근력약화가 원인으로서 선천근육긴장디스트로피의 특징적인 얼굴 모양이라고 알려져 있지만, 이 환아에서는 임상적으로 근육긴장증이 관찰되지 않았다. 그러나 선천근육긴장디스트로피에서는 근육긴장증이 5세 전에는 잘 나타나지 않는 경우도 있다. 이 환아에게는 침근전도검사와 근육생검이 확진에 매우 중요하다.

검사계획

1. 신경전도검사: 몸쪽 팔다리이음(girdle) 부위 근력약화의 원인으로 말초신경병증을 감별하기 위한 검사.
2. 침근전도검사: 근육긴장증후군(myotonic syndrome)을 감별하고 근력약화의 원인이 탈신경(denervation)인지 근육병인지를 알아보기 위한 검사.
3. 근육생검: 선천근육병증의 유형을 확인하기 위한 검사.

전기생리검사와 소견

신경전도검사 소견: 오른쪽 정중신경, 자신경, 종아리신경(peroneal nerve), 뒤정강신경(posterior tibial nerve)에서 모두 정상 운동 및 감각신경전도검사 소견.

침근전도검사(표 15.4; 그림 15.5): 오른쪽 앞정강근(anterior tibialis muscle)에서 몇 개의 SASD MUPs가 관찰됨. 잔떨림전위(fibrillaion), 양성예파, 근육긴장전위(myotonic potentials)는 관찰되지 않음.

전기생리검사 결과의 해석

양성 선천근육병증(benign congenital myopathy)에 합당한 비활동근육병증(inactive myopathy).

기타 검사 소견

근육생검에서 막대(네말린) 근육병증[rod(nemaline) myopathy]이 관찰됨.

최종 진단

막대(네말린) 근육병증.

표 15.4 증례 4의 침근전도검사 자료

				Spontaneous Potentials			
Muscle	Root	Nerve	Insertion Activity	Fib	PSW	Fasc	Myotonia CRD
Ant tibial	L4,5	Peroneal	N	–	–	–	–
Vast lat	L3,4	Femoral	N	–	–	–	–

	Motor Unit Potential			Interference	
Muscle	Amplitude (mV)	Duration (ms)	Polyphasic Potential	Pattern	Mean Amplitude (mV)
Ant tibial	0.2–1	2–8	+	[a]	
Vast lat	0.3–1.5	2–10	+		

[a] 조기 동원(early recruitment).

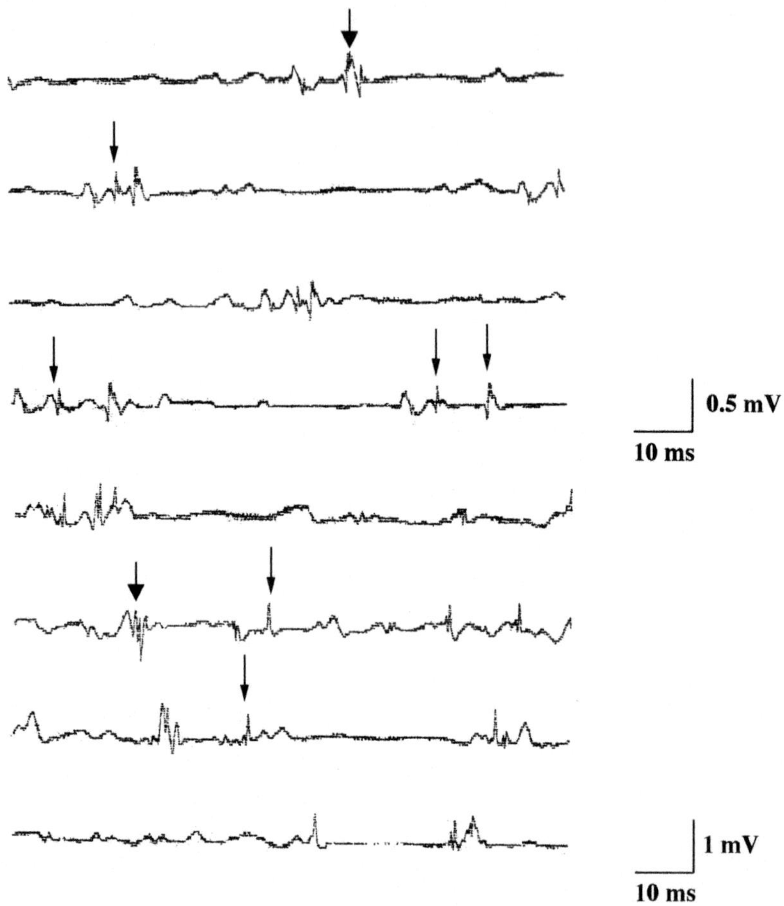

그림 15.5 SASD MUPs. 가는 화살표는 단순(simple) SASD MUPs를, 굵은 화살표는 다상(polyphasic) SASD MUPs를 나타낸다.

치료와 경과 환아의 근육병증은 더 이상 진행하지 않음.

설 명 선천근육병증은 출생 당시부터 증상을 나타내는 다양한 근육병증(heterogeneous group of myopathies)의 집단으로서, 비교적 흔한 선천근육병증에는 네말린근육병증(nemalin myopthy), 중심핵병(central core disease), 근소관근육병증/중심핵근육병증(myotubular myopathy/central nuclear myopathy), 근육섬유형불균형(fiber type disproportion)이 있다. 이들 질환에서의 특징은 진행하지 않거나 아주 서서히 진행하는 임상 경과로서 흔히 안면부 모양이상(dysmorphic feature)이 동반되고, CPK 수치는 정상이면서 근육생검에서 특징적인 조직학적 이상소견을 보인다. 선천근육병증의 확인은 환자의 향후 치료계획을 수립하기 위해서 매우 중요한데, 보통 유아기 후반이나 소아기 초기에 의사를 방문해서 진단을 받는 경우가 흔하다. 일반적으로 이 환자들은 긴장저하영아증후군의 병력을 갖고 있고 발달지연과 경미한 근력약화가 있다. 임상에서 진단을 위한 가장 중요한 2가지 소견은 건반사 소실과 높은 입천장(high palate), 오목가슴(pectus excavatum), 긴 얼굴(elongation of facies), 척주옆굽음증(scoliosis) 등의 안면(dysmorphic)과 골격계

이상으로서, 이것은 아주 오랫동안의 근력약화 때문에 발생한다. 임상진찰에서 대부분의 환자는 몸쪽 근력약화가 현저하다. 선천근육병증의 특정 유형을 예측할 수 있는 특징적인 양상이 존재하는 경우도 있는데, 중심핵병(central core disease)에서의 악성고열증(malignant hyperthermia), 근소관근육병증(myotubular myopathy)에서의 눈꺼풀처짐(ptosis)이나 눈근육마비(ophthalmoplegia) 등이 그것이다. 혈청 CPK 수치는 근육디스트로피에서는 현저하게 증가하는데 비해서, 선천근육병증에서는 정상이거나 일부 환자에서 약간 증가하기 때문에 감별 진단에 도움이 된다. 선천근육병증의 확진은 특징적인 소견을 보이는 근육생검에 의존하고 있다. 또한 선천근육병증에서는 1형근육섬유의 우월(predominance)도 흔히 관찰된다.

선천근육병증에서 근육병증이라는 사실을 지지하는 가장 중요한 진단검사는 침근전도검사에서의 근육병 소견이다. 우리가 조사하였던 대부분의 논문에서는 침근전도검사가 정상이거나 혹은 근육병증의 전형적인 소견인 SASD MUPs가 관찰된다고 하였는데, 이것은 선천근육병증에서 침근전도검사의 가치에 대한 일반적인 개념을 반영하는 것이라고 하겠다. 문헌고찰에 의하면 침근전도검사에서 근육병 소견은 63%, 정상 소견은 26%, 신경인성(neurogenic) 변화는 15%에서 관찰된다고 한다[Dietzen 1993]. 저자들의 경험으로는 전형적인 근육병 소견인 SASD MUPs가 90%의 환자에서 관찰되는 높은 진단 민감성을 보여서 다른 질환과의 감별에 아주 유용하였다. Quijano-Roy 등은 선천근육디스트로피(congenital muscular dystrophy) 26예 모두 근전도검사에서 근육병 변화가 관찰되었다고 보고하였다. 따라서 선천근육병증에서 침근전도검사의 낮은 진단 민감도는 소아 환자를 다루는 근전도 검사자의 미숙함과 일부 관련이 있다고 생각된다. 잔떨림전위, 양성예파, 복합반복방전(complex repetitive discharge)과 같은 비정상 자발전위는 선천근육병증 환자의 11%에서만 관찰된다. 많은 종설에서 잔떨림전위와 양성예파가 선천근육병증의 하나인 근소관근육병증(myotubular myopathy)에서 관찰된다고 하였지만, 실제로는 20%에서만 관찰되어서 아직 확실하지는 않다.

새김말

1. 선천근육병증에서는 CPK 수치가 보통 정상이다.
2. 선천근육병증에서는 침근전도검사에서 전형적인 근육병 소견인 작은 진폭 짧은 지속시간 운동단위활동전위(SASD MUPs)를 보인다.

참고문헌

1. Bodensteiner JD. Congenital myopathies. *Muscle Nerve* 1994;17:131~144.
2. Dietzen CJ, D'Auria R, Fesenmeier J, Oh SJ. Electromyography in benign congenital myopathies. *Muscle Nerve* 1993;16:327~328.

제 16 장 침근전도 파형

역자: 서정규
(경북의대 신경과)

(파형과 근전도파의 소리에 대한 DVD는 뒷표지 안쪽에 부착되어 있음)

이 장에서 **침근전도 파형**(needle EMG wave forms)은 각 전위의 전형적인 예를 보여주기 때문에 별 어려움 없이 쉽게 근전도파를 인지할 수 있다. 전형적인 근전도파를 인지하는 데 있어서 근전도파의 소리는 아주 중요하다. 흔히 근전도파의 특징적인 소리는 파형을 보지 않고도 그 파를 인지할 수 있게 한다.

여기에 제시된 파형들은 특징적인 근전도파와 소리에 근거하여 30년 이상 알라바마 대학 근전도 검사실에서 시행한 많은 증례들 중에서 엄선한 것이다. 표준화된 침근전도 장치, 즉 필터는 20 Hz에서 10 kHz, sweep velocity는 10 ms를 사용하였다. 그리고 민감도(sensitivity)는 파형에 따라 0.1 mV에서 2 mV로 설정해 두었다. 파형이 아래쪽으로 편향된 것을 양성으로 표기하였다. 단극침 기록에서는 활동전극을 음극에 위치하였다. 특징적인 근전도 파형과 소리의 참고치는 제5장 침근전도편을 참조하기 바란다.

삽입활동(Insertion activity)

삽입활동과 자발전위는 안정상태에서 검사한다. 삽입활동은 근전도 침을 근육에 삽입할 때 근육막으로부터 나타나는 전기반응이다. 정상인에서 삽입활동은 침운동을 중단하면 곧 사라진다.

침운동을 중단함에도 불구하고 삽입활동이 지속되면 삽입활동이 증가되었다고 표기한다.

그러므로 비정상적인 자발활동이 나타날 때 삽입활동은 대개 증가한다. **삽입활동의 증가**는 대개 근육 내에 비정상적 자발전위가 존재함을 시사하는 첫 단서가 된다.

근전도 침이 근육보다 지방조직이나 결합조직을 통과한다면 침운동 시 삽입활동이 유도되지 않는데, 이럴 경우 삽입활동의 감소라고 표기한다.

잔떨림전위, 양성예파 또는 근육긴장전위 등을 동반하지 않고 삽입활동만 증가된 경우는 임상적으로 중요한 소견이 아니다. 반면에 **삽입활동의 감소**는 근육의 섬유화 또는 지방조직으로 대치됨을 시사하는 소견이기 때문에 임상적으로 의미 있는 소견이다. 삽입활동이 감소된 영역에서도 드물게 잔떨림전위나 양성예파가 관찰될 수도 있다는 사실을 반드시 기억해야 한다.

그러므로 어느 한 소견이 다른 소견을 완전히 배제할 수는 없다.

정상 삽입활동의 파형을 보면서 그 소리를 들어봅시다.

정상 자발전위(Normal spontaneous potentials): 종판잡음(End-plate noise)과 종판극파[End-plate spikes; 신경전위(Nerve potentials)]

자발전위는 침삽입을 중단한 뒤에도 지속적으로 저절로 불필요하게 기록되는 전기활동을 말한다. 정상 자발전위는 두 가지 종류가 있다. 즉 **종판잡음**과 **종판극파(신경전위)**가 종판에서 발생한다. 이들 정상 자발전위 특히, 종판극파가 관찰될 때 환자는 흔히 "쑤신다" 또는 "아프다"라고 호소한다. 이들의 소리와 모양이 특징적이어서 쉽고 분명하게 인지할 수 있다. 이들 정상 자발전위를 인지하는 가장 중요한 기준은 파의 첫 부분이 음성으로 편향된다는 것이다. 거의 모든 병적 자발전위는 첫 부분이 양성으로 편향된다.

종판잡음은 자발 축소형 종판전위를 표현하는 "조개껍질소리"와 함께 불규칙적으로 계속되는 낮은 전압과 짧은 지속기간을 가진 파형이다.

종판극파(신경전위)는 "프라이팬 안에서 기름이 튀는 것" 같은 소리와 함께 불규칙적으로 발사되는 짧은 지속시간을 가진 극파로서 신경종말에서 발생한다.

종판잡음과 종판극파(신경전위)의 파형을 보면서 그 소리를 들어봅시다.

비정상 자발전위(Abnormal potentials)

6종류의 비정상 자발전위가 있다.

양성예파(positive sharp waves; PSWs)와 잔떨림전위(fibrillation potentials)

잔떨림전위와 양성예파는 축돌기 변성을 표현하는 탈신경 과정의 주요한 징후이다. 잔떨림전위와 양성예파의 정도는 탈신경 근육섬유의 숫자를 대충 평가하게 된다. 그러나 이들은 활동성근육병증과 근육긴장증에서도 관찰될 수 있기 때문에, 탈신경의 질병 특유의 소견이라 할 수는 없다. 잔떨림전위와 양성예파는 활동성 근육병증과 "과흥분 근육막"을 표현하는 근육긴장증에서도 흔히 나타난다. 그러므로 잔떨림전위와 양성예파를 탈신경전위라고 불러서는 안 된다.

양성예파(positive sharp waves) 양성예파의 특징은 첫 부분이 예리하게 양성으로 편향되고, 이어서 비교적 지속시간이 긴 음성 기울기를 가지면서 전형적인 "둔하게 쿵하고 울리는" 소리를 낸다. 잔떨림전위처럼 양성예파는 단일 잔떨림 근육섬유로부터 발생하는 것으로 생각된다. 잔떨림전위와의 유일한 차이는 양성예파는 손상된 근육의 영역으로부터 기록되므로 "손상전위"로 표현된다. 확실히 임상검사에서 양성예파가 잔떨림전위보다 근전도 침운동에 의해 쉽게 유발된다는 사실은 분명하다. 본질적으로 양성예파의 전기생리학적 특징과 임상적 의의는 잔떨림전위와 동일하다.

양성예파의 파형을 보면서 그 소리를 들어봅시다.

잔떨림전위(fibrillation potentials) 잔떨림전위의 모양은 이상이거나 삼상이며, 2 ms 이하의 짧은 지속시간과 100 μV 이하의 낮은 진폭을 가지며 첫 부분이 양성으로 예리하게 편향된다. 대개 탈신경 후 2주 뒤에 근육 내의 침근전도 검사에서 관찰되는 잔떨림전위는 탈신경 과민의 표현으로서 신경지배 없이 자발적으로 움찔수축(twitching)이 있는 단일근육 섬유의 활동전위를 말한다. 잔떨림전위를 인지하는 데 가장 중요한 기준은 첫 부분이 양성으로 편향되며 규칙적으로 발사한다는 것이다. 또한 특징적인 "양철지붕 위에 빗물 떨어지는" 소리가 있다. 첫 부분이 음성으로 편향되는 전위는 결코 잔떨림전위가 될 수 없다. 꼭 기억해 두어야 할 또다른 중요한 점은 각 단일 잔떨림전위가 규칙적으로 발사된다 할지라도 동시에 많은 잔떨림전위가 발사될 경우에는 발사율이 다르기 때문에, 불규칙적인 발사와 동일한 소리를 낼 수도 있다는 것이다.

잔떨림의 파형을 보면서 그 소리를 들어 봅시다.

근육긴장전위(myotonic potentials) 근육긴장전위는 침근전도에서 가장 독특한 전위이다. 근육긴장전위는 증가했다가 감소하는 진폭과 방전율을 가지면서 고전적 "폭탄을 투하하는 듯한" 소리를 낸다. 이들 전위는 침을 삽입하거나 움직이거나 근육타진 또는 경미한 수의적 근육수축으로 쉽게 유발된다. 근육긴장전위의 특징은 첫 부분이 양성으로 편향되고 침이 근육섬유의 어디에 놓였느냐에 따라서 양성예파 또는 잔떨림전위의 모양을 취하게 된다. 만약 단일 근육긴장전위가 서서히 발사한다면 잔떨림전위 또는 양성예파의 모양과 소리를 나타내게 된다. 근육긴장전위는 근육막의 자발 탈분극에 의해서 발생된다. 근육긴장전위가 복합연속방전과 감별되는 중요한 점은 진폭과 발사 빈도가 증가했다가 감소하는 것이다. 만약 근육긴장전위가 침근전도검사로 인지된다면 다른 검사로 병이 증명되기 전까지 근육긴장증후군이라고 생각해도 좋다. 단지 소수의 다른 질병에서 근육긴장전위가 침근전도로 관찰된다. 그 가운데 하나가 acid-maltase deficiency이다.

근육긴장전위의 파형을 보면서 그 소리를 들어봅시다.

근육다발수축전위(fasciculation potentials)와 자발운동단위방전(spontaneous MUP discharge) 근육다발수축은 임상적으로 근육의 움찔수축(twitching)을 육안으로 관찰할 수 있는 것을 말한다. 이것은 대개 급히 지나

가지만 벌레의 자루(bag of worms)처럼 지속적으로 남아 있을 수도 있다.

근육다발수축전위(fasciculation potentials) 근육다발수축은 침근전도검사를 통하여 근육다발수축전위로 기록된다. 이 전위의 특징은 단일 운동단위전위가 불규칙적으로 발사하며 대개 침전극의 움직임을 동반한다. 근육다발수축전위는 정상 또는 비정상 운동단위전위와 비슷할 수도 있다. 침전극의 위치가 근육다발수축의 발생부위에 얼마나 가까운가에 따라 그 소리가 다를 수 있는데, 거의 가까이 있을 때("nearby fasciculation potentials")는 바삭바삭한 소리가 나고 멀리 있을 때("distant MUPs")는 둔탁한 소리가 난다. 전자의 경우 근육다발수축전위는 다른 자발전위와 구별되는 중요한 모습인 경미한 침전극의 움직임을 항상 동반한다. 근육다발수축은 한 운동단위의 전체 또는 부분에 해당되는 일련의 근육섬유들의 자발방전이다. 그리고 이 전위는 앞뿔세포 또는 말초신경의 축돌기 병터로부터 운동단위의 전기연접(ephaptic) 발사에 기인된 것으로 생각된다. 근육다발수축전위는 앞뿔세포질환, 목척추굳음척수병증, 신경뿌리병증, 수초탈락신경병증 등에서 관찰되며 정상 근육에서도 관찰될 수 있다.

근육다발수축전위의 파형을 보면서 그 소리를 들어봅시다.

자발운동단위전위방전(spontaneous MUP discharge) 때로는 단일 근육다발수축이 거의 규칙적으로 반복 발사됨으로써 규칙적인 단일 운동단위전위와 혼동될 수 있다. 이런 경우에는 근육이 완전히 이완되었는지를 확인하고 침전극의 움직임도 육안으로 확인하는 것이 아주 중요하다. 계속해서 기록되는 파형을 세심하게 분석해 보면 발사율이 항상 규칙적이지 않다. 이런 지속적인 근육다발수축은 영아척수근육위축에서 기술되어 왔던 Buchthal 등이 명명한 "자발운동단위전위"와 비슷하다.

자발운동단위방전의 파형을 보면서 그 소리를 들어봅시다.

근육잔떨림전위(myokymic potentials)

침근전도검사에서 관찰되는 근육잔떨림전위는 운동단위전위의 그룹이 주기적으로 발사하는 특징을 가진 특별한 자발전위이다. 이 전위와 근육다발수축전위를 감별하는 가장 중요한 소견은 단일 운동단위전위가 아니라 고정된 운동단위전위의 그룹이 대개 규칙적으로 돌발파를 보이는 것이다. 근육긴장전위도 2~10개의 전위가 돌발파로 나타날 수 있으나 근육잔떨림전위의 특징적인 소리인 "행진하는 군인들의 발자국"소리로 구별된다. 이들은 수의적 근육운동, 수면, 그리고 침전극운동 등에 영향을 받지 않는다. 확실히 이 전위는 근육타진에 의해서 유도될 수 있다. 근육긴장전위와 다르게 진폭이 증가했다가 감소하는 양상은 보이지 않는다. 어떤 학자들은 근육잔떨림전위를 "그룹화된 근육다발수축"으로 간주해 왔었다. 그러나 이들 둘은 양상과 소리가 다르고 임상 적응증이 다르기 때문에 반드시 감별되어야 한다. 근육잔떨림전위는 근육다발수축처럼 말초신경축을 따라가는 병터에서 발생하는 운동단위의 전기연접발사에 기인한다. 근육잔떨림전위는 근육잔떨림 환자에서 전형적으로 관찰되나 필수조건은 아니다. 그 이유는 근육잔떨림 환자에서 다른 근전도전위 즉, 지속적인 근육다발수축, 지속적인 근육섬유활동(신경근육긴장증) 등이 관찰될 수 있기 때문이다. 근육잔떨림-경련증후군에서 근육잔떨림전위는 필수적인 소견이다. 근육잔떨림전위는 Isaacs 증후군, 수초탈락신경병증, 방사선 신경얼기병증, 큰 방울뱀 독소주입 등에서 흔히 관찰된다.

근육잔떨림전위의 파형을 보면서 그 소리를 들어봅시다.

신경근육긴장 방전(Neuromyotonic discharge)

신경근육긴장 또는 신경강화(neurotonic) 방전은 100 내지 300 Hz의 발사율을 가진 지속적인 근육섬유활동(운동단위전위)을 말한다. 이들 전위는 지속적인 근육섬유활동 시 진폭과 지속시간이 변할 수 있다. 고빈도의 진폭이 변하는 방전은 특유한 음악 소리 즉, 근육긴장 방전을 포함한 다른 자발방전과 구별되는 "벌떼의 웅웅거리는 소리"를 낸다. 신경근육긴장 방전은 수의적 근육활동에 영향을 받지 않는다. 고전적으로 신경근육긴장 방전은 수면 중, 전신 또는 척추마취 중에도 지속된다. 수의적 근육수축 시 많은 운동단위가 연속적으로 중첩되어 발사한다. 여러 연구들에서 신경근육긴장 방전은 말초신경의 몸쪽 분절로부터 축돌기 종말에 이르기까지 어느 부위의 과흥분 상태에서 발생한다고 제시하였다. 신경근육긴장 방전의 임상적 측면에서 증상이 심한 경우 통증을 동반한 지속적인 근육수축이 있으며 경한 경우 비정상적 자세, 근육이완 장애 또는 임상적 근육잔떨림 등이 있다. 신경근육긴장전위는 Isaacs 증후군과 가족성 지속적 근육섬유활동의 진단에 필수조건이다. 신경근육긴장전위는 척수근육위축, 말초신경병증 그리고 테타니 등에서도 보고되었다.

신경근육긴장전위의 파형을 보면서 그 소리를 들어봅시다.

복합연속방전(Complex repetitive discharge), 이상고빈도파(Bizarre high frequency waves)

복합연속방전은 갑자기 발생했다가 중단되는 복합전위의 연속방전을 말하며 "발동선 또는 모터자전거"의 특징적 소리를 낸다. 단일 복합연속방전의 파형은 전형적으로 한 방전에서 다음 방전에 이르기까지 다상의 복합전위이며 모양이 동일하다. 방전 시 모양, 진폭, 그리고 빈도가 갑자기 변동될 수도 있다. 복합연속방전의 가장 중요한 진단기준은 전위의 진폭과 빈도가 증가되거나 감소되는 양상이 없다는 것이다. 따라서 복합연속방전과 근육긴장전위 사이에는 분명한 차이가 있다. 복합연속방전에서는 전위의 진폭 또는 빈도가 증가되었다가 감소하는 양상을 보이지 않는 반면에, 근육긴장전위에서는 앞에 언급한 양상이 진단에 필수조건이다. 이 구별은 근육긴장전위가 더 특별한 의미를 함축하고 있기 때문에 중요하다. 복합연속방전은 대개 과흥분된 근육막을 표현한다. 복합연속방전은 침근전도검사에서 인상적인 소견을 보일지라도 임상적 측면에서는 동반되는 증상이 없다. 복합연속방전은 드물게 정상인의 척추옆근육, 엉덩허리근(iliopsoas), 조임근육 등에서 분리되어 관찰될 수도 있다. 병적인 경우 복합연속방전은 대개 질병의 종류와 상관없이 심한 잔떨림과 양성예파를 동반한다. 많은 경우 복합연속방전의 발생부위는 정확히 지적될 수 있다. 왜냐하면 발생부위로부터 침전극을 조금만 이동해도 복합연속방전은 쉽게 방전하지 않기 때문이다.

복합연속방전의 파형을 보면서 그 소리를 들어봅시다.

운동단위전위(Motor unit potentials)

근육의 수의적 활동은 경도, 중등도, 최대 완전수축의 3단계로 나누어 평가된다. 경도의 근육수축 시 대개 4 내지 5 Hz로 발사하는 소수의 운동단위전위가 관찰된다. 침근전도검사에서 모든 운동단위전위가 적절한 것은 아니다. 근접부위 운동단위전위는 운동단위전위의 여러 지표를 분석하는 데 적절하다. 진정한 근접부위 운동단위전위는 예리하게 바삭바삭한 소리를 내며 대개 500 μs 이하의 짧은 상승시간을 가진다. 반면에 먼 운동단위전위는 특징적으로 둔탁한 소리를 내고 대개 긴 지속시간과 500 μs 이상의 느린 상승시간을 가진다. 통상적인 근전도검사의 일반적인 법칙에 따르면 하나의 근육에서 적어도 10개의 운동단위전위를 분석하는 데 지속시간이 가장 짧은 것과 긴 것을, 진폭은 가장 작은 것과 큰 것의 운동단위전위를 측정한다. 10개의 운동단위전위를 세밀히 관찰하는 것은 어렵지 않고 짧은 시간 내에 시행할 수 있다.

정상 운동단위전위(normal MUPs) 정상 운동단위전위는 연령별로 다르게 나타난다. 연령이 증가하면 운동단위전위의 지속시간과 진폭이 증가한다. 일반적으로 모든 근육에서 70대가 되면 출생기에 비해 운동단위전위의 지속시간이 60% 증가한다. 운동단위전위의 진폭은 20세가 되면 생후 3개월에 비해 33% 증가한다. 정상인의 운동단위전위는 어느 근육이 검사되었고 신경지배율이 어느 정도인가에 따라 다르다. 일반적으로 작은 크기의 근육들이 큰 근육에 비해 짧은 지속시간의 운동단위전위를 나타낸다. 정상 성인의 경우 운동단위전위의 지속시간은 6 내지 16 ms이고 진폭은 0.5 내지 5.0 mV이다. 동심침전극을 사용하면 단극침전극에 비해 운동단위전위의 지속시간이 약간 더 짧게 기록되며 진폭도 더 작게 기록된다. 5개 이상의 위상을 가지는 다상운동단위전위는 전체 운동단위전위의 20% 이내이다.

정상 운동단위전위의 파형을 보면서 그 소리를 들어봅시다.

비정상 운동단위전위(abnormal MUPs)

높은 진폭-긴 지속시간 운동단위전위(high-amplitude-long duration; HALD MUPs) 긴 지속시간 운동

단위전위는 근전도상 만성 탈신경의 증명서이다. "긴 지속시간 운동단위전위"는 지속시간이 정상 상위 한계치보다 더 긴 운동단위전위를 말한다. 정상 성인의 사지근육에서 기록한 운동단위의 지속시간이 16 ms 이상인 경우를 긴 지속시간으로 간주한다. 긴 지속시간 운동단위전위는 흔히 진폭이 5 mV 이상이고 경도의 수의적 근육수축으로 15 Hz 이상의 빠른 발사율로 나타나나 동원 양상은 불량하다. 만성 탈신경 상태에서 진폭이 크고 지속시간이 긴 다상의 운동단위전위가 나타난다. 임상에서 높은 진폭 운동단위전위("거대운동단위전위"; 5 mV 이상)는 대개 긴 지속시간 운동단위전위를 동반하기 때문에 만성 탈신경의 진단에 아주 유용한 근전도의 이정표이다. 그러므로 높은 진폭-긴 지속시간 운동단위전위는 전형적으로 만성 탈신경 상태에서 관찰되며, 이는 탈신경 과정을 시사하는 소견이다.

긴 지속시간 운동단위전위는 탈신경 근육이 신경재분포되면서 발생한 운동단위영역이 확대되어 생긴 것이다. 침근전도검사에서 긴 지속시간 운동단위가 관찰되면 신경 손상 후 적어도 수개월이 지났음을 의미한다.

HALD MUPs, HA MUPs, LD MUPs의 파형을 보면서 그 소리를 들어봅시다.

작은 진폭-짧은 지속시간 운동단위(small-amplitude-short-duration MUPs) 짧은 진폭 운동단위전위는 근육병증을 의미하는 근전도의 이정표이다. "짧은 지속시간 운동단위전위는 지속시간이 정상인의 하위 한계치 이하인 경우를 말한다. 정상 성인의 사지 근육에서 기록한 운동단위전위의 지속시간이 6 ms 이하인 경우를 지속시간이 짧은 것으로 간주한다. 짧은 지속시간 운동단위전위는 대개 500 μV 이하의 낮은 진폭을 가지며, 경도의 수의적 근육수축시 조기에 동원된다. 그러므로 작은 진폭-짧은 지속시간 운동단위전위는 전형적으로 근육병증에서 관찰된다. 근육병증에서는 다상성 운동단위전위도 역시 6 ms 이하의 지속시간과 500 μV 이하의 작은 진폭을 갖는다. 이들 작은 진폭, 단순한 모양의 다상 운동단위전위는 아주 특징적인 소리 즉, 예리하고 삐걱거리며 긁어파는 소리를 낸다. 일단 근전도검사자가 전형적인 소리에 익숙해져 있으면 작은 진폭-짧은 지속시간 운동단위전위를 쉽게 인지할 수 있다.

근육병증에서 근육섬유의 괴사로 운동단위 내에 있는 어떤 근육섬유는 기능을 할 수 없어서 침전극에서 멀리 있는 근육섬유로부터의 근육활동은 덜 기록하게 된다. 그러므로 짧은 지속시간 운동단위전위의 첫 부분과 종말의 부분이 단순하게 기록되지 않는다. 짧은 지속시간 운동단위전위가 신경근육접합질환: 중증근육무력증, Lambert-Eaton 근육무력증후군, 그리고 보툴리눔독소증 등에서도 관찰될 수 있다.

작은 진폭-짧은 지속시간 운동단위전위의 파형을 보면서 그 소리를 들어봅시다.

다상운동단위전위(polyphasic MUPs)

다상운동단위전위는 5개 이상의 위상을 가지며 특징적인 "와당탕 갈라지는(cracking)" 소리를 낸다. 전체 운동단위전위의 20% 이상이 다상성일 때를 그 숫자가 "증가된" 것으로 간주한다. 다상운동단위전위는 근육병증과 탈신경과정에서 증가한다. 그러나 다상운동단위전위의 숫자만 증가한 것은 임상적 의의가 애매

하므로 명확한 근전도 이상소견으로 간주되어서는 안 된다. 다상운동단위전위의 숫자가 증가하면서 다른 비정상 근전도 전위가 동반되었을 때 비로소 임상적으로 의미 있는 소견이 된다.

반면에 다상운동단위전위의 지속시간은 중요한 근전도 이상의 지표가 된다. 6 ms 이하의 짧은 지속시간은 근육병증을 시사하며, 20 ms 이상의 긴 지속시간은 탈신경 과정을 시사한다. 짧은 지속시간 다상운동단위는 대개 작은 진폭을 동반하는 반면에 긴 지속시간 다상운동단위전위는 일반적으로 높은 진폭을 갖는다.

신경손상 후 신경재분포 기간 동안 작은 다상운동단위전위는 신경재분포의 첫 징후로 나타난다. 과거에는 이들 작은 다상운동단위전위는 신생다상운동단위전위(nascent polyphasic MUPs)라고 명명되었으나 요즈음은 사용되지 않는다. 진폭이 작기 때문에 이들 전위가 "근육병전위"로 흔히 잘못 쓰여진다. 그러나 이들 전위는 대부분 정상 또는 긴 지속시간을 갖는다.

다상운동단위전위와 신생다상운동단위전위의 파형을 보면서 그 소리를 들어봅시다.

운동단위전위 진폭의 변화(varying amplitude of MUPs) 정상 근육에서 각각의 운동단위전위가 단독으로 발사할 때 그 진폭, 지속시간 그리고 모양이 비교적 일정하다. 운동단위전위의 진폭이 30% 이상 변동이 있을 때를 진폭의 변화로 정의한다. 운동단위전위의 변화는 전형적으로 신경근육접합질환에서 관찰된다. 어떤 종판전위가 문턱치(threshold) 이하에 있을 때 어떤 근육섬유가 "차단(blocking)" 되어 간헐적으로 발사할 것이고, 운동단위전위는 진폭과 형태가 변동하게 될 것이다. 이런 현상은 처음으로 중증근육무력증에서 기술되었고 나중에 Lambert-Eaton 근육무력증후군에서 기술되었다. 운동단위전위의 진폭의 변화는 신경근육접합질환의 특징적인 소견이지만, 신경병성 질환에서도 관찰될 수 있다. 가장 좋은 예가 신경손상 후 신경재분포, 그리고 급격히 진행하는 근육위축가쪽경화증이다.

운동단위전위의 진폭의 변화를 보면서 그 소리를 들어봅시다.

근육수축 시 운동단위전위의 동원양상(recruitment pattern of MUPs on contraction) 정상인에서 수의적으로 근육수축력을 증가시키면 단일 운동단위전위의 발사율이 증가하고 부가적인 새로운 운동단위전위가 동원된다. 평균 운동단위는 약 5 Hz의 발사율로 운동단위전위 사이의 간격을 200 ms로 하여 발사하기 시작할 것이다. 이 발사율은 노력을 증가시키면 25 내지 50 Hz까지 증가할 것이다.

최대로 근육을 수축시키면 운동단위전위의 발사율이 더 증가되어 40 내지 50 Hz에 이르게 되어 "외피(envelope)"를 형성하게 된다. 정상인에서 근전도 화면 전체를 운동단위전위로 채우게 되어 일정한 형태의 진폭을 가진 두터운 외피를 보여준다. 이런 경우를 "완전간섭양상(full or complete interference pattern)"으로 명명한다. 어떤 질병의 과정에서 운동단위전위가 소실되면 동원되는 운동단위전위의 숫자가 감소하여 운동단위전위의 외피에 간격이 생긴다. 이런 경우를 "감소된 간섭양상(reduced interference pattern)"으로 명명한다. 운동단위전위가 아주 소실되어 단일운동단위전위만이 발사할 경우를 "분리양상(discrete)"으로 명명하고 전형적인 "말뚝 울타리 모양(picket fence appearance)"을 취한다. 탈신경 과정의 경우 어느 정도의 수축력을 유지하기 위해서 기존의 운동단위전위가 감소된 운동단위의 숫자를 보상하기 위하여 30 Hz 이하의 빠른 발사율로 부적절하게 발사한다. 임상에서 발사율은 경도 또는 중등도의 근육수축에서 나타나는 단일 운동단위전위로 평가한다. 단일운동단위전위의 발사율이 30 Hz를 넘으면 탈신경 과정이 있음을 강하게 시사한다. 고전적으로 모든 탈신경 질환에서 최대 근육수축 시 운동단위전위의 동원이 감소되기 때문에 간섭양상은 감소하거나 분리된다.

근육병증에서는 경도의 근육수축에도 많은 운동단위전위가 쉽게 동원되고(조기동원), 운동단위전위가 과하게 또는 조기에 동원되므로, 간섭양상은 정상이고 진폭은 낮다. 그러므로 근육병증의 전형적인 양상은 경도 또는 중등도의 동원과 함께 조기동원과 완전간섭양상이다.

아티팩트(artifacts) 가장 흔한 아티팩트는 60 Hz 아티팩트이다. 60 Hz 아티팩트의 주요 근원은 전극 자체인데 대개 피부와 접촉이 불량하거나 전극 자체의 결함이다. 그러므로 60 Hz 아티팩트가 있으면 제일 먼저 전극을 점검해 보아야 한다.

60Hz 아티팩트를 보면서 그 소리를 들어봅시다.

다음으로 흔한 아티팩트는 심장박동기 아티팩트인데 근전도검사 중에 잔떨림전위나 양성예파를 닮은 작은 규칙적인 아티팩트이다. 이 아티팩트를 인지하기 위하여 의심을 하고 찾는 것이 중요하다. "당신은 심장박동기를 부착하고 계십니까?"라는 하나의 간단한 질문이 이 문제를 해결해 줄 것이다. 심장박동기나 척수경막외자극기로부터 발생한 아티팩트는 경사가 급한 양성편향의 특징적인 파를 보인다.

하나 그리고 두 개의 심장박동기로부터 발생한 아티팩트의 파형을 보면서 그 소리를 들어봅시다.

환자에게 놓여 있는 여러 종류의 자극기로부터 생긴 아티팩트도 드물게 있다. 또 다시 의심을 가지고 "자극기를 부착했습니까?"라는 간단한 질문을 해볼 필요가 있다.

척수경막외자극기로부터 발생한 아티팩트의 파형을 보면서 그 소리를 들어봅시다.

제 17 장 미국전기진단의학회 (AAEE)의 전기진단 관련 용어 해설

역자: 서정규
(경북의대 신경과)

ㄱ

간섭(interference): 검사하는 시스템 밖에서 들어오는 불필요한 전기 활동.

간섭양상(interference pattern): 근육을 최대로 수의적으로 수축시키는 동안에 침전극으로부터 얻어지는 전기 활동. 완전한 간섭양상은 개개의 운동단위활동전위를 전혀 구분할 수 없는 경우를 말한다. 감소된(중간) 간섭양상은 다른 개개의 운동단위활동전위는 중첩되어 구분되지 않지만 어떤 운동단위는 구분되는 경우를 말한다. 분리활동(discrete activity)은 여러 개의 서로 다른 운동단위활동전위가 구분되어 나타나는 경우를 말한다. 단일단위 양상은 수의적 최대 근육수축 시 하나의 운동단위활동전위가 빠른 발사율(반드시 명기해야 함)로 동원되는 것을 말한다. 간섭양상과 연관된 근육수축력은 반드시 명기되어야 한다. 동원 양상(recruitment pattern) 참조.

감각반응(sensory response): 감각유발전위를 일컫는데 사용되며 예를 들면 복합감각신경활동전위가 있다.

감각신경전도속도(sensory nerve conduction velocity): 전도속도 참조.

감각신경활동전위(sensory nerve action potential; SNAP): 복합감각신경활동전위 참조.

감각잠복기(sensory latency): 자극의 시작점과 복합감각활동전위의 시작지점 사이의 간격. 이 용어는 흔히 감각정점잠복기를 일컫는 것으로 사용되어 왔다. 자극의 상대적 위치에 따라 몸쪽 감각잠복기 또는 먼쪽 감각잠복기로 분류된다.

감각전위(sensory potential): 복합감각신경활동전위를 일컫는 용어. 복합감각신경활동전위 참조.

감각정점잠복기(sensory peak latency): 자극의 시작점과 복합감각신경활동전위의 음성위상의 정점 사이의 간격. 잠복기라는 용어는 자극의 시작점과 반응의 시작점 사이의 간격을 말한다.

감각지연(sensory delay): 선호되는 용어인 감각잠복기 그리고 감각정점잠복기 참조.

감소된 간섭양상(reduced interference pattern): 간섭양상 참조.

감소된 삽입활동(reduced insertion activity): 삽입활동 참조.

감소반응(decremental response): 감소반응(decrementing response) 참조.

감소반응(decrementing responses): 반복적으로 신경에 전기 자극을 가할 때 연속적으로 반응하는 M파의 진폭과 면적이 점차로 감소하는 상태. 자극의 속도와 총 회수를 상세히 기록해야 한다. 신경근육접합부 질환에서는 느린 속도(2~5 Hz)로 반복적으로 신경을 자극할 때 대개 감소반응이 나타난다. 신경근육접합부 질환에서는 반복신경자극검사에서 흔히 감소반응을 보이지만 어떤 종류의 신경병증, 근육병증, 운동신경세포 질환 등에서도 나타날 수 있다. 반복신경자극검사 시 자극전극이나 기록전극이 잘 부착되지 않아 움직이게 되어 발생하는 아티팩트가 감소반응처럼 보일 수 있다. 증가반응과 대비.

감소반응의 회복(repair of the decrement): 촉진 참조.

감쇠방전(waning discharge): 통상적으로 반복방전이 중단되기 전에 그 빈도 또는 진폭이 점차적으로 감소하는 것을 말한다. 근육긴장방전과 대비.

거대근전도 침전극(macro-EMG needle electrode): 변형된 단일섬유근전도 전극으로 끝 부분으로부터 15 mm 이내는 절연처리 되고 7.5 mm의 작은 기록표면(지름은 25 μm)을 가지고 있다.

거대근전도검사(macroelectromyography; macro-EMG): 동일한 운동단위에서 발생하는 모든 근육섬유 활동전위를 기록할 수 있는 기법이나 조건을 뜻하는 일반적인 용어이다.

거대운동단위 활동전위(macromotor unit action potential; macro MUAP): 거대 근전도 전극의 기록범위 내의 해부학적 운동단위의 평균 전기 활동. 이 전위는 거대 근전도 전극의 작은 기록 표면이 하나의 근육섬유에서 나오는 활동전위를 기록할 수 있도록 놓여 있을 때 비교적 일정한 모양으로 나타나는 특징이 있다. 아래의 변수들 즉, (1) 최대 정점간 진폭, (2) 파형 아래에 포함된 면적, (3) 위상수 등은 양적으로 명시될 수 있다.

거대운동단위 활동전위(macro MUAP): 거대운동단위 활동전위(macromotor unit action potential) 참조.

거대운동단위전위(giant motor unit action potential): 이 용어의 사용은 권장되지 않는다. 동일 연령층의 정상인에서 대응되는 근육에서 기록한 활동전위의 정상범위보다 더 큰 정점 대 정점간 전위와 지속시간을 가진 운동단위활동전위를 의미한다. 진폭과 지속시간의 정량적 측정이 더 바람직하다.

거짓근육긴장 방전(pseudomyotonic discharge): 이 용어의 사용은 권장되지 않는다. 이 용어는 주파수와 진폭의 증감현상이 없이, 갑자기 중단되는 (1) 복합연속방전, 그리고 (2) 반복방전을 포함하는 서로 다른 현상을 기술하는 데 사용되어 왔다. 반복방전은 여러 근육염을 비롯해 근육긴장방전을 보이는 여러 질환에서 관찰될 수 있다. 선호되는 용어인 감쇠방전(waning discharge) 참조.

거짓다상활동전위(pseudopolyphasic action potential): 이 용어의 사용은 권장되지 않는다.선호되는 용어인 톱니활동전위 참조.

거짓촉진(pseudofacilitation): 촉진 참조.

경련방전(cramp discharge): 근육의 큰 영역에서 발생한 고주파수(최대 150 Hz)의 운동단위활동전위의 불수의적 연속발사를 의미하며, 대개 통증을 동반한 근육수축이 수반된다. 경련이 나타날 때는 운동단위활동전위 발사의 방전주파수와 횟수가 서서히 증가하며 경련이 사라지면 이들 모두가 서서히 감소한다. 근육경련 참조.

계단현상(staircase phenomenon): 저빈도의 자극으로 근육을 직접 또는 간접적으로 계속 자극하였을 때 관찰되는 근육수축력이 점진적으로 증가하는 현상.

과다 분극(hyperpolarization): 분극 참조.

구축(contracture): (1) 결합조직의 섬유화와 근육원섬유마디(muscle sarcomere)의 소실로 짧아진 근육에서 나타나는 신장에 대한 고정된 저항을 의미한다. 관절의 제한된 운동은 근육의 구축이나 관절 자체의 결합조직의 섬유화 때문에 나타난다. 빠르게 통증 없이 가역적으로 나타나는 근육의 단축인 수축과 대비되는 용어임. (2) 일부 근육병(예, 근육phosphorylase deficiency)에서는 불수의적으로 통증을 동반하는 지속적인 근육의 단축이 침근전도에서는 운동단위전위가 관찰되지 않으면서도 나타난다.

국제 10-20 체계(International 10-20 System): 시상면에 위치한 코뿌리점과 뒤통수점 사이 그리고 관상면의 우측, 좌측 귀 앞 점을 사이에 두고 거리를 측정한 뒤 전극을 각각 10% 또는 20% 간격으로 두피면에 배치한 전극 위치의 체계.

그룹방전(grouped discharge): 역사적으로 세 가지의 현상으로 기술되어 왔다. 즉 (1) 떨림근육수축에서 관찰되는 불규칙적, 수의적 그룹화된 운동단위활동전위, (2) 근육잔떨림에서 관찰되는 불수의적 그룹화된 운동단위활동전위, (3) 일반 용어로 운동단위활동전위가 반복 발사되는 것을 기술하는 데 사용되었다. 선호되는 용어인 반복방전 참조.

극파(spike): (1) 세포신경생리학적 관점에서, 등급화된 반응이 문턱치를 넘을 때 대개 1~3 ms 범위 내에서 짧게 나타나며 all-or-none 법칙에 따르는 막전위의 변화. (2) 신경 충격 또는 근육 등 다른 곳에서 일어나는 그와 유사한 사건 현상의 전기적 기록. (3) 임상적인 뇌파기록에서, 파형의 지속시간이 대개 15~80 ms로서 80 ms를 넘지 않는다.

근범위전위(near constant frequency trains): 선호되는 용어인 복합연속방전 참조.

근신장반사(muscle stretch reflex): 근육이 신장(예를 들면 근육힘줄을 타진한 경우)된 뒤 나타나는 근육의 활성화.

근육경련(muscle cramp): 대부분의 경우 전기적인 활성도와 연관되어 불수의적으로 통증을 동반한 근육수축(경련방전 참조). 근육경련은 다른 형태의 연속방전을 동반하여 나타날 수도 있으며, 특정한 대사 근육병증(McArdle's disease)에서는 통증이 있으면서, 수축된 근육이 전기적으로 정적상태를 보인다.

근육긴장방전(myotonic discharge): 20~80 Hz의 방전율로 반복되는 방전이며 두 개의 형태를 가진다: (1) 잔떨림전위와 비슷하게 5 ms 미만으로 지속되는 이상(양성-음성) 극파전위 (2) 양성예파와 비슷하게 5~20 ms의 지속시간을 갖는 양성 파들. 두 가지 전위형태는 침 삽입 이후, 수의적 근육수축 후 또는 근육 타진 후에 기록되며 전위의 진폭과 빈도는 반드시 커졌다가 작아지는 근육긴장성 전위이어야 한다. 이러한 변화는 근전도 기기의 음향 디스플레이에서 전위와 대응되는 음조의 변화로 나타나며, 마치 "폭탄을 투하하는 듯한" 특징적인 소리를 만들어 내게 된다. 감쇠방전과 대비.

근육긴장 전위(myotonic potential): 선호되는 용어인 근육긴장 방전 참조.

근육긴장증(myotonia): 수의적인 근육수축이나 타진 이후에 근육의 이완이 지연되어 나타나는 임상적인 현상. 근육이완이 늦어지는 것은 전기적으로 정적상태이거나 전기 활동의 전파, 예를 들면 근육긴장성 전위, 복합연속방전, 또는 신경근육긴장방전 등과 연관된다.

근육다발수축(fasciculation): 근육섬유들의 그룹이나 운동단위의 무작위 자발성 움찔수축. 이 움찔수축은 사지의 피부나 혀의 점액막이나 손가락에서 관찰된다. 자발수축을 동반한 전기활동을 근육다발수축전위라 부른다. 근육잔떨림 참조. 역사적으로는 잔떨림이란 용어가 피부나 점액막을 통하여 근육섬유의 미세한 잔떨림을 육안으로 볼 수 있는 경우에 쓰였으나 요즘은 더 이상 통용되지 않는다.

근육다발수축전위(fasciculation potential): 운동단위활동전위의 모양을 가지나 자발적으로 나타나며 육안으로 볼 수 있는 근육다발수축을 동반한 전기전위. 이 전위는 대부분 산발적으로 나타나며 단일 근육다발수축전위라고도 불린다. 종종 이 전위는 그룹을 지어서 방전하기도 하는데 짧은 연속방전이라고도 불린다. 방전의 숫자가 많을 때는 주위의 근육다발수축전위가 지속적으로 발사하여 근육이 물결모양으로 움직이는 양태를 취한다(근육잔떨림 참조). 양성 근육다발수축과 악성 근육다발수축은 권장되지 않는 용어이다. 대신에 발사 주파수에 덧붙여 전위의 모양, 정점 대 정점진폭, 지속시간, 위상의 숫자 그리고 모양의 안정성 등은 반드시 명기되어야 한다.

근육병 동원(myopathic recruitment): 이 용어의 사용은 권장되지 않는다. 이것은 힘을 주어 근육을 수축시켰을 때 정상인과 비교하여 운동단위활동전위의 동원수와 발사율이 증가하는 것을 표현한다.

근육병 운동단위전위(myopathic motor unit potential): 이 용어의 사용은 권장되지 않는다. 이것은 낮은 진폭, 짧은 지속시간, 다상성의 운동단위활동전위를 가리키는 것으로 사용되어 왔다. 이 용어는 운동단위전위의 모양이 특이한 진단적 가치를 띤 용어로 잘못 사용되어 왔다. 운동단위활동전위 참조.

근육부종(myoedema): 전기 활동의 전파와는 상관없이 근육을 타진하였을 때 나타나는 국소적인 근육수축. 갑상선기능저하증이나 만성적인 영양실조에서 볼 수 있다.

근육섬유 전도속도(muscle fiber conduction velocity): 하나의 근육섬유 활동전위가 전파되는 속도를 말하며 대개 초당 미터(m/s)로 표시된다. 근육섬유 전도속도는 대부분의 신경전도속도보다 느리고, 근육섬유의 방전율에 따라 다양하게 나타나며, 측정하는데 특별한 기술이 필요하다.

근육섬유 전파속도(propagation velocity of a muscle fiber): 근육섬유활동전위의 전달속도.

근육섬유 활동전위(muscle fiber action potential): 하나의 근육섬유로부터 기록된 활동전위.

근육수축전류최소시간(chronaxie, chronaxy): 세기-지속시간 곡선 참조.

근육잔떨림 방전(myokimic discharge): 운동단위활동전위가 연속적으로 발사하는 것으로서 임상적인 근육잔떨림과 동반될 수도 있다. 두 가지의 발사 형태가 기술되었다. 흔한 형태는 특별한 전위가 연속적으로 반복되어 나타나는데 짧은 기간(수초까지)의 정적상태가 지난 뒤에 일정한 비율(2~60 Hz)로 짧은 기간(수초까지) 동안 하나의 운동단위에서 생성되는 순간적이면서, 반복적으로 발사되는 전위이다. 이보다 드문 형태는 전위가 아주 일정한 발사율(1~5 Hz)을 가지면서, 지속적으로 나타나기도 한다. 근육잔떨림 방전은 그룹방전과 연속방전 아형의 하나이다.

근육잔떨림(myokymia): 운동단위 전위의 자발적 반복방전을 동반하는 점막과 피부 표면에서 관찰되는 지속적인 떨림이나 파동치는 운동. 근육잔떨림전위, 근육다발수축 그리고 근육다발수축전위 참조.

근육활동전위(muscle action potential): 복합근육활동전위를 가리키는데, 이것이 흔히 사용되는 용어이다.

근전도(electromyogram): 근전도검사기기로 얻은 기록.

근전도검사(electromyography; EMG): 엄격히 정의하자면 근육의 삽입전기활동, 자발전기활동, 수의 전기활동 등을 기록 검사한다.

근전도검사기계(electromyograph): 신경과 근육의 기능을 평가하기 위하여 신경 및 근육활동전위를 활성화하고 기록하고 처리하고 표시하는 기계장치.

근접부위 전위(near-field potential): 기록전극에 근접한 부위에서 생성되는 생물학적 기원의 전기 활동. 임상신경생리학에서 얻어지는 모든 전위는 발생기에서 어느 정도 거리를 두고 기록되며, 근범위 또는 원범위전위 사이에 명백한 구분이 되어 있지 않기 때문에 근범위전위, 원범위전위란 용어는 임의적인 분류이다.

기능적 불응기(fuctional refractory period): 불응기 참조.

기록전극(recording electrode): 전기 전위의 차이를 기록하는 장치. 전기 기록을 하는데는 두 개의 전극이 반드시 필요하다. 전기 활동의 근원에 가깝게 위치한 기록전극을 활동 또는 탐색전극이라 하고, 나머지 다른 전극을 기준전극이라 한다. 활동전극은 입력 종말 1(Input Terminal 1), 또는 구 용어로 1격자, G1이라 하며 기준전극은 입력종말 2(InputTerminal 2) 또는 구 용어로 2격자, G2라 한다. 예를 들면 양극 침전극을 사용하여 기록하는 경우 어느 전극이 생물학적 활동의 근원에 더 가까이 있는지 불분명하다. 이러한 상황에서는 하나의 전극을 입력전극 1(Input Electrode 1) 그리고 나머지 다른 전극을 입력전극 2(Input Electrode 2)라 간주하는 것이 편리하다. 현재까지 약속한 것에 따르면, 기준전극(입력종말 2)에 비해 활동전극(입력종말 1)에서 전위차이가 음성이면 오실로스코프(oscilloscope) 화면에서 위로 향하는 편향을 만든다. 모든 기록방법에서 두 개의 전극이 요구되므로 단극기록이라는 용어는 추천되지 않는다. 그러나 이 용어는 통상적으로 표면 디스크(disc) 또는 피하 침 기준전극과 함께 근육 내 침 탐색전극을 사용하는 경우에 사용되고 있다. 신경활동을 기록하는 데 비슷한 침전극의 조합이 사용되었고 역시 단극기록이라는 용어로 간주되어 왔다.

기생전위(parasite potential): 선호되는 용어인 위성전위 참조.

기저선(baseline): 시스템이 안정상태에 있는 동안 생물학적 시스템으로부터 기록된 전위.

기전류(rheobase): 세기-지속시간 곡선(strength-duration curve) 참조.

기준전극(reference electrode): 기록전극 참조.

긴잠복기 몸감각유발전위(long-latency SEP): 정상인에서 상지의 팔목 또는 하지의 무릎이나 발목의 신경을 자극한 뒤, 100 ms 이후에 얻어지는 몸감각유발전위의 한 형태.

ㄴ

낙인전극(stigmatic electrode): 역사적인 관심에서 보면 Sherringon에 의해 사용된 활동전극 또는 탐색전극을 말한다.

뇌줄기 청각유발반응(brainstem auditory evoked response; BAERs, BERs): 선호되는 용어인 뇌줄기 청각유발전위 참조.

뇌줄기 청각유발전위(brainstem auditory evoked potentials; BAEP): 소리 자극에 반응하여 생물학적 발생 부위에서 생성되는 전기 파형. 정상인의 BAEP 반응은 I에서 VII파로 구성되어 있으며 전기 자극을 가한 후 10 ms 이내에서 나타나는데 머리 마루점에서 양성 극성을 갖는다.

눈깜빡임 반사(blink reflex): 눈깜빡임 반응 참조.

눈깜빡임 반응(blink response): 엄격히 정의하자면 눈깜빡임 반응들 중의 하나. 눈깜빡임 반응들 참조.

눈깜빡임 반응들(blink responses): 삼차신경의 눈확위(supraorbital)분지 또는 드물게 눈확아래(infraorbital)분지까지 지배를 받는 피부절에 짧은 전기 자극이나 기계적 자극으로 인한 orbicularis oculi 근육으로부터 유발되는 복합근육활동전위. 전형적인 파형은 동측의 신경을 자극할 때 동측에 약 10 ms의 잠복기를 가진 조기복합근육활동전위(R1파)와 양측에 30 ms의 잠복기를 가진 후기 복합근육활동전위(R2파)로 구성된다. 일반적으로 R2파만이 육안으로 orbicularis oculi 근육의 단일 수축을 반영해준다. 자극부위와 기록부위에 따라 두 반응의 모양, 진폭, 지속시간, 잠복기 등은 반드시 명기되어야 한다. 아마도 R1파는 oligosynaptic 뇌줄기반사, R2파는 polysynaptic 뇌줄기 반사를 반영하고 삼차신경의 감각가지를 통한 구심성 경로와 안면신경운동섬유를 통한 원심성 경로를 합쳐서 눈깜빡임 반사라고 칭한다.

ㄷ

다중방전(multiple discharge): 같은 축돌기 또는 근육섬유에서 생성되며 같은 모양과거의 같은 진폭을 가지고 서로 연관성을 띄며 항상 일정하게 지속되는 넷 또는 그 이상의 운동단위활동전위. 이중방전과 삼중방전 참조.

다중방전(multiplet): 다중방전 참조.

다상활동전위(polyphasic action potential): 다섯 개 또는 그 이상의 위상을 가진 활동전위위상 참조, 톱니 활동전위와 대비.

다유도전극(multilead electrode): 셋 혹은 그 이상의 절연된 철사가 하나의 공통된 속관에 삽입되어 있으며, 그 벗겨진 끝부분은 말단부가 관에 난 구멍에 위치하고 나머지 부분은 관의 바깥 부분과 맞닿아 있다. 벗겨진 끝부분은 관의 축에 따라 배열되어 있고 각각의 끝부분 사이의 거리는 명시되어야 한다.

다전극(multielectrode): 다유도전극(multilead electrode) 참조.

단극 침기록전극(monopolar needle recording electrode): 스테인레스 제질의 강철로 된 단단한 철사이며, 대개 끝부분을 제외하고는 절연물질로 코팅되어 있다. 근육에 위치한 활동전극 또는 탐색전극의 침 끝부분과 전도판이 피부표면에 위치하거나, 노출된 침이 피하조직 내에 위치하는 기준전극 사이 전압의 변이성을 측정한다. 통상적으로 이러한 기록조건을 단극 침전극 기록이라 한다. 그러나 이러한 전위차는 항상 두 개의 전극 사이에서 기록되어야 한다는 것은 강조되어야 한다.

단극침전극(unipolar needle electrode): monopolar needle electrode와 같은 용어이다.

단상성 종판활동(monophasic end-plate activity): 종판활동(단상성) 참조.

단상성 활동전위(monophasic action potential): 하나의 위상을 가지는 활동전위 참조.

단일단위 양상(single unit pattern): 간섭양상 참조.

단일섬유 근전도검사(single fiber electromyography; SFEMG): 단일 근육섬유 활동전위를 기록하는 기법과 조건을 말하는 일반적인 용어. 단일섬유 침전극과 지터 참조.

단일섬유 근전도검사의 약자(single fiber EMG): 단일섬유 근전도검사 참조.

단일섬유 침전극(single fiber needle electrode): 활동기록표면과 삽관 사이의 단일근육섬유활동전위를 기록할 수 있도록 대개 직경이 25 μm의 작은 기록표면을 가진 침전극. 단일섬유 근전도검사 참조.

단잠복기 몸감각유발전위(short-latency somatosensory evoked potential; SSEP): 정상인에서 상지의 경우, 팔목에서 정중신경을 자극 후 25 ms 이내에서 유발전위가 나타나며 하지의 경우, 무릎의 온종아리신경을 자극 후 40 ms, 발목의 뒤정강신경을 자극 후 50 ms에서 나타나는 몸감각유발전위의 파형의 부분.

1. **정중신경 몸감각유발전위(median nerve SSEPs)**: 정중신경을 자극했을 때 얻어지는 정상인의 단잠복기 반응 성분은 두피와 머리 밖의 기준전극 사이에서 나타나는 전위를 P9, P11, P13, P14, N20 그리고 P23 등으로 표기하고, 경추- 두피에서 유래된 기준전극 사이에서 나타나는 전위들은 N9, N11, N13 그리고 N14 등으로 표기한다. 척추-두피 그리고 두피-머리 밖의 기준전극에서 기록된 전위들은 반대의 극성을 가지지만 비슷한 잠복기를 가지나, 그것들의 발생 근원이 반드시 같을 필요가 없다는 사실은 강조되어야 한다.
2. **온종아리신경 몸감각유발전위(common peroneal nerve SSEPs)**: 온종아리신경을 자극 시 얻어지는 정상인의 단잠복기 반응 성분은 두피와 머리 밖 기준전극에서 기록된 전위는 P27과 N35이며, 그리고 대응하는 척추에서 양극으로 유도된 것으로는 L3와 T12 전위로 기록하도록 지정하였다.
3. **뒤정강신경 몸감각유발전위(posterior tibial nerve SSEPs)**: 뒤정강신경을 자극 시

얻어지는 정상인의 단잠복기 반응 성분은 슬와에서 얻어지는 전위로는 PF전위, 두피와 머리 밖 기준전극 사이에서 기록되는 전위는 P37 그리고 N45파, 그리고 해당하는 척추에서 양극으로 유도된 것으로는 L3와 T12전위로 기록하도록 지정하였다.

단잠복기유발전위(SSEP): 단잠복기 몸감각유발전위 참조.

동기화 잔떨림(synchronized fibrillation): 선호되는 용어인 복합반복방전 참조.

동심침전극(concentric needle electrode): 대개 스테인레스 강철, 은 또는 백금으로 된 절연된 전선의 피복되지 않은 끝부분과 근육에 삽입하는 강철로 된 삽관의 피복되지 않은 샤프트 사이의 전기전위의 차이를 측정하는 기록전극. 중심전선(탐색전극)의 피복되지 않은 끝부분은 삽관(기준전극)과 같은 높이에 있다.

동원(recruitment): 수의적인 근육수축력을 증가시킴에 따라 동일 운동단위 및 부차적인 운동단위가 연속적으로 활성화 되는 것을 말한다. 운동단위활동전위 참조.

동원간격(recruitment interval): 수의적인 근육수축력을 서서히 증가시킴에 따라 다른 종류의 운동단위활동전위가 첫 번째로 나타나게 될 때, 두 개의 운동단위활동전위의 연속적인 방전 사이의 방전간 간격. 동원간격의 역수가 동원빈도이다.

동원빈도(recruitment frequency): 수의적인 근육수축력을 서서히 증가하면서 다른 종류의 운동단위활동전위가 첫 번째로 나타날 때 운동단위활동전위의 발사율. 이 변수는 동원양상을 평가하는 데 필수적이다.

동원양상(recruitment pattern): 수의적인 근육수축력을 증가시킴에 따라 얻어지는 일련의 운동단위활동전위를 정성적 및 정량적으로 기술한 것이다. 동원빈도 그리고 동원간격은 두 개의 정량적 지표로 흔히 사용된다. 정성적인 용어로 흔히 사용된 간섭양상 참조.

동축침전극(coaxial needle eletrode): Concentric needle eletrode와 동의어.

되풀이 방전(iterative discharge): 선호되는 용어인 반복방전 참조.

ㅁ

막불안정성(membrane instability): 세포막이 기계적 자극 또는 수의적 활동 후에 자발적으로 탈분극 되는 경향.

말단잠복기(terminal latency): 선호되는 용어인 먼쪽 잠복기와 동의어. 운동잠복기 그리고 감각잠복기 참조.

먼쪽 잠복기(distal latency): 운동 및 감각잠복기 참조.

몸감각유발전위(somatosensory evoked potential; SEP): 정중신경, 온종아리신경, 뒤정강신경 등의 전기자극이나 생리적 활성화에 의해 유발되는 생물학적 기원을 가지는 전기 파형. 정상 몸감각유발전위는 극성(polarity)과, 평균 정점잠복기에 따라 여러 성분으로 이루어진 파형의 복합체이다. 각 성분의 극성과 잠복기는 (1) 나이, 성별 등의 피검자의 변수, (2) 자극의 강도 및 자극률과 같은 특성, (3) 증폭기의 시간상수, 전극의 위치, 전극의 조합과 같은 기록지표 등에 좌우된다. 단잠복기 몸감각유발전위 참조.

몸쪽잠복기(proximal latency): 운동잠복기 그리고 감각잠복기 참조.

무반응기(silent period): 마치 근육에 부하가 급히 없어진 상태처럼 근육에서 전기 활동이 정지된 상태.

무차별 전극(indifferent electrode): 기준전극(reference electrode)과 동의어이며 권장되지 않는 용어이다. 기준전극 참조.

문턱치(threshold): 어느 상태에서 다른 상태로의 명백하고 갑작스런 전환을 일으키는 수준. 이 용어는 대개 단일 축돌기 또는 축돌기 그룹에서 활동전위가 유발되는 전압수준을 말할 때 사용된다. 또한 연산적으로 동등한 시도를 하였을 때 50% 정도의 반응을 유발할 수 있을 정도의 강도를 의미한다.

문턱치자극(threshold stimulus): 자극 참조.

문턱치하자극(subthreshold stimulus): 자극 참조.

미세신경검사(microneurography): 사람에서 신경 내 전극을 통하여 말초신경활동전위를 기록하는 기법.

ㅂ

반복신경자극(repetitive nerve stimulation): 신경의 지배하에 있는 근육으로부터 M파가 기록되도록 신경에 초최대자극을 반복적으로 가하는 기법. 자극의 수와 빈도는 반드시 명기되어야 한다. 검사 전에 시행된 활성화 시술 예를 들면 지속적인 수의적 근육수축 또는 신경자극에 의해 유도된 수축 등도 명기되어야 한다. 검사가 활성화 시술 이후에 시행된 것이라면 활성화 시술이 완전히 이루어질 때까지의 경과시간을 반드시 명기해야 한다. 이 기법은 신경근육접합부 전달의 통합성을 평가하는 데 통상적으로 사용된다. 반응의 특이한 양상을 기술하는 것으로는, 증가반응(incrementing response), 감소반응(decrementing response), 촉진, 그리고 활동후내림(postactivation depression) 등을 참조.

반사(reflex): 감각자극에 의해 유발된 정형화된 운동반응.

반응(response): 자극에 의해 유발된 활동.

발사양상(firing pattern): 근육이나 신경으로부터 기록된 전위파형의 연속적 발사를 정성적으로 그리고 정량적으로 기술한 것이다.

발사율(firing rate): 연속되는 전위의 주파수. 주파수와 다른 전위의 발생과 근육수축력의 관계를 기술하여야 한다. 방전주파수 참조.

방전(discharge): 한 개 이상의 흥분 요소(신경세포, 축돌기, 근육)의 발사를 말하며 과거에는 all-or-none 전위 만으로 사용되었다. 활동전위와 동의어.

방전간 간격(interdischarge interval): 동일한 전위를 가지는 연속적인 방전간의 간격. 반드시 각각 파형의 대응점 사이에서 간격을 측정해야 한다.

방전주파수(discharge frequency): 전위의 반복률. 그룹 내에서 전위가 나타날 때 그룹의 재발률과 그룹 내의 각각 성분의 반복률이 반드시 명기되어야 한다. 발사율 참조.

복합감각신경활동전위(compound sensory nerve action potential; SNAP): 복합감각신경 활동전위는 감각신경만 또는 혼합신경의 감각분지의 전기활동을 기록하거나, 전기

자극이 감각신경이나 등쪽신경뿌리에 가해졌거나, 적절한 자극이 동시적으로 감각수용기에 가해졌을 때 구심섬유로부터 유발되어온 것으로 간주되어 왔다. 전위의 진폭, 잠복기, 지속시간과 모양이 반드시 명시되어야 한다. 통상적으로 진폭은 최대 정점 대 정점간의 전압을, 잠복기는 처음으로 편향되는 잠복기나 음성정점까지의 잠복기를, 그리고 지속시간은 파형이 기저선에서 처음으로 편향되는 지점으로부터 기저선으로 되돌아오는 데까지의 시간을 측정한다. 복합감각신경활동전위는 감각반응 또는 감각전위라고도 불려 왔다.

복합근육활동전위(compound muscle action potential): 근육을 지배하는 신경을 직접적으로 또는 간접적으로 자극하여 근육으로부터 기록된 거의 동기화된 근육섬유활동전위의 합을 말한다. 음성의 기저선-정점간 진폭, 지속시간, 그리고 잠복기 등이 상세한 자극 및 기록방법과 함께 반드시 언급되어야 한다. 특별히 명명된 전위, 예를 들면 M파, F파, H파, T파, A파, R1 및 R2파(눈깜빡임 반응) 등이 사용된다.

복합신경활동전위(compound nerve action potential): 신경을 직접적으로 또는 간접적으로 자극함으로써 신경줄기로부터 기록된 거의 동기화된 신경섬유활동전위의 합을 말한다. 신경섬유의 형태(감각, 운동 또는 혼합신경)와 함께 자극법과 기록법을 상세히 언급해야 한다.

복합연속방전(complex repetitive discharge): 자발적으로 또는 침을 움직인 후에 발생한 다상이거나 톱니형 활동전위. 갑자기 발생했다가 중단되거나 형태가 바뀌는 균일한 주파수, 모양 및 진폭을 가진 방전. 방전 진폭의 범위는 100 μV ~ 1 mV이고 주파수는 5 ~ 100 Hz이다. 이상고주파방전(bizarre high frequency discharge), 이상연속방전(bizarre repetitive discharge), 이상연속전위(bizarre repetitive potential), 일정빈도방전(near constant frequency trains), 거짓근육긴장방전(pseudomyotonic discharge), 동기화된 잔떨림(synchronized fibrillation)보다 선호되는 용어가 복합연속방전이다.

복합운동단위활동전위(complex motor unit action potential): 다상이거나 톱니형의 운동단위활동전위. 선호되는 용어인 다상활동전위와 톱니활동전위 참조.

복합운동신경활동전위(compound motor nerve action potential): 운동신경이나 혼합신경 운동분지 혹은 앞신경뿌리(ventral root)를 자극한 다음 원심성 운동섬유나 혼합신경의 운동분지에서 기록한 복합활동전위로서 진폭, 잠복기, 지속시간, 그리고 위상을 기록해야 한다. 복합근육활동전위와는 구별되는 용어이다.

복합혼합신경활동전위(compound mixed nerve action potential): 구심섬유와 원심섬유를 가진 신경분절에 전기 자극을 가하여, 기록전극이 혼합신경 위에서 신경활동을 기록할 때 구심섬유와 원심섬유로부터 유발된 활동전위를 말한다. 복합신경활동전위의 진폭, 잠복기, 지속시간 및 위상을 반드시 언급해야 한다.

복합활동전위(complex action potential): 선호되는 용어인 톱니활동전위(serrated action potential) 참조.

복합활동전위(compound action potential): 복합혼합신경활동전위, 복합운동신경활동전위, 복합신경활동전위, 복합감각신경활동전위, 복합근육활동전위 참조.

부피전도(volume conduction): 신체 조직과 같은 전도매체를 통과할 때 전위의 기원에서 발생하는 전류의 전파.

분극(polarization): 신경생리학에서 사용되었듯이, 분극은 흥분된 세포막 사이에 전기전위의 차이가 존재한다는 것을 말한다. 입력에 의해서 흥분되지 않거나 자발적으로 활성화될 때 세포막을 가로지르는 전위를 안정전위라고 한다. 세포막을 가로지르는 전기 전위의 차이를 고려 시 분극은 일정불변의 불평형상태에 있다. 탈분극은 분극의 크기가 감소하여 영전위에 가까워지는 것을 의미하는 반면에 과다분극은 분극의 크기가 안정전위에 비해 상대적으로 증가하는 것을 가리킨다. 재분극은 탈분극의 상태로부터 정상 안정전위로 분극이 증가하나 정상 안정전위 이상으로 증가하는 것은 아니다.

분리활동(discrete activity): 간섭양상 참조.

불규칙 전위(irregular potential): 선호되는 용어인 톱니활동전위 참조.

불수의 활동(involuntary activity): 수의적으로 조절되지 않는 운동단위전위, 어떠한 상황에서 일어나는지 반드시 기술하여야 한다. 예를 들면 자발 또는 반사전위인지 그리고, 만약에 자극에 의해 유발된 것이라면 그 자극이 어떤 것인지를 기술하여야 한다. 자발활동과 대비.

불응기(refractory period): 절대 불응기는 활동전위 이후에 아무리 강한 자극에도 반응이 유발되지 않는 기간을 말한다. 상대 불응기는 활동전위 이후에 자극이 두 번째 반응을 일으키려면 비정상적으로 강해야 하는 기간을 말한다. 기능 불응기는 활동전위 이후에 두 번째 활동전위가 아직도 주어진 부분을 활성화시키지 못하는 기간을 말한다.

ㅅ

사상활동전위(tetraphasic action potential): 네 개의 위상을 가지는 활동전위.

삼상활동전위(triphasic action potential): 세 개의 위상을 가지는 활동전위.

삼중방전(triple discharge): 같은 축돌기에서 생성되며, 서로 항상 일정한 관계를 가지면서 같은 형태, 거의 같은 진폭을 가진 세 개의 운동단위활동전위. 전위 사이의 간격은 대개 2~20 ms의 범위 내에 있는데 두 번째와 세 번째의 활동전위 사이의 간격은 종종 첫 번째와 두 번째 활동전위 사이의 간격보다 길다. 이중방전과 다중방전 참조.

삼중방전(triplet): 삼중방전(triple discharge) 참조.

삽입활동(insertion activity): 침전극의 삽입 또는 움직임에 의해 얻어지는 전기 활동. 전기 활동의 정도는 파형의 모양이나 반복률의 기술과 함께 정상, 감소, 증가(연장) 등으로 표기된다.

삽입활동증가(increased insertion activity): 삽입활동 참조.

상대 불응기(relative refractory period): 불응기 참조.

상승시간(rise time): 전위의 변화가 시작되어 정점에 이르기까지의 시간. 측정방법은 명기되어야 한다.

상승작용(potentiation): 생리학적으로 반응이 증가하는 것을 말한다. 어떤 저자들은 이 용어를 반복신경자극에 의해 유발되는 근육의 기계적 반응이 증가하는 것을 기술하는 데 사용하였는데, 예를 들면 테타니후 상승작용이 있다. 그리고 촉진은 반복신경자극 후 유발되는 전기 반응이 증가하는 것을 말하는데 예를 들면 활동후촉진이 있다.

생리적신경차단(neurapraxia): 축돌기의 손상 없이 대사성 또는 미세한 구조적 이상에 의해 발생하는 신경전도의 실패를 말하며 대개는 가역적이다. 선호되는 용어인 전도차단 참조.

섬유밀도(fiber density): (1) 해부학적으로 섬유밀도는 운동단위 면적당 근육 또는 신경섬유의 수를 측정한 값. (2) 단일섬유근전도검사에서 섬유밀도는 약하게 수의적으로 근육을 수축시키면서 체계적으로 검사를 하는 동안 삽입된 단일섬유 침전극에서 기록되는 영역 내의 하나의 운동단위에 만족되는 근육섬유활동전위 수의 평균값을 말한다. 단일섬유근전도검사, 단일섬유침전극 참조.

세기-지속시간 곡선(strength-duration curve): 근육의 운동점 위에 자극전극의 음극을 놓고 문턱치 전기자극의 강도를 Y축에 다양한 지속시간을 X축에 설정하여 이들의 관계를 도표화한 것이다. 기전류는 근육의 운동점에 자극을 가했을 때 육안적으로 관찰할 수 있는 근육의 움찔수축을 일으키는 데 필요한 무한의 지속시간을 가진 전류의 강도이다. 임상적으로 기전류를 결정하는 데 필요한 지속시간은 300 ms이다. 근육수축 전류최소시간(chronaxie)은 첫 번째로 육안적으로 관찰가능한 근육의 움찔수축을 유발하는 기전류의 두 배의 전류가 필요한 시간을 말한다.

소형종판전위(miniature end plate potential; MEPP): 시냅스전 축돌기 종말로부터 개개의 아세틸콜린 양자(quanta)가 자발적으로 방출되면서 얻어지는 시냅스후 근육섬유 전위. 통상적인 동심침전극으로 종판영역에 삽입하여 기록된 전위는 특징적으로 5 ms 미만의 비교적 짧은 지속시간을 가지며 대개 20 μV 미만의 진폭을 가지는 단상성, 음성전위이다. 미세종판전위라고도 한다.

손상 전위(injury potential): 신경 또는 근육 표면의 정상부위와 손상된 부위 간의 전위 차이. 경계전위(demarcation potential)로도 불린다. 손상된 표면은 거의 세포내 전위와 가까우므로 손상전위는 막을 통과해서 얻어지는 전위와 가깝다.

수의활동(voluntary activity): 근전도검사에서 근육 수축을 조절할 때 근육에서 얻어지는 전기 활동. 근육을 수축하려는 노력은 정상 근육과 비교하여 최소, 중등도, 또는 최대의 수축 등으로 등급화하여 명기하여야 한다. 의도적으로 근육을 수축시키는 동안에도 전위가 기록되지 않고, 이것이 아티팩트에 의한 것이 아니라고 판단되면 수의활동이 없는 것으로 간주할 수 있다.

수축(contraction): 수의적이거나 불수의적으로 전환할 수 있는 근육의 단축을 의미하며, 근육으로부터 얻은 활동전위가 동반될 수도 있고 동반되지 않을 수도 있다. 수축은 고정된 근육의 단축을 의미하는 구축과 대비된다.

수축성 근육다발수축(contraction fasciculation): 경미한 수의적 수축이나 체위성 수축을 동반하며 육안적으로 눈에 보이는 율동적 근육움찔수축. 운동단위 영역이 크고 근육을 둘러싼 조직이 얇은 신경근육질환에서 이런 현상을 볼 수 있다.

순응[조절(accommodation)]: 신경세포 생리학적 측면에서 진정한 순응은 탈분극이 늦거나 문턱 밑 탈분극이 유지될 때, 극파를 일으키는 데 필요한 문턱 신경막의 탈분극이 증가된 상태. 과거 문헌에는 신경을 자극할 때 서서히 강도를 높여서 얻은 전류의 최종 강도는 동일한 신경을 자극하는 데 필요한 맥전류의 강도보다 크다는 사실을 관찰함으로써 순응을 기술하였다. 후자는 주로 신경말이집(nerve sheath)의 아티팩트일 수 있고 세포내 측정을 통하여 진정한 순응과는 연관성이 거의 없다.

순응곡선(accommodation curve): 세기-지속시간 곡선 참조.

스캐닝근전도(scanning EMG): 분리된 단섬유근전도침전극으로 화면표시 속도(display sweep)와 진출장치(advancement device)를 조절(trigger)하면서 침전극을 근육 안으로 단계별로 삽입하는 검사기술로서, 운동단위의 시간적 공간적 정보를 제공한다. 기록된 활동의 명백한 최대치는 공통 축돌기 한 개의 분지들에 의해서 지배받는 근육섬유들에서 생성되는 것으로 생각되며 이 섬유들이 운동단위의 분획이다.

습관화(habituation): 구심성 자극에 대한 반사운동 반응의 크기가 적어지는 것을 말하며 특히 자극이 짧은 간격으로 규칙적으로 반복해서 가해질 때 나타난다.

시각유발반응(visual evoked response; VERs): 시각유발전위 참조.

시각유발전위(visual evoked potentials; VEPs): 광자극에 의해 유발되어 대뇌 위에서 기록되는 생물학적 기원에서 발생하는 전기 파형. VEPs는 자극률이 일시적인지, 연속적인지에 따라 분류되며, 표현모드에 따라 분류될 수 있다. 정상인에서 바둑판 양상의 역전 또는 변위에 대한 일시적인 VEP는 흔히 음성 정점(N75)이 선행된 뒤 약 100 ms(P100) 정도 지나 뒤통수 부위에서 주된 양성 정점이 관찰된다. P100의 잠복기와 진폭에 대한 정상치의 정확한 범위는 아래 여러 요인에 따라 다르게 결정된다. 요인으로는 (1) 나이, 성별 그리고 시력 등 피검자의 변수, (2) 자극기의 형태, 전시야 또는 반시야 자극, 바둑판 칸의 크기, 대조 및 발광 등 자극의 특징. 그리고 (3) 예를 들어 기록전극의 위치와 조합 등의 기록변수 등이 있다.

시간분산(temporal dispersion): 자극지점으로부터 기록전극에 이르기까지 각각의 동기화된 유발전위의 전도속도가 서로 달라서 복합활동전위의 성분들이 상대적으로 비동기화되는 것을 말한다.

시작잠복기(onset latency): 동의어인 잠복기 참조.

시작주파수(onset frequency): 피검자에 의해 수의적으로 유지할 수 있는 단일 운동단위전위의 가장 낮은 안정적인 발사빈도.

시험자극(test stimulus): 쌍자극(paired stimuli) 참조.

신경근육긴장 방전(neuromyotonic discharge): 운동신경 축돌기에서 기원하는 수초 동안 고빈도(150~300 Hz)로 발사하는 운동단위활동전위의 돌발파를 말하며, 이는 종종 갑자기 발생하였다가 갑자기 소실된다. 전형적으로 반응의 진폭은 감소한다. 방전은 종종 저절로 발생하거나 또는 침의 움직임이나, 수의적 노력, 허혈, 또는 신경을 타진함으로써 유발된다. 이러한 방전은 근육긴장 방전이나 복합연속방전과는 구분되어야 한다.

신경근육긴장증(neuromyotonia): 연속되는 근육의 떨림과 뻣뻣한 증상으로 나타나는 지속적인 근육섬유활동을 나타내는 임상 증후군. 동반되는 전기 활동은 간헐적이거나 연속적일 수 있다. 임상적 증후군과 관련하여 기술된 용어로는 연속근육섬유활동(continuous muscle fiber activity), Issac 증후군, Issac-Merton 증후군, quantal squander 증후군, 전신근육잔떨림, 거짓근육긴장증, 정상 칼슘 테타니 그리고 뉴로토니아(neurotonia) 등이 있다.

신경근전도검사(ENMG): 신경근전도검사(electroneuromyography)의 약자.

신경병동원(neuropathic recruitment): 이 용어의 사용은 권장되지 않는다. 이것은 빠른 발사율로 운동단위활동전위의 발사수가 감소되는 동원양상을 기술하는 데 사용되어져 왔다. 선호되는 용어인 감소된 간섭양상, 분리된 활동(discrete activity), 그리고 단일 단위 양상(single unit pattern) 참조.

신경병 운동단위전위(neuropathic motor unit potential): 이 용어의 사용은 권장되지 않는다. 비정상적으로 진폭이 크고, 지속시간이 긴 다상의 운동단위활동전위를 가리키는 용어로 사용되어 왔다. 이 용어는 운동단위전위의 모양으로 특이한 진단적 가치를 부여하는 것이 잘못된 것이다. 운동단위활동전위 참조.

신경섬유활동전위(nerve fiber action potential): 단일 신경섬유로부터 기록되는 활동전위.

신경전도검사(electroneurography; ENG): 말초신경의 활동전위를 기록 검사한다. 임상 근전도검사와 동의어.

신경전도검사(nerve conduction studies; NCS): 신경전도검사(electroneurography)와 동의어. 전기적 또는 생리적 자극에 대해 생물학적 기원에서 유발되는 전기 파형을 기록하고 분석하는 것을 말한다. 유발전위검사는 말초 및 중추신경계 모두에서 생성되는 파형을 검사하는 반면에, 신경전도검사는 통상적으로 말초신경계에서 생성되는 파형만을 검사하는 것이다. 신경전도검사에서 기록되는 파형은 복합감각신경활동전위와 복합근육활동전위이다. 복합감각신경활동전위는 통상적으로 감각신경활동전위로 사용된다. 복합근육활동전위는 통상적으로 역사적 기원을 가진 문자, 즉 M파, F파, H파, T파, A파, R1파 그리고 R2파로 표현된다. 표준화된 조건하에서 이러한 유발전위의 진폭, 지속시간 그리고 잠복기의 정상 범위를 측정하고 감각 그리고 운동신경의 최대전도속도를 계산해 내는 것이 가능하다.

신경전도속도(nerve conduction velocity; NCV): 대충 최대신경전도속도를 가리키는 용어이다. 전도속도 참조.

신경전위(nerve potential): 신경활동전위와 동의어. 또한 흔히 근육의 침근전도검사 도중에 관찰되는 이상형태의 종판활동을 이렇게 잘못 표현하기도 한다. 종판활동의 근원은 신경섬유가 아닌 근육섬유이기 때문에 신경전위라는 표현은 잘못된 표현이다.

신경절단(neurotmesis): 축돌기, 말이집(myelin sheath)과 지지하는 결체조직이 파열되어 손상부위의 먼쪽축돌기의 변성을 일으키는 신경의 부분적 또는 완전한 신경절단.

신경줄기활동전위(nerve trunk action potential): 선호되는 용어인 복합신경활동전위 참조.

신경활동전위(nerve action potential; NAP): 엄밀히 말해 단일 신경섬유로부터 기록된 활동전위를 말한다. 이것은 통상적으로는 복합신경활동전위를 의미한다. 복합신경활동전위 참조.

신생운동단위 전위(nascent motor unit potential): '태어나는'을 의미하는 라틴어인 nascens에서 유래한 말. 운동단위전위의 모양이 진단적 가치가 있다고 잘못 사용되었기 때문에 권장되지 않는 용어이다. 이 용어는 오히려 근육의 신경재분포 과정의 초기에 관찰되는 매우 작은 진폭, 긴 지속시간, 심한 다상의 운동단위전위로 사용되어 왔다. 운동단위활동전위 참조.

쌍반응(paired response): 이 용어의 사용은 권장되지 않는다. 선호되는 용어인 쌍방전 참조.

쌍방전(paired discharge): 두 개의 활동전위가 상호간 동일한 관계를 가지면서 일정하게 발생하는 것을 말한다. 이중방전(double discharge)과 대비.

쌍을 이룬 것(doublet): 이중방전(double discharge)과 동의어.

쌍자극(paired stimuli): 연속되는 두 개의 자극. 두 자극 사이의 시간간격과 각각의 자극의 강도는 반드시 명기되어야 한다. 첫 번째 자극을 조건화자극(conditioning stimuli)이라고 부르고, 두 번째 자극을 시험자극(test stimuli)이라고 부른다. 조건화자극은 시험자극에 대한 반응으로 평가될 수 있는 조직의 흥분성을 변경시킬 수도 있다.

ㅇ

아티팩트(artifact): 얻고자 하는 전위와 다른 생물학적 또는 비생물학적 원인으로 발생되는 전압의 변동. 자극 아티팩트는 자극이 가해질 때 기록된 전위를 말하고, 자극전류가 피부를 따라 전파되어 기록전극에 도달할 때 나타나는 전기적 아티팩트 또는 쇽 아티팩트가 포함된다. 자극 및 쇽 아티팩트는 대개 얻어진 활동전위보다 선행한다. 운동아티팩트는 기록전극의 위치변동에 따라 기록된 전압의 변동을 의미한다.

악성 근육다발수축(malignant fasciculation): 근육다발수축 전위의 발사양상을 기술하는 데 사용하는 것은 권장되지 않는다. 역사적으로 이 용어는 크고 다상성의 근육다발수축 전위가 느리게 발사하는 것으로 사용되었다. 이런 양상은 진행성운동신경세포 질환에서 관찰되었지만 그 상관관계가 유일한 것은 아니다. 근육다발수축 전위 참조.

안정막 전위(resting membrane potential): 안정 시 흥분된 세포막 사이의 전압차. 분극 참조.

양극(anode): 전류 발생부위의 양성 종말.

양극 자극전극(bipolar stimulating electrode): 자극전극 참조.

양극 침기록전극(bipolar needle recording electrode): 강철로 된 삽관 옆에 단단히 연결된 두 개의 절연된 철사의 노출된 끝 부위에서 발생하는 전압의 변동을 측정하는 기록전극. 전극 끝의 노출된 부위는 삽관과 같은 높이에 위치해 있다. 후자는 접지될 수도 있다. 선호되는 용어인 침 양극기록전극(needle bipoar recording electrode) 참조.

양극차단(anodal block): 전기 자극으로 유도된 신경세포막의 과분극으로 인한 신경전도의 국소적 차단. 자극전극을 참조.

양성예파(positive sharp wave): 침의 움직임에 의해 유발되는 양성-음성 활동전위로서 균일한 형태로 1~50 Hz의 발사율로, 규칙적인 양상으로 나타난다. 방전빈도는 방전이 중단되기 직전에 약간 감소될 수도 있다. 첫 번째 양성편향은 1 ms 미만으로 급하고 지속시간은 대개 5 ms 미만이며, 진폭은 1 mV까지 된다. 그리고 음성 위상은 진폭이 낮고, 지속시간은 10~100 ms이다. 일련의 양성예파를 통상적으로 양성예파 행렬(train of positive sharp waves)이라고 한다. 양성예파는 손상된 근육섬유의 잔떨림이 있는 곳에서 기록될 수 있다. 양성예파의 모양은 침전극에 의해 손상된 근육섬유의 탈분극된 부분에 인접된 것으로 여겨지는 침전극의 위치에 따라 결정된다. 양성예파의 파형은 근육섬유의 손상을 특징적으로 나타내는 것은 아니며, 운동단위활동전위와 근육긴장 방전이 양성예파의 모양으로 나타날 수도 있다.

양성근육다발수축(benign fasciculation): 근육다발수축전위의 발사양상을 기술하는 데는 사용되지 않는 용어이다. 이 용어는 진행하지 않는 신경근육질환의 임상 증후군 또는 근육다발수축의 존재를 기술하는 데 사용되어 왔다.

양성파(positive wave): 대충 양성예파를 뜻하는 용어이다. 양성예파 참조.

어스전극(earth electrode): 접지전극(ground electrode)과 동의어.

억제 시냅스후 전위(inhibitory postsynaptic potential; IPSP): 신경 종말의 시냅스의 활성화에 의한 반응으로 신경세포의 국소적인 과다분극의 상태. 흥분 시냅스후 전위와 대비.

역발사(back firing): 운동신경세포를 역방향으로 활성화시키는 방전.

역방향(antidromic): 전기 충동이 생리적 전도방향과 반대로 전파되는 것으로서 예를 들면 운동신경의 전도가 근육으로부터 반대 방향으로, 감각신경의 전도가 척수로부터 반대방향으로 전파된다. 정방향(orthodromic)과 대비.

연결전위(linked potential): 선호되는 용어인 위성 전위 참조.

연속방전(repetitive discharge): 같거나 거의 같은 형태를 가지고 나타나는 활동전위가 재현되는 것을 표시하는 일반적인 용어. 안정 시, 수의적 근육수축 시, 또는 단일 신경자극의 반응으로 근육에서 기록된 전위의 재현을 의미하는 용어. 쌍방전, 삼중방전, 다방전, 근육잔떨림방전, 근육긴장방전, 복합연속방전 참조.

연속양성예파(train of positive sharp waves): 양성예파 참조.

연속자극(trains of stimuli): 자극 그룹. 그룹의 지속시간, 자극의 숫자, 그리고 자극 빈도가 명시되어야 한다.

연장된 삽입활동(prolonged insertion activity): 삽입활동 참조.

완전간섭양상(full interference pattern): 간섭양상 참조.

운동단위(motor unit): 앞뿔세포, 그에 해당하는 축돌기, 근육신경접합부 그리고 축돌기에 의해 지배받는 모든 근육섬유로 구성된 해부학적인 단위.

운동단위부분(motor unit fraction): 스캐닝근전도 참조.

운동단위영역(motor unit territory): 각각의 운동단위에 속하는 근육섬유들이 분포되어 있는 근육 내의 구역.

운동단위전위(motor unit potential; MUP): 동의어인 운동단위활동전위 참조.

운동단위활동전위(motor unit action potential; MUAP): 단일 해부학적 운동단위의 전기활동을 반영하는 활동전위. 전극에서 기록할 수 있는 범위 내에 있는 근육섬유들의 복합활동전위이다. 활동전위의 특징은 수의적으로 근육을 수축시키면 일정한 모양을 띠며, 근육수축력과 관련성을 가진다. 기록전극을 상승시간(통상적으로 0.5 ms를 넘지 않아야 함)이 최소화될 수 있도록 위치한 후 아래의 변수들은 가능하면 반드시 정량적으로 명시되어야 한다.

1. 윤곽(configuration)
    a. 진폭은 정점 대 정점(V or mV)으로 표기.
    b. 지속시간은 총 지속시간(ms)으로 표기.
    c. 위상의 수는 단상, 이상, 삼상, 사상, 다상 등으로 표기.
    d. 각 위상의 징후는 음성, 양성으로 표기.
    e. 전환의 수.
    f. 가능하면 연속적인 방전과 함께 모양의 변이성을 표기.
    g. 가능하면 연결전위 즉, 위상전위를 기록.
2. 동원양상의 특징
    a. 활동문턱치는 첫 번째로 동원되는 것으로 하고 낮은 역치, 높은 역치로 표기.
    b. 시작빈도(Hz)
    c. 동원빈도(Hz) 또는 각 전위 간의 동원간격(ms)을 표기.

진단적인 의미를 내포하는 기술적인 용어, 예를 들면 근육병, 신경병, 재생, 발생기, 거대, BSAP 또는 BSAPP 등의 사용은 권장되지 않는다. 다상성 활동전위, 톱니활동전위 참조.

운동단위활동전위의 후기성분(late component of a motor unit action potential): 위성전위가 선호되는 용어이다.

운동반응(motor response): (1) 해당 근육에 대한 신경을 자극 시 근육에서 기록된 복합근육활동전위(M파), (2) 신경을 자극했을 때 얻어지는 근육의 움찔수축이나 수축, 그리고 (3) 근신장반사에 의해 얻어지는 근육의 움찔수축.

운동신경전도속도(motor nerve conduction velocity; MNCV): 전도속도 참조.

운동아티팩트(movement artifact): 아티팩트 참조.

운동잠복기(motor latency): 자극의 시작점과 복합근육활동전위(M파)의 시작지점까지의 간격. 상대적인 자극의 위치에 따라 몸쪽 운동잠복기 또는 먼쪽 운동잠복기로 분류된다.

운동점(motor point): 최소 강도, 짧은 지속시간의 전기 자극에 의해서 근육수축이 유발될 수 있는 근육의 한 지점. 운동점은 해부학적으로 운동신경섬유의 종말(종판구역)에 해당한다.

운동후 증가(increment after exercise): 촉진 참조.

원범위전위(far-field potential): 기록전극에서 상당히 떨어진 곳에서 발생하는 생물학적 발생부위의 전기활동. 근범위전위와 원범위전위란 용어는 임상신경생리학에서 모든 전위는 발생기로부터 어느 정도의 거리에서 기록되고 두 용어 사이에 일정한 구별이 없기 때문에 만족한 용어가 되지 못한다.

위상(phase): 기저선에서 출발하여 기저선으로 회귀할 때까지의 파형의 부분.

위성전위(satellite potential): 주된 운동단위활동전위로부터 등전위의 간격을 두고 분리된 작은 활동전위로서 주된 운동단위활동전위의 발사시간과 관련되어 나타난다. 이러한 전위는 대개 주된 운동전위 뒤에 나타나나 때로는 선행할 수도 있다. 후기성분(late component), 기생충전위(parasite potential), 연결전위(linked potential), 그리고 쌍전위(coupled potential)로도 불리지만 덜 선호되는 용어이다.

유발반응(evoked response): 중복어로서 잘 쓰지 않고 유발전위가 선호되는 용어이다.

유발복합근육활동전위(evoked compound muscle action potential): 복합근육활동전위 참조.

유발전위(evoked potential): 흔히 감각 수용기나 신경을 자극하여 그 자극과 관련되어 얻어지는 전기 파형인데 뇌, 척수, 근육을 직접 자극하여 얻을 수 있다. 청각유발전위, 뇌줄기청각유발전위, 척수유발전위, 몸감각유발전위, 시각유발전위, 복합근활동전위, 그리고 복합감각신경활동전위 참조.

유발전위검사(evoked potential studies): 전기적 또는 생리적 자극에 의한 생물학적 발생부위의 전기 파형을 기록하고 분석하는 검사. 유발전위검사는 일반적으로 말초신경계와 중추신경계에서 발생하는 전기 파형을 모두 검사하는 반면에, 신경전도검사는 말초신경계에서 발생하는 전기 파형만을 검사한다. 전기파형의 성분이 여러 형태를 취하므로 이를 명명하는 데 두 가지 체계가 있다. 첫 번째 명명체계는 처음 나타나는 양성파를 PI, 음성파를 NI 그리고 뒤이어 나타나는 전기 파형을 순서에 따라 PII, NII, PIII, NIII로 표기한다. 두 번째 명명체계는 정상인에서 측정한 극성과 평균정점잠복기의 가장 짧은 잠복기를 ms로 표기하여 분류하였다. 최초의 명명원칙은 정상인의 뇌줄기청각유발전위의 7가지 양성 성분을 I에서 VII의 약자로 표기하는 데 적용되었다. 두 번째 명명원칙은 시각유발전위의 양성 및 음성전위를 N75, P100 그리고 몸감각유발전위의 양성 및 음성전위를 P9, P11, P14, N20, P23으로 표기하는 데 적용되었다. 명명체계와 상관없이 표준화된 조건하에서 이들 유발전위의 개별적 성분의 진폭, 지속시간, 잠복기의 정상범위를 표시하여도 된다. 두 번째 명명체계의 문제점은 유발된 전위의 각각 성분들의 잠복기가 몸감각유발전위 조직의 신경경로의 길이에 좌우되기 때문이다. 그러므로 어린이에서 기록된 몸감각유발전위의 성분은 성인에서 기록된 같은 수준의 유발전위의 평균잠복기와 차이가 있다. 이런 문제점에도 불구하고 현재로는 유발전위를 명명하는 데 이보다 더 유용한 체계는 없다. 청각유발전위, 뇌줄기청각유발전위, 시각유발전위, 몸감각유발전위 참조.

음극(cathode): 전류원의 음성 종말.

의지활동(volitional activity): 수의활동(voluntary activity) 참조.

이상 고주파방전(bizarre high-frequency discharge): 선호되는 용어인 복합연속방전 참조.

이상 연속방전(bizarre repetitive discharge): 선호되는 용어인 복합연속방전 참조.

이상 연속전위(bizarre repetitive potential): 선호되는 용어인 복합연속방전 참조.

이상 종판활동(biphasic end-plate activity): 종판활동(이상) 참조.

이상 활동전위(biphasic action potential): 두 개의 위상을 가진 활동전위.

이용시간(utilization time): 선호되는 용어인 활동잠복기 참조.

이중방전(double discharge; doublet): 운동단위전위의 한 형태로서 같은 운동단위전위에 속한 두 개의 파형이 2~20 ms의 간격을 두고 일정하게 같은 형태 및 거의 같은 크기로 나타나는 것. 삼중방전과 다중방전 참조.

임상 근전도검사(clinical electromyography): 신경근전도검사(electroneuromyography)와 동의어. 인간의 말초신경 및 근육의 상태를 기록하는 전기진단검사법이다. 근전도검사 및 신경전도검사 참조.

입력 종말 1(input terminal 1): 다른 입력 종말에 비해 음성을 띠는 차동증폭기의 입력 종말은 그래프로 나타날 때 위로 향하는 모양으로 나타난다. 활동 또는 탐색전극과 동의어이며 옛 명칭은 1격자(Grid 1)이다. 기록전극 참조.

입력 종말 2(input terminal 2): 다른 입력 종말에 비해 음성을 띠는 차동증폭기의 입력 종말은 그래프로 나타날 때 아래로 향하는 모양으로 나타난다. 기준전극과 동의어이며 옛 명칭은 2격자(Grid 2)이다. 기록전극 참조.

ㅈ

자극(stimulus): 세포, 조직, 기관의 활동에 영향을 미칠 수 있는 어떠한 외부의 물질, 상태 또는 변동. 임상 신경전도검사에서 전기 자극은 보편적으로 신경이나 근육에 적용된다. 전기 자극은 절대 용어로 기술되거나 신경 또는 근육의 유발전위의 관점으로도 기술될 수도 있다. 절대 용어로서의 전기 자극은 지속시간(ms), 파형(사각, 지수형, 선형 등)과 전압(V) 또는 전류(mA)로 측정되는 세기 또는 강도로 정의된다. 유발전위의 관점에서 자극은 문턱치하, 문턱치, 최대하, 최대, 초최대자극 등으로 등급화될 수 있다. 문턱치 자극은 감지될 수 있는 반응을 일으키기에 충분한 자극을 말한다. 최대자극은 자극의 강도를 더 이상 증가시켜도 유발전위의 진폭이 더 이상 증가하지 않을 때의 자극강도를 말한다. 최대자극보다 낮거나 문턱치 이상인 자극을 최대하자극이라 한다. 최대자극 이상의 자극을 초최대자극이라 한다. 초최대자극이 통상적으로 신경전도검사에서 이용된다. 관례적으로 초최대자극은 최대자극에 필요한 전압/전류보다 약 20% 이상의 자극을 말한다. 일련의 자극의 빈도, 횟수, 지속시간 등은 반드시 명기하여야 한다.

자극 아티팩트(stimulation artifact): 아티팩트 참조.

자극전극(stimulating electrode): 전기 전류를 발생시키기 위한 장치. 모든 전기 자극을 일으키기 위해서는 두 개의 전극이 필요하다. 즉 음성의 종말을 음극(cathode)이라 하고 양성의 종말을 양극(anode)라 한다. 통상적으로, 자극전극은 두 전극이 같이 포장되어 있거나 서로 붙어 있으면 양극전극(bipolar electrode)이라 하며, 그렇지 않을 경우를 단극전극(monopolar electrode)이라 한다. 신경전도검사에서 신경줄기섬유의 탈분극을 일으키기 위하여 전기 자극을 가할 경우에 음극을 사용하여야 한다. 만약에 양극이 부주의하게 음극과 기록전극 사이에 위치할 경우 국소적 신경전도차단(양극차단)이 발생할 수 있어 기술적으로 만족스러운 파형을 얻지 못할 수도 있다.

자발활동(spontaneous activity): 수의적 근육수축이나 외부자극이 없는 상태에서 삽입활동전위가 소멸된 후 안정기에 근육 또는 신경으로부터 기록되는 전기 활동. 불수의적 활동과 비교.

잔떨림(fibrillation): 육안으로 피부에서 관찰할 수 없으며 개개의 근육섬유가 자발적으로 수축하는 상태. 이 용어는 근전도검사에서 대충 사용되는데 오히려 잔떨림전위가 선호되는 용어이다.

잔떨림전위(fibrillation potential): 자발적으로 수축하는 근육섬유의 전기활동. 이것은 단일근육섬유의 활동전위이다. 이 활동전위는 자발적으로 또는 침전극을 움직일 때 나타날 수도 있다. 비록 소수에서는 불규칙적으로 발사되기도 하나 대개 일정한 빈도로 발사한다. 고전적으로 이 전위는 처음에 양성으로 나타나며 대개 5 ms 이하의 짧은 지속시간과 정점 대 정점의 진폭이 1 mV 이하인 이상 극파이다. 동심침전극이나 단극침전극으로 기록할 때 발사율의 범위는 1~50 Hz로 넓고 흔히 개별 방전이 끝난 직후에는 감소한다. 잔떨림전위의 방전에 동반되어 규칙적인 고음조의 소리가 나며 옛 문헌에는 이를 '지붕 위에 빗방울 떨어지는 소리'라고 기술하였다. 고전적인 잔떨림전위에 덧붙여 침전극 바로 근처에서 전위가 발생하면 양성예파도 잔떨림 근육섬유로부터 기록될 수 있다.

잔여잠복기(residual latency): 운동신경의 측정된 먼쪽 잠복기와 기대되는 먼쪽 잠복기 즉, 자극을 주는 음극전극과 활동기록전극 간의 거리를 신경의 좀더 몸쪽에서 측정한 최대전도속도로 나눈 값 사이의 계산된 시간의 차이. 잔여잠복기는 일부는 신경근육전달시간이며 직경이 가늘어져서 먼쪽 축돌기의 전도지연, 무수초신경섬유분절이 존재하기 때문에 생긴다.

잠복기(latency): 자극의 시작점과 반응의 시작점 사이의 시간. 시작잠복기(onset latency)는 중복어이기 때문에 사용하지 않아야 한다. 정점잠복기(peak latency)는 자극의 시작점과 유발전위 정점 사이의 시간이다.

잠재기(latent period): 동의어인 잠복기 참조.

잡음(noise): 엄격하게 말해 전극, 선, 증폭기 또는 저장 매체에 의해 생성되는 전위이며, 생물학적 기원에서 생성되는 전위와는 무관하다. 이 용어는 대충 종판활동의 한 형태로 사용되어져 왔다.

재분극(repolarization): 분극 참조.

재생운동단위전위(regeneration motor unit potential): 이 용어의 사용은 권장되지 않는다. 운동단위활동전위 참조.

적응(adaptation): 유지 자극에 반응하는 감각신경 축돌기로부터 전형적으로 기록된 극파 전위의 빈도가 감소하는 상태.

전극(electrode): 전기 전위를 기록하거나(기록전극), 전기 전류를 가하는(자극전극) 전도 장치. 임상에서는 접지전극과 함께 항상 전기전위를 기록하거나 전기전류를 가하는 두 개의 전극이 필요하다. 그러나 자극전극이나 기록전극이 단극이거나 홑극인데, 이는 전극의 상대적 크기와 위치에 좌우된다. 접지전극, 기록전극, 자극전극 참조. 또한 특수화된 침전극은 그 형태에 따라 단극, 홑극, 동심, 두 줄 실로 매단 기록전극과 양극 자극전극, 다유도전극, 단일섬유전극, 거대근전도 침전극으로 나누어진다.

전기 불활성(electric inactivity): 검사 시 구조나 장기에 전기적 활동이 증명되지 않는 상태. 전기무반응(electric silence) 참조.

전기 아티팩트(electric artifact): 아티팩트 참조.

전기무반응(electric silence): 생물학적 또는 비생물학적 원인으로 전기활동을 측정할 수 없는 상태. 기록체계의 민감도와 신호 대비 잡음의 수준은 반드시 명기되어야 한다.

전기진단(electrodiagnosis; EDX): 전기자극에 의한 신경과 근육의 반응을 기록하고 분석하며 근육과 신경조직 내의 삽입전위, 자발전위, 불수의적 또는 수의적 활동전위의 양상을 찾아내는 것을 말한다. 근전도검사, 신경전도검사, 유발전위검사 참조.

전기진단의학(electrodiagnostic medicine): 임상 병력으로부터 얻은 정보, 신체진찰을 통한 관찰, 전기진단검사법으로 얻은 결과 등으로 신경근육질환을 진단하고 치료하는 임상의학의 특수 영역이다. 전기진단 참조.

전기척수검사(electromyelography): 척수 또는 말총의 전기활동을 기록 검사한다.

전도거리(conduction distance): 전도속도(conduction velocity) 참조.

전도속도(conduction velocity; CV): 신경섬유나 근육섬유를 따라 전파되는 활동전위의 속도. 검사하는 신경섬유는 운동, 감각, 자율신경 및 혼합신경 등으로 상세히 기술해야 한다. 신경줄기의 최대전도속도는 두 개의 다른 지점을 최대강도 또는 초최대강도의 자극으로 근육이나 신경에서 얻은 유발전위의 잠복기로 계산된다. 다른 두 지점 사이의 거리(전도거리)를 두 지점에서 얻은 유발전위 잠복기의 차이로 나누면 전도속도가 된다. 계산된 전도속도는 가장 빠른 신경섬유의 전도속도를 반영하며 초속(미터/초)으로 표현된다. 보통 사용되는 전도속도라는 용어는 최대전도속도를 의미한다. 다른 섬유들의 전도속도도 특수기법에 의하여 잘 측정될 수 있는데, 예를 들면 최소전도속도 등이다.

전도시간(conduction time): 전도속도(conduction velocity) 참조.

전도차단(conduction block): 차단된 부위 아래에서 전도가 가능한 신경계의 특정부위를 통과할 때 활동전위가 전달되지 않는 상태. 전도차단은 신경줄기 위의 두 개의 다른 부위를 전기 자극할 때 전위면적이 정상적으로 나타나는 유발전위보다 더 많이 감소되어 기록된다. 유발전위 면적 감소의 원인으로 신경경로의 해부학적 변이와 전기 자극에 따른 기계적인 요인 등을 반드시 배제하여야 한다.

전압(voltage): 두 개의 기록지점 사이의 전위차이.

전위(potential): 두 지점 간에 존재하는 전하의 차이에서 발생하는 물리적인 변수이며 볼트(volts)로 표시한다. 대부분의 생물학적으로 발생되는 전위는 두 면 사이의 전하 차이에서 비롯된다. 분극 참조.

전위간 간격(interpotential interval): 두 개의 서로 다른 전위 간의 시간. 각각의 파형의 대응점을 반드시 비교측정하여야 한다.

전환(turn): 전환점 이후에 생기는 파형의 방향과 전압 크기가 변화하는 지점. 전압의 변화가 반드시 기저선을 통과해야 할 필요는 없다. 변화를 일으키는 데 필요한 최소한의 편위운동(excursion)은 반드시 명기되어야 한다.

절대 불응기(absolute refractory period): 불응기 참조.

접지전극(ground electrode): 환자와 접지선과 같은 큰 전도체에 부착하는 전극으로서 전기회로의 공통회귀로, 임의적인 영전위 기준점으로 사용되었다.

정방향(orthodromic): 생리적인 전도 방향과 같은 방향으로 일어나는 충동의 전파. 예를 들면 운동신경섬유에서는 근육쪽으로 향한 전도, 그리고 감각신경섬유에서는 척수쪽으로 향한 전도. 역방향과 대비.

정점간 간격(interpeak interval): 두 파형의 정점 간 잠복기의 차이.

정점잠복기(peak latency): 자극의 시작점과 유발전위의 정점 사이의 시간간격.

조개껍질 소리(sea shell sound): 조개껍질 함성 또는 잡음이라는 이 용어의 사용은 권장되지 않는다. 종판전위 그리고 단상전위 참조.

조건화 자극(conditioning stimulus): 쌍자극(paired stimulus) 참조.

졸리검사(Jolly test): 1895년 졸리가 전기 자극으로 운동신경을 흥분시켜 근육수축력을 처음으로 기록한 데서 유래된 검사기법. 1941년 Harvey와 Masland 등이 신경근육접합부 질환을 진단하기 위하여 연속적으로 초최대자극으로 신경을 자극하여 유발된 M파를 기록함으로써 이 기법을 개량하였다. 이 용어는 잘 사용되지 않고 반복신경자극검사가 선호되는 용어이다.

종판구역(end-plate zone): 골격근육섬유들의 신경근육접합부가 모여 있는 근육의 부위.

종판극파(end-plate spike): 이상 종판활동 참조.

종판잡음(end-plate noise): 단상종판활동 참조.

종판전위(end-plate potential; EPP): 시냅스전 축돌기 종말의 활동전위에 반응하여 방출된 아세틸콜린의 작용으로 근육섬유의 시냅스후막에서 유발된 등급에 따른 전파되지 않은 근육막전위.

종판활동(end-plate activity): 침전극을 삽입하여 근육종판 가까이에서 얻은 자발전기활동. 두 가지의 형태가 있다. (1) 단상(monophasic); 조밀하고 항상 같은 형태로 근육의 국한된 영역에서만 나타나는 10~20 μV의 낮은 진폭과 0.5~1 ms의 짧은 지속시간을 가지는 음성단상전위. 다수의 다른 전위가 나타날 수 있기 때문에 고빈도의 주파수라 할지라도 주파수를 정확히 알기 어렵다. 이런 전파되지 않는 전위는 아마도 세포 밖에서 기록되는 축소형 종판전위이다. 이런 종판전위는 과거에 종판잡음 또는 조개껍질소리(조개껍질잡음 또는 함성)라고 불려졌다. (2) 이상(biphasic); 근육의 국한된 영역에서만 나타나며 50~100 Hz의 고빈도 주파수의 짧은 돌발파의 형태로 불규칙적으로 나타나는 100~300 μV의 중등도 진폭과 2~4 ms의 짧은 지속시간과 음성-양성 이상의 극파전위. 이런 전파되는 전위는 신경종말의 전기활동에 의한 근육섬유의 흥분으로 발생하는 것인데, 과거에는 이상 극파전위, 종판극파, 그리고 잘못 사용된 신경전위라고 불려졌다.

주파수(frequency): 1초 내에 나타나는 연속적인 파형의 사이클의 수. 헤르츠(Hz) 또는 초당 사이클(cps or c/s)로 측정된다.

주파수 분석(frequency analysis): 각 성분 주파수의 절대적 및 상대적 진폭을 측정해서 전위파형을 이루는 주파수의 범위를 결정하는 것을 말한다.

중간 간섭양상(intermediate interference pattern): 간섭양상 참조.

중간 잠복기 몸감각유발전위(mid latency SEP): 정상인에서 몸감각유발전위검사를 하였을 때 유발전위의 파형이 상지 팔목의 신경을 자극한 후 25~100 ms, 하지의 무릎에서 40~100 ms, 하지의 발목에서 50~100 ms 내에 얻어지는 몸감각유발전위의 한 형태.

중추 근전도검사(central electromyography; central EMG): 척수 및 뇌의 반사 및 운동조절을 근전도기기로 기록하는 기법.

증가반응(incrementing response; incremental response): 반복신경자극에 의해 연속적으로 얻어지는 반응(M파)의 진폭 그리고/또는 면적이 점진적으로 증가하는 것을 말한다. 자극률과 자극의 횟수는 반드시 명기해야 한다. 증가반응은 두 가지 경우에서 흔히 관찰된다. 첫째, 정상인에서 M파의 모양은 반복신경자극에 의해 달라질 수 있으며, 이 경우 진폭은 점진적으로 증가하면서 지속시간은 감소하나, M파의 면적은 동일하게 유지된다. 이러한 현상을 거짓촉진(pseudofacilitation)이라 한다. 둘째, 신경근육접합부 질환에서 반복신경자극에 의해 M파의 모양이 변할 수 있으며 진폭은 점진적으로 증가하면서 지속시간은 동일하거나 증가하고 M파의 면적은 증가한다. 이런 현상을 촉진이라 한다. 감소 반응(decrementing response)과 대비.

지속시간(duration): 어떤 일이 존재하거나 활동하는 시간. (1) 개별 전위 파형의 총 지속시간은 처음으로 기저선으로부터 편향되어 기저선으로 다시 되돌아오는 데 걸리는 시간이다. 단지 파형의 지속시간만 측정한다 할지라도 측정점은 반드시 명시되어야 한다. 예를 들면 M파의 지속시간은 기저선으로부터 처음으로 편향하는 음성위상으로 시작하여 기저선으로 되돌아올 때까지의 시간을 의미한다. (2) 단일 전기자극의 지속시간은 적용된 전류나 전압 사이의 시간을 의미한다. (3) 자극이나 활동전위의 지속시간은 시작점과 종말점 사이의 시간을 의미한다.

지연(delay): 원래 임상 근전도학에서 사용되는 지연은 오실로스코프의 수평스윕의 시작점과 적용된 자극의 시작점 사이의 시간을 말한다. 이 용어는 또한 유발신호 전에 나타나는 사건을 기록하는 정보저장장치(지연선)를 일컫기도 한다.

지터(jitter): 단일섬유 근전도의 지터와 동의어. 지터는 동일한 운동단위에 속하는 두 개의 근육섬유 활동전위 사이에 간격을 두고 연속적으로 다양하게 나타나는 방전이다. 이는 대개 연속적 방전의 전위 사이 간격간의 차이의 평균값(평균연속차이; mean consecutive difference; MCD)으로서 정량적으로 표시된다. 어떤 경우에는 지터가 방전 사이 간격의 감소하는 순서에 따라 배열된 전위간 간격간 차이의 평균값으로 표시된다(평균분리차이; mean sorted difference; MSD).

진폭(amplitude): 활동전위에서 기저선에서 정점까지 또는 정점에서 정점까지 이들 두 지점 사이의 최대전압. 관례에 따르면 복합근육활동전위의 진폭은 기저선으로부터 가장 높은 정점까지의 전압으로 측정된다. 반면에 복합감각신경활동전위, 운동단위전위, 잔떨림전위, 양성예파, 근육다발수축 그리고 대부분의 다른 활동전위는 가장 높은 양성 정점으로부터 가장 높은 음성 정점까지의 전압으로 측정된다.

짝지움방전(coupled discharge): 선호되는 용어인 위성전위(satellite potential) 참조.

ㅊ

척수유발전위(spinal evoked potential): 말초감각섬유에 전기 자극 또는 생리학적 활성화로 인한 전기 반응이 엉치뼈, 허리뼈, 가슴뼈, 목뼈 등에서 기록된 생물학적 근원의 전기 파형. 몸감각유발전위 참조.

청각유발전위(auditory evoked potentials; AEPs): 소리 자극에 반응하여 생물학적 발생 부위에서 나타나는 전기 파형. AEP는 잠복기에 따라 잠복기가 10 ms 이하인 경우를 단잠복기 뇌줄기청각유발전위, 10~50 ms인 경우를 중잠복기 뇌줄기청각유발전위, 그리고 50 ms 이상인 경우를 장잠복기 뇌줄기청각유발전위로 분류한다. 뇌줄기청각유발전위 참조.

초당 주파수(cycles per second): 주파수의 단위. hertz(Hz) 참조.

초최대자극(supramaximal stimulus): 자극 참조.

촉진(facilitation): 신경근육접합부 전달의 호전은 과거의 불활성 근육을 활성화시킨다. 촉진은 여러 면으로 나누어 볼 수 있다. (1) 증가반응; 반복적으로 신경을 자극하는 동안에 연속적인 전기반응인 M파의 진폭이 점진적으로 증가하는 상태. (2) 활동후 또는 테타니후 촉진; 짧은 기간(2~15초) 동안 신경을 자극하여 테타니를 일으키거나, 강하게 수의적으로 근육을 수축시킨 후 수초 내에 신경자극검사를 시행하면, 안정 시 신경근육접합부기능 검사와 비교해서 아래와 같은 M파의 모양의 변화를 관찰할 수 있다.

a. 감소반응의 복구; 반복신경자극은 2~5 Hz의 저주파수의 자극에서 감소반응이 둔화된다.

b. 운동후 증가반응; 한 번의 초최대자극에 의해 유발된 M파의 면적이 증가되어 진폭이 증가한다. 촉진은 거짓촉진과 구별되어야 한다. 거짓촉진은 정상인에서 20~50 Hz의 고주파수로 반복신경자극 시 또는 강하게 수의적으로 근육수축 후 나타난다. 이는 아마도 일정한 근섬유활동전위 숫자의 합이 감소된 시간분산을 반영하는 것으

로 보인다. 거짓촉진은 연속적인 M파의 음성상의 면적에는 변동이 없이 M파의 지속시간이 감소하지만 그 진폭은 증가하는 특징을 갖고 있다.

최대자극(maximal stimulus): 자극 참조.

최대전도속도(maximum conduction velocity): 전도속도 참조.

최대하자극(submaximal stimulus): 자극 참조.

축돌기 반사(axon reflex): 반사계가 침범되지 않기 때문에, 이 용어는 부정확하여 거의 사용되지 않는다. 오히려 A파가 선호되는 용어이다.

축돌기 반응(axon response): 선호되는 용어는 A파이다.

축돌기 파(axon wave): A파 참조.

축돌기절단(axonotmesis): 축돌기와 말이집(myelin sheath)이 절단되지만, 지지하는 결합조직이 보존되어 병변부위에서 먼쪽의 축돌기가 변성을 초래하는 신경 손상을 말한다.

충격아티팩트(shock artifact): 아티팩트 참조.

충돌(collision): 신경전도검사에 관련하여 사용되는 충돌은 동일한 신경섬유 위에서 반대 방향으로부터 서로 다른 전위방향으로 전파되는 두 개의 활동전위의 상호작용을 말하며, 두 개 전위의 불응기가 서로 다른 두 개의 전위를 전파하지 못하도록 한다.

침전극(needle electrode): 침 모양을 한 기록 또는 자극 전극. 특수한 전극 즉, 양극 침기록전극, 동심 침전극, 거대근전도 침전극, 단극 침전극, 다유도전극, 단일섬유 침전극 그리고 자극전극 등 참조.

E

탈분극(depolarization): 분극 참조.

탈분극차단(depolarization block): 세포막이 탈분극되어서 흥분성 세포가 자극에 반응하지 못하는 상태.

탈신경전위(denervation potential): 지금까지 잔떨림전위로 사용되어 왔다. 그러나 잔떨림전위는 일시적인 근육막의 불안정성이 있는 데도 탈신경이 없는 경우, 예를 들면 고칼륨 주기마비에서도 나타날 수 있기 때문에 잘못 사용되어 왔다. 잔떨림전위 참조.

탐색전극(exploring electrode): 활성전극과 동의어. 기록전극 참조.

테타누스(tetanus): 신경이나 근육의 방전이나 반복자극에 의해 유발되는 지속적인 근육의 수축. 테타니와 대비.

테타니(tetany): 근육의 움찔수축, 근육경련, 손목과 발의 경련 등의 임상 증후군. 이러한 임상 징후는 여러 가지 원인으로 유발되는 말초 그리고 중추신경계의 신경과민성을 나타낸다. 이러한 상황에서는, 연속방전 (두개방전, 셋방전, 여러방전) 등이 흔히 운동단위활동전위의 수의적 활동에 의해 또는 자발전위로 나타나며, 전신 알칼리혈증 또는 국소 허혈에 의해 촉진될 수 있다.

테타니 수축(tetanic contraction): 연속적인 최대 움찔수축이 원활하게 합해질 수 있도록 충분히 고빈도의 최대자극을 직접 또는 간접적으로 반복 자극해서 얻어지는 근육의 수축. 이 용어는 대부분 또는 모든 운동단위성분의 발사율을 높여서 각각의 운동단위의 움찔수축이 자연스럽게 융합되는 정도로 최대한 수의적인 근육을 수축한 경우에도 적용된다. 장력은 모든 근육을 일정하게 자연스럽게 최대로 수축시키도록 모든 운동단위 성분이 결합되는 것을 말한다.

테타니후상승작용(post-tetanic potentiation): 활동전위의 진폭에는 변함이 없이 반복신경자극 동안이나 그 이후에 근육의 기계적인 반응이 증가하는 것을 말한다. 척수생리학에서 이 용어는 고빈도의 자극을 오래 동안 가한 뒤, 중추신경계의 흥분성 증가 또는 반사 출구의 항진을 가리키는 용어로 사용되어 왔다. 이 현상은 포유류의 척수에서 수분간 또는 심지어 수시간 지속되는 것으로 기술되어져 있다.

테타니후촉진(post-tetanic facilitation): 촉진 참조.

톱니활동전위(serrated action potential): 활동전위의 파형이 기저선을 통과하지 않고 여러 방향으로 모양의 전환이 있는 것을 말한다. 복합활동전위, 그리고 거짓다상활동전위보다 선호되는 용어이다. 전환(turn) 그리고 다상활동전위 참조.

ㅍ

파(wave): 시간에 따른 전기 전위 차이의 변화를 그래프로 나타내는 요동치는 선. A파, F파, H파 그리고 M파 참조.

파형(waveform): 파의 모양. 이 용어는 종종 파와 동의어로 사용된다.

평균연속차이(mean consecutive difference; MCD): 지터 참조.

평균연속차이(MCD): 평균연속차이(mean consecutive difference)의 약자. 지터 참조.

표면전극(surface electrode): 피부표면에 위치하여 자극 또는 기록하도록 고안된 장치. 물질에 따라 금속, 직물, 모양에 따라 디스크, 링으로, 크기 그리고 분리되어 있는지를 반드시 명기하여야 한다. 접지전극, 기록전극, 자극전극 참조.

피로(fatigue): 일반적으로 연장된 근육활동에 의한 반응이 감소되며 다소 회복시간이 필요한 상태. 근육피로는 근육섬유의 수축력의 감소를 의미하며 반복적인 수의적 근육수축 후나 근육에 직접 전기 자극을 가한 후에 나타난다.

ㅎ

헤르츠(Hz): 초당 주파수와 같은 주파수의 단위.

호프만 반사(Hoffmann reflex): H파 참조.

활동의 순서(order of activation): 수축력을 수의적으로 증가시킬 때 각각의 다른 운동단위 활동전위가 나타나는 일련의 사건. 동원 참조.

활동잠복기(latency of activation): 전기 자극이 문턱치를 넘어 신경섬유나 신경줄기에 있는 여러 신경다발을 탈분극 시키는 데 소요되는 시간과 재생된 신경섬유들을 활성화시켜 활동전위를 일으키는 데 소요되는 시간을 말한다. 이 시간은 대개 0.1 ms 이하이다. 지금은 문헌상 이용시간(utilization time)이라고 드물게 사용된다.

활동전극(active electrode): 탐색전극(exploring electrode)과 동의어. 기록전극 참조.

활동전류(action current): 활동전위를 동반한 전류.

활동전위(action potential; AP): 단일 축돌기나 근육 섬유막을 따라 전파되는 짧게 발생하는 전위. 활동전위는 all-or-none 현상이다. 자극이 문턱에 있거나 문턱을 넘을 때마다 생성된 활동전위는 크기와 모양이 같다. 복합활동전위와 운동단위 전위를 참조.

활동후내림(postactivation depression): 30~60초의 짧은 시간 동안 수의적인 근육수축이나 테타누스를 일으킬 만큼의 반복신경자극 후 수분 뒤에 단일 자극이나 연속자극에 반응하여 나타나는 M파의 면적의 감소를 동반하며, 진폭이 점차 감소하는 것을 말한다. 활동후탈진(postactivation exhaustion)은 활동후내림이라는 관찰된 현상에 합당한 세포적 기전을 말한다.

활동후상승작용(postactivation potentiation): 테타누스 또는 강한 수의적 근육수축 이후에 나타나는 기계적 반응으로서 수축력이 증가하는 것을 말한다. 활동후촉진과 대비.

활동후촉진(postactivation facilitation): 촉진 참조.

활동후탈진(postactivation exhaustion): 신경근육접합부의 지속적인 활동 후에 신경근육 전달의 안전요소(safety factor, margin)가 감소하는 것을 말한다. 활동후탈진에 의해 나타난 M파의 모양이 변화되는 것을 활동후내림이라고 한다.

후기 반응(late response): M파보다 긴 잠복기를 가진 유발전위를 기술하는 일반적 용어이다. A파, F파, H파 그리고 T파 참조.

후방전(afterdischarge): 적용된 자극이 종료된 후에 신경세포, 축돌기 또는 근육섬유에서 연속적으로 나타나는 임펄스. 초과된 임펄스의 수와 주기성은 주변 상황에 따라 달라질 수 있다.

후전위(afterpotential): 극파의 종말과 막전위가 안정기로 회복될 때의 시간 사이의 막전위. 이 기간 동안에 막전위가 탈분극되거나 과분극될 수 있다.

흥분도(excitability): 자극에 의해 활성화되는 능력 또는 자극에 반응하는 능력.

흥분시냅스후전위(excitatory postsynaptic potential; EPSP): 신경종말이나 시냅스의 활성화로 신경세포에 국소적 등급화된 탈분극. 억제시냅스후전위와 대비.

#

1격자(Grid 1): G1과 동의어. 1입력종말 또는 활동전극, 탐색전극과 동의어. 기록전극 참조.

2격자(Grid 2): G2와 동의어. 2입력종말 또는 기준전극과 동의어. 기록전극 참조.

A파(A wave): 신경에 최대하전기자극을 준 후 근육으로부터 고정적으로 유발되는 복합활동전위. A파의 진폭은 F파의 진폭과 비슷하나 잠복기는 더욱 일정하다. A파는 대개 F파의 앞에 나타나나 그 뒤에 나타날 수도 있다. A파는 정상 또는 병적인 축돌기 분지에서 발생한다. F파와 비교.

BSAPPs(brief, small, abundunt, polyphasic potential의 약자): 짧고 작고 풍부한 다상전위의 약자. 권장되지는 않는 용어인데, 짧은 지속시간, 작은 진폭, 아주 풍부한 다상 운동단위활동전위의 동원양상을 말한다. 운동단위전위의 지속시간, 진폭, 위상의 수, 동원된 주파수의 정량적 측정은 오히려 이들에 대한 정성적 서술이라는 것이 더 좋다. 운동단위활동전위 참조.

BSAPs(brief, small, abundent potential의 약자): 이 용어는 권장되지 않는다. 짧은 지속시간, 작은 진폭, 과도하게 풍부한 운동단위전위의 동원형태를 말한다.
운동단위전위의 지속시간, 진폭, 위상의 수, 동원된 주파수의 정량적 측정은 오히려 이들에 대한 정성적 서술이라는 것이 더 좋다. 운동단위활동전위 참조.

c/s(cps): 초당 주파수.

cps(c/s): 초당 주파수.

F반사(F reflex): 선호되는 F파 참조.

F반응(F response): F파와 동의어이고 F파가 선호되는 용어이다.

F파(F wave): 신경에 초최대 전기자극을 가할 때 근육으로부터 간헐적으로 유발되는 복합활동전위. 같은 근육의 최대진폭의 M파와 비교해서 F파는 M파의 진폭의 1~5%로서 진폭이 작고 모양도 다양하고 훨씬 더 긴 다양한 잠복기를 가진다. F파는 상하지의 많은 근육에서 기록될 수 있으며 잠복기는 신경의 더 먼쪽을 자극할 때 더 길어진다. F파는 운동신경세포의 역방향 활성에 의해 발생한다. F파는 1950년에 Magladery와 McDougal이 발(foot)근육에서 처음 기록하여 명명되었다.

G1, G2: 1격자, 2격자와 동의어이며 새로운 용어는 1입력종말, 2입력종말이라 한다. 기록전극 참조.

H반사(H reflex): 호프만 반사의 약자. H파 참조.

H반응(H response): 선호되는 용어는 H파이다.

H파(H wave): 신경에 전기자극을 가하여 근육에서 얻어지는, 규칙적으로 유발되는 일정한 잠복기를 가지는 복합근육활동전위. 이것은 생리학적인 폄근에 국한하여, 특히 장딴지근육에서만 규칙적으로 관찰된다. H파는 양극의 몸쪽에 위치한 음극에서 가장 쉽게 얻어진다. 같은 근육에서 얻어지는 M파가 최대 진폭을 가지는 데 반하여 H파는 좀 더 작은 진폭, 긴 잠복기와 좀더 낮은 강도의 적정자극으로 유발된다. 잠복기는 먼쪽을 자극할수록 길어진다. 최대 진폭의 M파를 유발할 수 있는 정도의 자극은 H파를 감소시키거나 없애버릴 수 있다. H파는 혼합신경의 구심성 섬유를 전기 자극하여 운동신경원을 활성화시켜 척수의 단연접(monosynaptic connection)을 통하여 근육에서 얻어지는 척수반사 즉, 호프만 반사로 생각된다. H반사와 H파는 1918년 호프만이 처음으로 기술하여 그 이름을 딴 것이다. F파와 비교.

Hz: 헤르츠 참조.

M반응(M response): 동의어인 M파 참조.

M파(M wave): 해당 운동신경에 단일 전기 자극을 가해 근육으로부터 얻어지는 복합근육활동전위. 관례적으로 운동신경전도 검사에서 M파는 초최대 자극을 통해 얻어진다. 이상적으로 기록전극은 전위의 시작 편향이 음성이 되도록 놓여져야 한다. 흔히 운동잠복기로 불리는 잠복기는 자극 후 M파의 첫 번째 위상이 음성이거나 양성이건 간에 시작되는 지점까지의 시간(ms)이다. 진폭(mV)이 달리 명시되지 않은 경우, 첫 번째 음성위상의 기저선에서 정점까지의 진폭을 말한다. 지속시간(ms)은 달리 명시되지 않

은 경우, 첫 번째 음성위상의 지속시간을 의미한다. 정상적으로 M파의 모양은 대개 이상이고, 낮은 빈도(2~5 Hz)의 반복적인 자극에서도 아주 안정된 형태를 보인다. 반복신경자극 참조.

MSD: mean sorted difference의 약어, 지터 참조.

R1, R2 파(R1, R2 wave): 눈깜박임반사 참조.

T파(T wave): 근신장반사의 한 부분으로서 해당근육의 힘줄을 빨리 신장시켜 근육으로부터 유발되는 복합활동전위.

용어 찾아보기(영문 ⇔ 우리말)

A

A wave: A파
absolute refractory period: 절대 불응기
accommodation: 순응(조절)
accommodation curve: 순응곡선
action current: 활동전류
action potential; AP: 활동전위
active electrode: 활동전극
adaptation: 적응
AEP: 청각유발전위(auditory evoked potential)의 약자
afterdischarge: 후방전
afterpotential: 후전위
amplitude: 진폭
anodal block: 양극차단
anode: 양극
antidromic: 역방향
AP: 활동전위
artifact: 아티팩트
auditory evoked potentials; AEPs: 청각유발전위
axon reflex: 축돌기 반사
axon response: 축돌기 반응
axon wave: 축돌기 파
axonotmesis: 축돌기절단

B

backfiring: 역발사
BAEPs: 뇌줄기 청각유발전위의 약자
BAERs: 뇌줄기 청각유발반응의 약자
baseline: 기저선
benign fasciculation: 양성근육다발수축
BARs: 뇌줄기 청각유발반응의 약자
bipolar needle recording electrode: 양극 침기록전극
biphasic action potential: 이상 활동전위
biphasic end-plate activity: 이상 종판활동
bipolar needle recording electrode: 양극 침기록전극
bipolar stimulating electrode: 양극 자극전극
bizarre high-frequency discharge: 이상 고주파방전
bizarre repetitive discharge: 이상 연속방전
bizarre repetitive potential: 이상 연속전위
blink reflex: 눈깜빡임 반사
blink response: 눈깜빡임 반응
BAEP(brainstem auditory evoked potentials): 뇌줄기 청각유발전위
brainstem auditory evoked response; BAERs, BERs: 뇌줄기 청각유발반응
BSAPs: brief, small, abundent, potential의 약자
BSAPPs: brief, small, abundunt, polyphasic potential의 약자

C

cathode: 음극
central EMG: central electromyography의 약자
chronaxie, chronaxy: 근육수축전류 최소시간
clinical electromyography: 임상 근전도검사
coaxial needle eletrode: 동축침전극
collision: 충돌

complex action potential: 복합활동전위
complex motor unit action potential: 복합운동단위활동전위
complex repetitive discharge: 복합연속방전
compound action potential: 복합활동전위
compound mixed nerve action potential: 복합혼합신경활동전위
compound motor nerve action potential: 복합운동신경활동전위
compound muscle action potential: 복합근육활동전위
compound nerve action potential: 복합신경활동전위
compound sensory nerve action potential; SNAP: 복합감각신경활동전위
concentric needle electrode: 동심침전극
conditioning stimulus: 조건화 자극
conduction block: 전도차단
conduction distance: 전도거리
conduction time: 전도시간
conduction velocity; CV: 전도속도
contraction: 수축
contraction fasciculation: 수축성 근육다발수축
contracture: 구축
coupled discharge: 짝지움방전
cramp discharge: 경련방전
cps(c/s): 초당 주파수
CV: 전도속도(conduction velocity)의 약자
cycles per second: 초당 주파수

D

decremental response: 감소반응
decrementing responses: 감소반응
delay: 지연
denervation potential: 탈신경전위
depolarization: 탈분극
depolarization block: 탈분극차단
discharge: 방전
discharge frequency: 방전주파수
discrete activity: 분리활동
distal latency: 먼쪽 잠복기
double discharge; doublet: 이중방전
doublet: 쌍을 이룬 것
duration: 지속시간

E

earth electrode: 어스전극
EDX: 전기진단(electrodiagnosis)의 약자
electric artifact: 전기 아티팩트
electric inactivity: 전기 불활성
electric silence: 전기무반응
electrode: 전극
electrodiagnosis; EDX: 전기진단
electrodiagnostic medicine: 전기진단 의학
electromyelography: 전기척수검사
electromyogram: 근전도
electromyograph: 근전도검사기기
electromyography; EMG: 근전도검사
electroneurography; ENG: 신경전도검사
EMG: 근전도검사의 약자
end-plate activity: 종판활동
end-plate noise: 종판잡음
end-plate potential; EPP: 종판전위
end-plate spike: 종판극파
end-plate zone: 종판구역
ENG: electroneurography의 약자
ENMG: electroneuromyography의 약자
EPP: 종판전위(end-plate potential)의 약자
EPSP: 흥분시냅스후전위(excitatory postsynaptic potential)의 약자
evoked compound muscle action potential: 유발복합근육활동전위
evoked potential: 유발전위
evoked potential studies: 유발전위검사
evoked response: 유발반응
excitability: 흥분도
excitatory postsynaptic potential; EPSP: 흥분시냅스후전위
exploring electrode: 탐색전극

F

F reflex: F반사
F response: F반응
F wave: F파
facilitation: 촉진
far-field potential: 원범위전위
fasciculation: 근육다발수축
fasciculation potential: 근육다발수축 전위
fatigue: 피로
fiber density: 섬유밀도
fibrillation: 잔떨림
fibrillation potential: 잔떨림전위
firing pattern: 발사양상
firing rate: 발사율
frequency: 주파수
frequency analysis: 주파수 분석
full interference pattern: 완전간섭양상
fuctional refractory period: 기능적 불응기.

G

G1: 1입력종말
G2: 2입력종말
giant motor unit action potential: 거대운동단위전위
Grid 1: 1격자
Grid 2: 2격자
ground electrode: 접지전극
grouped discharge: 그룹방전

H

H reflex: H반사

H response: H반응
H wave: H파
habituation: 습관화
Hz: 헤르츠
Hoffmann reflex: 호프만 반사
hyperpolarization: 과다 분극

I

increased insertion activity: 삽입활동 증가
increment after exercise: 운동후 증가
incremental response: 증가반응
incrementing response: 증가반응
indifferent electrode: 무차별 전극
inhibitory postsynaptic potential; IPSP: 억제 시냅스후 전위
injury potential: 손상 전위
input terminal 1: 입력 종말 1
input terminal 2: 입력 종말 2
insertion activity: 삽입활동
interdischarge interval: 방전간 간격
interference: 간섭
interference pattern: 간섭양상
intermediate interference pattern: 중간 간섭양상
International 10-20 System: 국제 10-20 체계
interpeak interval: 정점간 간격
interpotential interval: 전위간 간격
involuntary activity: 불수의 활동
IPSP: 억제 시냅스후 전위의 약자
irregular potential: 불규칙 전위
iterative discharge: 되풀이 방전

J

jitter: 지터
Jolly test: 졸리검사

L

late component of a motor unit action potential: 운동단위활동전위의 후기 성분
late response: 후기 반응
latency: 잠복기
latency of activation: 활동잠복기
latent period: 잠재기
linked potential: 연결전위
long-latency SEP: 긴잠복기 몸감각 유발전위

M

M response: M반응
M wave: M파
macromotor unit action potential; macro MUAP: 거대운동단위 활동전위
macroelectromyography; macro-EMG: 거대근전도검사
macro-EMG: 거대근전도검사의 약자
macro-EMG needle electrode: 거대근전도 침전극
malignant fasciculation: 악성 근육다발수축
maximal stimulus: 최대자극
maximum conduction velocity: 최대전도속도
MCD: 평균연속전위(mean consecutive difference)의 약자
mean consecutive difference; MCD: 평균연속차이
membrane instability: 막불안정성
MEPP: 소형종판전위의 약자
microneurography: 미세신경검사
midlatency SEP: 중간 잠복기 몸감각유발전위
miniature end plate potential; MEPP: 소형종판전위
MNCV: 운동신경전도속도(motor nerve conduction velocity)의 약자
monophasic action potential: 단상성 활동전위
monophasic end-plate activity: 단상성 종판활동
monopolar needle recording electrode: 단극 침기록전극
motor latency: 운동잠복기
motor nerve conduction velocity; MNCV: 운동신경전도속도
motor point: 운동점
motor response: 운동반응
motor unit: 운동단위
motor unit action potential; MUAP: 운동단위활동전위
motor unit fraction: 운동단위부분
motor unit potential; MUP: 운동단위 전위
motor unit territory: 운동단위영역
movement artifact: 운동아티팩트
MSD: mean sorted difference의 약자
MUAP: 운동단위활동전위(motor unit action potential)의 약자
multielectrode: 다전극
multilead electrode: 다유도전극
multiple discharge: 다중방전
multiplet: 다중방전
MUP: 운동단위전위(motor unit potential)의 약자
muscle action potential: 근육활동전위
muscle cramp: 근육경련
muscle fiber action potential: 근육섬유 활동전위
muscle fiber conduction velocity: 근육섬유 전도속도
muscle stretch reflex: 근신장반사
myoedema: 근육부종
myokymia: 근육잔떨림
myokimic discharge: 근육잔떨림 방전
myopathic motor unit potential: 근육병 운동단위전위
myopathic recruitment: 근육병 동원
myotonia: 근육긴장증
myotonic discharge: 근육긴장 방전
myotonic potential: 근육긴장 전위

N

NAP: 신경활동전위(nerve action

potential)의 약자
nascent motor unit potential: 신생운동단위 전위
NCS: 신경전도검사(nerve conduction studies)의 약자
NCV: 신경전도속도(nerve conduction velocity)의 약자
near constant frequency trains: 근범위전위
near-field potential: 근접부위 전위
needle electrode: 침전극
nerve action potential; NAP: 신경활동전위
nerve conduction studies; NCS: 신경전도검사
nerve conduction velocity; NCV: 신경전도속도
nerve fiber action potential: 신경섬유활동전위
nerve potential: 신경전위
nerve trunk action potential: 신경줄기활동전위
neurapraxia: 생리적신경차단
neuromyotonia: 신경근육긴장증
neuromyotonic discharge: 신경근육긴장 방전
neuropathic motor unit potential: 신경병운동단위전위
neuropathic recruitment: 신경병동원
neurotmesis: 신경절단
noise: 잡음

O

onset frequency: 시작주파수
onset latency: 시작잠복기
order of activation: 활동의 순서
orthodromic: 정방향

P

paired discharge: 쌍방전
paired response: 쌍반응
paired stimuli: 쌍자극
parasite potential: 기생전위
peak latency: 정점잠복기
phase: 위상
polarization: 분극
polyphasic action potential: 다상활동전위
positive sharp wave: 양성예파
positive wave: 양성파
postactivation depression: 활동후내림
postactivation exhaustion: 활동후탈진
postactivation facilitation: 활동후촉진
postactivation potentiation: 활동후상승작용
posttetanic facilitation: 테타니후촉진
posttetanic potentiation: 테타니후상승작용
potential: 전위
potentiation: 상승작용
prolonged insertion activity: 연장된 삽입활동
propagation velocity of a muscle fiber: 근육섬유 전파속도
proximal latency: 몸쪽잠복기
pseudofacilitation: 거짓촉진
pseudomyotonic discharge: 거짓근육 긴장 방전
pseudopolyphasic action potential: 거짓다상활동전위

R

recording electrode: 기록전극
recruitment: 동원
recruitment frequency: 동원빈도
recruitment interval: 동원간격
recruitment pattern: 동원양상
reduced insertion activity: 감소된 삽입활동
reduced interference pattern: 감소된 간섭양상
reference electrode: 기준전극
reflex: 반사
refractory period: 불응기
regeneration motor unit potential: 재생운동단위전위
relative refractory period: 상대 불응기
repair of the decrement: 감소반응의 회복
repetitive discharge: 연속방전
repetitive nerve stimulation: 반복신경자극
repolarization: 재분극
residual latency: 잔여잠복기
response: 반응
resting membrane potential: 안정막 전위
rheobase: 기전류
rise time: 상승시간

S

satellite potential: 위성전위
scanning EMG: 스캐닝근전도
sea shell sound: 조개껍질 소리
sensory delay: 감각지연
sensory latency: 감각잠복기
sensory nerve action potential; SNAP: 복합감각신경활동전위
sensory nerve conduction velocity: 감각신경전도속도
sensory peak latency: 감각정점잠복기
sensory potential: 감각전위
sensory response: 감각반응
SEP: 몸감각유발전위(somatosensory evoked potential)의 약자
serrated action potential: 톱니활동전위
SFEMG: 단일섬유근전도검사(single-fiber electromyography)의 약자
shock artifact: 충격아티팩트
short-latency somatosensory evoked potential; SSEP: 단잠복기 몸감각유발전위

silent period: 무반응기
single fiber electromyography; SFEMG: 단일섬유 근전도검사
single fiber EMG: 단일섬유 근전도검사의 약자
single fiber needle electrode: 단일섬유 침전극
single unit pattern: 단일단위 양상
SNAP: 감각신경전위(sensory nerve action potential)의 약자
somatosensory evoked potential: 몸감각유발전위
spike: 극파
spinal evoked potential: 척수유발전위
spontaneous activity: 자발활동
SSEP: 단잠복기유발전위의 약자
staircase phenomenon: 계단현상
stigmatic electrode: 낙인전극
stimulating electrode: 자극전극
stimulus: 자극
stimulation artifact: 자극아티팩트
strength-duration curve: 세기-지속시간 곡선
submaximal stimulus: 최대하자극
subthreshold stimulus: 문턱치하자극
supramaximal stimulus: 초최대자극
surface electrode: 표면전극
synchronized fibrillation: 동기화 잔떨림

T

T wave: T파
temporal dispersion: 시간분산
terminal latency: 말단잠복기
test stimulus: 시험자극
tetanic contraction: 테타니 수축
tetanus: 테타누스
tetany: 테타니
tetraphasic action potential: 사상 활동전위
threshold: 문턱치
threshold stimulus: 문턱치자극
train of positive sharp waves: 연속양성예파
trains of stimuli: 연속자극
triphasic action potential: 삼상활동전위
triple discharge: 삼중방전
triplet: 삼중방전
turn: 전환

U

unipolar needle electrode: 단극침전극
utilization time: 이용시간

V

VEPs: 시각유발전위(visual evoked potential)의 약자
visual evoked potentials; VEPs: 시각유발전위
visual evoked response; VERs: 시각유발반응
volitional activity: 의지활동
voltage: 전압
volume conduction: 부피전도
voluntary activity: 수의활동

W

waning discharge: 감쇠방전
wave: 파
waveform: 파형

찾아보기

【ㄱ】

【ㄴ】

【ㄷ】

【ㄹ】

【ㅁ】

【ㅇ】

【ㅈ】

【ㅊ】

【ㅋ · ㅌ】

【ㅍ】

【ㅎ】

【#】

Title	임상 근전도학 (Principles of clinical Electromyography)
발행일	2009년 4월 10일 1쇄 발행
저자	Shin, J. Oh
대표역자	이광우. 선우일남
발행인	김윤선
발행처	범한서적주식회사
주소	서울특별시 종로구 신문로 2가 1-222
전화	02-733-2014~5 / 팩스 02-736-8696
등록	1966년 10월 6일 제1-168호
가격	25,000원
ISBN	978-89-7129-215-0 93510

http://www.bumhanbook.co.kr